"十四五"国家重点出版物出版规划项目

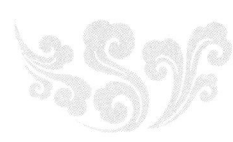

风科集验名方

精选海外珍稀中医方书十种校释

张志斌 郑金生/总主编

[金] 赵大中/原编 [元] 赵素/补阙

[元] 左斗元/校补 张志斌 郑金生/校释

上海科学技术出版社

图书在版编目（CIP）数据

风科集验名方 /（金）赵大中原编 ;（元）赵素补阙 ;（元）左斗元校补 ; 张志斌，郑金生校释 ; 张志斌，郑金生总主编. -- 上海 : 上海科学技术出版社, 2025. 7. --（精选海外珍稀中医方书十种校释）. -- ISBN 978-7-5478-7165-2

Ⅰ. R289.346.4

中国国家版本馆CIP数据核字第2025KJ5303号

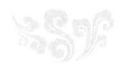

风科集验名方

[金] 赵大中　原编　　[元] 赵　素　补阙

[元] 左斗元　校补　张志斌　郑金生　校释

上海世纪出版（集团）有限公司
上海科学技术出版社　出版、发行
（上海市闵行区号景路 159 弄 A 座 9F－10F）
邮政编码 201101　　www.sstp.cn
徐州绪权印刷有限公司印刷
开本 787×1092　1/16　印张 47
字数 549 千字
2025 年 7 月第 1 版　2025 年 7 月第 1 次印刷
ISBN 978－7－5478－7165－2/R・3270
定价：408.00 元

本书如有缺页、错装或坏损等严重质量问题，请向印刷厂联系调换

内容提要

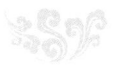

《风科集验名方》由金国赵大中原编,元代赵素补阙、左斗元校补。清末陆氏购于日本岩崎氏静嘉堂。本次校释以元刘君卿杭州原刊本为底本,由于此书底本为孤本,惟据《素问》《灵枢》《千金方》《百一选方》《普济本事方》等原始文献及《医方类聚》《普济方》所引之同名方剂进行校勘。

本书28卷中卷9存目阙文,正文前记录了涉及治风药品、治理制度、动风食忌等有关药学的内容,前两卷集录前人有关治风的议论,相当于总论,其后为风之变化、中风统论、治理法度、风证总治等属于概论性的内容,以理论与医案为多。此后26卷则以相关病证为类目。各类之前常引录名贤有关论说,讨论病证源流,再罗列方剂、针法、灸法等治疗方法。本书内容广泛,举凡中暑、疮疥、干湿脚气等,与风相关者,尽数收载,引证该博,中日两国得见此书的医家和藏书家均极为推崇。

本书可供中医临床工作者、中医文献研究者以及中医爱好者参考阅读。

丛书前言

《精选海外珍稀中医方书十种校释》收集海外回归的珍稀中医方书十种，作为十册单行本。

一、丛书中医方书的一般文献状况

中医在古代世界医林中一度走在前列，故其书籍曾不断流传海外，尤其对周边汉字文化圈的国家产生了巨大影响。在古医籍流传过程中，某些书种或版本在国内业已失传，却还留存海外。海外中医古籍回归之事始于清代末年，日本所藏中医古籍首次成批回归故国。清末及随后的数十年间，列强入侵，军阀混战，给中国人民带来深重的灾难，回归工作也陷入停顿。直至20世纪90年代初，改革开放为抢救回归海外遗存中医古籍创造了条件。大批量的海外中医珍善本古籍回归项目，正式启动于1996年，此后的20年中，在政府与各级领导的关怀支持下，不断获得各项基金资助。在课题组长郑金生教授的带领下，课题组的文献学学者自日本、欧美等多个国家共回归中医古籍600余种。曾于2017年由中华书局出版了大型影印丛书，共收子书427种，厘为403册。影响很大，也很好。但是，此套丛书篇幅过大，一般只适合图书馆或相关单位集体收藏，而不适于中医药工作者及爱好者个人收藏、阅读与使用。

这些回归的中医古籍中，最为精彩的部分就是医方书，其中又以宋代医方书最为光彩夺目。医方书是对中医临床最具有参考指导意义的一个部分，也最适合中医学生及临床医生阅读参考。出于这样的考虑，由上海科学技术出版社提出创意，经两位主编反复商讨，几经改动，最后确定在海外回归的中医方书中选择了十种医方书，整理校释，形成本套丛书。其中九种为宋金方书，一种为明代方书。

宋代方书中有国内失传黎民寿《黎居士简易方论》、刘信甫《活人事证方》《活人事证方后集》、郭坦《十便良方》等。这些方书中的许多名方曾被后世引用，但书却亡佚。如《十便良方》是南宋著名的方书。作者郭坦，病废二十年。他以折肱之亲历，编成此书。可惜的是该书40卷，现仅有两种残本存世，一藏中国（10卷），一藏日本（31卷）。今本套丛书将复制回归的日本藏本予以影印，与国内藏本互补，除去重复，可得37卷，距凑成完璧仅差3卷。南宋著名医家许叔微的《类证普济本事方》也有前后两集。其《后集》国内虽也存个别清刊及和刻本，但均质次卷残。本套丛书收入了该书的日藏南宋刊本全帙，使读者能一睹许叔微《本事方》全貌。此外，宋版《杨氏家藏方》（杨倓）、据宋版抄录的《叶氏录验方》（叶大廉）等多种珍稀宋代方书均收入了本套丛书。明代方书《医学指南捷径六书》现存7个或各有残缺或各有脱误的版本，则更是散在国内外六个不同的图书馆，历经辛难才收集完善。

二、丛书所收方书的共同特点

1. 方剂的来源广泛 丛书中既有引用宋及宋以前的著名医方书所载方子，还有更多来自家传或自制、名医所传，以及民间走方郎中或僧道人等，甚或是民间百姓所用之专治某病的验方。正因为宋代方书存有大量方剂来自各种此前未见记录的各方人士的经验，既实用，又稀见，其方就显得弥足珍贵。如《类证普济本事方》中的"宁志膏""七珍散"均属于自制方，前方方后注云："予族弟妇，缘兵火失心，制此方与之，服二十粒愈。亲识多传去，服之皆验。"后方方后注云："予制此方，温平不热，每有伤寒、疟疾、中暑，得差之后，用此以调脾胃，日三四服，十日外，饮食倍常。"其"惊气圆"则属家传者，方后注云："此予家秘方也。戊申年，军中一人犯法，褫衣将受刃，得释，神失如痴。予与一粒，服讫而寐，及觉，病已失矣。"

又如《叶氏录验方》所记录的有名方，大多注明方剂来源，来自有姓名或职务者近百人，每人或仅一二方。地点涉及江东、江南、绍兴、衢州、明州、池州、建州、舒州、南阳、四明、沙河等地。来自同僚官员者，大多以职务相称，如魏丞相、颜侍郎、秦侍郎、徐侍郎、李侍郎、江谏议、任少卿、赵少卿、范知府、叶知县、沈给事、仇防御、牛主簿、边学谕等；来自为医者，大多以"医"相称，如许尧臣、医官王康、医官杜壬、王医师、柴医、于医、小石医、河塘余医、高医等；来自释道人士者，如衢州医僧慧满、孙道士、江南龙瑞长老、江道人、罗汉长老、黄衣道士、紫微山道士吕玄光等；来自民间医生者，叶氏称之为"郎中"，如绍兴王郎中、刘郎中、池州王郎中、舒州列郎中、郎中于革、于郎中、高郎中、蔡郎中、明州黄郎中、柴郎中、包郎中、张郎中等。

《黎居士简易方论》中也记载有：李参政银白散、姜侍郎乌龙丹、刘侍郎治耳顺方、郭都处萎连圆、方魏将使青娥圆、高太尉感应圆、张武经大明圆、石大夫思食大人参圆、外公蔡医传秘方冲和散、王医师方固荣散、外舅蔡医传秘方九宝饮子、钱大师黄连汤、蔡医传方丁公明治耳聋等署有传人职务姓名称谓的方剂。

2. 重视丸散等成方的使用 但是，这显然并非一般所理解的成药——一药治多病，宋代方书非常考究用"圆""散""丹"的用法，除了常用的米饮、温酒、薄醋、淡盐水、枣汤等之外，常会根据不同的病种及病情，对服用法提出特殊的要求。正是服用方法的不同，可为多病多用，多证多用。

如《黎居士简易方论》中治疗风证的大通圆，方后服药法说：

卒中不语，口眼喎斜，左瘫右痪，煨葱酒下。伤风头疼，夹脑风，生葱茶下。四肢、头面虚肿，炒豆淋酒下。风热肿痛，生姜薄荷汁同调酒，送下。胸膈痰实，眩晕昏闷，腊茶清下。浑身瘾疹，蜜汤下。下脏风攻，耳内蝉鸣，煨猪腰子细嚼，温酒送下。腰疼腿痛，乳香酒下。风毒攻眼，冷泪昏暗，菊花茶下。干湿脚气，木瓜酒下。妇人血气攻刺，当归酒下。血风疼痛，醋汤下。

又如《叶氏录验方》中的"积药麝香圆"，方后附了28种不同加减治疗不同的病症：

男子劳疾，猪胆酒下；女人膈血，桂心酒下；翻胃，随食下；冷痰癖气，姜汤下；腰膝疼，醋汤下；咳嗽，皂角汤下；下元冷秘，汉椒汤下；血块，京三棱酒下；女人四季宣转，醋汤下；死胎在腹，桂末一钱，水银少许，热酒调下；小儿惊风，干蝎汤下；十般水肿，大麦同甘遂汤下；寒疟，大蒜汤下；风气痔疾，炒黑豆淋汁下；霍乱，井花水下；寸白虫，芜荑汤下；蛊毒，糯米同羊乳酒下；肌肤燥痒，荆芥汤下；中风口眼㖞斜，羊骨煎酒下；脾中冷积，干姜汤下；四季宣导，冷茶清下；顽麻风，童子小便和酒下；阳毒伤寒，麻黄煎汤下；阴毒伤寒，暖酒下；心痛，木瓜酒下；打扑，蟹酒下；大便不通，冷茶下；久痢，甘草汤下；女人血气，艾醋汤下；产后诸疾，热酒下；一切疮肿，黄耆汤下；小儿疳气，黄连汤下；小肠气，炒茴香汤下；血气潮热，当归酒下。

《魏氏家藏方》的"加减大橘皮煎圆"，其方后服药法则根据所出现的不同见证，采用不同的服药法：

饮食减少，用丁香、附子煎汤下；胸膈不快，丁香、茯苓、干姜、白术、甘草煎汤下；大便作泻，豆蔻、附子煎汤下；心气不足，睡卧不寐，茯苓、附子煎汤下；受寒邪，姜、附煎汤下；小便多，茴香、盐、附煎汤下；虚冷腹疼，茱萸、附子煎汤下；大便泻血，缩砂、附子煎汤下；口吐涎沫，津液稠黏，痰饮恶心，川乌、附子、南星煎汤下。

3. 讲究方剂中药物的炮制　如《叶氏录验方》所载的方剂，都十分讲究所用药物的炮制方法。虽然，在书前并无关药物炮制的总论，但在正文中，几乎在每一味药后面都会不厌其烦地加上炮制方法。比如，具有补益作用的"双芝圆"，药后的炮制方法，以及药丸的制作方法，均非常讲究。

熟地黄壹两半，酒浸壹宿，再蒸伍柒次，火焙　麦门冬去心，汤浸壹宿[1]，焙干　鹿茸肆两，切作片子，酥炙黄　鹿角胶半斤，切成块，慢火用麦麸炒成珠子　覆盆子去枝杖，净者秤贰两，火焙干　肉苁蓉酒浸，贰两半，细切，火焙干　五味子去枝梗，净者秤贰两半，火焙干　天麻贰两半，细切，火焙干　黄耆陆两，蜜涂炙黄色，单碾细，取粉肆两，入众药　山茱萸贰两半，细切，火焙干　干山药贰两半，细切，火焙干　秦艽去芦头，壹两半，细切，火焙干　人参去芦头，贰两半，细切，火焙干　槟榔贰两，湿纸裹，慢火内煨熟，去纸，细切　沉香壹两，细剉，末，入众药末　麝香半两，别研细，入众药

　　右件同一处为细末，后入麝香拌匀，醇酒一半，白蜜一半，煮面糊为圆如梧桐子大，文武火焙干，候冷，于磁器内收贮，不得犯铁器。每服伍拾圆，加至陆拾、柒拾圆，空心温米饮下。

　　书中的药物经常通过不同的炮制方法，使功效得到更加合理的应用或毒性得到更为有效的控制。如赚气圆，主治小儿腹胀如鼓，气急满闷。方用萝卜子、木香组成。其中，萝卜子用巴豆一分拍破，同炒黑色，去巴豆不用，只用萝卜子，以增强萝卜子消积除胀之力，又不至于像直接使用巴豆那样下泄作用猛烈。

　　如《类证普济本事方》在卷前专设《治药制度总例》一篇，记载了多种常用药物的炮制方法。如：

　　菟丝子：酒浸，曝，焙干，用纸条子同碾，即便为末。

　　半夏：沸汤浸，至温洗去滑，换汤洗七遍，薄切，焙。

　　乳香：挂窗孔中风干，研，或用人指甲研，或以乳钵坐水盆中研。

　　天雄、附子：灰火炮裂，去皮、脐用。

4. 方剂都比较简单实用　虽然这些方书也有炮制讲究的大方、复方，但更有大量简单易行的小方、单方。如郭坦的《十便良方》在每一病类之下，还有一种特有的分类，即分作三种：单方、简要方、群方。郭氏最为重视的是单方，其次为简要方，最后才是群方。其书明确

---

[1] 去心汤浸壹宿：原作"汤浸去心壹宿"，据本书其他方剂麦门冬炮制法乙正。

规定："自一件至两件谓之'单方',居前;自三件至五件谓之'简要方',居中;自六件至十件或十一二件谓之'群方',居后。"也就是说,这三种方根据药物数加以区分,越是简单的方,越是放在最前面,以便采纳运用。

这些方书中常常会附出治疗验案来验证方子的效应。如《类证普济本事方》中记载了拒风丹,由川芎、防风、天麻、甘草、细辛、荜茇六味药组成,"治一切风"。方后许氏记录了两个医案,他回忆了丧母之痛,并与一位宗人得治进行对照,以说明此方的作用与效应。

世言气中者,虽不见于方书,然暴喜伤阳,暴怒伤阴,忧愁不意,气多厥逆,往往多得此疾。便觉涎潮昏塞,牙关紧急。若概作中风候,用药非止不相当,多致杀人。元祐庚午母氏亲遭此祸,至今饮恨。母氏平时食素,气血羸弱,因先子捐馆忧恼,忽一日气厥,牙噤涎潮。有一里医便作中风,以大通圆三粒下之。大下数行,一夕而去。予常痛恨,每见此症,急化苏合香圆四五粒,灌之便醒,然后随其虚实寒热而调治之,无不愈者。《经》云:无故而喑,脉不至,不治自已。谓气暴逆也,气复则已。审如是,虽不服药亦可。范子默记崇宁中,凡两中风,始则口眼㖞斜,次则涎潮闭塞,左右共灸十二穴,得气通。十二穴者,谓听会、颊车、地仓、百会、肩髃、曲池、风市、足三里、绝骨、发际、大椎、风池也。依而用之,无不立效。

元符中,一宗人得疾,逾年不差。谒医于王思和绎。思和具脉状,云:病因惊恐,肝藏为邪,邪来乘阳明之经,即胃是也。邪盛不畏胜我者,又来乘肺,肺缘久病气弱全无德,受肝凌侮。其病时复头眩,瘛疭搐搦,心胞伏涎。久之,则害脾气。要当平肝气使归经,则脾不受克。脾为中州土,主四肢一体之事,脾气正则土生金,金旺则肺安矣。今疾欲作时,觉气上冲者,是肝侮肺,肺不受侮,故有此上冲。肝胜则复受金克,故搐搦也。以热药治之,则风愈甚;以冷药治之,则气已虚。肺属金,金为清化,便觉藏府不调,今用中和温药,抑肝补脾,渐可安愈。今心忪,非心忪也,胃之大络,名曰建里,络胸鬲及两乳间,虚而有痰则动。更须时发一阵热者，是其候也。服下三方，一月而愈。

5. 具有重要的文献价值，记载了稀有的宋代文献资料，更为宝贵的是还存有现今已佚的医书 本套丛书所收方书的文献价值，首先在这些方书本身具有不可替代的特点，它们一经问世，便受到重视。例如明代官编的大型方书《普济方》，就十分重视引用《十便良方》。《普济方》中明确标注"出《十便良方》"的方子，达386处之多。如果现代未能将这些方书流传下来，将是一个极大的遗憾。

当然，它们的文献价值还不仅仅限于方书本身，非常值得注意的是，这些医方书的资料来源。例如《十便良方》郭氏在卷前的"新编古今方论总目"中，列举了该书引用的66种书名。虽然，这些引书并不意味着是作者亲见之书，有的书可能转引他书而来（如《外台秘要》《证类本草》等）。但也有该书所载的宋代医书不见于古今书目所载。例如《琴心居士方》、江阳《卫生方》、胡氏《总效方》、《郭氏家藏方》等。其中《郭氏家藏方》有可能是作者自家的藏方。因此，该书对考察宋代医药文献也具有一定价值。

《黎居士简易方论》也记载了多种已佚医书的佚文。如：临安府推官章谧《养生必用方》（或称《养生方》《必用方》）、霍喆夫（定斋）《类证治百病方》（或称《治百病方》）、南宋张松《究原方》、余纲《选奇方》（《前集》10卷，《后集》10卷。今残存《后集》4卷，《前集》早佚）、《资寿方》等都是现今已不能见到原书的医方书。

三、金末赵大中《风科集验名方》的相关说明

《风科集验名方》是国内失传的精品中医方书，为专科疾病的专门著作。今唯有元刊本存于日本静嘉堂。书中存方1979首，版本精良，内容丰富。此书因是私家收藏，至今还从未允许影印出版过，故见到此书者亦甚少。经日本友人帮助，我们递交专门申请，始得准予校点出版的机会。该书资料极为丰富，很受学界重视。

1. 此书版本稀见，流传极为不易 《风科集验名方》现唯有元刊本存于日本静嘉堂。自1306年该书首刻之后，未再见有翻刻本，故此书传世极少，现在更是孤本仅存。此书传世可谓是一波三折。最早由金国北京太医赵大中奉敕编修。但因遇上"金乱"，也就是金国遭到蒙古、南宋联合进攻之时（1234年），赵大中怀着书稿，逃遁于吴山。当时儒医赵子中传习赵大中之书，却未能让该书得以运用与传播。

1236年，道士赵素在荆湖间（今湖南、湖北等地）得到了该书，并把它带到了蒙元所辖的恒山（在今河北曲阳西北）。赵素，字才卿，号心庵，河中（今山西永济一带）人。家世业儒，而通于岐黄之学。赵氏为全真教道士，云游天下30多年，通晓各地不同民族的医药知识。丙午年（1246），蒙古特赐皇极道院给赵素，并赐号"虚白处士"。赵素不仅有很高的儒学素养，也精通医学，因此在蒙元初期道教兴盛之时，他很受朝廷的恩宠。虽然此如，他也未能将此顺利付梓。赵素晚年之时，将他的两本书授予从小追随他学医的湖广官医提举刘君卿。其中有医书《风科集验名方》。身为湖广官医提举的刘君卿，很想刊刻其师所传的两本书。为此，他在元贞丙申年（1296）到左斗元所住的沙羡（今湖北武昌一带）寓舍，向他出示了赵素的《风科集验名方》，请左氏帮助校雠。左氏慧眼识珠，在他的努力下，终于使此书刊刻行世。

2. 此书汇聚了金元数位著名医家的经验精华　《风科集验名方》的原作者是金末北京赵大中，他是一位医学造诣颇高、深得皇家信任的太医。此书的质量很高，曾被覃怀儒医赵子中作为教科书传习。传到元代博学多才的赵素手中，他经常运用其中的知识治疗各种风疾，并将耳闻目见、得效取验的治风医方，补入《风科集验名方》，分作十集。今该书所载的"赵虚白论"，即赵素补缀的个人论说。赵素晚年将《风科集验名方》交给学生湖广官医提举刘君卿。刘氏医术高明，也得益于他研习试用此书。刘氏为了完成老师出版此书的愿望，将此书交到左斗元手里。左氏精通医学文献，长于医书校雠与编纂。他花了两年的功夫，取《素问》《灵枢》《难经》《中藏经》《诸病源候论》《千金方》《外台秘要》《太平圣惠方》《和剂局方》《三因方》《医说》等书，以及南北经验名方，并《说文》等字书，逐一参订。正伪补脱，削复改错，增补阙疑。他使原本单纯的医方书，一变而为理论、医方俱富。此外，他又把"古今圣贤名医治风药品、治理制度、动风食忌"三个主题的资料编辑成书，列于书前。左氏于大德二年戊戌（1298）完成了该书。

3. 此书同时还具有重要的文献意义 该书最后集成于元大德间，是时因长期南北隔绝，金元与南宋医学交流尚不普遍。但该书除引用宋以前诸名著之外，还首次大量记载了金元、南宋的主要著作。金元医家主要收录了刘守真《宣明论》《病机保命集》、张元素《儒门事亲》等，南宋医家则有陈无择、陈自明、王硕肤、许叔微、郭稽中以及医书《究原方》等。此外还集录了刘元宾《神巧万全方》、杨氏《拯济方论》、《本草图经》、《医林方选》，以及寇宗奭、庞安常等名家的有关论说。有些引用的人名少为人知，如水月子、药隐老人等。书中还有少数赵素（虚白）补入的条文，每多治疗经验之谈。

该书为专科疾病的专门著作，对了解我国古代对风科疾病的认识和治疗经验具有重要的意义。此外，由于该书引用了众多元以前医书资料，因此，对研究宋金元医学发展，乃至辑佚古医书，具有较高的文献价值。

四、明代徐春甫《医学指南捷径六书》的相关说明

为什么要在具有九种宋金方书的丛书中加入一种明代方书？这是考虑到此书的价值及集成完本之不易。

1. 此书有较高的学术价值 《医学指南捷径六书》（简称《捷径六书》）的作者徐春甫，乃明代著名医家。他在京师担任太医院吏目，是我国最早的医学学术团体组织者与发起人，他编纂了对后世很有影响的《古今医统大全》《捷径六书》等医书，在学术上有很深的造诣。不仅如此，徐春甫还是一个胸襟宽阔、格局很大的人。作为方书来看，其《捷径六书》最有价值的两种是《二十四方》与《评秘济世三十六方》（简称《三十六方》）。

《二十四方》是徐春甫授徒所用。据其弟子江腾蛟跋中说："医方之浩繁，而用之者苦无要……如涉海无津。于是徐老师出所集《二十四方》以示小子，受而细阅之，何其简易，详而且明，诚为医家之纲领也。"所谓"二十四方"并不是24首方剂，而是指24类治法的代表方。所以该子书在初刻本中又有"医家关键二十四方治法捷径"之名。这24类方法名目为：宣剂、通剂、补剂、泻剂、轻剂、重剂、滑剂、涩剂、燥剂、湿剂、调剂、和剂、解剂、利剂、寒剂、温剂、暑剂、火剂、平剂、夺剂、安剂、缓剂、淡剂、清剂。每类之下，又出一个或数个药方，详述每方的功效、主治、方组、服法、加减。各方内容齐备，提纲挈领，以少胜多，非常适合临床使用。为了方便记忆与使用，徐氏又专门编撰了"二十四剂药方歌括"，再用歌括的形式归纳上述的内容，以便初学者能很快入门。

《三十六方》是徐春甫个人用方最为珍秘的一部分内容。在封建社会中，秘方往往是取效、致富的捷径。徐氏讲述了两个靠秘方发财的例子。如黄连紫金膏：

京师吴柳泉者，制黄连紫金膏一药，点热眼极有效。海内寓京师者，无不求赎，日获数金，辄成富室。盖方药贵精不贵多，从可知矣。

但徐"每厚赂求之"则并非为了发财，而是"用梓以公天下"。他认为"医不必禁秘，但能体仁。精制一方，名出便可。救贫于世世，胜如积金以遗子孙，而亦不必以多方为贵"。此外，徐氏的观点是用药贵简而有效："药味简而取效愈速，药品多则气味不纯，鲜有效验。"

《三十六方》收方36首，另有补遗经验方4首，合计40方。据保元堂本、金鉴本的眉批，40方可分为如下几类：徐氏自家效方（眉批作"保元堂方"，计有10首）、诸家名方（计有18首）、秘传方（计有5首）、经验方（计有5首）、未明来源方（计有2首）。各方均详细介绍方剂组成、制备及服用法，并加以评论。最后是一张药店仿单，上书"新安徐氏保元堂"某某方，后列主治、服法用量等。与一般药店的药目相比，这部分内容最有特色的是评论。这些仿单说明，《三十六方》乃徐氏自家药店出售药品的处方。

《二十四方》和《三十六方》是徐氏成名及得利的重要内容，是徐氏育人与为医的看家本领，本是非常私密的，徐春甫却将之公之于世，因此倍显难能可贵。

2. 此书版本杂出，散在各地，收集相对完善的全本非常不易　现今国内外所存的《捷径六书》版本总共有以下几种：① 日本大阪府立图书馆藏本《医学指南捷径六书》（以下简称"指南本"），共4册，6卷，每卷为一种子书，按"阴阳风雨晦明"为序，计有：《内经正脉》《雷公四要纲领发微》《病机药性歌赋》《诸证要方歌括》《二十四方》《评秘济生三十六方》，凡六种。《（大阪府立图书馆藏）石崎文库目录》著录该书为"明万历二四年跋刊本"。该本印刷质量不高，漫漶缺脱处甚多。为寻求对校本，笔者访察了至今所能见到的我国国内各种明刻残本及抄本，订正补充了指南本之不足，同时也调查清楚了该书的版本源流与传承关系。② 北京中医药大学藏本2册，残存卷三至卷六（共4卷）。经核对，该本与日本大阪所藏乃同一版木所印。卷六之末有"万历丁酉岁季秋月书林刘双松氏重梓"记载，因此可以断定指南本乃书林刘双松重刻于万历二十五年丁酉（1597）。该本字画清晰美观，当为刘双松重刻本的初刊本。该本可以弥补指南本后4卷漫漶缺脱之处。③ 中国医学科学院藏清抄本，残存卷五、卷六。其末亦有"万历丁酉岁季秋月书林刘双松氏重梓"，故来源同上。④ 江西中医学院（今江西中医药大学）藏清抄本，残存卷一、卷二。书名《医学指南捷径六书》，故亦属指南本系统。⑤ 安徽省图书馆（721）藏有两种名称不同的明刻本残本。其一，安徽省图书馆藏的明刻《医学入门捷径六书》，2册。该本仅存子书2种（每种订为1册），蠹残较多。上册之首有"万历丙戌（1586）"徐春甫的"《医学捷径六书·二十四方》序"，序后有"祁门徐氏保元堂刊"牌记（以下简称"保元堂本"），可见该本乃是徐春甫的家刻本。下册卷首残，从内容来看，乃是子书《评秘济生三十六方》。其二：安徽省图书馆藏的《医学未然金鉴》（以下简称"金鉴本"），1册。该书内容就是《医学捷径六书》中的《二十四方》与《评秘济世三十六方》两种子书。各子书之首无卷次序号，但依次标以"晦集""明集"。该本版式与保元堂相同,刻工亦同,而"未然金鉴"四字及校定人署名等明显系剜补。⑥长春中医药大学图书馆藏《古今医学捷要六书》(又称《医学捷要六书》,此后简称"捷要本")6卷,该本的版式、纸张等均属明刻本。经仔细比对,其全书基本特点同于刘双松本,如卷次、卷名、各卷首责任者署名均相同,可见是以彼本为底本。此本字体娟秀,字迹清晰,只是错字、脱字较多。6个版本大约可区分为保元堂本、金鉴本、指南本、捷要本四个版本系统。

收集此书现存而散在于国内外的6个图书馆的全部7个版本,虽然花费的精力与财力甚大,但能将明代名医徐春甫的代表作之一整理出一个相对精善的本子以飨读者,以免别的学者耗时费力重走我们艰难的访书之路。对此,我们甚感欣慰。

五、关于本套丛书的编写及校释的相关说明

本套丛书各部子书,均包括以下内容,书名、作者、校释者、校点说明、前言、各书原序言、目录、正文等。其中校点说明,除第一条简要说明各子书版本之外,其他各条均为全套丛书统一规范。前言则详细介绍各子底本的版本及流存情况,作者及成书情况、本子书的内容与特色,以及相关本子书的校释说明。

本次校点所用各书,若有不同版本存世,则经过比较,选择最佳版本作为底本。其他版本则作为校本。若属存世孤本,没有其他版本可资对校,凡遇疑误之处,多处采用他校的方法。如追踪其书所引原书,或比较同期其他方书同名同组方,或比较后世所引其书之引文,等等,尽量给出脚注,为读者提供参考。

另外,若原书的目录与正文有差异,如方名不同,一般根据正文修改目录。若正文方名有明显错误,则据目录修改正文。如目录中有标题,而正文没有的内容,将目录标题删除。凡修改处,一律加脚注予以说明。

张志斌　郑金生

2024年2月

前　言

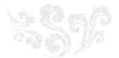

《风科集验名方》是国内失传的精品中医方书，今唯有元刊本存于日本静嘉堂。该书由金末太医赵大中原编，元代赵素补阙（约1236）、左斗元校补（1298），是为今本28卷。左氏还另将所编《风科本草治风药品》置于书前。自1306年该书首刻之后，未再见有翻刻本，故此书传世极少。书中存方1 979首，版本精良，内容丰富。

一、作者与成书

《风科集验名方》的成书与传世经过一波三折。今综合与该书相关的资料，按时间为序，将该书的有关史实疏理如下。

《风科集验名方》最早由金国北京太医赵大中奉敕编修。据清代藏书家陆心源《仪顾堂题跋》介绍："赵大中未详里贯，金末太医院官赵子中，覃怀人。"但因遇上"金乱"，也就是金国遭到蒙古、南宋联合进攻之时（1234），赵大中怀着书稿，逃遁于吴山。当时覃怀[1]儒医赵子中传习赵大中之书，却未能让该书得以运用与传播[2]。

1236年，道士赵素在荆湖间（今湖南、湖北等地）得到了该书，并把它带到了蒙元所辖的恒山（在今河北曲阳西北）。赵素，字才卿，号心庵，河中（今山西永济一带）人。家世业儒，而通于岐黄之学。

---

[1] 覃怀：此据卷首所署，置于"儒医赵子中"之前，而清代陆心源《仪顾堂题跋》介绍赵子中乃"覃怀人"，故覃怀当属地名。又结合下文提到赵素"涉于荆湖"，则可能是潭州某地，约为今湖南长沙及其周边县区。

[2] 关于此书传至赵素的详细经过，见《风科集验名方》"大元诸路覆实官安庆光华序"，撰成于1250年前后。

赵氏为全真教道士，云游天下30多年，通晓各地不同民族的医药知识[1]。丙午年（1246），蒙元特赐皇极道院给赵素，并赐号"虚白处士"。赵素不仅有很高的儒学素养，也精通医学。据金朝末年至大蒙古国时期文学家、历史学家元好问（字裕之，号遗山）之《皇极道院铭》曰："虚白处士赵君，已入全真，而能以服膺儒教为业。发源语、孟，渐于伊、洛之学，方且探三圣书而问津焉。计其真积之力，虽占侯医卜，精诣绝出，犹为余刃耳。道风既扇，旌车特征，曳裾王门，大蒙宠遇。三年，以母老得请归，在镇阳门台，奉被恩旨，发泉公帑，筑馆迎祥观之故基，是为皇极道院……"可见，在蒙元初期道教兴盛之时，他很受朝廷的恩宠。博学多才的赵素得到《风科集验名方》之后，经常运用其中的知识治疗各种风疾，并将耳闻目见、得效取验的治风医方，补入《风科集验名方》，分作十集。今该书所载的"赵虚白论"，即赵素补缀的个人论说。

赵素晚年之时，将他的两本书授予从小追随他学医的湖广官医提举刘君卿。其中有医书《风科集验名方》。刘君卿，名世荣，号颐斋。据约撰成于大德年间（1297—1307）之本书"杜道坚叙"称："湖广官医提举刘君卿，少事河中赵才卿学。才卿既被召赐，还以皇极道院老焉。遗山元先生实铭之。晚出二书以授君卿，一曰《风科集验方》，一曰《心庵为政九要》。"而刘氏之医术高明，也得益于他研习试用《风科集验名方》。

身为湖广官医提举的刘君卿，很想刊刻其师所传的两本书。为此，他在元贞丙申（1296）到左斗元所住的沙羡（今湖北武昌一带）寓舍，向他出示了赵素的《风科集验名方》，请左氏帮助校雠。左斗元，字辰叟，庐陵（今江西吉安）人。从他的叙言中，看不出他是一名职业医家。但从他讲述医书编纂的过程，可知他确实精通医学文献，长于医书

---

[1] 此见《风科集验名方》虚白处士赵素叙。该叙撰于昭阳赤奋若，即癸丑年（1253）。《叙》称"予云游三十载，仿佛半天下。历江湖，省蛮蜀之药；适幽云，晓羌戎之剂……故将耳闻目见、得效作验者，书为十集，目之曰《风科集验名方》。"

校雠与编纂。

左斗元花了两年的功夫,取《素问》《灵枢》《难经》《中藏经》《诸病源候论》《千金方》《外台秘要》《太平圣惠方》《和剂局方》《三因方》《医说》等书,以及南北经验名方,并《说文》等字书,逐一参订。正伪补脱,削复改错,增补阙疑。他使原本单纯的医方书,一变而为理论、医方俱富。此外,他又把"古今圣贤名医治风药品、治理制度、动风食忌"三个主题的资料编辑成书,列于书前。左氏于大德二年戊戌(1298)完成了该书。经左氏增补的《风科集验名方》,内容已是原书大约三倍(见表1[1]):

表1 左氏增补前后内容对照表

	卷帙	门类	方剂数
赵氏原书	10集	77	632
左氏增补	28卷	165	1 347
总　计	28卷	242	1 979

更重要的是,左氏校补后的《风科集验名方》,每一门类,都有前人的理论论说,病证源流,还收集了脉法、针法、灸法等方面的内容。因此左氏的增补,大大提高了该书的学术价值。

又经过几年的刻版,最后在大德十年(1306),刘君卿在他寓居杭州时将该书锓梓。此时刘氏已经不在湖广担任官医提举了。该书卷首作者题署为"北京太医赵大中编修/覃怀儒医赵子中传习/大元国特赐皇极道院虚白处士赵素才卿补阙",但从今存元本来看,左斗元应该也是重要的增补校订者。

二、现存本及卷帙构成

本次校释所用的底本,即元大德十年(1306)刘君卿杭州原刊本。该本今存日本静嘉堂文库。版式为四周双边,白口,上下对向黑鱼尾。

---

[1] 此表数据来自《风科集验名方》左斗元叙。

上鱼尾之上方有每叶字数，版心题《风科集验名方》及卷数，下鱼尾之下为刻工姓氏。该本刻工甚精，大有宋版之风。每半叶框廓高约23厘米，宽约15.6厘米。正文每半叶10行，行21字。其中卷7、卷8为手抄配补，第九卷全阙。封面有"静嘉堂藏"之藏书标签。序之首页有"归安陆树声叔桐之印"。

该元刻本只存有正文27卷，并没有左斗元《叙》中所说的增补附刊在书前的"古今圣贤名医治风药品、治理制度、动风食忌"等内容。但今存日本国立公文书馆内阁文库的江户写本《新刊风科本草治风药品》，证明《风科集验名方》之前确实原附有药物的内容。这部分药物专卷之前的署名同《风科集验名方》正文28卷。抄本显示的版式亦同，而且保留了《风科集验名方》的许多序言。

书目记载表明，《新刊风科本草治风药品》很早就有单独的抄本传世。例如清代徐乾学《传是楼书目》："赵大中《风科本草治风药品》一卷。附历代圣贤本草源流一卷（自《本草衍义》至此，统为一目）。抄，三本。"徐乾学（1631—1694）《传是楼书目》约撰成于康熙三十年（1691）前后，则该书所著录的《风科本草治风药品》抄本表明，中国早已有《风科本草治风药品》单行抄本。日本江户写本大约写成在18世纪。因此，《传是楼书目》并不是依据日本写本著录的。日本写本只有1卷，而《传是楼书目》记载的倒有2卷。但此本国内不存。今趁校释《风科集验名方》的机会，也将《新刊风科本草治风药品》复制回归，同时校释，还其原帙旧貌。

《风科集验名方》刻印以后，在明、清书志中均有记载。例如明代赵琦美《脉望馆书目》记载"《风科集验方》，十四本。内缺第二十四卷"。又明代焦竑《国史经籍志》载"《风科集论名方》二十八卷"。清代钱谦益《绛云楼书目》存《风科集验名方》之目。清代钱曾《述古堂藏书目》载"《风科集验名方》二十八卷，十四本，元抄"。此外《永乐大典》也收载了"赵素《风科集验方》"的内容。这些记载表明，该书在中国民间曾有流传。但流传越来越少，最终散失殆尽。不过东邻日本倒收藏了不止一部《风科集验名方》。其中最佳的版本即日本静嘉堂文库的元刊本。

今底本之后，有明代原藏书者无住居士孙云翼的后记。该后记详细叙述了该底本的流传经过：

先大夫曲水翁，笃嗜古书。所藏甚富。是书虽刻于胜国时，以缮镂精致，又为医家者言，特珍惜之。嘉靖中，遭岛夷兵燹，避乱金坛。百物皆弃，独携此书。会先慈抱疴，延京口老医钱霁山者灼艾，无以娱之，因出此书相示。遂不告携去。耿耿往来于怀。后从叔德舆，出先叔祖石云翁所藏遗书，亦有是编，亟购得之。时外弟王宇泰，方留心医学，复被豪夺。意此书已矣，终不可见矣。后游阳羡市中，复购得是编于周孝侯庙。辛丑[1]上公车，又为不肖子卖去。访而赎还，迄今又十五年矣。后之子孙，其永保之。无住居士识。

后记之前，有"东吴□□中人"印，末有"禹见""孙云翼"印，是知无住居士就是孙云翼。

在这段一波三折的后记中，介绍了嘉靖、万历年间，孙云翼三次收藏此书元代刻本的经过。孙氏称名医王肯堂为"外弟"。王肯堂能不讲道理地"豪夺"孙云翼珍爱的书，可知他们的关系非同一般。王肯堂在《千金翼方》序中有"表弟孙仲来助余，校订尤力"之句，称孙云仍（仲来）为"表弟"，一为"外兄"，一为"表弟"，孙云翼、孙云仍，当为同一"云"字辈的兄弟，可旁证王氏与孙氏确有亲戚关系。该底本题记时间在万历四十四年（1616）。孙氏数十年间，三见此书，可知明代此书在江浙一带流传较多。至清代康熙间以后，则存世越来越少。

孙云翼所藏本的下落，可见于清代陆心源《仪顾堂题跋》介绍：

元椠《风科集验名方》跋：《新刊风科集验名方》二十八卷。题曰北京太医赵大中编修，覃怀儒医赵子中传习，大元国特赐皇极道院虚白

---

[1] 辛丑：即1601年。

处士赵素才卿补阙。元大德十年刘世荣刊于杭州。每半叶十行，每行二十一字。版心有字数及刊工姓名。前有阎复、安庆光华、赵素、杜道坚、左斗元叙，元好问皇极道院铭。后有郑滁、狄思圣、臧梦解序。《四库全书》未收，阮文达亦未进呈。明以来藏书家，惟钱遵王《读书敏求记》著于录。

此本为明孙云翼旧藏，后归同里蒋氏。余以重值得之。第七、八两卷抄补，九卷全缺。日本多藏中国古书，《经籍访古志》所载福井榕亭藏本，只存五、六、十二、十四，四卷。此本仅缺一卷，诚海内外之孤本也。赵大中未详里贯，金末太医院官赵子中，覃怀人。赵素，河中人，字才卿，号心庵，全真教道士也。元初旌车特征，赐号虚白处士。三年以母老辞归，镇发帑筑馆于迎祥观之故基，赐名皇极道院。著《为政九要》，述经世之法。盖非仅以医名者。素书分十集，七十七类，六百三十二方。庐陵左斗元，因素门人刘君卿之请，增为二百四十二类，一千九百七十九方。风科诸方，略备于斯矣。

从以上介绍，可以得知明末孙云翼的藏本，后归同里蒋氏。陆心源（1834—1894）以重值购得，则其时已在清末。今回归之底本序前有"归安陆树声叔桐之印"，可证其确为陆氏旧藏。陆心源殁后，其子于光绪三十三年（1907），以十万银元之代价，尽举先人皕宋楼所藏售于日本岩崎氏静嘉堂。《新刊风科集验名方》亦在其中。在该书首次校点本的基础上，进一步深入整理校释，这也算是该本流传史上的不幸中之大幸。

三、内容与特色

据增订者左斗元《序言》所说，该书应该分成两部分。第一部分是正文之前的有关药学的内容，涉及治风药品、治理制度、动风食忌。此即今存《新刊风科本草治风药品上》。第二部分内容即28卷正文。共分242门类，录方1979首。前两卷集录前人有关治风的议论，相当于总论。其后为风之变化、中风统论、治理法度、风证总治等属于概论性的内容，以理论与医案为多。此后则以相关病证为类目。各类之前常引录名贤有关论说，讨论病证源流。然后罗列方剂、针法、灸法等治疗方法。该书书名虽云"风科"，但其中涉及的内容则非常广泛，如中暑、疮疥、干湿脚气等，凡能与风沾上边的，尽数收载，引证该博，内容非常丰富，中日两国得见此书的医家和藏书家均极为推崇。

该书最后集成于元大德间，是时因长期南北隔绝，金元与南宋医学交流尚不普遍。但该书除引用宋以前诸名著之外，还首次大量记载了金元、南宋地区的主要著作。金元医家主要收录了刘守真《宣明论》《素问病机气宜保命集》、张子和《儒门事亲》等，南宋医家书则有陈无择、陈自明、王硕肤、许叔微、郭稽中等。此外还集录了刘元宾《神巧万全方》、杨氏《拯济方》、苏颂《本草图经》，以及寇宗奭、庞安常等名家的有关论说。有些引用的人名少为人知。如《治风通用》方子中，有胡氏夺命散、洛阳玄壶先生大丹、宿州经圣饼子、徐神公地仙丹、圣验黑神丸（成都府潜庵道人真本）、祛风丸（程参政方）、虎头粉煎丸（南阳黎高士）等，这些方子应该都是来自当时的民间或官家，此前未见于其他医方书收录。另外，水月子、药隐老人等人的理论阐述，亦罕见于前代医家引述。书中还有少数赵素（虚白）补入的条文，每多治疗经验之谈。

该书为专科疾病的专门著作，对了解我国古代对风科疾病的认识和治疗经验具有重要的意义。此外，由于该书引用了众多的元以前医书资料，因此，对研究宋金元医学发展，乃至辑佚古医书，具有较高的文献价值。例如卷二十一，"漏风"篇开头所论：

论曰：夫漏风者，饮酒中风则为漏风。其状恶风多汗，少气，口干喜渴，近衣则身如烧，临食则汗流如雨，骨节懈憜，不欲自劳，亦名酒风。夫酒以养阳，酒入于胃，与谷气相搏，热盛于中，其气剽[1]悍，与阳气俱泄，使人腠理虚而中风。故其证自汗畏风，不可单衣，喘息短

---

[1] 剽：原作"慓"，同"剽"。

气。热熏于肺，风客于皮毛则咽干善渴，汗出多而津液亡，形神怠堕而不任劳事，精气耗竭不能荣其四肢，是为漏风。以汗不止如液之漏，久而不治，则转为消渴也。

论中所云"临食则汗流如雨……久而不治，则转为消渴也"与目前临床上消渴病（糖尿病）的早期症状十分符合，这样的论述，较少见于其他医书。

该书前所附的《新刊风科本草治风药品上》，属于简明药书。其药品分类的类目，是从宋以前本草所载药物功能主治中提取出来的。例如天门冬、玄参、白薇、淡竹沥、枳壳树茎并皮、蓬藥、蚕蛾诸药，在本草中均载有治暴风的内容，于是作者就将"治暴风"作为一类药的名称，而在其下罗列药名、出处和原文。例如：

"天门冬：《本草》云，味苦、甘。平，大寒，无毒。治诸暴风湿偏痹。

枳壳树茎并皮：陶隐居云，治暴风，骨节疼急。

蚕蛾：《日华子》云，平。治暴风。"

这样的本草书因系摘录自他书，故从学术价值上来说，并无新的发明。但方书之前，将与本书相关的药物或药物加工炮制方法单独提出，这是南宋时期很常见的做法。依据药物的功效主治，归类药品，主要是方便临床选用。依据药物的实际功效，将相同者排列比较，这样整理药物的方法仍然是值得称道的。

需要指出的是，此书虽说载有 1 979 方，但有方剂可能有所重复。如卷 16 "风癫"篇中，载有"治风癫"之地黄煎与"治风癫之疾"之天门冬煎，两方基本是由生地黄和天门冬两味药捣汁煎膏的同一个方子。又如萆薢丸，在卷 23 "腰脚疼痛挛急不能屈伸"篇中，用于"治腰脚疼痛，挛急不能屈伸。常服，祛风利气，止疼定痛"。在同卷"腰髂疼痛"篇中，用于"治腰髂疼痛，筋脉拘急，行动艰难，两胁胀闷"。方组、制服法均相同，但作为两个方子计数。书中亦有十来个方子，只给了方名及（或）主治，没有方组，而言见（前）某篇（门）。所以，此书所载实际方剂数应该少于 1 979 方。

四、关于本书引文出处疑虑之考辨

1. 王硕肤 王硕肤，本书称其为"东嘉名医"。据宋代陈叔方撰《颍川语小》卷上云："温为永嘉。郡俚俗因西有嘉州，或称永嘉为东嘉。然《图志》曰，《永嘉谱》曰永宁，遍考前辈题识处，未尝用'东'字，为传记无有也。近时《纶诰》中或用'东嘉'二字，殆未详考云。"笔者曾原疑"王硕肤"为"王硕（德肤）"之误。王硕为南宋官吏、著名医家，字德肤，永嘉（今浙江温州）人。学医于陈言，著《易简方》1卷。然核今本《易简方》，未见本书所引之两条"王硕肤论"之理论阐述。尽管，王硕亦为永嘉名医，考虑到其《易简方》是一部简洁的方书，理论阐述很少，而又没有从其书中找到依据，故保留"王硕肤"之名，出注存疑。

2. 水月子 宋代《黎居士简易方论》之作者黎民寿号"水月"，曾疑或即为"水月子"。按说，此"水月子"当为彼"水月"无疑了。然而，本书引"水月子论"凡三段，均未见于宋本《黎居士简易方论》。

如本书所引"水月子论"第一条，云：

诸方论中所谓左瘫右痪者，由邪气中人，邪气反缓，正气反急，正气引邪，㖞僻不随。《风赋》有云："气虚则痪无左右，血涩则瘫中两边。"以此知气血俱虚，则瘫痪二证俱有。若气顺血涩，则为瘫风。瘫风者，筋脉拘急挛拳也。若血顺气虚，则为痪风。痪风者，軃软抬动不能也。不必以左为瘫，右为痪。痪风不可全用风药，当以理气药兼而用之；瘫风则当以益血补筋，主风药治之。则万举万全矣。

该段未见于宋本《黎居士简易方论》。论中第一句，可见于宋代《三因方》之卷2，全段亦可见于明代《普济方》卷87，但均未出"水月子"之名，同样，亦未云《黎居士简易方论》。黎民寿今存文著还有注解《玉函经》，经查该书，亦未见有与《风科集验名方》所引"水月子"相同之处，故基本可以判定，此"水月子"非彼"水月"。是何方人士存疑，有俟后来之高明者解惑。

3. 药隐老人 本书凡七处引"药隐老人治法（或'论'）"，均在于本书最后两卷论妇人方中。"药隐老人"之名，在本书之前，两见于南宋陈自明《妇人大全良方》。其第一引云：

> 论项筋拘挛强痛。每得斯疾，疗之似易而实难。然方册中所载亦少，纵有言之，议论亦略。以仆考之，然既有斯疾，必有是方，何古人言此疾证尚且略，又无的然之论。详之必是挟诸疾而生，所以绝无专门。余因暇日摭古名方，以备检阅。然自明学识浅鄙，未必全备。博学之士见其遗缺，倘能补而完之，不亦宜乎！咸淳元年上元日，药隐老人书于存心堂。

此段引文，除末句署名之外，可见于本书卷28《妇人项筋强痛》，引"陈良甫[1]论"。虽然，陈氏第二段引文未见于本书所引，亦已经可以说明二者所引当为同一个"药隐老人"。

本书引七处"药隐老人"均为明代王肯堂（字宇泰）《女科证治准绳》所转引，且并无多引一处。可见本书《无住居士识》所云其第二次收藏本书刊本被王宇泰所"豪夺"，确有其事。然而，后世或谓此"药隐老人"即王肯堂的别号[2]，是不明宋《妇人大全良方》、元《风科集验名方》先引"药隐老人"之方，王肯堂不过转引者而已。

五、关于本次校释的说明

本次校释所用底本，是此书仅存的孤本，曾经出版过的校点本（丛书本）则同是笔者前些年的作品，因此，可说是无校本可参。惟可用旁校及理校等方法。校点遇到的问题，可分为两个不同的部分。

（一）目录整理说明

该书原目录体例与今出版物多有不同。例如：目录中诸病所引论说比其后之方高一层次，然正文无别；目录每病后有方剂总数，正文无；目录文字常较正文更为概括简洁，或将数方归于一个标题之下；目录有方名而正文仅述其方主治；正文论说不载引文出处而目录反有，等等。

---

[1] 良甫：为陈自明之字。
[2] 何时希：《中国历代医家传录（上）》，人民卫生出版社，1991：第91页。

今将原目录与正文互参，各取其长，特制定如下修改体例：

（1）目录与正文只求大字统一，小字则不予统一。包括：① 原目录诸病名后附有小字方剂数目，正文无，此项内容比较重要，今正文据目录补。② 原目录或附小字（音释、注释等），与目录体例不符，一般予以删除。正文此类小字，则予以保留。

（2）原书正文诸病证之论、方均在同一层次。目录或与之不同，今从正文改之，均保持三级目录。

（3）原目录诸病证之论，常标作"某某论"，正文多作"某某云"，今从目录，在"某某"后加"论"字，并加粗字体，以示为标题。

（4）原目录诸病证之下，常有"论一首"标题，正文无，每直云"论曰"。今从目录，于正文添加"论一首"以为标题。

（5）原目录出示所引《内经》篇目（如"五脏中风"下引"《灵枢·邪气脏腑病形》引证"），正文无此篇目，仅直称"黄帝曰"。今据目录补齐文献出处。

（6）原目录各卷之后，缀以28宿（如角、亢、氐、房等）之名，正文无。此种表示卷序之法对当代已无意义，故从正文，删之。

（7）原目录之同名方若连续排列，则只出一方名，后注方数。今从现代目录方式，去其方数，补齐重复方名。

（8）除以上情况外，若目录与正文的其他文字仍有出入，原则上以正文为主，加注说明。若目录归纳甚佳，而正文不尽如人意，则从目录改，亦加注说明。

（二）正文整理说明

需要说明的，主要有方名用字与讹字订误两个问题。

1. 关于方名用字 正文中之方名，以原版加框表示者用黑体加粗字体表示。

2. 关于讹字订误 由于该书刻板精良，从文字辨认来说，并无问题。但其中还是有少数文字错误。本次校释对文字错误的订误问题，采用以下方法。

（1）凡属引用前代医药书而错误较为明显者，追溯所引原书，据原书进行必要的订误。如引用前代医药书而虽有改动然文义尚可通者，则不改，或出注加以说明。

（2）若并无其他资料可参，除少数明显属于形误且文义完全不通者外，基本仍然保留其字，必要时出注说明。

因此书为孤本仅存，这样的处理方式，亦属无奈，或非尽善，以俟来者。

校释说明

一、本次校点的底本是日本宽政十一年（1799），经日本医家千田恭（子敬）据荻子元所藏元刻善本，与多纪元坚所藏的《医方类聚》方相互参照校订而付梓的刊刻本。由于此书无其他现存刊本，故本书用《素问》《灵枢》《千金方》《百一选方》《普济本事方》等原始文献及《医方类聚》和《普济方》所引之的同名方剂进行校勘。

二、本书采用横排、简体，现代标点。简体字以2013年版《通用规范汉字表》为准（该字表中如无此字，则按原书）。原书竖排时显示文字位置的"右""左"等字样一律保持原字，不作改动。原底本中的双行小字，今统一改为单行小字。原书为阴文，现仍以阴文表示。凡原书之眉批，括以鱼尾号（【】）插在正文中相应的位置上。

三、底本原有目录，如部分目录与正文标题不相符，一般按正文修改目录，并出注说明。在必要的情况下，也可能按目录补充修改目录。如有特殊情况需要特别说明，则在"前言"中详述。

四、注意忠实于原文，尽量保持古籍原貌，正确处理保持古貌与现代出版物的某些规定（如简化字、异体字、通行名等）的关系。对原著内容不删节、不改编。原书内容观点错误，不属校勘范围。均不加改动，提请读者注意鉴别。若底本引用前人之文，虽有化裁，但文理通顺，意义无大变者，不改不注。若引文改变原意，除非能认定是本书流传中所致文字讹误，否则均仍存其旧，酌加校记。

五、底本与校本文字有出入时，底本有误，他本及他书不误者，改字并出校记；对异文是非难断，且有一定参考价值时，出校记，不改文；若无甚参考意义，可不出校记。底本不误，校本误，不改亦不出校记。

六、原书的古今字、通假字，一般不加改动，以存原貌。底本的异体字、俗写字，或笔画有差错残缺，或明显笔误，均径改作正体字，一般不出注，或于首见处出注。某些古籍中常见的极易混淆的形似字，如已己巳、太大、芩苓、沙砂等，径改不注。而在某些人名、书名、方药、病证名中，间有采用异体字者，则需酌情核定。

七、该书误名、不规范名中，以药名最为多见。本次校点，以改正误名为主（首见出注），如防丰（风）[1]、石羔（膏）、黄蓍（耆）、白芨（及）、白藓（鲜）、黄莲（连）、牡砺（蛎）、紫苑（菀）、连乔（翘）、梹郎（槟榔）等。或有当今以从俗多用，或属通假字、古今字，或古代药物别名等的药名，则网开一面，不多作统一，如芒消（硝）、栝楼（瓜蒌）等，悉按原书。

八、除药名之外，书中的其他用字，修改情况如下：其一，数量词。原书的药物剂量有采中文数字"壹、贰、叁……"者，此属宋明时人为防范剂量错误而特地使用的文字，今不予修改。他处采用一般中文数字"一、二、三……"也不予修改，均保持原样。其二，部分术语。如表示丸剂可能有"圆""元""丸"三种情况，如以一种为主，其他都很少，则按绝大多数予以统一；若不同情况均有，难以取舍，则各按原书。又如"藏府"与"脏腑"也同样处理。

九、凡属难字、异读字，以及少量冷僻的字词、稀见药名、人名书名简称、疑难术语、药物来源等，酌情加以注释。原稿漫漶不清、脱漏之文字，若能通过各种校勘方法得以解决，则加注说明。若难以考出，用方框"□"表示，首次出注，后同不另加注。

---

[1] 注：括号中为正字。

十、凡底本中的序、跋、后记等全部保留。体例保留原来的顺序，一般为序文在前，目录随后。若个别特殊情况，亦不予变动。

十一、原书某些大块文字的篇节，不便阅读理解，今酌情予以分段。某些特殊标记，亦酌情用现在简便易读的方式予以替换。

风科集验名方序

按《素问》："上古圣人之教下也，皆谓之虚邪贼风，避之有时。"风者，百病之长也。其伤人也，有浅深、内外、寒热之分。至其变化以为它病，病有万殊。医之用药，乌可执一而不达其变？此《集验名方》所由著也。国初，虚白处士赵公获是书于荆湖间。今湖广官医提举刘君卿得之，用以起废多矣。虑其岁久，誊写失真，命庐陵左辰叟校雠增定，镂板以行，需予叙诸编首。予闻公输[1]之巧，不以规矩，不能成方圆；师旷[2]之聪，不以律吕[3]，不能正五音。况医者人命所系，可无师传轻用之哉？若夫述《内经》之旨要，究病证之根源，列圣贤之治法，具古今之方论，广记而备言，有条而不紊，所谓药疾之司南[4]，医学之铃键欤！予非知医者也，独美君卿刻意兹术，务广先哲仁民济物之心，于是乎书。

大德壬寅[5]阳月初吉翰林学士承旨正奉大夫知制诰兼修国史阎复序
大德十年岁次丙午孟夏上旬有十日前湖广官医提举颐斋刘世荣寓杭锓梓

---

[1] 公输：即鲁班。鲁班，春秋时期鲁国人，姬姓，公输氏，名班，故又称公输。
[2] 师旷：春秋时代晋国的乐师，善于辨别乐音。后续之"聪"，就是说师旷听力灵敏。
[3] 律吕：是古代乐律的统称，可分为阳律和阴律。古代用竹管制成校正乐律的器具，以管的长短（各管的管径相等）来确定音的不同高度。从低音管算起，成奇数的六个管叫作"律"；成偶数的六个管叫作"吕"。后来用"律吕"作为音律的统称。也就是有一定音高标准和相应名称的中国音律体系。
[4] 司南：即指南针。
[5] 大德壬寅：元大德六年，即1302年。

大元诸路覆实官安庆光华序

予世居恒山，幼适欠州。太祖亲差驰驷燕然，覆实天下财谷。每于致知格物，恨未究底蕴。幸遇吾师明阳先生，朝经暮典，温故知新，乃至医卜道释、儒农工商技艺，罔不传习。目若权衡，手如刀尺，未有不知其要略者。岁庚子间，又会心庵，乃明阳嗣法之子。至丙午岁，蒙恩特赐皇极道院，赐号虚白处士，来镇阳也。予一日中酒风，吐血数碗，诸医不救。处士用一物解之，不三日保康。翼日，亲谒诘其所处之方，遂出示一书，题曰《风科经验名方》，通乎《圣惠》。乃北京太医赵大中奉敕编修。值金乱，遁于吴山。有覃怀赵子中传习，湮浸其本。虚白处士涉于荆湖间，获元本，失其序引。岁丙申，挟策归明。大元复居恒山，仕宦名家，凡有中风者治之，不逾月而痊愈，奚可数焉。予怜其编辑诸风未备者，补缀完美，不摈荒芜，而序其笔汗之劳，使疾人不置拐杖而复登车上马，天下万世有赖，不为细事矣。

风科集验名方叙

夫方者，乃九州风物之宜、治病之方也。上古大圣人帝羲、帝农、帝轩，忧患后世生灵之疾苦，所以作也。曰方、曰法、曰术，乃雷公、巫彭之所授也。上自周、秦，下及唐、宋，皆以风论为首，诸科为亚，其次方书。偏曲阔略，未可以为后世法则也。予云游三十载，仿佛半天下。历江湖，省蛮蜀之药；适幽云，晓羌戎之剂。齐楚不同，夏丽各异，居方隅未可言有所得也。谚云：不愿为相者，可以为医。非谙于病者，难以知药。噫！医非细事，可知五行万物之数、之气、之味、之性用，方剂始可为据也。故将耳闻目见、得效作验者，书为十集，目之曰《风科集验名方》，实非利禄之学，以备国家无疆之地，资医药夭横之急尔。

岁在昭阳赤奋若仲夏著雍敦牂朔旦
大元国特赐虚白处士、河中心庵赵素才卿敬题

杜　序[1]

　　湖广官医提举刘君卿，少事河中赵才卿学。才卿既被召赐，还以皇极道院老焉。遗山元先生实铭之。晚出二书以授君卿，一曰《风科集验方》，一曰《心庵为政九要》。君卿既以医道游公卿间，屡为当路推挽，则所谓《集验方》者，无不试矣。暨来钱唐，首以方锓梓，将以广师意也。抑闻为政之道，与为医同。所遇之疾，五方不同，而治之之术，要皆古人已试之方，故予信《九要》之验，必有甚于《集方》之验者。遂并出之，以求传远。来求余叙其首。余观《九要》之作，凿凿然，皆有政者之规。才卿虽不试于用，而即圣经贤传之所已陈，以及夫官府田里之所甚著如意病命方。表里虚实，必举必中，有不待切脉察色而望而知之者，实上工之为也。何必身试之而后为验哉。君卿医者也，故吾终以医事喻云。

　　　　　　　　　　　当涂南谷杜道坚书于钱唐宗阳之玄真馆

　　　　　　　　　　　　　　　　　　　　　|杜道坚印|

　　　　　　　　　　　　　　　　　　　　　|文正世家|

　　　　　　　　　　　　　　　　　　　　　|当涂南谷|

---

[1] 杜序：二字原无，据下文内容补，以区别于他序。

自　叙[1]

先正有言：达则愿为良相，不达愿为良医。医固非良相比也，然任大责重，其有关于人之休戚则一也。医岂易言哉？医之良，非医之良也，方之良也。元贞丙申夏，官医提举刘公君卿访予沙羡寓舍，出示虚白赵处士所著《风科》一编，曰："此济世奇书也，然传愈久，讹愈多，盖不特以一亥为三豕而已。知君平日爱人以德，有志活人，敢以校雠为请。"予不敏，载念自幼多疾，视人之疾，犹己之疾。今既不得如王珪、陆宣公，达以行其志，独不能推二公当时辑《秘要》、裒《集验方》之心以淑诸人乎？遂不复辞让，乃研精披究于是。取《素问》、《灵枢》、《难经》、《中藏》、《巢源》[2]、《千金》、《外台》、《圣惠》、《医说》等书，及《南北经验名方》，并《说文》字书，逐一参订。伪者正之，脱者补之，复者削之，舛者窜之，略者增之，疑者缺之。又取经子史集、古今圣贤名医治风药品、治理制度、动风食忌列于前，庶成全书。门类七十有七，今增广一百六十有五道，计二百四十二类。元方六百三十二，今续添一千三百四十七道，计一千九百七十九方，厘为二十八卷。每类则取圣贤议论病证源流，或脉法、针法、灸法，备载篇首。使览者即了然于心目之间。其愿为良医者，皆有所依据。察脉以验病，遵方而用药，可以已疾，而免医误之消，乃予之深愿。亦刘公相属

---

[1] 自叙：二字原无，据下文内容补，以区别于他序。
[2] 巢源：乃"巢氏病源"之简称，即隋代巢元方《诸病源候论》。

之盛心。是书也，予朝斯夕斯，疲精竭神，阅历两期，始克就绪。不惟始终条理秩秩，较之元本，不为无补。昔吕文靖公集中书条例成，谓人曰：自予有此例，虽使一庸夫执之，亦可以为相。今《风科》既成，予亦曰：使常人得此，亦可作明医云。

　　　　　大德戊戌[1]端阳日后学庐陵左斗元辰叟自叙

---

[1] 大德戊戌：元大德二年，即1298年。

皇极道院铭

遗山先生　元好问　裕之

　　虚白处士赵君，已入全真，而能以服膺儒教为业。发源《语》《孟》，渐于伊洛之学[1]，方且探三圣书而问津焉。计其真积之力，虽占候医卜，精诣绝出，犹为余刃耳。道风既扇，旌车特征。曳裾王门，大蒙宠遇。三年，以母老得请归。在镇阳门台奉被恩旨，发泉公帑[2]，筑馆迎祥观之故基，是为皇极道院。年月□日，实叙而铭之：

　　处士名素，字才卿，河中人。虚白其赐号云。

　　圣学心传，惟精惟一。作新斯民，下土是式。相尔秉彝，有物有则。厥惟背驰，固有而失。有淫有朋，有比其德。匪伊司南，佽其摛填。于帝其训，王道正直。福自尔求，如敛而锡。咨尔虚白，虑然后得。言以道敷，中由权执。贤王好善，而康而色。相叶厥居，方谷之实。善颂善祷，香火朝夕。恭惟君师，永建皇极。

---

[1] 伊洛之学：一般指北宋时期由程颢和程颐兄弟创立的理学学派，二程讲学于伊河、洛水之间，因此他们的学派被称为"伊洛之学"，简称"洛学"。另外，《左传·襄公十一年》中的描述："如彼丘之稗，如蒿青之苗，伊洛之学，不可不诋也。"此"伊洛之学"泛指追求学问或知识的人所从事的学习活动。

[2] 发泉公帑：指将国家资金用于特定的事项。此处当指建造皇极道院。"公帑"原指代贮藏钱财的府库，后引申为国家、政府或公共机构的资产。

后 序[1]

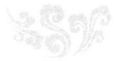

医家集验方多矣,未有专一门以该众疾者。此独举风科为管辖,其于神圣工巧何居?昔者伏羲氏始画八卦,神农氏继之,悯民生之不易,疾病之相寻,其象为蛊,于是采百草木,尝而药之。蛊之为卦,艮上巽下。巽,风也;艮者,万物之终始也。巽宫八卦,为虫为皿,惟属之艮上者,终始之义大矣哉!《系辞》曰:挠万物者,莫疾乎风。人之身禀有厚薄,养有疏密,外邪客气得以乘而入之,有浅深,皆风之为。风淫虽列于六淫,要其属则合别。以五感之多寡,风征虽列于庶征,要其会则极起于一。字字圣象,治病治国,无间然也。神而妙,圣而化,风之德也。则而象之,遂以治其不节不时。医之术广矣,工巧抑余事焉。是编盖学医之入径欤?亦所不可阙。

大德六年腊月良日息翁郑滁孙永阳清叟书于集实邸舍以为后序

---

[1]后序:二字原无,据下文内容补,以区别于他序。

目 录

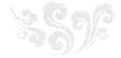

风科本草治风药品[1] 上

古今医经本草 1

伏栖氏 / 1　　　　　　　　《删繁本草》/ 2
神农氏 / 1　　　　　　　　《本草性事类》/ 2
黄帝氏 / 1　　　　　　　　《南海药谱》/ 2
《吴氏本草》/ 1　　　　　　蜀《重广英公本草》/ 2
《名医别录》/ 1　　　　　　《食性本草》/ 3
《药总诀》/ 1　　　　　　　《日华子诸家本草》/ 3
《药性论》/ 1　　　　　　　《开宝新详定本草》/ 3
《药对》/ 1　　　　　　　　《开宝重定本草》/ 3
唐《新修本草》/ 2　　　　　《嘉祐补注神农本草》/ 3
《食疗本草》/ 2　　　　　　《和剂局药性总论》/ 3
《本草拾遗》/ 2　　　　　　《经史证类备急本草》/ 4
《四声本草》/ 2

风科诸证[2]所用药品 4

治一切风 / 4　　　　　　　治诸风 / 5

---

[1] 风科本草治风药品：原为从日本回归另一个单行本。经考查发现，当属《风科集验名方》原刊书前内容。故仍将之补诸正文之前。原单行本无目录，据正文补出。

[2] 证：原脱，据正文补。

治风 / 5	治血痹 / 15
治暴风 / 6	治周痹 / 15
治久风 / 6	治风痹麻痹 / 16
治肝肾风 / 7	治毒风瘴痹 / 16
治肝肺风热 / 7	治风毒冷痹 / 16
治肺风 / 7	治痿痹 / 17
治心风 / 7	治痿躄 / 17
治心有风热 / 8	治中风失音 / 17
治心胸邪热 / 8	治风痉 / 18
治胃中浮风 / 8	治皮肤骨节间风 / 18
治积聚壅滞 / 8	治筋骨风拘挛 / 19
治风疾 / 9	治历节风 / 20
疗风治气 / 9	治瘫痪软风 / 20
治风气水气 / 10	治四肢不随 / 21
治一切风气 / 10	治四肢皮肉不仁 / 21
治风寒风气 / 11	治偏风 / 21
治热风 / 11	治贼风 / 22
治热中风 / 11	治头风 / 23
治中风寒热[1] / 12	治头眩 / 23
治风冷 / 12	治风头痛 / 24
治风湿 / 13	治头风脑中寒 / 25
治风痹 / 13	治头风热毒 / 25
治湿痹 / 13	治头旋 / 25
治风湿痹 / 14	治绕腕风 / 25
治痹 / 15	治胁风痛 / 26

[1] 治中风寒热：原脱，据正文补。

治风腰痛 / 26　　　　　治脚弱去五脏邪气 / 29
治沥血腰痛 / 28　　　　治脚软 / 29
治腰脚疼痹 / 28　　　　治缓风脚气 / 30
治膝胫酸 / 29　　　　　治干湿脚气 / 30
治脚缓弱 / 29　　　　　治脚气水肿[1] / 31

风科集验名方[2]
卷之一

古今医师治风议论方法上 ……………………………………… 32

黄帝问答治风之要二 / 32　　辛风涎壅宜吐 / 41
五音主五脏风中五 / 33　　　辛风涎闭 / 41
心风二 / 35　　　　　　　　两中风灸之立[5]效 / 41
肺风 / 35　　　　　　　　　偏枯 / 42
肾风二 / 36　　　　　　　　辨瘫痪证 / 42
劳风二 / 37　　　　　　　　石碑韵语治瘫痪风 / 42
酒风 / 38　　　　　　　　　病生不仁 / 43
○[3]泂[4]风二 / 38　　　　 四肢不随 / 43
风痹客脬 / 39　　　　　　　口眼㖞斜是经非窍辨 / 43
风厥二 / 40　　　　　　　　苦沓风 / 45
暴风 / 40　　　　　　　　　风不能言三 / 45
辛风未可服他药 / 40　　　　孝感神赐丁公藤 / 46

---

[1] 水肿：原本到此为止，据上文，此下原缺"风科本草治风药品"中、下或下。
[2] 风科集验名方：原脱，据正文补。
[3] ○：原脱，据正文补。
[4] 泂：音 dòng，义为通达、洞彻。本书卷一引："《索隐》曰，下云，饮食下嗌辄出之是风疾，洞彻五脏，故曰泂风。"
[5] 立：原脱，据正文补。

朱真人治风坑汤 / 46
狶莶治风神效 / 47
进狶莶表 / 47
酒治三十六种风 / 48
诸酒治风 / 48
治诸风 / 48
风疾深请速归 / 48
风痹八 / 49
风湿 / 51
历节风 / 52
白虎风 / 52

风痰二 / 52
撰风气方 / 53
疏风顺气 / 53
气中古方未著 / 54
风中气中不可便服风药 / 55
风虚三 / 55
风眩三 / 57
头风五 / 58
眩晕二 / 59
面肿风 / 60

卷之二

古今医师治风议论方法 下 ……………………… 61

暗风 / 61
惊忪 / 61
惊狂 / 62
心气狂易 音羊 / 62
惊不能语 / 62
肝虚受邪 / 63
风癫 / 63
癫痫风狂 / 63
心痫 / 64
猪痫 / 64
风癫九 / 64

长松治大风 / 66
白癞 / 67
风瘆三 / 67
风癣二 / 68
湿癣二 / 68
疮疥三 / 69
老人风秘二 / 69
食滑物通枯燥 / 70
食穿山甲动旧风疾 / 70
肾痹腰痛 / 71
腰痛牵心 / 71

腰痛二 / 71
手足沉重状如风者 / 72
鹤膝风二 / 73
脚气五 / 73
脚肿如瓠 / 75
腰脚筋骨疼痛 / 75
脚气结核 / 76
脚疮二 / 76
脚转筋 / 77
筋挛脚不得屈伸 / 77

右手足筋挛二 / 77
筋急项强 / 78
鼻额间痛痹 / 78
臂腿间一两点痛 / 79
手足十指麻木 / 79
金疮二 / 79
破伤风三 / 80
尸蹶 / 81
寒热注 / 84
飞尸鬼疰五 / 84

卷 之 三

风之变化 / 85
四时之风 / 87
八节之风 / 88
中风统论 / 91
南海异人论 / 93
《千金方》论 / 93
中风有六名 / 93
中风大法有三 / 94
辨诸风证 / 94
中风似非有四 / 95
中风不治有八 / 96
中风横死有三 / 96
小中不须深治 / 96
中风仓卒治法 / 97

治暴中风 / 97
中风歌诀四首 / 97
五脏闭绝证 / 98
中风杂论一十有五 / 99
治理法度 / 100
　烧竹沥法 / 102
　麻黄膏法 / 102
　皂角膏法 / 102
　枣膏法 / 102
　取葱汁法 / 103
　造木瓜膏法 / 103
　枯蜜法 / 103
　枯蜡法 / 103
　醋膏子法 / 103

卷 之 四

风证总治[1] ······ 104

续命增损诸方 方三十六道 / 104

论一首 / 104

- 小续命汤 / 104
- 《千金》第二小续命汤 / 105
- 《千金》第三小续命汤 / 105
- 崔氏《外台》小续命汤 / 105
- 深师《录验方》小续命汤 / 105
- 《圣惠方》小续命汤 / 106
- 《南阳活人书》小续命汤 / 106
- 《济生方》加减小续命汤 / 106
- 《三因方》加减小续命汤 / 106
- 刘守真分六经治法加减小续命汤论 / 106
- 麻黄续命汤 / 107
- 桂枝续命汤 / 107
- 白虎续命汤 / 107
- 葛根续命汤 / 107
- 附子续命汤 / 107
- 桂附续命汤 / 107
- 连翘续命汤 / 107

《简易方》小续命汤加减法 / 108

- 四时加减续命汤 / 109
- 庞安常小续命汤 / 109
- 独活续命汤 / 109
- 秘府续命汤 / 109
- 李氏《珍藏方》蛇蝎续命汤 / 109
- 《端效方》杏术续命汤 / 110
- 《千金方》大续命汤 / 110
- 徐嗣伯续命汤 / 110
- 《千金翼》大续命汤 / 110
- 《神巧万全方》加减大续命汤 / 111
- 《圣惠方》大续命汤 / 111
- 《圣惠方》八味续命汤 / 111
- 《古今录验》八风续命汤 / 112
- 《千金》第六续命汤 / 112
- 《千金》第七西州续命汤 / 112
- 麻黄续命汤 / 113
- 《千金》大续命散 / 113
- 《千金》续命煮散 / 113
- 《管见良方》续命煮散 / 114
- 风科茵陈续命汤 / 114

五脏中风 方一道 / 114

《灵枢·邪气脏腑病形》引证[2] / 114

---

[1] 风证总治：原脱，据正文补。
[2] 引证：原为"引证一"，据正文改。后同。

论一首 / 115

排风汤 / 115

肝脏中风方八道 / 115

《素问·风论》引证二 / 115

论一首 / 116

赤茯苓散 / 116

薏苡仁散 / 116

射干汤 / 116

犀角散 / 117

治肝中风方 / 117

治肝中风 / 117

牛黄散 / 117

决明子丸 / 117

心脏中风方七道 / 118

《素问·风论》引证 / 118

论一首 / 118

麻黄散 / 118

茯神散 / 118

牛黄散 / 119

远志汤 / 119

犀角丸 / 119

朱砂丸 / 119

石斛酒 / 120

脾脏中风方七道 / 120

《素问·风论》引证 / 120

论一首 / 120

独活散 / 121

白术汤 / 121

细辛散 / 121

防风散 / 121

七圣散 / 122

羚羊角丸 / 122

天麻丸 / 122

肺脏中风方五道 / 122

《素问·风论》引证 / 122

论一首 / 123

五味子汤 / 123

独活散 / 123

防风散 / 123

芎劳散 / 124

麻黄散 / 124

肾脏中风方八道 / 124

《素问·风论》引证 / 124

论一首 / 125

独活散 / 125

萆薢散 / 125

天雄散 / 125

天麻丸 / 125

吴茱萸丸 / 126

狗脊丸 / 126

黄耆丸 / 126

万灵丸 / 127

卷之五

卒暴中风 方一十道 / 128

 《素问·至真要大论》引证 / 128

 《灵枢·岁露论》引证 / 128

 论一首 / 128

 灸法 / 129

 夺命散 / 130

 大驱风散 / 130

 独活散 / 130

 杏仁散 / 131

 治卒中风 / 131

 三生饮子 / 131

 麻黄饮子 / 131

 荆沥汤 / 132

 续命丹 / 132

 换骨丹 / 132

治急风诸方 方八道 / 132

 论一首 / 132

 牛黄散 / 133

 附子散 / 133

 腊鸦散 / 133

 雄黄散 / 133

 玳瑁丸 / 133

 蛴螬丸 / 134

 赤箭丸 / 134

 立效方 / 134

偏风 方七道 / 134

 《素问·风论》引证 / 134

 论一首 / 134

 防风汤 / 135

 针法 / 135

 独活散 / 135

 天麻散 / 135

 侧子散 / 135

 趁风膏 / 136

 威灵仙酒 / 136

 仙灵脾酒 / 136

中风半身不随 方九道 / 137

 论一首 / 137

 灸法 / 137

 麻黄散 / 137

 独活散 / 137

 天麻散 / 137

 萆薢丸 / 138

 黑龙丸 / 138

 辟风丹 / 139

 活络通经丸 / 139

 四生丸 / 139

 仙灵脾酒 / 140

风手足不随 方三道 / 140

 《中藏经》引证 / 140

论一首 / 140

五加皮散 / 140

仙灵脾散 / 140

石斛酒 / 141

中风偏枯方一十道 / 141

《素问·阴阳别论》[1] 引证 / 141

《灵枢·刺节真邪篇》[2] 引证 / 141

论一首 / 141

虎骨散 / 142

桂心散 / 142

五加皮散 / 142

大紫菀丸 / 142

活血丹 / 143

犀角煎 / 143

小黄耆酒 / 143

虎胫骨酒 / 143

增损茵芋酒 / 144

茵芋淋浸汤 / 144

中风偏枯不随方八道 / 144

论一首 / 144

乌蛇散 / 145

甘草汤 / 145

醉仙丹 / 145

乌头丸 / 145

皂角丸 / 145

三灵丹 / 146

独活酒 / 146

天蓼木酒 / 146

卷之六

瘫缓风方三十五道 / 147

通真子论 / 147

水月子论 / 147

论一首 / 147

秦艽散 / 148

瘫风散 / 148

镇心散 / 148

追魂散 / 148

三倍汤 / 149

神效接骨散 / 149

木香煮散 / 149

舒筋保安散 / 150

大换骨丹 / 150

西州换骨丹 / 150

《普济》换骨丹 / 151

小换骨丹 / 151

木香保命丹[3] / 151

木香保命丹 / 152

神柏散 / 152

起废丹 / 153

麻黄煎丸 / 153

踯躅丸 / 154

---

[1]《素问·阴阳别论》：原作《素问·至真要大论》，据正文改。

[2]《灵枢·刺节真邪篇》：原作《灵枢·岁露论》，据正文改。

[3] 木香保命丹：此后原有小字"二"。今统一删去所注数字，在下方重出方名。后同不注。

七宝丸 / 154

乌龙丹 / 154

《究原方》乌龙丸 / 155

《端效方》乌龙丸 / 155

梦仙备成丹 / 155

《本事方》铁弹丸 / 155

《神巧万全方》大铁弹丸 / 155

十一味铁弹丸 / 156

《三因方》铁弹丸 / 156

僵蚕丸 / 156

三接丹 / 156

摩挲丸 / 157

乳香丸 / 157

黑神丸 / 158

牛黄丸 / 158

《拯济方》石碑金箔丸 / 158

加减三五七散 / 158

柔风**方六道** / 159

论一首 / 159

当归散 / 159

独活散 / 159

葛根汤 / 159

葛根汤 / 160

紫葛散 / 160

牛蒡酒 / 160

风癉曳 / 160

《灵枢·口问篇》引证 / 160

论一首 / 160

当归散 / 161

小八风散 / 161

五虎汤 / 161

赤箭丸 / 161

侧子丸 / 162

仙灵脾丸 / 162

口眼㖞斜**方二十五道** / 162

孙真人篇 / 162

王硕肤[1]**论** / 163

论一首 / 163

灸法 / 163

太一散 / 163

防风散 / 164

独活散 / 164

羌活散 / 164

松柏实饮子 / 164

附子散 / 164

竹沥汤 / 165

急风散 / 165

附子散 / 165

辟风散 / 165

赤箭散 / 165

透空丹 / 165

乌姜丸 / 166

人参丸 / 166

龙麝紫芝煎 / 166

一字散 / 166

---

[1] 肤：原脱，据正文补。

鸡冠膏 / 166　　　　　　　　　肉桂膏 / 167

治口㖞方 / 167　　　　　　　　四圣紫金丹 / 167

御风膏 / 167　　　　　　　　　皂角摩膏 / 168

巴豆膏 / 167　　　　　　　　　华佗单方 / 168

天南星膏 / 167

卷 之 七

风痱方一十二道 / 169　　　　　独活酒 / 173

《灵枢·热病》引证 / 169　　风懿方一十道 / 173

许慎《说文》 / 169　　　　　**癔懿字辩** / 173

启玄子释字义 / 169　　　　　**《释文》字义** / 173

孙真人论治法 / 169　　　　　**《千金方》论** / 173

通真子论 / 170　　　　　　　**论一首** / 173

论一首 / 170　　　　　　　　独活汤 / 174

灸法 / 170　　　　　　　　　　《简易方》独活汤[1] / 174

三味竹沥汤 / 170　　　　　　　风懿汤 / 174

十六味竹沥汤 / 170　　　　　　麻黄散 / 174

八味竹沥汤 / 171　　　　　　　桂心散 / 174

十七味竹沥汤 / 171　　　　　　羚羊角散 / 175

芍药散 / 171　　　　　　　　　防风散 / 175

大独活煮散 / 171　　　　　　　治风懿方 / 175

独活汤 / 172　　　　　　　　　马尾散 / 175

麻黄散 / 172　　　　　　　　　吹鼻散 / 175

独活散 / 172　　　　　　　　　中风舌强不语方二十一道 / 176

天麻散 / 172　　　　　　　　　**《素问·脉要精微论》引证一** / 176

伏龙肝散 / 172　　　　　　　　**《灵枢·忧恚无言》引证一** / 176

---

[1]《简易方》独活汤：原无，惟上方后有小字注"二"。据正文删改。后同不注。

论一首 / 176
    金凤丹 / 176
    转舌膏 / 177
    神仙解语丹 / 177
    灵犀丹 / 177
    返魂丹 / 178
    白矾丸 / 178
    解语汤 / 178
    黄芩汤 / 178
    麻黄散 / 178
    竹沥汤 / 178
    防己汤 / 179
    地黄饮子 / 179
    酸石榴饮子 / 179
    桑枝饮子 / 179
    天麻散 / 179
    正舌散 / 180
    正舌散 / 180
    菖蒲散 / 180
    正舌散 / 180
    独活酒 / 180
    治舌根强硬方 / 180

中风失音方一十七道 / 180
    《素问·脉解篇》引证 / 180
    《素问·宣明五气篇》引证 / 181
    《灵枢·九针论》引证 / 181
    《千金方》论 / 181
    《养生方》论 / 181
    论一首 / 181

灸法 / 181
    如圣丹 / 181
    牛黄丸 / 182
    蓬附散 / 182
    羌活饮子 / 182
    竹沥饮子 / 182
    荆沥饮子 / 182
    诃子汤 / 183
    发声散 / 183
    竹豆汤 / 183
    桂心散 / 183
    桂心汤 / 183
    治失音六单方 / 183

肺风冷声嘶不出方三道 / 184
    论一首 / 184
    五味子散 / 184
    麻黄散 / 184
    菖蒲煎 / 184

风口噤方二十六道 / 185
    巢氏《病源论》 / 185
    论一首 / 185
    灸法 / 185
    二防汤 / 185
    防己汤 / 185
    独活汤 / 186
    换颊散 / 186
    排风汤 / 186
    独活饮子 / 186
    独活桂心汤 / 186

汉防己散 / 187　　　　　细辛散 / 188
枳实散 / 187　　　　　皂角散 / 188
治中风口噤 / 187　　　白梅散 / 188
备急膏 / 187　　　　　追风散 / 188
龙蛇丸 / 187　　　　　治口噤五单方 / 188
天麻丸 / 187　　　　　搐鼻细辛散 / 189
通关散 / 188　　　　　通顶散 / 189
开关散 / 188

卷之八

刺风方八道 / 190　　　　独活散 / 193
《养生方》论 / 190　　赤箭丸 / 193
孙真人论 / 190　　　　薏苡仁丸 / 194
论一首 / 190　　　　　苍耳子汤 / 194
《千金方》解肌汤 / 190　　杏仁酒 / 194
大麻仁散 / 190　　　　　治腲腿单方 / 194
薏苡仁散 / 191
羌活散 / 191　　　　历节风方二十八道 / 195
天麻丸 / 191　　　　**巢氏《病源论》** / 195
白蒺藜丸 / 191　　　**陈无择论** / 195
治刺风二单方 / 192　　**论一首** / 195
　　　　　　　　　　　萆薢散 / 195
腲腿风方九道 / 192　　肉桂散 / 196
通真子论 / 192　　　松脂散 / 196
论一首 / 192　　　　防己汤 / 196
灸法 / 192　　　　　　附子八物汤 / 196
芎䓖饮子 / 192　　　　防风汤 / 196
防风散 / 193　　　　　乌头汤 / 197
侧子散 / 193　　　　　大枣汤 / 197

犀角汤 / 197	虎杖散 / 202
牛蒡子散 / 197	虎骨散 / 202
麻黄散 / 197	酸枣仁散 / 202
麻黄散[1] / 198	当归散 / 202
一方 / 198	没药散 / 202
古圣散 / 198	麝香散 / 203
轻骨丹 / 198	赵父散 / 203
雄黄丸 / 198	抵圣散 / 203
应痛丸 / 198	治白虎风方[2] / 203
趁痛丸 / 199	又方 / 203
茵芋丸 / 199	又方 / 203
松节酒 / 199	麝香丸 / 203
威灵仙酒 / 199	麝香丸 / 203
松脂酒 / 199	地龙粪散 / 204
又方 / 200	葱白熨方 / 204
松膏酒 / 200	燕窠土丸 / 204
松叶酒 / 200	皂角散 / 204
虎胫骨酒 / 200	
没药散 / 200	**风走注**方二十四道 / 204
仙灵脾煎 / 200	**刘通真论** / 204
牛膝煎 / 200	**论一首** / 205
	灸法 / 205
白虎风方一十九道 / 201	如意通圣散 / 205
严子礼论 / 201	虎骨散 / 205
论一首 / 201	桂心散 / 205
犀虎汤 / 201	仙灵脾散 / 205
羌活汤 / 202	治风走注疼痛[3] / 205

---

[1] 麻黄散：此后原有"二"字，据正文此下附一无名方，称"一方"。今删去"二"，补出"一方"二字。后同此者，径删补不注。

[2] 治白虎风方：此后原有"三"字，据正文此下附两个无名方，称"又方"。今删去"三"，补出两个"又方"。后同此者，径删补不注。

[3] 痛：此后原有"方"字，据正文删。

又方 / 206
没药散 / 206
小乌犀丸 / 206
没药丸 / 206
虎骨丸 / 206
十生丹 / 207
骨碎补丸 / 207
定痛丸 / 207
八神丹 / 207
一粒金丹 / 207

乳香应痛丸 / 207
狼毒丸 / 208
神效膏 / 208
《神巧万全方》神效膏 / 208
透骨丹 / 208
摩风膏 / 208
治风[1]走注[2] / 208
治风痛走注 / 209
治风走注 / 209

卷 之 九[3]

风身体疼痛方一十六道

《素问·痹论篇》引证一论一首

独活散

防风散

附子散

芎䓖散

仙茅散

独活寄生汤

羚羊角散

茵芋散

五加皮散

舒经汤

草乌头丸

威灵仙丹

骗马丹

地龙丸

破风丸

桃仁丸

风厥方一道

《素问·阴阳别论》引证一论一首

远志散

风拘挛方二十道

《素问·缪刺论》引证一

《灵枢·邪客篇》引证

---

[1] 风：原脱，据正文补。
[2] 走注：此下原有"三方"二字。据正文补另二方之目，删此二字。
[3] 卷之九：该卷正文脱。

论一首

防风散

当归散

羚羊角散

三黄汤

麻黄汤

附子饮子

地黄汤

木瓜散

白蔹薏苡仁汤

三圣散

牛黄丸

酸枣仁丸

乳香丸

蜂儿丸

加减地仙丹

百倍丸

秘传循经丸

续断丹

乌荆丸

舒筋散

肝风筋脉拘挛方八道

论一首

羚羊角散

酸枣仁散

防风散

防风丸

白芥子丸

茵芋酒

薏苡仁酒

桃仁朱砂煎酒

肝风筋脉抽掣疼痛方五道

论一首

薏苡仁散

芎䓖散

羚羊角散

酸枣仁散

天麻丸

肝风冷转筋方一十道

论一首

附子散

鸡舌香散

桂心散

治肝虚转筋方

白豆蔻散

木瓜丸

高良姜汤

治转筋三单方

五指筋挛急方三道

论一首

羚羊角散

防风汤

涂筋挛方

贼风方五道

《灵枢·岁露论》引证－《病源论》

论一首

麻黄散
桂心散
汉防己散
羚羊角散
侧子散

风入腹拘急切痛方五道

论一首

乌头散
桂心散

茵芋散
附子散
天雄散

胃风方五道

《素问·风论》篇引证

论一首

厚朴汤
胃风汤三[1]
大豆蔻丸

卷之十

中风不仁方四道 / 210
 《素问·风论》引证 / 210
 《素问·血气形志篇》引证 / 210
 《灵枢·刺节真邪》引证 / 211
 《病源论》 / 211
 伊川先生不仁说 / 211
 论一首 / 211
  芎䓖汤 / 211
  防风汤 / 211
  乳香丸 / 212
  威灵仙丸 / 212
诸风痹 / 212
 《素问·痹论篇》引证 / 212
 《素问·脉要精微论》引证 / 214
 《灵枢·周痹》引证 / 214

《灵枢·九针论》引证 / 214
《灵枢·五变》引证 / 215
《中藏经》五痹论 / 215
孙真人论痹 / 216
论一首 / 216
针灸法 / 216
○风痹方一十一道 / 217
 细辛散 / 217
 羌活散 / 217
 附子独活汤 / 217
 防风汤 / 218
 治风痹[2] / 218
 又方 / 218
 蛷螋丸 / 218

---

[1] 三：因此卷正文阙脱，"胃风汤"下二方是否有名不可得知，故保留"三"字。
[2] 治风痹：原作"治风痹方"，据正文改。

乌蛇丸 / 218
循络丸 / 218
灵乌丹 / 219
附子酒 / 219
〇风湿痹方一十五道 / 219
侧子散 / 219
侧子散 / 219
蛜蝌散 / 220
逐湿汤 / 220
茵芋散 / 220
三五七散 / 220
附子丸 / 220
萆薢丸 / 220
大地仙丹 / 221
增损续断丸 / 221
乌术丸 / 221
黄耆酒 / 221
海桐皮酒 / 221
仓吾道士陈元膏 / 222
曲鱼膏 / 222
〇五痹方二道 / 222
芎附散 / 222
五痹汤 / 223
〇肝痹方二道 / 223
薏苡仁汤 / 223
白敛散 / 223
〇血痹方九道 / 223
防风汤 / 223
侧子散 / 224
黄耆五物汤 / 224
黄耆汤 / 224
麻黄散 / 224
茵芋散 / 224
治血痹方 / 224
《圣惠方》地黄丸 / 225
加减地黄丸 / 225
〇肌痹方一道 / 225
解风痹汤 / 225
〇气痹方一道 / 226
《宣明论》 / 226
附子丸 / 226
〇骨痹方二道 / 226
《宣明论》 / 226
附子汤 / 226
向骨膏 / 226
〇周痹方二道 / 227
《黄帝针经》 / 227
大豆蘖散 / 227
六生菖蒲散 / 227
〇行痹方二道 / 227
《宣明论》 / 227
防风汤 / 227
玄参汤 / 228
〇痛痹方一道 / 228
《宣明论》 / 228
赤茯苓汤 / 228
〇着痹方一道 / 228
《宣明论》 / 228

茯苓川芎汤 / 228

○ 热痹方一道 / 229

《宣明论》/ 229

升麻汤 / 229

○ 诸痹方五道 / 229

细辛汤 / 229

苍耳散 / 229

善应膏 / 230

芸薹子散 / 230

亳州太清宫龙麝紫芝煎 / 230

风寒湿痹身体手足不随方四道 / 230

论一首 / 230

当归散 / 231

天麻散 / 231

萆薢丸 / 231

治手足不随单方 / 232

风顽麻方五道 / 232

论一首 / 232

乌蛇散 / 232

乌头丸 / 232

天南星丸 / 232

乌蛇丸 / 233

皂角膏 / 233

卷之十一

中风角弓反张方一十五道 / 234

《病源论》引证 / 234

论一首 / 234

麻黄散 / 234

犀角散 / 234

人参饮子 / 235

仓公当归散 / 235

仓公加减汤 / 235

追风散 / 235

秦艽散 / 235

续命散 / 236

大豆散 / 236

朱附丸 / 236

天麻丸 / 236

铜屑酒 / 236

胶酒饮子 / 237

鸡屎白酒 / 237

单方 / 237

阴阳刚柔痉方一十八道 / 237

《素问·气厥论》引证 / 237

《活人书》问答 / 237

论一首 / 238

麻黄散 / 238

治阴痉方 / 238

桂心散 / 239

羚羊角散 / 239

麦门冬散 / 239

石膏散 / 239

防风散 / 239

牛黄散 / 240

葛根麻黄汤 / 240

大承气汤 / 240

羌活散 / 240

附子散 / 240

白术散 / 241

八物白术散 / 241

柴胡散 / 241

桂枝汤 / 241

附术散 / 242

仓公当归酒 / 242

风痉方六道 / 242

孙真人论 / 242

论一首 / 242

针灸法 / 243

羚羊角散 / 243

麻黄散 / 243

当归散 / 243

天麻散 / 243

白附子丸 / 243

天麻丸 / 244

六淫 / 244

《左传》引证一 / 244

四气兼中方三道 / 245

陈无择论 / 245

附子汤 / 245

防风汤 / 245

苍术汤 / 246

暑湿方一道 / 246

论一首 / 246

茯苓白术汤 / 246

风湿寒方三道 / 246

论一首 / 246

防己黄耆汤 / 246

五积散 / 247

十八味流气饮 / 247

风湿温方一道 / 247

论一首 / 247

白术茯苓干姜汤 / 248

伤寒中风方十一道 / 248

《伤寒例》引证 / 248

论一首 / 248

麻黄汤 / 249

葛根汤 / 249

瓜蒌汤 / 249

猪苓散 / 249

泻心汤 / 249

桂心汤 / 249

柴胡散 / 250

藿香散 / 250

白附子散 / 250

乌头散 / 250

中寒方三道 / 250

陈无择论 / 250

五脏中寒脉证 / 251

论一首 / 251

附子理中汤 / 252
干姜附子汤 / 252
大橘皮丸 / 252
熨法 / 253

肾风冷气方三道 / 253
　论一首 / 253
　木香散 / 253
　沉香散 / 254
　附子丸 / 254

风冷方三道 / 254
　论一首 / 254

灸法 / 254
巴戟散 / 254
天麻散 / 255
雄黄丸 / 255

肺伤风冷多涕方四道 / 255
　论一首 / 255
　桂心散 / 255
　厚朴散 / 256
　当归散 / 256
　白术散 / 256

卷之十二

中暍重暍附 / 257
　张仲景《伤寒论》 / 257
　《活人书》问答 / 257
○重暍[1] / 258
　《活人书》 / 258
　王硕[2] **论** / 258
　杨氏《拯济方》论 / 259
　赵虚白论 / 259
　严氏论 / 259
　水月子论 / 260
　陈自明论 / 260

论一首 / 261
白虎汤 / 261
黄连香薷散 / 261
竹叶石膏汤 / 262
五苓散 / 262
消暑丸 / 262
半夏丸 / 262
大黄龙丸 / 263
黄龙丸 / 263
治中暑[3]方[4] / 263
通真子 / 263

---

[1] 重暍：原脱，据正文补。
[2] 王硕：原作"王硕肤"，据正文改，存疑。
[3] 中暑：此下原有"三单方"。正文均有目，今从正文补另二方之目，删此三字。
[4] 方：原脱，据正文补。

治热喝 / 263

风湿方一十七道 / 264
 《素问·太阴阳明论篇》引证 / 264
 张仲景《伤寒论》/ 264
 《活人书》问答 / 264
 《病源论》/ 265
 论一首 / 265
 麻黄杏仁薏苡甘草汤 / 265
 防己黄耆汤 / 265
 桂枝附子汤 / 266
 《三因方》桂心附子汤 / 266
 甘草附子汤 / 266
 术附汤 / 266
 桂附汤 / 266
 杏仁汤 / 267
 桂枝二越婢一汤 / 267
 独活散 / 267
 白术防己汤 / 267
 人参附子汤 / 267
 黄耆六一汤 / 267
 矾石散 / 268
 附子酒 / 268
 生附白术汤 / 268
 羌附汤 / 268

寒湿方二道 / 268
 张仲景《伤寒论》/ 268
 论一首 / 269
 麻黄白术汤 / 269
 附子麻黄汤 / 269

中湿方七道 / 269
 《活人书》问答 / 269
 论一首 / 270
 陈临川治法 / 270
 除湿汤 / 270
 除湿汤 / 271
 除湿汤 / 271
 渗湿汤 / 271
 异功五积散 / 271
 抚芎汤 / 271
 白术酒 / 272

风温方五道 / 272
 张仲景《伤寒论》/ 272
 《活人书》问答 / 272
 论一首 / 272
 萎蕤汤 / 273
 知母干葛汤 / 273
 瓜蒌根汤 / 273
 汉防己汤 / 273
 老君神明散 / 273

气中方一十二道 / 274
 陈临川论 / 274
 水月子论 / 274
 医林方选论 / 274
 《究原方》治法 / 275
 独香散 / 275
 人参顺气散 / 275
 木香匀气散 / 276
 分心气饮 / 276

嘉禾散 / 276
参苏饮 / 277
十二味正气散 / 277
回阳汤 / 277

顺元散 / 277
八正顺气散 / 278
川芎散 / 278
四磨饮子 / 278

卷之十三

风成寒热方二道（脱）/ 279
 《素问·脉要精微论》引证一
  （脱）/ 279
 《素问·生气通天论》引证一
  （脱）/ 279
 《宣明论》（脱）/ 279
  解风散（脱）/ 279
  人参败毒散（脱）/ 279
风成寒中方一道 / 280
 刘守真论 / 280
  当归汤 / 280
风成热中方一道 / 280
 刘守真论 / 280
  青龙散 / 280
中风发热方九道 / 281
 通真子论 / 281
 论一首 / 281
  大防风汤 / 281
  积热汤 / 281
  大豆饮子 / 281
  荆沥饮子 / 281

孟诜疗风热方 / 282
百花汤 / 282
骨蒸汤 / 282
治风热单方 / 282
洗风汤 / 282
心脏风热方四道 / 282
 论一首 / 282
  升麻散 / 282
  牛黄散 / 283
  犀角散 / 283
  牛黄丸 / 283
风热方九道 / 283
 论一首 / 283
  羚羊角散 / 283
  麦门冬散 / 284
  牛黄散 / 284
  仙术芎散 / 284
  神芎散 / 284
  旋覆花汤 / 284
  搜风丸 / 285
  圣饼子 / 285

四生丸 / 285

热毒风方一十六道 / 285

论一首 / 285

羚羊角散 / 286

前胡散 / 286

犀角散 / 286

牛蒡子散 / 286

防风通圣散[1] / 286

贾同知通圣散 / 287

崔宣武通圣散 / 287

刘庭瑞通圣散 / 287

川芎石膏汤 / 287

石膏汤 / 288

木香万安丸 / 288

红雪 / 288

摩顶膏 / 288

摩顶膏 / 289

零陵香油方 / 289

摩顶油方 / 289

风秘方二十一道 / 289

严子礼论 / 289

论一首 / 290

陈临川治法 / 290

润肠散 / 290

宽气汤 / 290

郁李仁饮子 / 291

宽肠散 / 291

枳壳散 / 291

腻粉散 / 291

蜣螂散 / 291

香壳散 / 291

枳壳丸 / 291

麻子仁丸 / 292

橘杏丸 / 292

川芎丸 / 292

宽肠丸 / 292

神仙化痰丸 / 292

《三因方》神功丸 / 292

神功丸 / 293

南木香丸 / 293

威灵仙丸 / 293

三仁丸 / 293

淮南五柔丸 / 293

通秘散 / 294

老人风秘方二十一道 / 294

葱白散 / 294

滋肠五仁丸 / 294

三味威灵仙丸 / 294

脾约丸 / 294

麻仁丸 / 295

半硫丸 / 295

皂角丸 / 295

治老人风秘方 / 295

---

[1] 通圣散：此下原有"四"字。正文此下三方各有名目，今删，另补诸方名。

蜜煎导法五[1] / 295

葱白煎 / 296

治风秘五单方 / 296

玄明粉方 / 296

调气散 / 296

老人不溲方一十一道 / 296

利气散 / 296

治老人虚弱小便不通 / 297

琥珀丸 / 297

治老人小便不通方 / 297

三单方 / 297

槟榔散 / 297

轻粉散 / 297

矾石散 / 297

圣饼子 / 298

卷之十四

风中涎潮方二十三道 / 299

论一首 / 299

雄附省风汤 / 299

大醒风汤 / 299

星附汤 / 300

醒风汤 / 300

省风汤 / 300

分涎散 / 300

稀涎散 / 300

稀涎散 / 301

救生散 / 301

矾蝴蝶散 / 301

白矾散 / 301

吐涎散 / 301

三圣散 / 301

全蝎瓜蒂散 / 302

王瓜散 / 302

瓜蒂散 / 302

独圣散 / 302

控涎丹 / 303

牛黄铁粉丹 / 303

南星丸 / 303

金砂丹 / 303

通顶丸 / 304

青龙丸 / 304

脾脏风壅多涎方四道 / 304

论一首 / 304

前胡散 / 305

旋覆花散 / 305

牛黄丸 / 305

---

[1] 五:"蜜煎导法"下附四个无名方,共五方。今"五"字不删。

坏涎丸 / 305

风痰方二十一道 / 305

《病源论》 / 305

论一首 / 306

半夏散 / 306

茯苓半夏汤 / 306

率痰龙胆丸 / 306

铁刷汤 / 306

雄黄散 / 306

天南星丸 / 306

皂角丸 / 307

又方皂角膏丸 / 307

半夏丸 / 307

飞矾丹 / 307

青州白丸子 / 307

祛风皂角煎丸 / 308

大华紫金丹 / 308

犀角搜风丸 / 308

四生丸 / 309

五生丸 / 309

半天丸 / 309

法制半夏 / 309

法制半夏 / 309

法制半夏 / 309

法制陈皮 / 310

风惊方七道 / 310

《病源论》 / 310

论一首 / 310

茯神散 / 310

人参散 / 310

金箔散 / 311

铁粉散 / 311

铁精丸 / 311

菖蒲丸 / 311

雄黄丸 / 311

风惊悸方三道 / 312

论一首 / 312

补心汤 / 312

茯神散 / 312

麦门冬散 / 312

心脏风虚惊悸方六道 / 313

论一首 / 313

白茯苓散 / 313

龙齿散 / 313

紫石英散 / 313

茯神丸 / 313

熟干地黄丸 / 314

人参丸 / 314

风恍惚方一十七道 / 314

《病源论》 / 314

论一首 / 314

茯神散 / 314

大八风汤 / 315

神龙汤 / 315

防风散 / 315

茯神汤 / 315

龙骨汤 / 316

大定心汤 / 316

神清汤 / 316
牛黄散 / 316
龙齿丹 / 316
铁粉丸 / 317
定志丸 / 317
治风[1] / 317
治心虚风邪 / 317
荆沥汤 / 317
羚羊角散 / 317

鹿角散 / 317
心风恍惚方五道 / 318
论一首 / 318
龙齿散 / 318
沙参散 / 318
大定心散 / 318
茯神散 / 318
镇心丸 / 319

卷之十五

风怔忡方一十二道 / 320
陈鹤溪论 / 320
论一首 / 320
大远志汤 / 320
小远志汤 / 320
小定心汤 / 321
茯神散 / 321
茯神汤 / 321
紫石英汤 / 321
荆沥汤 / 321
寒水石散 / 322
大补心丹 / 322
镇心丹 / 322
惊气丸 / 322
人参南星丸 / 322

风好忘方二十道 / 323
《素问·调经论》引证 / 323
严子礼论 / 323
论一首 / 323
失志汤 / 323
归脾汤 / 323
谷神汤 / 324
秦艽散 / 324
八味散 / 324
大益智散 / 324
不忘散 / 324
开心散 / 324
苁蓉散 / 325
龙骨散 / 325
益智散 / 325

---

[1] 治风：原作"治恍惚二单方"。据正文，二方各用原方名。

菖蒲益智丸 / 325

健志丸[1] / 325

治好忘七单方 / 325

风邪方六道 / 326

论一首 / 326

桂心散 / 326

人参散 / 326

杨上寄生散 / 327

金箔丸 / 327

治风邪单方 / 327

心脏风邪方八道 / 327

论一首 / 327

人参散 / 327

茯神散 / 328

石菖蒲散 / 328

虎睛散 / 328

牛黄散 / 328

禹余粮散 / 328

真珠丸 / 329

金箔丸 / 329

风痫方二十八道 / 329

《素问·大奇论》引证 / 329

陈无择论五痫证 / 329

治法杂论 / 331

论一首 / 331

妙功丸 / 331

龙脑安神丸 / 332

银箔丸 / 332

龙齿丹 / 332

牛黄丸 / 332

胜金丸 / 333

五痫丸 / 333

雌雄丸 / 333

虎睛丸 / 333

控涎丸 / 333

蛇黄丹 / 334

祛风丸 / 334

五生丸 / 334

半夏丸 / 334

半夏丸 / 334

神圣丸 / 335

鸱头丸 / 335

矾丹丸 / 335

黄丹丸 / 335

朱粉丸 / 335

神应丹 / 335

蛇黄丸 / 335

万安丸 / 336

青谷散 / 336

四圣散 / 336

紫石英散 / 336

治暗风痫方 / 336

独圣散 / 337

---

[1] 健志丸：原作"健忘丸"，据正文改。

卷之十六

风狂方一十五道 / 338
 《素问·生气通天论篇》引证 / 338
 《素问·宣明五气篇》引证 / 338
 《素问·调经论》引证 / 338
 《素问·阳明脉解篇》引证 / 338
 《难经》引证 / 339
 《病源论》/ 339
 论一首 / 340
 《千金方》论脉 / 340
 《灵枢经》针灸法 / 340
 仓公针灸法 / 340
 《千金方》治诸横邪针灸图诀[1] / 342
 扁鹊针灸法 / 342
 张太医灸法 / 343
 《梁氏总要》治法 / 343
 犀角散 / 343
 石膏汤 / 344
 竹沥汤 / 344
 祛风一醉散 / 344
 羚羊角汤 / 344
 防葵[2]煮散 / 344
 真珠散 / 344
 秘方半夏丸 / 345
 人参琥珀丸 / 345
 黄石散 / 345
 五胆丸 / 345
 引神归舍丹 / 345
 治卒发狂方[3] / 346
 《千金翼》治狂癫不识人 / 346
 又方 / 346

邪气鬼魅方一十六道 / 346
 鼍[4]甲汤 / 346
 人参汤 / 346
 五邪汤 / 346
 别离散 / 347
 十黄散 / 347
 四物鸢[5]头散 / 347
 辰砂一醉散 / 347
 虎睛汤 / 348
 生铁饮子 / 348
 九物牛黄丸 / 348
 治风邪方[6] / 348
 治百邪鬼魅方 / 348

---

[1]《千金方》治诸横邪针灸图诀：原脱。据正文补。
[2] 防葵：原作"黄耆"。据正文改。
[3] 治卒发狂方：原作"治风狂三单方"，据正文分别出方名。
[4] 鼍：原作"龟"，据正文改。
[5] 鸢：原作"鸥"。据《证类本草·由跋》条，以"鸢"为正，据改。
[6] 治风邪方：原作"治风邪五单方"。正文此五方均有名目，今从正文。

治风邪方 / 348

治邪魅方 / 349

又方 / 349

治狂邪雄黄油方 / 349

心风狂言方五道 / 349

 论一首 / 349

 茯神散 / 349

 朱砂散 / 349

 真珠散 / 350

 镇心丸 / 350

 七宝镇心丸 / 350

风癫方二十道 / 350

 《素问·通评虚实论》引证 / 350

 《素问·厥论》引证 / 351

 《灵枢·癫狂第二十二》引证 / 351

 《灵枢·九针论》引证 / 352

 《难经》引证 / 352

 《病源论》/ 352

 《千金方》论五癫 / 352

 《千金方》论癫病死证 / 353

 《古今录验》论五癫 / 353

 论一首 / 353

 《千金》灸法 / 353

 续命风引汤 / 354

 人参防葵散 / 354

 紫石英汤 / 354

 秦艽汤 / 354

 石菖蒲散 / 354

 铁粉散 / 355

 芎劳汤 / 355

 虎睛丸 / 355

 大金箔丸 / 355

 铜青丸 / 355

 鸱头丸 / 356

 地黄煎 / 356

 抱胆丸 / 356

 神保丸 / 356

 大镇心丹 / 357

 莨菪丸 / 357

 定神丸 / 357

 天门冬酒 / 357

 天门冬散 / 358

 天门冬煎 / 358

卷之十七

尸厥方八道 / 359

 《素问·本病论篇》五尸厥引证 / 359

 论一首 / 360

 针灸法 / 361

 治法 / 361

又法 / 361

治尸厥卒痛[1]方 / 361

礜石丸 / 361

朱砂丸 / 361

返魄丹 / 362

治中风[2]暴死[3] / 362

又方 / 362

又方 / 362

又方 / 362

诸尸方一十一道 / 362

论一首 / 362

川椒丸 / 362

牛黄丸 / 363

犀角丸 / 363

朱砂丸 / 363

雄黄丸 / 364

玉壶丸 / 364

治诸尸方 / 364

一方 / 364

一方 / 364

又方 / 364

桂心散 / 364

五尸方六道 / 365

孙真人灸法 / 365

许学士治五尸方 / 365

桃奴汤 / 365

太一备急散 / 366

乌头汤 / 366

大乌头汤 / 366

张仲景三物备急丸 / 366

太一神精丹 / 367

飞尸方七道 / 367

论一首 / 367

针灸飞尸鬼疰[4]法 / 367

细辛散 / 368

大岩蜜汤 / 368

小岩蜜汤 / 368

茵芋散 / 368

瓜蒂散 / 369

秘传方治卒暴飞尸 / 369

蜥蜴丸 / 369

遁尸方四道 / 369

论一首 / 369

木香散 / 369

鹤脑骨丸 / 370

治遁尸方 / 370

乌头煎 / 370

风尸方三道 / 370

论一首 / 370

甘草散 / 370

---

[1] 卒痛：原脱，据正文补。
[2] 风：原作"恶"，据正文改。
[3] 暴死：此下原有"四单方"3字，据正文删之，分别出其名目。
[4] 飞尸鬼疰：原脱，据正文补。

金牙散 / 371

万病散 / 371

沉尸方三道 / 371

 论一首 / 371

 雄黄丸 / 371

 治卒客忤停尸二单方 / 372

尸疰方四道 / 372

 论一首 / 372

 朱砂丸 / 372

 鹤骨丸 / 372

 艾饼子 / 373

 又[1]方 / 373

诸疰方六道 / 373

 《释名》[2] / 373

 论一首 / 373

 灸法 / 373

 牛黄丸 / 374

 雄黄丸 / 374

 朱砂丸 / 374

 藜芦丸 / 374

 十疰丸 / 374

 又方治十疰 / 375

风疰方二道 / 375

 论一首 / 375

 细辛散 / 375

 石南汤 / 375

鬼疰方七道 / 376

 论一首 / 376

 木香散 / 376

 犀角散 / 376

 鲛鱼皮散 / 376

 血余丸 / 376

 太一神明陷冰丸 / 377

 大麝香丸 / 377

 小麝香丸 / 377

转疰方三道 / 378

 论一首 / 378

 牛黄散 / 378

 雄黄丸 / 378

 獭肝丸 / 378

恶疰方三道 / 379

 论一首 / 379

 当归散 / 379

 治卒得恶疰 / 379

 又方 / 379

走疰方四道 / 379

 论一首 / 379

 雄黄丸 / 379

 治走疰 / 379

 一方[3] / 380

 治产疰 / 380

---

[1] 又：原作"单"，据正文改。

[2] 释名：原作"释名曰"，置于"诸疰"标题下，小字注。据正文改。

[3] 一方：原作"单方二"，据正文分别出方目。

卷之十八

疠风恶疾方六十三道 / 381

 《素问·脉要精微论》引证 / 381

 《素问·风论》引证 / 381

 《素问·长刺节论》引证 / 381

 《病源论》八方风证 / 381

 《病源论》疠风 / 382

 孙真人论 / 383

 陈无择论 / 384

 刘守真论 / 384

 论一首 / 385

 疠风散 / 385

 夺命还真丹 / 386

 八仙丹 / 386

 白花蛇散 / 386

 九虫散 / 386

 蔄茹散 / 387

 六香散 / 387

 八金散 / 387

 贯众汤 / 387

 金国大长公主石碑方 / 388

 地龙散 / 388

 二圣散 / 388

 泻青丸 / 388

 杏仁丸 / 388

 柳枝煎 / 388

 防风丸 / 389

 乌蛇丸 / 389

 天蓼散 / 389

 桂枝酒 / 389

 茵芋酒 / 389

 乳香丸 / 389

 紫茄子根散 / 390

 百花煎 / 390

 松脂丸 / 390

 松脂酒 / 390

 松脂散 / 391

 皂角丸 / 391

 《三因方》治疠风十方[1] / 391

 第一浴法 / 391

 换骨丹 / 391

 遇仙丹 / 392

 疏风散 / 392

 佛手膏 / 392

 去毒丹 / 392

 甘草散 / 392

 解毒丸 / 392

 福神丹 / 393

 水膏药 / 393

---

[1]十方：原脱，据正文补。

通天再造散 / 393

三济丸 / 393

八叶汤 / 393

防风天麻丸 / 394

苦参大丸 / 394

歕墨丸 / 394

透肌丹 / 394

神仙退风丹 / 394

松脂丸 / 395

又方 / 395

羚羊角饮子 / 395

柏叶散 / 395

天麻散 / 395

蔓荆子散 / 396

白花蛇散 / 396

活血散 / 396

苦参散 / 396

追命散 / 397

何首乌散 / 397

苦参丸 / 397

狼毒散 / 397

黑神散 / 397

治大风 / 398

治疠风方 / 398

治恶疾 / 398

陶隐居方 / 398

疠风须眉脱落方一十三道 / 398

论一首 / 398

雷丸散 / 398

莽草散 / 399

岐伯神圣散 / 399

胡麻散 / 399

白花蛇散 / 400

何首乌丸 / 400

侧柏叶丸 / 400

治疠风眉须已落 / 400

生眉膏 / 400

治疠风沐浴方 / 400

石灰酒 / 401

松叶浸酒 / 401

百灵藤粥 / 401

卷之十九

疠风诸恶疾方六道 / 402

论一首 / 402

雷丸散 / 403

乳香散 / 404

朱[1]砂丸 / 404

何首乌散 / 404

---

[1]朱：原作"丹"，据正文改。

桃枝汤 / 404
商陆酒 / 405
疬风出虫方六道 / 405
　论一首 / 405
　朱砂散 / 405
　水银雷丸散 / 405
　通神散 / 406
　治疬风癫熏出虫[1] / 406
　五仙汤 / 406
　苦参酿酒方 / 406
乌癫方六道 / 406
　论一首 / 406
　猬皮丸 / 407
　治乌癫雄黄涂药 / 407
　硫黄散 / 407
　大黑神膏 / 407
　治乌癫杀虫 / 408
　蜂房酿酒 / 408
白癫方六道 / 408
　论一首 / 408
　白花蛇散 / 408
　鲮鲤甲丸 / 408
　天麻煎 / 409
　又方治白癫 / 409
　治白癫 / 409
　苦参酒 / 409

白癜风方一十六道 / 409
　论一首 / 409
　乌蛇散 / 409
　防风汤 / 410
　苦参散 / 410
　摩风膏[2] / 410
　治白癜风涂方[3] / 410
　治白癜风 / 410
　治白癜风 / 411
　治白癜风 / 411
　玉粉膏 / 411
　治白癜风如雪色 / 411
　三圣膏 / 411
　治白癜风 / 411
　紫桂散 / 411
　涂搽方 / 411
　又方 / 411
　治白癜风[4]淋洗方 / 411
紫癜风方六道 / 412
　论一首 / 412
　白花蛇散 / 412
　酸石榴丸 / 412
　桑枝煎 / 412
　硫黄膏 / 412
　灰藋膏 / 413

---

[1] 治疬风癫熏出虫：原简作"熏癫虫出"，据正文改。
[2] 摩风膏：此后原有小字注"三"。据正文此后无方删。
[3] 治白癜风涂方：此后原有小字注"二"。正文此后有3个同名方，据删补。
[4] 治白癜风：原无，据正文补。

治紫癜风单方 / 413

紫白癜风方六道 / 413

　何首乌散 / 413

　当归散 / 413

　治紫白癜风涂药 / 413

　三黄膏 / 413

　四神散 / 414

　治紫白癜诗 / 414

风白驳方一十道 / 414

　《病源论》 / 414

　论一首 / 414

　治[1]面上风白驳 / 414

　治白驳 / 414

　又方 / 415

　又方 / 415

　又方 / 415

　治白驳单方　又方 / 415

　又方 / 415

　又方 / 415

　又方[2] / 415

　治白驳 / 415

疬疡风方一十三道 / 415

　论一首 / 415

　乌蛇散 / 415

　苍耳丸 / 416

治疬疡方[3] / 416

又方 / 416

又方 / 416

又方 / 416

炊帚散 / 416

又方 / 416

女萎膏 / 416

蜀水花膏 / 417

治疬疡单方 / 417

又方 / 417

又方 / 417

风癣 / 417

　《病源论》 / 417

　论风癣证 / 417

　论干癣证 / 417

　论湿癣证 / 418

　论一首 / 418

　灸法 / 418

○风癣方六道 / 418

　白花蛇丸 / 418

　雄黄膏 / 418

　硫黄散 / 419

　涂风癣 / 419

　丹参汤 / 419

　孙真人治风癣 / 419

---

[1] 治：原作"涂"，据正文改。
[2] 又方：原脱，据正文补。
[3] 苍耳丸治疬疡方：此原在"蜀水花膏"后，据正文调整。

○干癣方六道 / 419
　治干癣方 / 419
　又方 / 419
　又方 / 420
　治干癣三单方 / 420
　又方[1] / 420
　又方[2] / 420
○湿癣方六道 / 420
　硫黄散 / 420
　又方 / 420
　黄连散 / 420
　芦荟散 / 420
　治湿癣二单方[3] / 420
○一切癣 / 421
　白蒺藜散 / 421
　苦参丸 / 421
　鲫鱼膏 / 421
　胡粉散 / 421
　凌霄花散 / 421
　昨叶荷草散 / 422

　是斋治诸癣 / 422
　砒霜散 / 422
　治癣疥方 / 422
　治疮癣[4] / 422
　治疮癣 / 422
　治癣疮 / 422

虫风方一十道 / 422
　巢氏《病源论》 / 422
　论一首 / 423
　四白散 / 423
　莽草散 / 423
　柏子仁散 / 423
　白蒺藜丸 / 423
　枳实丸 / 423
　雄黄丸 / 424
　浴汤方 / 424
　治风皮肤瘙痒[5] / 424
　《外台秘要》[6] 单方 / 424
　《药性论》单方 / 424

---

[1] 又方：原脱，据正文补。
[2] 又方：原脱，据正文补。
[3] 治湿癣二单方：原作"治湿癣又方"，据正文改。
[4] 治疮癣：此后目录原有"三单方"字样，据正文分别出其名目，故删"三单方"。
[5] 治风皮肤瘙痒：原作"涂虫风方"，据正文改。
[6] 外台秘要：此后原有"二单方"。正文其中一方乃出《药性论》，故补出"《药性论》单方"，删去"二"字。

卷之二十

风瘾疹方三十三道 / 425

  巢氏《病源》《千金》论 / 425

  孙真人论 / 425

  论一首 / 425

  《千金方》治法 / 426

  石南汤 / 426

  加味羌活饮 / 426

  羚羊角散 / 426

  桦皮散 / 426

  犀角散 / 427

  鬼箭羽散 / 427

  漏芦丸 / 427

  枫香丸 / 427

  乌蛇膏 / 427

  蒴藋膏 / 428

  加味乌荆丸 / 428

  莽草膏 / 428

  青羊脂膏 / 428

  蒴藋煎 / 428

  治风肿及瘾疹方 / 429

  枫香洗汤 / 429

  蒴藋根汤 / 429

  地骨皮汤 / 429

  淋洗方 / 429

  神效方[1] / 429

  治十种瘾疹 / 430

  治风疹疼痒不可忍 / 430

  治遍体疹风 / 430

  又方 / 430

  治瘾疹痒 / 430

  治风瘾疹痒不止 / 430

  一方 / 430

  苦参丸 / 430

  治风疹入腹 / 430

  治风疹痒不止 / 430

  又方 / 430

  又方 / 431

  又方 / 431

风瘙瘾疹生疮方五道 / 431

  论一首 / 431

  卷柏散 / 431

  丹参散 / 431

  升麻膏 / 431

  揩瘾疹疮 / 432

  洗瘾疹方 / 432

肺脏风毒皮肤生疮瘙痒方八道 / 432

  论一首 / 432

---

[1] 神效方：此下原为"治风瘾疹十三单方"。正文多有名目。此标题过于笼统，故删之，补以正文所出方目。

牛黄散 / 432

羚羊角散 / 432

五参散 / 433

枫香散 / 433

白花蛇散 / 433

枳实散 / 433

犀角丸 / 433

白花蛇丸 / 434

风瘙痒方六道 / 434

论一首 / 434

防风汤 / 434

天麻散 / 434

乌蛇散 / 434

苦参散 / 435

乌金丸 / 435

防风浴汤 / 435

风㾦㿔[1]方一十五道 / 435

论一首 / 435

羚羊角散 / 436

秦艽汤 / 436

当归饮子 / 436

乌蛇散 / 436

荆芥散 / 436

防风散 / 436

牛膝散 / 437

蒺藜丸 / 437

黑龙丸 / 437

莽草膏 / 437

治风瘙痒[2] / 437

治风热皮肤瘙痒 / 437

柳枝汤 / 437

丹参汤 / 438

垂柳汤 / 438

风瘑疥方一十二道 / 438

严子礼论 / 438

论一首 / 438

升麻和气饮 / 438

枳壳散 / 439

枳壳丸 / 439

苦参丸 / 439

丹砂膏 / 439

巴豆膏 / 439

神异膏 / 440

白矾散 / 440

苦参散 / 440

涂痂疥方 / 440

苦参汤 / 440

淋洗方 / 440

干疥方三道 / 440

论一首 / 440

秦艽丸 / 441

皂角膏 / 441

---

[1] 㿔：原作"癗"，据目录改。

[2] 治风瘙痒：原作"粉身方二"，据正文用其主治为方题。

涂干疥方 / 441

湿疥方四道 / 441

 论一首 / 441

 乌头散 / 441

 黄连散 / 442

 治湿疥遍身[1] / 442

 又方 / 442

风湿癞疮方五道 / 442

 论一首 / 442

漏芦散 / 442

涂瘑疥方 / 442

治瘑疮三单方 / 442

 又方 / 443

风瘑久不差方三道 / 443

 论一首 / 443

 藜芦膏 / 443

 涂风瘑方 / 443

 苦参汤 / 443

卷之二十一

漏风方四道 / 444

 《素问·风论篇》引证 / 444

 论一首 / 444

 麋衔汤 / 444

 牡蛎白术散 / 444

 治漏风方 / 445

 牡蛎散 / 445

内风方一道 / 445

 《素问·风论篇》引证 / 445

 孙真人论 / 445

 论一首 / 445

 附子汤 / 445

劳风方一道 / 446

 孙真人论 / 446

 论一首 / 446

 芎枳丸 / 446

泄风方一十七道 / 446

 《素问·风论篇》引证 / 446

 论一首 / 447

 麻黄汤 / 447

 防风散 / 447

 秦艽散 / 447

 小秦艽散 / 447

 石膏散 / 447

 人参散 / 447

 麻黄散 / 448

 麻黄根散 / 448

 天花粉散 / 448

 牡蛎散 / 448

 椒目散 / 448

 神效散 / 448

 粉汗散 / 448

---

[1] 治湿疥遍身：原作"涂湿疥方二"，据正文分别出方名。

治盗汗不止[1]四单方 / 448

风消方二道 / 449
　《素问·阴阳别论篇》引证 / 449
　论一首 / 449
　　黄耆羌活汤 / 449
　　五补人参丸 / 450

首风方五道 / 450
　《素问·风论篇》引证 / 450
　孙真人论 / 450
　论一首 / 450
　　附子摩头散 / 450
　　细辛散 / 450
　　黑散子 / 451
　　附子汤 / 451
　　大川芎丸 / 451

脑风目眩方一十五道 / 451
　《素问·风论篇》引证 / 451
　《素问·至真要大论篇》引证 / 451
　《素问·脉要精微论篇》引证 / 452
　论一首 / 452
　　针风眩法[2] / 452
　　灸风眩法 / 452
　　杜若散 / 452
　　芎䓖散 / 452
　　甘菊花散 / 453
　　人参汤 / 453

芎䓖散 / 453
四圣散 / 453
芎辛汤 / 453
入顶散 / 453
大三五七散 / 454
清神散 / 454
消风散 / 454
神圣散 / 454
芎天丸 / 455
神砂丸 / 455
清莲摩顶膏 / 455

风头旋方一十三道 / 455
　论一首 / 455
　　蔓荆子散 / 456
　　羚羊角散 / 456
　　芎䓖散 / 456
　　芎䓖散 / 456
　　独活散 / 456
　　治头风旋晕方 / 457
　　蝉壳散 / 457
　　祛痰丸 / 457
　　鸱头丸 / 457
　　祛风丸 / 457
　　细辛膏 / 457
　　菊花酝酒 / 458
　　松花浸酒 / 458

[1] 不止：原脱，据正文补。
[2] 针风眩法：原作"针法灸法"。正文针灸二法分列，据正文分二目。下之"灸风眩法"同。

风头痛方一十六道 / 458

   论一首 / 458

   石膏散 / 458

   雄朱蝎附散 / 458

   荆芥散 / 459

   白牛散 / 459

   三香散 / 459

   上清散 / 459

   定头疼方 / 459

   黑虎散 / 459

   槐实散 / 459

   治一切头风方 / 459

   治八般头风方 / 460

   治头风[1] / 460

   治风头痛二单方 / 460

   乌金煎 / 460

   枕头方 / 460

偏正头疼方一十六道 / 460

   追风散 / 460

   乳香消风散 / 461

   王瓜散 / 461

   芎黄汤 / 461

   茶调散 / 461

   地龙散 / 461

   香芎散 / 462

   芎辛汤 / 462

   透顶散 / 462

   二芎饼子 / 462

   神仙通顶散 / 462

   瓜蒂神妙散 / 463

   至灵散 / 463

   二圣散 / 463

   荜拨散 / 463

   治偏头风单方 / 463

雷头风方五道 / 463

   刘守真论 / 463

   论一首 / 464

   加味升麻汤 / 464

   治病百法论 / 465

   茶调散 / 465

   神芎丸 / 465

   愈风饼子 / 465

   《普济方》蝉壳散 / 465

头面风方八道 / 466

   论一首 / 466

   山茱萸散 / 466

   乌蛇散 / 466

   茱萸散 / 466

   知母汤 / 466

   菊花散 / 467

   《全生》白芷散 / 467

   皂角煎丸 / 467

   鸱头散 / 467

肝风热壅头目不利方五道 / 468

   论一首 / 468

   石膏散 / 468

   羚羊角散 / 468

---

[1] 风：此后原有"方"字，据正文删。

前胡丸 / 468
大黄丸 / 468

升麻丸 / 469

卷之二十二

风虚劳方二十七道 / 470

论一首 / 470

八宝回春汤 / 470

黄耆散 / 470

桃仁散 / 471

肉苁蓉散 / 471

独活汤 / 471

独活汤 / 471

酸枣仁汤 / 472

又方 / 472

沉香散 / 472

天麻白花蛇散 / 472

真珠丸 / 472

石斛丸 / 473

乌荆丸 / 473

虎骨丸 / 473

小灵脂丸 / 473

左经丸 / 473

趁痛丹 / 474

地龙丹 / 474

忘杖丸 / 474

小化风丹 / 474

应痛丸 / 474

天南星丸 / 475

乌蛇丸 / 475

贴脖脐火粒膏 / 475

杏酥 / 475

《千金方》治一切风虚[1] / 475

巴戟天酒 / 475

肾脏风虚耳鸣方六道 / 476

论一首 / 476

石菖蒲散 / 476

肾沥汤 / 476

肾沥汤 / 477

肾沥汤 / 477

肉苁蓉丸 / 477

桑螵蛸丸 / 477

风虚劳偏枯方四道 / 478

论一首 / 478

附子散 / 478

石斛散 / 478

萆薢丸 / 478

熟干地黄丸 / 478

风虚劳痿痹不遂[2]方五道 / 479

论一首 / 479

石斛散 / 479

---

[1]《千金方》治一切风虚：原脱，其方在目录中含于"杏酥二"中。今分别列条。
[2] 遂：原作"随"，据正文改。

桑寄生散 / 479

菴䕡子散 / 479

白茯苓丸 / 480

石斛丸 / 480

风虚劳筋脉拘挛方四道 / 480

 论一首 / 480

 防风散 / 480

 麦门冬散 / 481

 防风丸 / 481

 黄耆丸 / 481

风虚劳腰脚疼痛方四道 / 481

 论一首 / 481

 巴戟散 / 482

 鹿角胶丸 / 482

 天雄丸 / 482

 山茱萸散 / 482

风虚劳膝冷方四道 / 482

 论一首 / 482

川椒丸 / 483

鹿[1]茸丸 / 483

附子苁蓉丸 / 483

钟乳丸 / 483

五痿方八道 / 483

 《素问·痿论篇》引证 / 483

 论一首 / 485

 藿香养胃汤 / 485

 芎桂散 / 486

 加味四斤丸 / 486

 麋角丸 / 486

 王启玄传玄珠先生耘苗丹三方序[2] / 486

 上丹 / 486

 卫生汤 / 487

 中丹 / 487

 小丹 / 487

卷之二十三

风湿腰痛方一十四道 / 489

 巢氏《病源论》 / 489

 论一首 / 489

 独活寄生汤 / 489

 独活散 / 490

 萆薢散 / 490

 《圣惠方》治风湿痹[3]腰痛 / 490

椒红丸 / 490

萆薢丸 / 490

附牛丸 / 491

枳壳散 / 491

乌头散 / 491

五加皮酒 / 491

牛膝酒 / 491

---

[1]鹿：原作"麋"，据正文改。

[2]丹三方序：原脱，据正文补，并据正文调整"上丹"位置。

[3]痹：原脱，据正文补。

石斛酒 / 491

黑豆浸酒 / 492

治风湿腰痛熨方 / 492

五种腰痛方一十二道 / 492

巢氏《病源论》 / 492

论一首 / 492

针灸腰痛法 / 492

桑寄生散 / 493

威灵仙丸 / 493

贴五种腰痛 / 493

鹿角霜散 / 493

杜仲丸 / 493

鹿角丸 / 494

灵脂丸 / 494

摩腰丸 / 494

桂心丸 / 494

金刚骨丸 / 494

杜仲酒 / 495

萆薢浸酒 / 495

肾着腰痛方四道 / 495

论一首 / 495

桂心散 / 495

木香散 / 495

磁石散 / 496

萆薢散 / 496

臀[1]腰疼痛方八道 / 496

论一首 / 496

槟榔散 / 496

杜仲散 / 497

附子桂心散 / 497

槟榔丸 / 497

治臀腰脊中冷痛方 / 497

治臀腰痛二单方 / 497

严用和论莶蔄丸治法 / 497

莶蔄丸方 / 498

久腰痛方四道 / 498

论一首 / 498

威灵仙散 / 498

治久腰痛方 / 498

鹿茸丸 / 498

摩腰方 / 499

卒腰痛方四道 / 499

论一首 / 499

桂心散 / 499

附子汤 / 499

治卒腰痛熨法 / 499

治卒腰痛神效方 / 500

风腰痛强直不能俛仰方二道 / 500

论一首 / 500

萆薢散 / 500

牛膝丸 / 500

风腰脚冷痹方五道 / 500

论一首 / 500

萆薢散 / 501

羌活散 / 501

[1] 臀：原作"臂"，据正文改补。下两"臀"字同改。

虎骨散 / 501

乌头散 / 501

桂心丸 / 501

风腰脚疼痛方一十三道 / 502

论一首 / 502

独活散 / 502

地龙散 / 502

威灵仙散 / 502

南京九仙丹 / 502

乳香没药丸 / 502

蟛蜞丸 / 503

牛膝丸 / 503

大黄丸 / 503

五生膏 / 503

摩痛方 / 503

又方 / 503

治腰脚疼痛蒸药方 / 504

牛膝酒 / 504

肾风流注腰脚疼痛方四道 / 504

论一首 / 504

萆薢散 / 504

牛膝丸 / 504

杜仲丸 / 505

薏苡仁浸酒 / 505

腰脚疼痛挛急不[1]能屈伸方七道 / 505

论一首 / 505

羚羊角散 / 505

桑根白皮散 / 506

萆薢丸 / 506

虎胫骨酒 / 506

豆芽方[2] / 506

蛇床子浸浴方 / 506

浸腰脚拘挛方 / 507

腰胯疼痛方四道 / 507

论一首 / 507

虎骨散 / 507

熟地黄散 / 507

萆薢丸 / 507

治腰胯疼痛熨方 / 508

伤寒后脚气方六道 / 508

《活人书》问答 / 508

论一首 / 509

半夏散 / 509

犀角散 / 509

鳖甲散 / 509

桑白皮散 / 509

前胡散 / 510

木瓜丸 / 510

伤寒后腰脚疼痛方七道 / 510

论一首 / 510

羌活散 / 510

麻黄散 / 511

---

[1] 不：原作"下"，据正文改。

[2] 豆芽方：此前原有"治腰脚疼痛"四字，据正文删。

牛膝散 / 511

沉香散 / 511

威灵仙散 / 511

槟榔丸 / 511

芫花散[1] / 511

卷之二十四

缓风脚气 方一十三道 / 512

《素问·通评虚实论篇》引证 / 512

《中藏经》引证 / 512

陈无择"六经脚气论" / 513

论一首 / 514

孙真人灸法八穴 / 514

陈无择脚气脉证 / 516

太阳经脚气论一首 / 516

麻黄左经汤 / 516

阳明经脚气论一首 / 517

大黄左经汤 / 517

荷叶藁本汤 / 517

少阳经脚气论一首 / 517

半夏左经汤 / 517

陈无择三阳并合脚气论 / 518

论一首 / 518

大料神秘左经汤 / 518

加味败毒散 / 519

太阴经脚气论一首 / 519

六物附子汤 / 519

少阴经脚气论一首 / 519

八味丸 / 519

厥阴经脚气论一首 / 520

神应养真丹 / 520

陈无择三阴并合脚气论 / 520

追毒汤 / 520

抱龙丸 / 521

十全丹 / 521

四蒸木瓜丸 / 521

脚气缓弱 方一十三道 / 521

论一首 / 521

独活散 / 522

汉防己散 / 522

越婢汤 / 522

去杖汤 / 522

石斛丸 / 523

郁李仁丸 / 523

龙虎丹 / 523

续骨丹 / 523

飞步丸 / 523

---

[1] 芫花散：此后原有"熨方"二字，据正文删。

草薢丸 / 524
治脚软 / 524
治脚气缓弱 / 524
巴戟酒 / 524

脚气痹挛方八道 / 524

论一首 / 524

大风引汤 / 525
小风引汤 / 525
大竹沥汤 / 526
小竹沥汤 / 526
汉防己散 / 526
防己麻黄汤 / 526
木瓜虎骨丸 / 526
松节浸酒 / 527

脚气方一十一道 / 527

许学士论[1] / 527
俞山人降气汤 / 527
流气饮子 / 528
加减槟榔汤 / 528
槟榔汤 / 529
牛膝汤 / 529
大三脘散 / 529
木瓜散 / 529
徐神公地仙丹 / 529
四制木瓜丸 / 530
去湿丹 / 530
敷贴脚气药 / 530

○久近脚气方二道 / 530

苍芎千里饮[2] / 530

卷之二十五

干脚气方五道 / 531

论一首 / 531

紫苏散 / 531
羌活汤 / 531
赤茯苓汤 / 532
生干地黄丸 / 532
诃黎[3]勒丸 / 532

湿脚气方七道 / 532

论一首 / 532

陈橘皮散 / 532
桑白皮散 / 533
木香散 / 533
卷柏散 / 533
芎劳散 / 533

---

[1] 许学士论：其下原有"一首"2字，与体例不合，因删。
[2] 苍芎千里饮：原后接"驱风丹"，正文脱，故删。
[3] 黎：原作"棃"，据正文改。

双黄散 / 533

木瓜牛膝丸 / 534

干湿脚气方八道 / 534

 独胜散 / 534

 健步丸 / 534

 增爱丸 / 534

 神效丸 / 535

 神乌丸 / 535

 黑附丸 / 535

 草圣丸 / 535

 防风浴汤 / 535

脚气冲心烦闷方一十道 / 536

 论一首 / 536

 犀角散 / 536

 茱萸木瓜汤 / 536

 槟榔散 / 536

 木香散 / 536

 桂心散 / 536

 地黄汤 / 537

 沉香散 / 537

 治脚气冲心三单方 / 537

脚气上气方四道 / 537

 论一首 / 537

 紫苏散 / 538

 桑白皮散 / 538

 治脚气上气喘息[1] / 538

 治脚气上气 / 538

脚气呕逆方四道 / 538

 论一首 / 538

 半夏散 / 538

 草豆蔻散 / 539

 人参散 / 539

 橘皮汤 / 539

脚气心腹胀满方五道 / 539

 论一首 / 539

 沉香散 / 539

 鳖甲散 / 540

 木香散 / 540

 高良姜丸 / 540

 茱萸丸 / 540

脚气肿满方五道 / 540

 论一首 / 540

 大腹皮散 / 541

 大腹皮散 / 541

 木通散 / 541

 除湿丸 / 541

 莽草膏 / 541

脚气大小便秘涩方二道 / 542

 论一首 / 542

 泽泻散 / 542

 槟榔丸 / 542

脚气脚上生风毒疮方五道 / 542

 论一首 / 542

 犀角散 / 542

---

[1]喘息：原作"方二"，据正文分别出二方之名。

漏芦丸 / 543

鹿茸丸 / 543

又方 / 543

淋洗方 / 543

脚气疼痛皮肤不仁方三道 / 543

论一首 / 543

独活散 / 544

大腹皮散 / 544

木瓜煎丸 / 544

脚气疼痛方七道 / 544

鸡鸣散 / 544

加味平胃散 / 545

虎骨丸 / 545

乌药丸 / 545

乌灵丸 / 545

木瓜丸 / 546

赤虎丸 / 546

风毒脚气言语謇涩方二道 / 546

论一首 / 546

麻黄散 / 546

独活散 / 546

脚气痰壅头痛方二道 / 547

论一首 / 547

半夏散 / 547

细辛散 / 547

瘴毒脚气方四道 / 547

论一首 / 547

茯苓石膏汤 / 548

大鳖甲汤 / 548

麻仁散 / 548

升麻汤 / 548

脚膝软弱方三道 / 549

论一首 / 549

仙灵脾散 / 549

萆薢煎丸 / 549

海桐皮浸酒 / 549

肝脏风毒流注脚膝筋脉疼痛方一十道 / 550

论一首 / 550

海桐皮散 / 550

槟榔散 / 550

酸枣仁散 / 550

野葛膏 / 550

七圣散 / 551

治风湿脚膝疼痛 / 551

治脚气手指肿痛[1] / 551

治脚气膝肿 / 551

循络丸 / 551

神灵丹 / 551

---

[1]肿痛：下有"二"字。然两方主治不尽相同，今从原文，各列一条。

卷之二十六

破伤风方五十道 / 553

刘守真论分表里证治法 / 553

陈良甫论 / 554

论一首 / 554

破伤风有四不治 / 554

羌活防风汤 / 554

白术防风汤 / 555

芎黄汤 / 555

大芎黄汤 / 555

雄黄散 / 555

大蜈蚣散 / 555

大羌活汤 / 555

防风汤 / 555

蜈蚣散 / 555

左龙丸 / 556

羌活汤 / 556

养血当归地黄散 / 556

雄黄散 / 556

地榆防风散 / 556

白术汤 / 556

江鳔丸 / 557

没药散[1] / 557

草乌头散 / 557

六味追风散 / 557

追风散 / 557

小追风散 / 557

金花一字散 / 558

万金丹 / 558

一字散 / 558

麝香散 / 558

追风散 / 558

急风散 / 558

神效方 / 558

追风丸 / 559

螵蛸一字散 / 559

通应散 / 559

夺命万金散 / 559

海神散 / 559

天麻蜈蚣散 / 559

蝎梢蜈蚣散 / 560

定年散 / 560

天南星散 / 560

白散子 / 560

牡蛎散 / 560

南星丸 / 560

蜈蚣丸 / 560

朱砂散 / 561

羌活散 / 561

---

[1] 没药散：原下有小字注"已上方一十七道出《病机保命集》"。此亦见正文，不当列于目录，因删。

追风散 / 561

神应丸 / 561

贴破伤风 / 561

胡氏夺命散 / 562

紫汤 / 562

开关散 / 562

治破伤风肿 / 562

金疮中风痉方七道 / 562

论一首 / 562

赤箭丸 / 563

虎骨散 / 563

续断散 / 563

蛇衔草散 / 563

治金疮中风痉三单方 / 563

治风通用方二十七道 / 564

愈风汤 / 564

四白丹 / 565

二丹丸 / 565

白花蛇散 / 566

无忧散 / 566

虎头粉煎丸 / 567

大通丸 / 567

大通丸 / 568

洛阳玄壶先生大丹 / 568

轻骨丹 / 568

神效麝香丸 / 569

血竭丸 / 569

祛风丸 / 569

黑神丸 / 569

护命丹 / 570

保命丹 / 570

宿州经圣饼子 / 570

徐神公地仙丹 / 570

上清白附子丸 / 570

不换金丹 / 571

四圣散 / 571

百嚼丸 / 571

拯济圣饼子 / 571

大圣一粒金丹 / 571

活命金丹 / 572

万灵丹 / 573

圣验黑神丸 / 573

卷之二十七

妇人诸风证候方五道 / 575

药隐论中风治法 / 575

论一首 / 576

防风散 / 576

芎䓖散 / 576

附子散 / 576

羌活散 / 577

南星散 / 577

妇人中风角弓反张方六道 / 577

    论一首 / 577

    赤茯苓散 / 577

    独活散 / 577

    白僵蚕散 / 578

    羚羊角散 / 578

    紫汤 / 578

    乌蛇丸 / 578

妇人中风口噤方五道 / 579

    论一首 / 579

    桂心散 / 579

    走马散 / 579

    乌蛇散 / 579

    白术酒 / 579

    治妇人中风口噤单方 / 580

妇人中风不语方三道 / 580

    巢氏论一首 / 580

    神仙解语丹 / 580

    防风汤 / 580

    竹沥汤 / 580

妇人风痹手足不随方三道 / 581

    论一首 / 581

    三痹汤 / 581

    独活汤 / 581

    乌蛇散 / 581

妇人中风自汗方二道 / 582

    药隐老人治法 / 582

    独活汤 / 582

    续命煮散 / 582

妇人贼风偏枯方六道 / 582

    药隐老人治法 / 582

    论一首 583

    大八风汤 / 583

    增损茵芋酒 / 583

    续断汤 583

    侧子散 / 583

    天麻散 / 584

    凌霄花散 / 584

妇人偏风口㖞方五道 / 584

    论一首 / 584

    防风汤 / 584

    《深师》续命汤 / 584

    防风散 / 584

    《千金》治口㖞二单方 / 585

妇人虚风头目眩晕方六道 / 585

    论一首 / 585

    钓藤散 / 585

    独活散 / 585

    细辛散 / 586

    川芎散 / 586

    金乌散 / 586

    四神散 / 586

妇人血风头痛方四道 / 586

    许叔微治血风 / 586

    旋覆花汤 / 587

    七生丸 / 587

    药隐老人论治头痛并灸法 / 587

白附子散 / 587

治头风痛搐鼻方 / 587

妇人风痰方三道 / 588

论一首 / 588

药隐老人治法 / 588

旋覆花汤 / 588

天南星丸 / 589

瓜蒂散 / 589

妇人风瘙身体瘾疹方九道 / 589

论一首 / 589

蒺藜散 / 589

治妇人风痒瘾疹[1] / 589

治瘾疹 / 590

治皮肤有风热 / 590

又治风气客于皮肤 / 590

又方 / 590

治妇人瘾疹淋渍方 / 590

又方 / 590

涂瘾疹方 / 590

妇人血风疹瘙痒 / 590

药隐老人治法 / 590

妇人血风身体骨节疼痛方七道 / 591

论一首 / 591

芎劳散 / 591

海桐皮散 / 591

虎骨散 / 591

何首乌散 / 591

通灵丸 / 592

当归没药丸 / 592

四生丸 / 592

妇人血风走疰方十道 / 592

论一首 / 592

没药散 / 592

琥珀散 / 592

虎骨散 / 593

雄黄散 / 593

治妇人血风走疰熨贴痛方三[2] / 593

附子八物汤 / 593

独活寄生汤 / 594

麝香丸 / 594

妇人血风[3]心神惊悸方二道 / 594

论一首 / 594

茯神散 / 594

龙齿丸 / 594

妇人血风烦闷方三道 / 594

论一首 / 594

酸枣仁散 / 595

紫石英散 / 595

当归散 / 595

妇人血风攻脾胃[4]不能食方三道 / 595

论一首 / 595

---

[1] 治妇人风痒瘾疹：此后原有"方五"2字，以括其他5方。今删，分别列方。
[2] 三：原脱，据正文补。
[3] 风：原作"气"，据正文改。
[4] 胃：原脱，据正文补。

草豆蔻散 / 596

诃黎勒散 / 596

神曲丸 / 596

妇人风虚劳冷 方四道 / 596

　论一首 / 596

羌活散 / 597

泽兰散 / 597

柏子仁丸 / 597

紫石英丸 / 597

卷之二十八

妇人项筋强痛 方三道 / 599

　陈良甫论 / 599

　论一首 / 599

　急风散 / 600

　蝎附散 / 600

　木瓜煎 / 600

妇人风腰痛 方一道 / 600

　药隐老人论 / 600

　如神汤 / 600

妇人风腰脚疼痛 方六道 / 601

　论一首 / 601

　虎骨丸 / 601

　仙灵脾散 / 601

　藁本散 / 601

　败龟散 / 601

　骨碎补散 / 602

　附子散 / 602

妇人风毒脚气 方四道 / 602

　陈临川论 / 602

　论一首 / 603

　大腹皮散 / 603

紫苏散 / 603

四白散 / 604

苍术丸 / 604

妊娠中风 方七道 / 604

　论一首 / 604

　防风散 / 604

　生犀角散 / 605

　防己散 / 605

　独活散 / 605

　白僵蚕散 / 605

　赤箭丸 / 606

　治妊娠熨脐方 / 606

妊娠中风痉 方六道 / 606

　论一首 / 606

　《小品方》治法 / 606

　葛根汤 / 606

　防风散 / 607

　天麻散 / 607

　麻黄散 / 607

　乌犀丸 / 607

　羌活酒 / 607

产后中风方一十二道 / 608
 郭稽中论 / 608
 论一首 / 608
  独活散 / 608
  防风汤 / 608
  川芎散 / 609
  羌活散 / 609
  当归散 / 609
  《经效》茯苓汤 / 609
  鹿肉汤 / 609
  石斛浸酒方 / 610
  防风酒 / 610
  独活浸酒方 / 610
  羌活散 / 610
  乌鸦散 / 610

产后下血过多虚极生风方一道 / 610
 论一首 / 610
  济危上丹 / 611

产后冒闷不识人方一道 / 611
 陈临川治法 / 611

产后汗[1]多而变痉方八道 / 611
 论一首 / 611
  小续命汤治法 / 611
 陈临川治法[2] / 612
  大豆紫汤 / 612
  陈临川论 / 612
  大豆汤 / 612
  防己独活汤 / 612
  防风散 / 613
  麻黄散 / 613
  羚羊角饮子 / 613
  治[3]产后中风痉口噤单方 / 613
  白术酒 / 613

产后中风口噤方一十四道 / 614
 论一首 / 614
  羌活散 / 614
  五石汤 / 614
  葛根汤 / 614
  羚羊角散 / 615
  独活汤 / 615
  独活散 / 615
  羌活汤 / 615
  干葛汤 / 615
  乌蛇散 / 615
  天麻散 / 616
  当归汤 / 616
  伏龙肝散 / 616
  鸡屎醴 / 616
  交加散 / 616

产后中风角弓反张方六道 / 616
 论一首 / 616
  独活散 / 617
  羚羊角散 / 617

---

[1] 汗：此后原有"出"字，据正文删。
[2] 治法：原作"论"，据正文改。
[3] 治：原脱，据正文补。

侧子散 / 617
　　竹沥麻黄汤 / 617
　　愈风散 / 617
　　治产后角弓反张单方 / 618

产后脏虚受风心神惊悸方八道 / 618

　　论一首 / 618
　　白茯苓散 / 618
　　熟干地黄散 / 619
　　产乳七宝散 / 619
　　人参散 / 619
　　远志丸 / 619
　　白茯苓丸 / 620
　　治产后龙虎丹[1] / 620
　　琥珀地黄丸 / 620

产后中风恍惚方五道 / 620

　　论一首 / 620

　　琥珀散 / 620
　　远志散 / 621
　　麦门冬汤 / 621
　　天麻丸 / 621
　　牛黄丸 / 621

产后中风筋脉四肢挛急方五道 / 622

　　论一首 / 622
　　细辛散 / 622
　　芎䓖散 / 622
　　羌活散 / 622
　　白花蛇散 / 622
　　防己膏 / 623

产后风虚浮肿方二道 / 623

　　论一首 / 623
　　葶苈散 / 623
　　调经散 / 623

狄跋[2] ·············· 625
臧跋 ·············· 627

方剂索引 ·············· 629

---

[1] 龙虎丹：此后小字注"出《局方》"，不合目录体例。正文已有出处，今删。
[2] 狄跋：原无，校点者据内容补出。下"臧跋"同补。

风科本草治风药品上

北京太医赵大中编修　覃怀儒医赵子中传习

大元国特赐皇极道院虚白处士赵素才[1]卿补阙

古今医经本草

伏栖氏　造八卦而重之，定五行，号天书。

神农氏　造《本草经》上、中、下三卷，号地书。

黄帝氏　衍《太素》灵文，及作《针经》，号人书。

《吴氏本草》　吴普，魏广陵人也。华佗[2]弟子，撰修《神农本草》成四百四十一种。唐《经籍志》尚存六卷，今广内不复[3]有。惟诸子书多见引据。其说药性寒温五味最为详悉。

《名医别录》　梁贞白先生陶弘景，乃以《别录》参校《神农本经》三卷，朱墨杂书，时谓明白。而又考彼功用之注释，列为七卷。

《药总诀》　梁陶隐居撰。论次药品五味寒热之性，主疗疾病，及采畜时月之法。凡二卷。一本题云《药像敦[4]诀》，不著撰人名氏，文字并相类。

《药性论》　不著撰人名氏。集众药品类，分其性味、君臣、主病之效。凡四卷。一本题曰陶隐居撰。然所记药性功效与本草有相戾[5]者，疑非隐居所为。

《药对》　北齐尚书令西阳王徐之才撰。以众药名物品、君臣佐

---

[1] 才：原作"寸"，据本书卷之二改。
[2] 佗：原作"陀"，据《证类本草·序例上·补注所引书传》改。
[3] 复：此下原衍一"复"字，据《证类本草·序例上·补注所引书传》删。
[4] 敦：原作"挍"，据改同上。
[5] 戾：原作"类"，义正相反，据改同上。

使、性毒相反，及所主疾病，分类而记之。凡二卷。旧本草多引以为据。其言治病用药最详。

唐《新修本草》 唐司空英国公勣等奉敕修。初，陶隐居因《神农本经》三卷，增修为七卷。显庆中，监门府长史苏敬[1]表请修定，因命太尉赵国公长孙无忌、尚药奉御许孝崇[2]与敬等二十人重广，定为二十卷。今谓之《唐本草》。

《食疗本草》 唐同州刺史孟诜撰。张鼎又补其不足者八十九种，并旧为二百二十七条，皆说食药治病之效。凡三卷。

《本草拾遗》 唐开元中京兆府三原县尉陈藏器撰。以《神农本经》虽有陶、苏补集之说，然遗逸尚多，故别为序例一卷，拾遗六卷，解纷三卷，总曰《本草拾遗》，共十卷。

《四声本草》 唐兰陵处士萧炳撰。取[3]本草药名，每上一字以四声相从，以便讨阅。凡五卷。前进士王收撰序。

《删繁本草》 唐润州医博士兼节度随军扬损[4]之撰。以本草诸书所载药类颇繁，难于看捡，删去其不急并有名未用之类，为五卷。不着年代，疑开元后人。

《本草性事类》 京兆医工杜善方撰。不详何代人。以本草药名随类解释，删去重复，又附以诸药制使、畏恶、解毒、相反、相宜者为一类，共一卷。

《南海药谱》 不著撰人姓氏。杂记南方药所产郡县及疗疾之验，颇无伦次。似唐末人所作，凡二卷。

蜀《重广英公本草》 蜀翰林学士韩保昇等，与诸医工取《唐本草》并《图经》相参校，更加删定，稍增注释，孟昶自为序。凡二十卷，今谓之《蜀本草》。

---

[1] 敬：原因避宋太祖赵匡胤之祖名讳作"恭"，据《旧唐书·经籍志》改回。下同。
[2] 崇：原作"宗"，据《新唐书·艺文志》改。
[3] 取：原脱，据《证类本草·序例上·补注所引书传》补。
[4] 损：原误作"振"，据《证类本草·序例上·补注所引书传》改。

《食性本草》　南唐陪戎副尉、剑州医学助教陈士良撰。以古有食医之官，因所养以治百病，故取《神农本经》，洎[1]陶隐居、苏敬、孟诜、陈藏器，诸药关于饮食者类之，附以[2]己说。又载食医诸方及五时调养脏腑之术。集贤殿学士徐锴为之序。

《日华子诸家本草》　宋初开宝中四明人撰。不著姓氏，但云日华子大明序。集诸家本草、近世所用药，各以寒温性味、花实、虫兽为类。其言近用，功效甚悉。凡二十卷。

《开宝新详定本草》[3]　开宝六年，诏尚药奉御刘翰、道士马志、翰林医官翟煦、张素、王从蕴、吴复圭、王光祐、陈昭遇、安自良等九人，详校诸本。仍取陈藏器《拾遗》诸书相参，颇有刊正别名及增益品目。马志为之注解。仍命左司员外郎知制诰扈蒙、翰林学士卢多逊等刊定。凡二十卷。御制序，镂板于国子监。

《开宝重定本草》　开宝七年，诏以《新定本草》所释药类或有未允，又命刘翰、马志等重详定，颇有增损。仍命翰林学士李昉、知制诰王祐、扈蒙等重看详。凡神农本说以白字列之，名医所传即以墨字，并目录共二十一卷。

《嘉祐补注神农本草》　嘉祐二年八月三日，差太常少卿直集贤院掌禹锡、职方员外郎秘阁校理林亿、殿中丞秘阁校理张洞、殿中丞馆阁校勘苏颂，同共校正，闻奏[4]。臣禹锡等寻奏：置局刊校，并乞差医官三两人同共详定。其年十月，差医学秦宗古、朱有章赴局祗应。至四年五月又准，敕差太子中舍陈检同校正。五年八月，《补注本草》成书，奏之。十一月十五日准，敕差光禄寺丞高保衡同共覆校。至六年十二月缮写进呈。并目录二十一卷。

《和剂局药性总论》　宋太医助教许洪注。

---

[1] 洎：原误作"治"，据《证类本草·序例上·补注所引书传》改。
[2] 附以：原作"以附"，据乙转同上。
[3] 开宝新详定本草：原脱，据补同上。
[4] 奏：原作"奉"，据《证类本草·补注本草奏敕》改。

《经史证类备急本草》 唐慎微，不知为何许人[1]。因其见闻之所逮，博采而备载之。于《本草图经》之外，又得药数百种，益以诸家方书，与夫经子传记、佛书道藏，凡该明乎物品功用者，各附于本药之左。其为书三十有一卷，目录一卷，六十余万言，名曰《经史证类本草》。

风科诸证所用药品

谨抄《经史证类本草》，唐、蜀注《本草》《名医别录》《孙真人食治》、孟诜《食疗》、陈藏器《拾遗》《药性论》《日华子》《药治》《衍义》等书，他不泛录。其间有一药而疗数证，亦不欲毫分缕析，徒为疣赘。用药者详观而熟察焉。

治一切风

金牙石 《药性论》云：治一切风。

芎䓖 《日华子》云：治一切风。

巴戟天 《日华子》云：除一切风。

白术 《日华子》云：治一切风。

天雄 《日华子》云：治一切风。

当归 《日华子》云：治一切风，一切血，补一切劳。破恶气，养新血。

菊花上水 《日华子》云：益色壮阳，治一切风，无所忌。

大麻子 《日华子》云：逐一切风，去皮肤顽痹。

---

[1] 唐慎微不知为何许人：此据《大观经史证类备急本草》。南宋之人，无由得见刻于金地之《政和经史备用本草》。该书之末，有"翰林学士宇文公书《证类本草》后"，言"唐慎微，字审元，成都华阳人"。唐氏乃北宋时元祐间人，纂《经史证类备急本草》。

山茱萸　《日华子》云：除一切风。

槟榔　《日华子》云：味淡。除一切风。

龙脑油　《南海药谱》云：性温，味苦。本出佛誓国。此油从树所取，摩一切风。

治诸风

白蒺藜子　《药性论》云：君。味甘，有小毒。治诸风。

威灵仙　《崔氏海上集》云：去众风，串通十二经脉。此药朝服暮效。

松子　《海药》云：味甘美，大温，无毒。治诸风。

麻子　《图经》曰：味苦。治诸风。

治风

防风　陶隐居云：俗用治风最要。

防风子　《唐本草》注云：似葫荽而大，调食用之香，而治风更优。

麻黄　《日华子》云：通九窍，调血脉，开毛孔皮肤，逐风。

蒺藜子[1]　古方云：皆用有刺者，治风最良。

五味子　《日华子》云：治风，止渴。

葈耳　《药性论》云：平。槐、桑树上者良。能治风，破血，益力。

胶　陈藏器云：凡胶俱能治风、止泄、补虚。驴皮胶为最。

鼹鼠肉上偃[2]　陈藏器云：治风。

蚕退　《图经》曰：治风，医家多用初出蚕壳在纸上者。一说蚕眠时所退皮，用之有效。

蚕砂　《图经》曰：能治风。

---

[1] 蒺藜子：此"用有刺者"，即上文之"白蒺藜子"。
[2] 上偃：指上一字"鼹"音"偃"。

麻子　陈藏器云：去风，令人心欢。

蒜　《食疗》云：除风杀虫。

治暴风

天门冬　《本草》[1]云：味苦、甘，平，大寒，无毒。治诸暴风湿偏痹。

玄参　《本草》云：味苦、咸，微寒，无毒。治暴中风伤寒，身热支满，狂邪，忽忽不知人。

白薇　《本草》云：味苦、咸，平，大寒，无毒。治暴中风，身热肢满，忽忽不知人，狂惑邪气，寒热酸疼。

淡竹沥　《本草》云：大寒，治暴中风痹，胃中大热，止烦闷。

枳壳树茎并皮　陶隐居云：治暴风，骨节疼急。

蓬蘽力轨切，即覆盆子苗。　《本草》云：味酸、咸，平，无毒。治暴中风，身热大惊。

蚕蛾　《日华子》云：平。治暴风。

治久风

礜石　《药性论》云：使。味甘，有小毒，主云积年冷，风湿痹瘙。

蘼芜　《本草》云：芎䓖苗也，味辛温，无毒。主身中老风，头中久风，风眩。定惊气，辟邪恶，除蛊毒鬼疰。

茵芋　《本草》云：味苦，温，有毒。主诸关节风湿痹痛。治久风湿，走四肢脚弱。

伏牛花　《本草》云：味苦，平，无毒。治久风湿痹，四肢拘挛，

---

[1] 本草：据其中引文溯源，可知本书所标"本草"指《证类本草》，尤多指《本经》《别录》之文，也包括该书所引其他出处之文。下同。

骨肉疼痛。

薏苡仁　孙真人云：味甘，温，无毒。主筋拘挛，不可屈伸，久风湿痹。

蜀椒温，粒大者　《食疗》云：主上气咳嗽，久风湿痹。

松节　《本草》云：温。主百节久风，风虚，脚痹疼痛。

大豆黄卷　《本草》云：味甘，平，无毒。主久风湿痹，筋挛膝痛。

治肝肾风

豨莶上喜、下枕[1]　《图经》曰：味苦寒，有小毒。治肝肾风气，四肢麻痹，骨间疼，腰膝无力。

治肝肺风热

石决明　《海药》云：主肝肺风热。

治肺风

五倍子　《本草》云：味苦、酸，平，无毒。治肺藏风毒，流溢皮肤，作风湿癣疮，瘙痒脓水。

白花蛇　《药性论》云：君。主肺风鼻塞。

治心风

威灵仙　《崔氏海上集》云：治心风。

---

[1] 上喜下枕：指上一字"豨"字音"喜"，下一字"莶"字音"枕"。

治心有风热

石龙芮 《药性论》云：能逐诸风，除心热躁。
牛酪 《日华子》云：冷。止烦渴热闷，心膈热痛。
贝母 《药性论》云：臣。治虚热，主胸胁逆气。
酪 《本草》云：味甘、酸，寒，无毒。主热毒，除胸中虚热，身面上热疮，肌疮。

治心胸邪热

玳瑁甲壳 陈士良云：治心风邪，解烦热。
蟹 《本草》云：味咸寒，有毒。主胸中邪气，热结痛，喎僻面肿。

治胃中浮风

茭首 《食疗本草》云：寒。主心胸中浮热风。
橙子皮 《本草》云：味苦、辛，温。去胃中浮风气。治五脏积热。
硝石 《本草》云：味苦、辛，大寒，无毒。主五藏积热，胃胀闭。涤去蓄结饮食，推陈致新，除邪气，治五脏十二经脉中百二十疾。
芒硝 《本草》云：味辛、苦，大寒。主五脏积聚久热，胃闭，除邪气。
黄连 《本草》云：味苦，微寒，无毒。主热气及五脏冷热，止大惊。
知母 《药性论》云：君。性平，主治心烦躁闷，骨热往来。

治积聚壅滞

大黄 《本草》云：将军。味苦，大寒，无毒。主破积聚、留饮、宿食，荡涤肠胃，推陈新，通利水谷，调中化食，安和五藏。《日华子》云：大黄通宣一切气，调血脉，利关节，泄壅滞水气，四肢冷热不调，利大小便。

桔梗　《本草》云：味辛、苦，微有小毒。利五脏，除寒热风痹，下蛊毒。

巴豆　《日华子》云：能通宣一切病，泄壅滞，除风，补劳，及治疥癞丁肿。

雄鹊肉　《图经》曰：味甘、寒，无毒。主风，大小肠涩，四肢烦热，胸膈痰结。

治风痰

铅霜　《本草》云：冷，无毒。治中风痰实。

南星　《本草》云：味苦、辛，有毒。主中风，除痰，麻痹，下气。

半夏　《药性论》云：使。能消痰涎，止呕吐，去胸中痰满。《本草》云：味咸甘，温，冷利，有小毒。主消胸中痰结，风气湿痹。

贝母　《日华子》云：消痰。

桔梗　《药性论》云：消积聚痰涎，除腹中冷痛，主中恶及小鬼惊痫。

厚朴　《药性论》云：臣。味苦、辛，大热。主除痰饮，化水谷，止痛。

生姜　《本草》云：味辛，微温。去痰，下气，止呕吐，除风邪寒热。久服去臭气，通神明。

疗风治气

菖蒲　《日华子》云：除风下气，及治客风疮疥。

玄胡索　《日华子》云：除风治气。

干姜 《唐本草》注云：治风下气。

高良姜 《药性论》云：使。治风破气，去风冷痹弱。

橙子 陈士良云：温，无毒。行风气。

骆驼 《日华子》云：温。治风下气，壮筋力，润皮肤。

麋角 《日华子》云：治风气。

野猪肉 《食疗本草》云：雌者肉色赤，补五脏风气。

蠘 《图经》曰：阔壳而多黄，生海南中。其螯最锐，断物。食之行风气。

白扁豆 《图经》曰：主行风气。

赤小豆 陈士良云：微寒。缩气行气。

曲 《本草》云：味甘，大暖。疗脏腑中风气。

酒 《日华子》云：通血脉，厚肠胃，除风下气。

治风气水气

独活 《唐本草》注曰：用疗风。

羌活 《唐本草》注：宜用治风兼水。

汉防己 陈藏器云：主水气。

桑白皮 《食疗本草》云：入散用，下一切风气水气。

藿香 《本草》云：微温。治风水毒肿，去恶气，及主霍乱、心痛。

沉香 《本草》云：微温。治风水毒肿，去恶气。

治一切风气

羌活 《日华子》云：治一切风并气，筋骨拳挛，四肢羸劣，头旋目眩，及虚损冷气，骨节疼痛，通利五脏。即是独活母类也。

仙茅 《日华子》云：治一切风气。

白头翁 《日华子》云：得酒良，及暖腰膝，并治一切风气。

苍耳 《日华子》云：治一切风气，及疥癣瘙[1]痒。

桂心 《日华子》云：治一切风气，及治风痹骨节挛缩。

大麻仁 《日华子》云：逐一切风气，皮肤顽痹。

巴戟天 《日华子》云：味苦。除一切风，治邪气。

治风寒风气

石燕 《日华子》云：温，无毒。治风寒、岚瘴、温疫气。

糟下酒 《日华子》云：暖。消宿酒，治风寒。

治热风

理石 《本草》云：味甘，大寒，无毒。除荣卫中大热、结热，及中风痿痹。

薏苡仁 《药性论》云：能治热风，筋脉挛急。

天竺黄 《本草》云：味甘、寒，无毒。去诸风热。

漏芦 《本草》云：味苦、咸，大寒，无毒。主皮肤热及湿痹。

紫花松 陈士良云：平，无毒。行风气。

香薷 音柔 《食疗本草》云：温。又云：香戎，去热风。

牡蛎 《药性论》云：君。除风热，止痛。

兔 陈藏器云：寒，平。主热气湿痹。

治热中风

天门冬 《药性论》云：君。主去热中风。

覆盆子 《日华子》云：治中风身热，及惊。

---

[1] 瘙：原作"瘵"。属形误，据《证类本草·葈耳实》引《日华子》改。

淡竹沥　《食疗本草》云：大寒。主中风大热，烦闷劳复。

治中风寒热

石膏　《本草》云：味辛甘，微寒，无毒。主中风寒热。

治风冷

黄金　《青霞子金液还丹论》云：破冷除风。

银　《青霞子金液还丹论》云：破冷除风。

山茱萸　《药性论》云：臣。去冷风，止腰疼。

草薢　《药性论》云：能治冷风瘅痹，腰脚不随，手足惊掣。

天麻　《药性论》云：味甘平，能治冷气瘅痹，瘫缓不随。证多恍惚多惊，失志。

荆芥　《药性论》云：除冷风。

食茱萸　《药性论》云：治冷痹，腰脚软弱，遍身刺痛。

蜀椒　孙真人云：味辛，大热，有毒。主邪气，逐皮[1]肤中寒，去湿痹痛，除五脏六腑寒，百骨节中冷疼。《药性论》云：蜀椒，使，有小毒。能治[2]冷风顽麻，头风腰脚不随。

胡椒　《本草》云：味辛，大温，无毒。主除脏腑中风冷。

牡桂　《药性论》云：君。味甘辛。能去冷风疼痛。

沉香　《日华子》云：味辛热，无毒。主冷风麻痹，骨节烦痛，湿风皮肤痒痛。

葫　《唐本草》注云：葫，除风破冷。

---

[1]皮：原作"良"，据《千金要方》卷26"菜蔬第三"改，与本条出处注云"孙真人"合。

[2]治：原脱，据《证类本草·蜀椒》条引《药性论》补。

治风湿

黄精 《本草》云：味甘平，无毒。主除风湿，安五脏。

川芎 《春秋》云：能去卑湿风气。

菌草 《药性论》云：臣。除湿风。

旋覆花根 《本草》云：主风湿。

汉防己 《药性论》云：君。味苦，有小毒。能治湿风，口面㖞斜，手足疼，散留饮。

大荆 陈藏器云：大蒜，除风湿，破冷气。

治风痹

白鲜皮 《日华子》云：治一切风痹，筋骨弱乏。

王不留行 《本草》云：味苦、甘，平，无毒。除风痹内寒。

泽泻 《本草》云：味甘、咸，寒，无毒。主风痹寒湿。

桔梗 《本草》云：味辛、苦，微温，有小毒。主除寒热风痹。

败酱 《本草》云：味苦、咸，平，微寒，无毒。主风痹。

秦皮 《日华子》云：治皮肤风痹，退热。

梅根 《唐本草》注云：治风痹。

松实 《本草》云：味苦，温，无毒。主风痹寒气。

李皮 《日华子》云：味苦，凉，微毒。主风痹。

原蚕蛾屎[1] 《本草》云：温，无毒。主风痹。

治湿痹

太阴玄精石 《本草》云：味苦、咸，温，无毒。主除风冷邪气，

---

[1] 屎：原作"尿"。属形误，据《证类本草·原蚕蛾》条改。

湿痹。

荆芥　《本草》云：味辛，温，无毒。除湿痹。

车前子　《本草》云：味甘、咸，寒，无毒。主除湿痹。

柴胡　《本草》云：君。味苦，平，微寒，无毒。主寒热邪气及湿痹。

酸枣仁　《本草》云：味酸，平，无毒。主四肢酸疼，湿痹。

柏叶　《本草》云：味苦，微温，无毒。主去湿痹。

木瓜　《本草》云：味酸、咸，温，涩，无毒。主湿痹邪气。

鸡头实　《本草》云：味苦，平，无毒。主湿痹，腰脊膝痛。

葡萄　《本草》云：味甘，平，无毒。主筋骨湿痹。

牛肉　陈藏器云：平。除湿气。

沙牛肾　孙真人云：主湿痹，补肾气。

兔　陈藏器云：寒，平。主热气湿痹。

龟肉　陈藏器云：主湿气、邪气。

秦龟　《本草》云：味苦，无毒。主除湿痹气，身重，四肢关节不能动摇。

龟甲　《本草》云：味咸、甘，平，有毒。主湿痹，四肢重弱。

鲤鱼　《本草》云：味甘，寒，无毒。主湿痹。

鳝鱼　陈藏器云：主湿痹气。

治风湿痹

白石英　《本草》云：味甘、辛，微温，无毒。主除风湿痹。

菖蒲　《药性论》云：君。味苦、辛，无毒。治风湿瘰痹头风。

干姜　《本草》云：味苦，微寒，无毒。主风寒湿痹，洒洒寒热。

乌雌鸡　《食疗本草》云：温，味酸，无毒。主除风寒湿痹。

独活　《药性论》云：君。味苦、甘。能治中诸风湿冷，皮肤瘙痒，手足挛痛。

治痹

五加皮 《本草》云：味苦，温，微寒，无毒。主两脚疼痹，风弱五缓，虚羸。

石斛 《本草》云：味平，无毒。主伤中除痹，及治脚膝疼痹。

蛇床子 《本草》云：味苦、辛、甘，无毒。除痹气及主癫痫。

梅实 《唐本草》注云：利筋脉，去痹。

麋角 《本草》云：味甘，无毒。主痹。

治血痹

五加皮 《药性论》云：有小毒，能破逐恶风血，四肢不随，贼风伤人，软脚臀公对切腰。主多年瘀血在皮肌。治痹湿内气不足。主虚羸，小儿三岁不能行，用此便行走。

干地黄 《本草》云：味甘、苦，寒，无毒。主逐血痹。作汤除痹。

吴茱萸 《本草》云：味辛，温，大热，有小毒。主除湿血痹，逐风邪。

海桐皮 《日华子》云：性温。治血脉麻痹疼痛。

粟米 孙真人云：味咸，微寒，无毒。养肾气，去骨痹，热[1]中，益气。

治周痹

磁石 《本草》云：味辛咸，寒，热毒。主周痹风湿，肢节中痛，洒洒酸疼。

---

[1] 热：原作"湿"。据《千金要方》卷26"米谷第四"改。

菴䕡音淹闾子 《本草》云：味苦，微寒，无毒。主风寒湿痹，身体诸痛。去膈中寒热周痹。

葈耳实私以切 《本草》云：味苦、甘，温。葈耳叶，味苦、辛，微寒，有小毒。主风湿周痹，四肢拘挛。

草薢 《本草》云：味苦、甘，平，无毒。主腰背强痛，骨节寒湿周痹。

狗脊 《本草》云：味苦、甘，平，微温。主腰背强痛，周痹寒湿，膝痛，及治脚弱。

治风痹麻痹

枳壳 《本草》云：味苦、酸，微寒，无毒。主风麻痹，通利关节，及主大肠[1]风，安胃止痛。

雁肪 《日华子》云：凉，无毒。治风麻痹。

治毒风瘴痹

败酱 《药性论》云：味辛、苦。治毒风瘴痹。

蛇床子 《药性论》云：君。有小毒。治男子、女人虚，湿痹，毒[2]风瘴痛。

吴茱萸 《药性论》云：治遍身瘴痹。

野驼脂 《日华子》云：治一切风疾顽痹，皮肤紧急。

治风毒冷痹

干姜 《药性论》云：臣。味苦、辛。主风毒冷痹，去风，通关节，

---

[1] 肠：原作"陽"，属形误，据《证类本草·枳壳》条改。
[2] 毒：原脱，据《证类本草·蛇床子》条引《药性论》补。

开脏腑。

治痿痹

牛膝 《本草》云：君。味苦、酸，平，无毒。主寒湿痿痹，四肢拘挛，膝痛不可屈伸，及除脑中痛。

白马肉脯 《本草》云：治寒热痿痹。

乌雄鸡血 《本草》云：主痿痹。

魁蛤 《本草》云：味甘，平，无毒。主痿痹。

治痿躄

麦门冬 《本草》云：味甘，平。去呕吐，治痿躄。

卷柏 《本草》云：味辛、温，无毒。主痿躄。

紫葳茎叶 《本草》云：味苦，无毒。主痿躄。

治中风失音

白附子 《日华子》云：无毒。治中风失音，一切冷风气。

薄荷 《日华子》云：治中风失音，除贼风及头风等疾。

威灵仙 《崔氏海上集》云：治丈夫、妇人中风不语。

苦竹 《日华子》云：味苦，冷，无毒。除烦热，治中风失音。

淡竹并根 《日华子》云：味甘冷，无毒。治热狂燥闷，中风失音不语，壮热，头痛头风。

天竺黄 《日华子》云：平。此是南海边竹内尘沙结成者。治中风痰壅，卒暴失音不语，及小儿客忤痫痰。

乳香 《广志》云：性温。治中风口噤不语，理风冷。

消梨 别本注云：味甘，寒，无毒。主客热，中风不语。

乌雌鸡粪　《日华子》云：治中风失音痰逆。

犀角　《日华子》云：味甘、辛。治中风失音，热毒风，时气发狂。

牛黄　《日华子》云：凉。治中风失音，口噤，妇人血噤，惊怖，虚乏健忘。

白僵蚕　《日华子》云：治中风失音，并一切风。《药性论》云：白僵蚕，有小毒，治口噤。

治风痉

贝母　《本草》云：味辛、苦，平，微寒，无毒。主邪气金疮风痉。治腹中结实，心下满，洒洒恶寒，目眩项强。

堇竹叶　《本草》云：味苦，平，大寒，无毒。主除烦热风痉。

当归[1]　《本草》云：味甘，微温，无毒。主温中止痛，除客血内塞，中风痉汗不出，湿痹中恶，客气虚冷，补五脏，生肌肉。

独活　《本草》云：味苦、甘，平，微温，无毒。主风寒所伤及治痫痉，疗诸贼风百节痛，风无新久者。

堇竹汁　《本草》云：主风痉。

治皮肤骨节间风

地仙苗　《日华子》云：即枸杞也。去皮肤、骨节间风。

蜀椒　《本草》云：味辛，温，大热，有毒。能散风邪，主逐骨节皮肤死[2]肌，寒湿痹痛。

芫青　《药性论》云：使。味苦辛。能除肌肤骨节中风，淫淫如虫行。

---

[1] 当归：此前原重出标题"治风痉"。今删。
[2] 死：原作"去"。据《证类本草·蜀椒》条改。

猕猴桃　陈藏器云：味咸，温，无毒。主骨节风，瘫痪不随。

海松子　《本草》云：味甘，小温，无毒。主骨节风，头眩。

治筋骨风拘挛

温汤　陈藏器云：主诸风，筋骨拘挛及皮肤顽痹，手足不随，疥癣，诸癫疮疾，眉发脱落，在皮肤、骨节者。入浴不宜多出汗，汗多则大虚。可随病与药调之，饮食补养。自无他病，人则不可轻入浴之。又云：下有硫黄，即令水热。硫黄主诸疮疾，水亦然之。水有硫黄臭，故浴应愈诸风冷为上，当其热处，大可燖[1]猪羊。

天麻　《本草》云：味辛，平，无毒。主诸风湿痹，四肢拘挛，小儿风痫惊气。

细辛　《本草》云：味辛，温，无毒。主百节拘挛，风湿痹痛，开胸除痹及治风痫癫疾。

防风　《药性论》云：臣。花，主心腹痛，四肢拘急，行履不得，经脉虚羸。主骨节间疼痛。

苦柳华　《药性论》云：使。治湿痹，四肢挛急，膝痛。

蔓荆实　《本草》云：味苦、辛，微平、温，无毒。主筋骨间寒热，湿痹拘挛，及主风，头痛脑鸣，目泪出。

五加皮　《日华子》云：治中风骨节拘挛，补五劳七伤。

石榴皮　《药性论》云：使。味酸，无毒。能治筋骨风，腰脚不随，行步挛急疼痛。

栗　陈士良云：有数种，其性一类。三颗一球，其中者，栗楔也，理筋骨风痛。

威灵仙　《海不集》云：治连腰筋骨节风。

虎骨　《药性论》云：臣。味辛，微热，无毒。治筋骨毒风挛急，

---

[1] 燖：原作"燥"。温汤者，水也，不能使"燥"。据《证类本草·三十五种陈藏器余》改。

屈伸不得，走疰痛疼及主尸疰腹痛。《食疗》云：虎胫骨尤良。

雁肪　《本草》云：味甘平，无毒。主风挛拘急，偏枯，血气不能通利。

治历节风

薇衔　《本草》云：味苦，平，微寒，无毒。主风湿痹，历节痛，惊痫吐舌，悸气贼风，疗痿蹷。

乌喙　《本草》云：味辛，微温，有大毒。主风湿寒热，历节掣引，腰痛，不能行步。

侧子　《本草》云：味辛，大热，有大毒。主气，主风痹历节，腰脚疼痛。

茵芋　《药性论》云：使。味苦、辛，有小毒。主诸关节中风痹，拘急挛痛。治男子、女人软脚风。

秦艽　《本草》云：味苦，辛，平、微温，无毒。主寒湿风痹，肢节痛，疗风无问久新，通身挛急。

蔓椒　《本草》云：味苦，温，无毒。主风寒湿痹，历节疼，除四肢厥气，膝痛。

柏实　《本草》云：味甘，平，无毒。能除风湿痹及翕翕历节，腰中重痛。《药性论》云：侧柏叶，味苦、辛，性涩，能治冷风历节疼痛。

治瘫痪软风

防风　《日华子》云：治三十六般风，男子一切劳劣，及主瘫痪。

萆薢　《日华子》云：味苦、甘，平，无毒。治瘫痪软风，坚筋骨。时人呼为白菝葜。

紫葛　《日华子》云：味苦，滑冷。主瘫缓挛急并热毒风。

干漆　《本草》云：味辛，温，有毒。主五缓六急，风寒湿痹。

麋脂　《本草》云：味辛，温，无毒。主风寒湿痹，四肢拘缓不收，风头肿气。

乌雌鸡肉　孙真人云：味甘，平，无毒。除风寒湿痹，五缓六急。

治四肢不随

威灵仙　《海上集》云：治中风手足不随。

蔓荆子　《药性论》云：君。味甘、辛，微热，无毒。能治四肢不随。

鹿髓脂　《唐本草》注云：主四肢不随，风头。

治四肢皮肉不仁

禹余粮　《日华子》云：治邪气及骨节疼，四肢不仁。

麻黄　《药性论》云：君。味甘，平。能治身上毒风瘑痹，皮肉不仁。

薏苡仁　《名医》云：除筋骨中邪气不仁。

梅实　孙真人云：味酸，平，涩，无毒。止肢体痛，偏枯不仁。

槐皮　《日华子》云：平。治中风皮肤不仁。

熊肉　孙真人云：味甘，微寒，微温，无毒。主风痹不仁。

白花蛇　《本草》云：味甘、咸，温，有毒。主中风湿痹不仁，筋脉拘急，口面㖞斜，半身不随，骨节疼痛，大风疥癞，及暴风瘙痒，脚弱不能久立。

蚕砂　《日华子》云：治风痹顽麻不仁。

治偏风

乌梅　《日华子》云：暖，无毒。治偏估，皮肤麻痹。

蚕沙　陈藏器云：主偏风，筋骨瘫痪，手足不随，及腰脚软，皮肤顽痹。

茯神　《药性论》云：其心名黄松节。治中偏风，口面㖞邪，邪风筋挛，不语，心神惊掣，虚而健忘。

治贼风

秤锤　《本草》云：主贼风。

独活　《本草》云：治诸贼风，百节痛。

羌活　《药性论》云：君。味苦、甘，无毒。能治贼风，失音不语，手足不随，口面㖞斜，偏身瘼痹，多痒血癞。

羊踯躅　《本草》云：味辛，温，有大毒。主贼风在皮肤中，淫痛，及主邪气、鬼疰、蛊毒。

天蓼子　《药性论》云：使。味苦、辛，微热，无毒。能治中贼风，口面㖞斜。

威灵仙　《海上集》云：治中风，口眼㖞斜。

荆芥　《药性论》云：可单用治恶风贼风，口面㖞邪。

薄荷　《本草》云：味辛，温，无毒。主贼风。

白及　《本草》云：味苦、辛，平，微寒，无毒。主贼风鬼击，痱缓不收。除白癣疥虫。

蔓荆子　《药性论》云：臣。治贼风。

微衔　《唐本草》注云：一名麋衔。治贼风，大效。

蔓椒　《食疗本草》云：味苦，温，无毒。主贼风挛急。

蜗牛　《本草》云：味咸，寒。主贼风㖞僻。

蛞蝓[1]　《本草》云：味咸，寒，无毒。主贼风㖞僻及惊痫挛缩。

梨　《日华子》云：冷，无毒。除贼风，胸中热结。

---

[1] 蛞蝓：原脱，据《证类本草·蛞蝓》条补。

治头风

曾青 《本草》云：味酸，小寒，无毒。治头风及主风痹。

空青 《药性论》云：君。能治头风。

石膏 苏恭云：主头风。

威灵仙 《海上集》云：治头风。

泽兰 《日华子》云：主头风。

旋覆花 《日华子》云：无毒。治头风。

贯众 《本草》云：味苦，微寒，有毒。除头风。

秦艽 《药性论》云：去头风。

假苏 《图经》曰：味辛温，无毒。近世医家治头风，虚劳，疮疥，妇人血风。

白鲜皮 《本草》云：味苦、咸，寒，无毒。主头风及湿痹不可屈伸。

芭蕉油 《日华子》云：冷，无毒。治头风。

枳椇矩 《本草》云：味甘，平，无毒。主头风。

皂角 《日华子》云：通关节，除头风，及治中风口噤。

柏子仁 《药性论》云：君。去头风，治百鬼邪魅。

乌臼根皮 《日华子》云：凉。治头风。

蓸苨 《本草》云：平，微毒。去头风。

鸡苏 《日华子》云：治头风目眩，及主产后中风，及血不止。

治头眩

白菊花 陶隐居云：亦主头眩，能令人发不白。

半夏 《本草》云：味辛，平。生，微寒；熟，温。有毒。主头眩呕逆。生令人吐，熟令人下。

茯神　《本草》云：平。主僻不祥，治风眩风虚。

鸱头　《本草》云：味咸，平，无毒。主头风眩，癫疾。

兔头骨　《本草》云：平，无毒。主头眩痛，痫疾。

羊肉　《食疗本草》云：温。主风眩。孙真人云：羊头肉，平。主风眩瘦疾。

乌牛脑　《唐本草》注云：主风眩。

猪血　孙真人云：平，涩，无毒。主中风绝伤，头中风眩。《唐本草》注《别录》云：猪血，主贲豚暴气，中风头眩。

猪脑　《唐本草》注《别录》云：主风眩脑鸣。

治风头痛

白芷　《本草》云：味辛，温，无毒。主头风侵目，泪出。

细辛　《药性论》云：味苦、辛。治头风，手足拘急，去皮风湿痒，能止风泪下。

莽草　《本草》云：味辛，温，有毒。主头风及疥瘙痒。

苍耳子　孙真人云：味苦、甘，温。叶，味苦、辛，微寒，涩，有小毒。主风，头寒痛，风湿痹，四肢拘急挛痛。

藁本　《本草》云：味辛、苦，温，微寒，无毒。主除风头痛。治风邪𰣡曳。

辛夷　《本草》云：味辛，温，无毒。主头风脑痛。

菊花　《本草》云：味苦、甘，平，无毒。主风头，头眩肿痛，恶风湿痹。

青羊肉　孙真人云：大热，无毒。主头脑中大风。《日华子》云：羊肉，治脑风并大风。

狗脑　孙真人云：主头风痹。

蜂子　《本草》云：味甘，平，微寒，无毒。主风头，除蛊毒。

治头风脑中寒

曾青 《本草》云：味酸，小寒，无毒。治头风，脑中寒。

芎䓖 《本草》云：味辛，温，无毒。主中风入脑，头痛。除脑中冷动[1]，及中恶，卒急肿痛，胁风痛，寒痹筋挛缓急，面上游风去来，目泪出多。

治头风热毒

黄耆 《日华子》云：治头风热毒。

玄参 《日华子》云：治头风热毒，游风，补虚劳损，心惊烦躁，劣乏骨蒸，传尸邪气，止健忘，消肿毒。

甘菊花 《药性论》云：使。能治热头风旋倒地，脑骨疼痛，身上诸风即消散。

绿豆 《日华子》云：冷。益气，除热毒风，厚肠胃，作枕明目。治头风、头痛。

治头旋

泽泻 《日华子》云：主头旋，耳虚鸣，筋骨挛缩。

熊脑髓 《日华子》云：治头旋，去白秃风屑。

治绕腕风

威灵仙 《海上集》云：治绕腕风。

---

[1] 动：原在"面上游风"之前，据《证类本草·芎䓖》条调整。

治胁风痛

芎䓖 《本草》云：味辛，温，无毒。主胁[1]风痛。

葛根 《本草》云：味甘，平，无毒。止胁风痛。

白芷 《本草》云：味辛，温，无毒。治两胁满，风痛。

牡桂 《本草》云：味辛，温，无毒。主胁风痛。

枳实 《本草》云：味苦、酸，微寒，无毒。主胁风痛。

治风腰痛

牛膝 《本草》云：君。味苦、酸，平，无毒。主补中续绝，填骨髓，除脑中痛及腰脊痛。

续断 《本草》云：味苦、辛，微温，无毒。主腰痛，关节缓急。

狗脊 《本草》云：味苦、甘，平，微温，无毒。主腰背强，开机缓急，周痹寒湿，膝痛，及治男子脚弱腰痛。

萆薢 《本草》云：味苦、甘，平，无毒。主腰背痛，强骨节，风寒湿周痹。《药性论》云：萆薢主男子肾腰痛，久冷，是肾间有膀胱宿水。

菝葜[2] 《本草》云：味甘，平，温，无毒。主腰背寒痛，风痹。

附子 《本草》云：味辛、甘，温，大热，有毒。主腰脊风寒。

侧子 《本草》云：味辛，大热，有大毒。主腰脚疼冷。

乌喙 《本草》云：味辛，微温，有大毒。主腰痛不能行步。

补骨脂 《药性论》云：味苦、辛。主男子腰疼膝冷，囊湿，逐诸冷痹。

---

[1] 胁：原作"肠"，旁注为"胁"。据《证类本草·芎䓖》条文，以"胁"为当。
[2] 菝葜：原作"荜拨"。考《证类本草》，其性味主治乃属菝葜，而非荜茇，据改。

威灵仙　《本草》云：味苦，温，无毒。主腰膝冷疼。

牵牛子　《日华子》云：味苦。取腰痛，下冷脓。

白芍药　《本草》云：味苦、酸，平，微寒，有小毒。主腰疼。

牡丹　《本草》云：味辛、苦，寒，无毒。主腰痛风噤，癫疾。《药性论》云：牡丹能治冷气，散诸痛及腰疼。

爵床　《本草》云：味咸，寒，无毒。主腰脊痛，不得著床，俛仰艰难，除热。

荜拨根　陈藏器云：味辛，温。治腰肾冷，除血风。

菊花　《本草》云：味苦、甘，平，无毒。治腰膝风。

蒴藋子_{上音锡，下音觅}　《本草》云：味辛，微温，无毒。治心腹腰疼。

丹参　《本草》云：味苦，微寒，无毒。主腰脊强，脚痹。

蛇床子　《药性论》云：君。有小毒。去男子腰疼。

五加皮　《本草》云：味辛、苦，温，微寒，无毒。主腰脊痛。《药性论》云：五加皮，有小毒。能疗臂腰。

杜仲　《本草》云：味辛、甘，平、温，无毒。主腰脊痛。《日华子》云：杜仲，暖。治肾劳，腰脊挛伛。

木鳖子　《本草》云：味甘，温，无毒。止腰痛。

桂　《本草》云：味甘、辛，大热，有小毒。主腰痛。

干漆　《本草》云：味辛，温，有毒。主消瘀血痞结，腰痛。

鹿茸　《本草》云：味甘、酸，微温，无毒。主四肢酸疼，腰脊痛。《药性论》云：鹿茸，君。味苦、辛。主补男子腰肾虚冷。

鹿角　《本草》云：味咸，无毒。主腰脊痛。

鹿角胶_{一名白胶}　《本草》云：味甘，平、温，无毒。主伤中劳绝，腰痛羸瘦。

鳖甲　《本草》云：味咸，平，无毒。疗腰痛。《日华子》云：鳖，益气调中，治腰疼。

樗鸡　《本草》云：苦，平，有小毒。疗腰痛。

石莲　《日华子》云：治腰痛。

枣针　《本草》云：治腰痛。

治沥血腰痛

当归　《药性论》云：主女人沥血腰痛。

白芷　《药性》云：君。治女人沥血腰痛。

治腰脚疼痹

阳起石　《药性论》云：味甘平。主腰疼，膝冷，湿痹。

仙茅　《本草》云：味辛，温，有毒。主腰脚风冷，挛痹，不能行。

牛膝　《日华子》云：治腰膝软怯冷弱。

石斛　《本草》云：味甘，平，无毒。主腰膝疼冷。陶隐居云：石斛，俗方最以补虚，疗腰膝。

天雄　《日华子》云：治风，补腰膝，通九窍，利皮肤，调血脉，及主四肢不随。

威灵仙　《本草》云：味苦温，无毒。主诸风及腰膝冷疼。

菴䕡子　《日华子》云：治腰脚重痛，及骨节烦疼，不下食。

菟丝子　《药性论》云：君。去腰疼膝冷。

萎蕤　《日华子》云：主腰脚疼痛。

荜拨　《本草》云：味辛，大温，无毒。主温中下气，补腰脚。

海桐皮　《广志》云：味苦，温，无毒。主腰脚不随，顽痹，腿膝疼痛。

鹿蹄肉　《食疗本草》云：主脚膝疼痛。

麋角　《日华子》云：治腰膝不仁，补一切血病。《食疗本草》云：麋肉，益气补中，治腰脚。

鸡头实　《本草》云：味甘，平，无毒。主湿痹，腰脊膝痛。

栗子　孙真人云：生食之，甚治腰脚不随。

芸薹子　孙真人云：味辛，寒，无毒。主腰脚痹。

紫苏子　《药性论》云：毒。治冷气，及腰脚中湿风结气。

淡菜　《本草》云：温。理腰脚气。

治膝胫酸

鹿蹄　《日华子》云：治脚膝酸。孙真人云：鹿蹄肉，平。主脚膝骨中疼痛，不能踏地。

杜仲　《本草》云：味辛、甘，平，温，无毒。主脚中酸疼，不欲踏地。

苦参　《唐本草》注云：治胫酸。

治脚缓弱

石硫黄　陶隐居云：大热，有毒。俗方用之疗脚弱及痼冷，甚良。

硫黄　《药性论》云：君。有大毒。能下气，治脚弱，腰肾久冷，除久风顽痹。又云：生用治疥癣。

丹参　《药性论》云：臣。平。能治脚弱疼痹，主中恶，治百邪鬼魅，腹痛气作，声音鸣吼。

石南叶　《本草》云：味辛、苦，平，有毒。主利筋骨皮毛。

治脚弱去五脏邪气

恶实根　《唐本草》注云：主脚缓弱，及主诸风。

黑大豆　《食疗》云：微寒。主中风脚弱。

治脚软

狗脊　《药性论》云：味苦，辛，微热。能治男子、女人毒风软脚，邪气湿痹。

天雄 《药性论》云：治风痰冷痹，软脚毒风。

石南叶 《药性论》云：臣。无毒。治软脚，烦闷疼痛，逐诸风。

桂心 《药性论》云：君。味苦，辛，无毒。治软脚痹不仁。

石斛 《药性论》云：君。主治男子腰脚软弱，逐皮肌风痹。

芎䓖 《药性论》云：臣。能治腰脚软弱，半身不随。

食茱萸 《药性论》云：治腰痛软弱，冷痹，通身刺痛。

白术 《日华子》云：治风，补腰膝，及筋骨软弱。

松节 《日华子》云：无毒。治脚软，骨节风。

青鱼 《日华子》云：平，微毒[1]。治脚软。

治缓风脚气

侧子 陶隐居云：昔时不用，比来医家以治脚气多验。

荆芥 陈士良云：理大夫脚气筋骨烦疼。主血劳，风气壅满，背脊疼痛。

紫苏 《本草》云：味辛温。主下气，除寒中。《日华子》云：紫苏，止脚气。

青鱼 《本草》云：味甘，平，无毒。主脚气湿痹。《食疗本草》云：主脚气烦闷。

鳖甲 孙真人云：味甘，平，无毒。疗脚气。

木瓜根 《日华子》云：治脚气。

苦李根皮 《药性论》云：味咸。治脚下气。

小蒜 《图经》曰：主脚气。

治干湿脚气

薏苡仁 《食疗本草》云：性平。去干湿脚气，大验。

---

[1] 毒：原脱。据《证类本草·青鱼》条引《日华子》补。

蘹香子 《日华子》云：得酒良。治干湿脚气。

治脚气水肿

荆叶 《唐本草》注《别录》云：味苦，平，无毒。主脚气肿满。

牵牛 《本草》云：味苦，寒，有毒。主下气，治脚满水肿，除风毒。

乌牛屎 《唐本草》注云：主水肿脚气[1]。

---

[1] 脚气：据书目记载，此下当有"风科本草治风药品"中或下。原书残脱。

 # 风科[1]集验名方

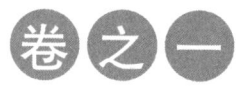

北京太医赵大中编修　覃怀儒医赵子中传习[2]
大元国特赐皇极道院虚白处士赵素才卿补阙

古今医师治风议论方法 上

黄帝问答治风之要二

《素问·玉机真藏论篇》　黄帝曰：风者，百病之长也。言先百病而有之。今风寒客于人，使人毫毛毕直，皮肤闭而为热。"客"谓客止于人形也。风击皮肤，寒胜腠理，故毫毛毕直，玄府闭密而热生也。当是之时，可汗而发也。邪在皮毛，故可汗泄也。《阴阳应象大论》曰：善治者，治皮毛。此之谓也。或痹不仁，肿痛。病生而变，故如是也。热中血气，则痛痹不仁。寒气伤形，故为肿痛。《阴阳应象大论》曰：寒伤形，热伤气，气伤痛，形伤肿。当是之时，可汤药熨及火灸而去之。皆谓释散寒邪，宣扬正气。

又《骨空论篇》　黄帝问曰：余闻风者，百病之始也。以针治之，奈何？始，初也。岐伯对曰：风从外入，令人振寒，汗出头痛，身重恶寒。风中身形则腠理闭密，阳气内拒，寒复外胜，胜拒相薄，荣卫失所，故如是。治在风府，风府穴也。在项上，入发际，同身寸之一寸宛宛中督脉、足太阳之会。刺可入同身寸之四分。若灸者，可灸五壮。按：风府注气穴论、气府论中各已注，与《甲乙经》同。此注云：督脉，足太阳之会，可灸五壮者，乃是风门热府穴也。当云督脉、

---

[1]风科：各卷首此二字之前原有"新刊"字样，今乃校点之本，故尽删之。
[2]北京……传习：此十八字原脱，据各卷体例补。卷之二同此，不另注。

阳维之会。留三呼不可灸乃是。调其阴阳，不足则补，有余则写[1]。用针之道，必法天常。实写虚补，此其常也。

五音主五脏风中五

襄公问扁鹊曰：吾欲不诊脉，察其音，观其色，知其病生死，可得闻乎？答曰：乃圣道之大要，师所不传。黄帝贵之，过于金玉。入门见病，观其色，闻其呼吸，则知往来出入吉凶之相。

角音，人者主肝声也。肝声呼，其音琴，其志怒，其经足厥阴。厥逆少阳则荣卫不通，阴阳交杂，阴气外伤，阳气内击。击则寒，寒则虚，虚则卒然喑哑不声。此为厉风入肝，续命汤主之。方见《千金》第八卷中。但踞坐，不得低头，面目青黑，四肢缓弱，遗失便利，甚则不可治，除则旬月之内，桂枝酒主之。方见《千金》第八卷中。又呼而哭，哭而反吟，此为金克太阴，击阳，阴气起，而阳气伏。伏则实，实则热，热则喘，喘则逆，逆则闷，闷则恐畏，目视不明，语声切急，谬说有人。此为邪热伤肝，甚则不可治。若唇色虽青，向眼[2]不应，可治。地黄煎主之。方见《千金·肝虚实》篇。

徵音，人者主心声也。心声笑，其音竽，其志喜，其经少阴。厥逆太阳则荣卫不通，阴阳反错[3]，阳气外击，阴气内伤。伤则寒，寒则虚，虚则惊掣心悸。定心汤主之。方见《千金》第十四卷。语声前宽后急，后声不续，前混后浊，口喎冒昧，好自笑。此为厉风入心，荆沥汤主之。方见《千金》第八卷。心虚风寒，半身不遂，骨节离解，缓弱不收，便利无度，口面喎斜，姜附汤主之。方见《千金》第八卷。此病不盈旬日，宜急治之。又笑而呻，呻而反忧，此为水克火，阴击阳，阴起而阳伏。伏则实，实则伤热，热则狂，闷乱冒昧，言多谬误，不可采听。此心已

---

[1] 写：《素问·骨空论》作"有余则泻"。"写"通"泻"。
[2] 向眼：指以手遮眼。《千金要方·肝脏》卷十一云："言未竟以手向眼，如有所畏。"
[3] 反错：下文相应位置或作"翻作""反诈"，文字不一，意义相同，均为"反错"之意。

伤，若其人口唇正赤，可治；青黄白黑，不可治也。

宫音，人者主脾声也。脾声歌，其音鼓，其志愁，其经足太阴。厥逆阳明则荣卫不通，阴阳翻作，阳气内击，阴气外伤。伤则寒，寒则虚，虚则举体消瘦，语音沉涩，如破鼓之声，舌强不转，而好咽唾，口噤唇黑，四肢不举，身重如山，便利无度，甚者不可治。依源麻黄汤主之。方在《千金》第八卷中。又言声忧惧，舌本卷缩，此是木克土，阳击阴，阴气伏，阳气起。起则实，实则热，热则闷乱，体重不能转侧，语声拖声，气深不转而心急。此为邪热伤脾，甚则不可治。若唇虽痿黄，语音若转，可治。

商音，人者主肺声也。肺声哭，其音磬，其志乐，其经手太阴。厥逆阳明则荣卫不通，阴阳反怍，阳气内击，阴气外伤。伤则寒，寒则虚，虚则厉风所中，嘘吸战掉，语声嘶，塞而散下，气息短惫，四肢僻弱，面色青葩，遗矢[1]便利，甚则不可治。依源麻黄续命汤主之。方见《千金》第八卷中。又言音喘急，短气好唾，此为火克金，阳击阴，阴气沉，阳气升。升则实，实则热，热则狂，狂则闭眼，悸，言非常所说，口赤而张，饮无时度。此热伤肺，肺化为血，不治。若面赤而鼻不欹，可治也。

羽音，人者主肾声也。肾声呻，其音瑟，其志恐，其经足少阴。厥逆太阳则荣卫不通，阴阳翻作，阳气内伏，阴气外升。升则寒，寒则虚，虚则厉风所伤，语音蹇吃不转，偏枯，脚偏跛蹇。若在左，则左肾伤；在右，则右肾伤。其偏枯，风体从鼻而分半边至脚，缓弱不遂，口亦欹，语声混浊，便利仰人，耳偏聋塞。腰背相引，甚则不可治。肾沥汤主之方见《千金》第八卷中。又呻而好恚，恚而善忘，恍惚有所思。此为土克水，阳击阴，阴气伏而阳气起。起则热，热则实，实则怒，怒则忘耳。虽听无闻，四肢满急，小便赤黄，语音口动而不出，笑而看人。此为邪热伤肾，甚则不可治。若面黑黄耳不应，亦可治。

---

[1]矢：原误作"失"，据《千金要方·肺脏》卷十一改。

心风二

梁天监三年,上将合神仙饭[1],奉敕论"牡荆"。曰:"荆",花白多子,子粗大,历历疏。生不过三两茎,多不能圆,或褊或异,或多似竹节叶,与余荆不殊。蜂多采牡荆,牡荆汁冷而甜。余荆被烧则烟火气苦,牡荆体慢汁实,烟火不入其中。主治心风第一,于时即远近寻觅,遂不值,犹用今之所有荆叶者云。

《是斋百一选方[2]》宁志丸:好朱砂一两,将熟绢一小片包裹,以线扎定。獖猪心一枚,以竹刀子切破,不得犯铁,用纸拭去血。入朱砂包子在猪心内,却用麻线缚合猪心,又以甜笋壳再裹了,麻皮扎定。无灰酒二升,入砂罐子或银器内煮,令酒尽为度。去线并笋壳,取朱砂另研,将猪心以竹刀细切,砂盆内研,令烂,却入后药末六件,并辰砂、枣肉为丸,留少辰砂为衣。药末隔日先碾,下枣肉于煮猪心日。绝早煮烂,剥去皮核,取肉四两。用此方,乃濮十太尉之子六将使传,乃侄尝患心风,服此一料,病减十之八矣。人参半两,白茯苓、当归去芦,洗去土、石菖蒲、乳香另研,已上各半两,酸枣仁汤浸,去皮,可剥半两净仁,炒令赤香熟为度。同和丸如梧桐子大,以留下朱砂为衣。每服五十丸,煎人参汤下,无时。

肺风

《本草图经》曰:莎草根,又名香附子,旧不著所出州土,但云生田野。今处处有之,或云交州者胜,大如枣。近道生者,如杏仁许。苗

---

[1] 神仙饭:此段文字引自《本草图经·牡荆》。据文义,此处当指以牡荆汁所煮之饭。由于《神农本草经》云:牡荆实"久服轻身耐老",而牡荆汁冷而甜,故以此作"神仙饭"。但此说未必然。

[2] 是斋百一选方:医方书。简称《百一选方》,为宋代王璆所撰,今存。宁志丸见于其书卷一第二门。

茎叶都似三棱，根若附子，周匝多毛。今近道生者，苗叶如薤而瘦，根如箸头大。二月、八月采。谨按：《天宝单方图》载水香棱，功状与此颇相类，但味差不同。其方云：水香棱，味辛，微寒，无毒性，涩。元[1]生博野平郡池泽中。苗名香棱，根名莎结，亦名草附子。河南及淮南下湿地即有，名水莎。陇西谓之地藾根，蜀郡名续根草，亦名水巴戟。今涪都最饶，名三棱草。用茎作鞋履，所在皆有单服疗肺风。又云其药疗丈夫心肺中虚风，及客热膀胱，间连胁下，时则有气妨皮肤，瘙痒瘾疹，饮食不多，日渐损。常有忧愁，心忪少气等。并春收苗及花，阴干。冬采根，切，贮于风凉处。有患前病者，取苗二十余斤，剉，以水二石五斗，煮取一石五斗，于浴斛中浸身，令汗出。五六度浸兼浴，其肺中风，皮肤痒即止。每载四时常用，则瘾疹风永差。其心中客热，膀胱间连胁下气妨，常日忧愁不乐，兼心忪者，取根二大斤，切，熬令香，以生绢袋盛，贮于三大斗无灰酒中浸之。春三月浸一日，即堪服。冬十月后，即七日，近暖处乃[2]佳。空腹服一盏，日夜三四服之，常令酒气相续，以知为度。若不饮酒，即取根十两，加桂心五两，芜荑三两，和捣为散，以蜜和为丸，捣一千杵，丸如梧桐子大。每空腹以酒及姜蜜汤、饮汁等，下二十丸，日再服。渐加至三十丸，以差为度。

肾风二

《素问·评热论篇》　黄帝曰：有病肾风者，面胕痝然壅，害于言，可刺不？痝起，肿起貌；壅，谓目下壅如卧蚕形也。肾之脉，从肾上贯肝鬲，入肺中，循喉咙，挟舌本，故妨害于言语。岐伯曰：虚，不当刺。不当刺而刺，后五日，其气必至。"至"，谓病气来至也。然谓：脏配一日，而五日至肾，夫肾已不足，风内薄之，谓肿为实，以针大泄，反伤脏气，真气不足，不可伤。故刺后五日，其气必至也。

---

[1] 元：通"原"。《梦溪笔谈·谬误》："元非同类。"
[2] 乃：原误作"仍"。据《本草图经·莎草根》改。

《十形三疗[1]》云：桑惠民病风，面黑色，畏风不敢出，爬搔不已，眉毛脱落，作癞。医三年。一日戴人[2]到棠溪来，求治于戴人。戴人曰：非癞也。乃出《素问·风论》曰：肾风之状，多汗，恶风，脊痛不能正立，其色炲，面痝然浮肿。今公之病，肾风也。宜先刺其面，大出血，其血当如墨色。三刺，血变色矣。于是下针自额上，下排针直至颐顶，皆出血，果如墨色。偏肿处，皆针之。惟不针目锐眦外两旁，盖少阳经，此少血多气也。隔日又针之，血色乃紫。二日外，又刺，其血色变赤。初针时痒，再刺则额觉痛，三刺其痛不可任。盖邪退而然也。待二十余日，又轻刺一遍，方已。每刺必以冰水洗其面血。十日黑色退，一月面稍赤，三月乃红白。但不曾服除下热之药，病再作。戴人偶[3]在东方，无能治者。

劳风二

《素问·评热病论》　帝曰：劳风为病，何如？岐伯曰：劳风，法在肺下。从劳风生，故曰"劳风"。"劳"谓肾劳也。肾脉者，从肾上贯肝膈，入肺中，故肾劳风生，上居肺下也。其为病也，使人强上冥视。按：杨上善云"强上"，好仰也。"冥视"，谓合眼，视不明也。唾出若涕，恶风而振寒，此为劳风之病。膀胱脉起于目内眦，上额，交巅上，入络脑，还出别下项，循肩膊内，侠脊，抵腰中，入循膂，络肾。今肾经不足，外吸膀胱，膀胱气不能上营，故使人头项强而视不明也。肺被风薄，劳气上熏，故令唾出，若鼻涕状。肾气不足，阳气内攻，劳热相合，故恶风而振寒。帝曰：治之奈何？岐伯曰：以救俛仰。"救"犹止也。"俛仰"谓屈伸也。言止屈伸于动作，不使劳气滋蔓。巨阳引精者，三日；中年者，五日；不精者，七日。咳出青黄涕，其状如脓，大如弹丸，从口

---

[1] 十形三疗：据多纪元胤《中国医籍考》卷50《方论》"《十形三疗》三卷，存……率以发汗吐下施治，盖本诸张子和十形三疗"。实为张从正《儒门事亲》卷6至卷8。十形，指风、寒、暑、湿、燥、火、内伤、外伤、内积、外积；三疗，即汗、吐、下三法。
[2] 戴人：即金代医家张从正（字子和）的号。
[3] 偶：张从正《儒门事亲》卷6《肾风十五》无此字。

中，若鼻中出。不出则伤肺，伤肺则死也。巨阳者，膀胱之脉也。膀胱与肾相表里，故巨阳引精也。巨，大也。然太阳之脉吸引精气上攻于肺者，三日；中年者，五日；素不以精气用事者，七日。当咳出稠涕，其色青黄，如脓状。平调咳者，从咽而上出于口；暴卒咳者，气冲突于贲门，而出于鼻。夫如是，皆肾气劳竭，肺气内虚，阳气奔迫之所为，故不出则伤肺也。肺伤则荣卫散解，魄不内治，故死。

戴人《十形三疗》云：戴人见一男子，目下肿如卧蚕状。戴人曰：目之下，阴也，水亦阴也。肾以为水之主，其肿至目下，故也。此由房室交接之时，劳汗遇风，风入皮腠，得寒则闭风不能出，与水俱行，故病如是。不禁房则死。

酒风

《素问·病能论篇》　黄帝曰：有病身热解堕，汗出如浴，恶风少气，此为何病？岐伯曰：病名曰酒风。饮酒中风者也。《风论》曰：饮酒中风，则为漏风。是亦名漏风。夫极饮者，阳气盛而腠理疏，玄府开发。阳盛则筋痿弱，故身体解堕也。腠理疏则风内攻，玄府发则气外泄，故汗出如浴也。风气外薄，肤腠复开，汗多内虚，痹热熏肺，故恶风少气也。因酒而病，故曰酒风。帝曰：治之奈何？岐伯曰：以泽泻、术各十分，麋衔五分，合以三指撮为后饭。术，味苦，温平，主治大风，止汗；麋衔，味苦，寒平，主治风湿筋痿；泽泻，味甘，寒平，主治风湿，益气。由此功用方，故先之。饭后药先，谓之后饭。

○迥风二

《史记》　阳虚侯相赵章病，召太仓公。众医皆以为寒中。臣意诊其脉，曰：迥风。迥风者，饮食下嗌，而辄出不留。"迥"音洞，"嗌"音益。○《索隐[1]》曰：下云，饮食下嗌辄出之是风疾，洞彻五脏，故曰迥风。法曰：五日死，而后十日乃死。病得之酒，所以知赵章之病者，臣意切其

---

[1] 索隐：指唐代司马贞《史记索隐》。此下引文可见于其书卷24《扁鹊仓公列传》。

脉，脉来滑，是内风气也。饮食下嗌而辄出不留者，法五日死。皆为前分界法。《正义[1]》曰：分，扶问反。后十日乃死，所以过期者，其人嗜粥，故中藏实。中藏实，故过期。师言：安谷者，过期；不安谷者，不及期。

《史记》 齐淳于司马病。臣意切其脉，告曰：当病迵风。迵风之状，饮食下嗌，辄后之。徐广曰：如厕也。病得之饱食而疾走。淳于司马曰：我之王家食马肝，食饱甚，见酒来，即走去。驱疾至舍，即泄数十出。乃告之曰：为火齐米汁，饮之七八日而当愈。时医秦信在旁，臣意去，信谓左右阁都尉曰：《索隐》曰，按阁者，姓也，为都尉。一云，阁即官阁都尉掌之，故又名之曰"阁都尉"也。"太仓公以淳于司马病为何？"曰："以为迵风，可治。"信即笑曰："是不知也。淳于司马病，法当后九日死。"即后九日不死，其家复召臣意，臣意往问之，盖如所诊，即为一火齐米汁，使服之，七八日病已。所以知之者，诊其脉，时切之，尽如法，其病顺，故不死。

风瘅客脬

《史记》 齐王太后病，召太仓公诊脉。曰：风瘅客脬，《索隐》曰：瘅，病也，音亶。脬，音普交反，或作胞。〇《正义》曰：瘅，音单，旱也。脬亦胞，膀胱也。言风瘅之病，客居在膀胱也。难于大小溲，溺赤，遂饮火齐汤。一饮，即前后溲，再饮，病已，溺如故。病得之流汗出溮[2]，《索隐》曰：刘氏音巡。溮者，去衣而汗晞也。所以知齐王太后病者。臣意诊其脉，切其太阴之口，湿然，风气也。脉法曰：沉之而大坚，《正义》曰："沉"，一作"深"。王叔和《脉经》云：脉大而坚，病出于肾也。浮之而大紧者，《正义》曰：紧，音吉忍反。《素问》云：肺短实而数，有似切绳，名曰紧也。病主在肾，肾切之而相反也，脉大而躁[3]。大者，膀胱气也；躁者，中有热而溺赤。

---

[1] 正义：指唐代张守节《史记正义》。"分扶问反"见于其书卷150《扁鹊仓公列传》。
[2] 溮：原误作"潘"。据《史记·扁鹊仓公列传》改补。溮，音xiǔ；溮，音xún。
[3] 躁：原作"燥"。据下文作"躁"改。

风厥二

《素问·评热病论篇》 黄帝曰：有病身热汗出，烦满，烦满不为汗解，此为何病？岐伯曰：汗出而身热者，风也。汗出而烦满不解者，厥也。病名曰风厥。帝曰：愿卒闻之。岐伯曰：巨阳主气，故先受邪。少阴与其为表里也，得热则上从之。从之，则厥也。"上从之"，谓少阴随从于太阳而上也。帝曰：治之奈何？岐伯曰：表里刺之，饮之服汤。谓写太阳、补少阴也。"饮之汤"者，谓止逆上之肾气也。

《史记》 济北王病，召臣意。诊其脉曰：风蹶胸满，即为药酒，尽三石，病已。得之汗出伏地，所以知济北王病者。臣意切其脉时，风气也，心脉浊，徐广[1]曰：一作浊。病怯，过入其阳，阳气尽而阴气入，阴气入张，则寒气上而热气下，故胸满汗出。伏地者，切其脉气阴。阴气者，病必入中，出及灑[2]水也。《索隐》曰：灑，音士咸反。○《正义》曰：顾野王云，手足液，身体汋，音常灼反。

暴风

后周大将军乐平公窦集暴感风疾，精神瞀乱，无所觉知。诸医先视者，皆云：已不可救。姚僧垣[3]后至，曰：困矣！终当不死。若专以相付，当为治之。其家欣然。僧垣为合汤散，所患即瘳。

卒风未可服他药

苏训直、李元特郎中皆云：治卒暴中风，未可服他药。先以麝香煎

---

[1] 徐广：字野民（352—425），东晋大臣，东莞郡姑幕县（今山东省莒县）人。撰写《晋记》46卷。
[2] 灑：音chán，义指汗。
[3] 姚僧垣：南北朝时北周医家。字法卫。吴兴武康（今浙江省德清县武康镇）人。著《集验方》12卷，今佚。

五积散灌之,甚妙!候醒,随证治之。

卒风涎壅宜吐

许学士叔微云:《必用方[1]》论,中风无吐法,引金虎碧霞[2]为戒。且如卒暴涎生,声如引锯,牙关紧急,气闭不行,汤药不能入,命枉须臾,执以无吐法,可乎？但不当用银粉药,恐损脾,坏人四肢尔。予每用稀涎散、胜金丸、拒风丹,皆验。

卒风涎闭

《百一选方[3]》加减青州白丸子,治丈夫、妇人卒中风邪,半身不遂,口眼㖞斜,痰涎闭塞,喘嗽咯血,胸膈满闷。小儿惊风,妇人血风,大人洗头风,并皆服之。白附子、天南星、半夏、川姜各二两,天麻、白僵蚕、干蝎各一两,川乌头半两,去皮、尖。八味并生用,为细末,白面糊丸如梧桐子大。每服三五十丸,生姜汤下,不拘时候。如瘫风,温酒下。小儿惊风,薄荷汤下五七丸。此药宜常服,安神定志,去风痰鬲[4]壅之疾,有孕妇人不宜服。

两中风灸之立效

许叔微[5]云:范子默记崇宁中凡两中风,始则口眼㖞斜,次则涎潮闭塞。左右共灸十二穴,得气通。十二穴者,谓听会、颊车、地仓、

---

[1] 必用方:医方书。据《通志·艺文略》为宋代初虞世《养生必用方》之简称,原书佚。
[2] 金虎碧霞:指《和剂局方》的牛黄金虎丹和碧霞丹两个方子。前方由"天雄、白矾、天竺黄、天南星、腻粉、牛黄、生龙脑、金箔、雄黄"组成,后方由"石绿、附子尖、乌头尖、蝎梢"组成。
[3] 百一选方:即《是斋百一选方》。详见前"是斋百一选方"条注。
[4] 鬲:通"膈"。《素问·五脏生成篇》:"病在鬲中。"
[5] 许叔微:宋代医家。许叔微(1079—1154),字知可,宋真州(今属江苏仪征)白沙人。曾为翰林学士,故人称"许学士"。一生医学著作丰富,包括《伤寒百证歌》《伤寒发微论》《伤寒九十论》《普济本事方》等。

百会、肩髃、曲池、风市、足三里、绝骨、发际、大椎、风池也。依而用之，无不立效。

偏枯

《吕氏春秋》曰：鲁有公孙绰者，告人曰，我能治偏枯。今吾倍为偏枯之药剂，可以起死人矣。物固有以为之小，而不可以为大；可以为半，而不可以为全矣。

辨瘫痪证

刘元宾[1]云：世传左为瘫，上为痪。此语尤差，何者？盖经既具偏中，半身不遂之证，即瘫痪之候，当以左右俱中者名之。又言：以春夏得之，难治；秋冬得之，易疗。春夏者，阳气上腾，火力方盛，风火相得而王，故难治也。秋冬者，阳气降下，火力渐微，即易疗也。此说亦未为定论，惟其中之浅深为难易尔，治法兼理肝肾为得。盖肝主筋，肾主骨，风中肝肾则筋瘫痪也。

石碑韵语治瘫痪风

世传东京开河掘得石碑，皆梵书天篆，无人能识。惟林灵素[2]解识之。乃中风方韵语也，即紫浮萍方也。歌曰：

天生灵草无根干，不在山间不在岸。始因飞絮逐东风，泛梗青青浮水面。

---

[1] 刘元宾：宋代医家，字子仪（1022—1086），号通真子。乡试中举，曾任潭州（治今长沙）司理参军，后调至翰林医局，官至殿丞。著《通真子补注王叔和脉诀》《通真子伤寒诀》《神巧万全方》等。

[2] 林灵素：宋代道士，初名灵噩，字岁昌，号通真先生。据《宋史·本纪·徽宗》载，此人深得宋徽宗赏识。

神仙用取去沉疴，采取之时七月半。选甚瘫风与瘓风，些小微风都不算。

豆淋酒内下一丸，铁幞头上也出汗。

右取紫浮萍晒干，蜜丸如弹大，每服一丸，豆淋酒，嚼化。

病生不仁

《素问·血气形志篇》　形数惊恐，经络不通，病生于不仁。治之以按摩醪药。惊则脉气并，恐则神不收。脉并神游，故经络不通，而为不仁之病矣。夫按摩者，所以开通闭塞，导引阴阳。醪药者，所以养正祛邪，调中理气。故方之为用，宜以此焉。醪药，谓酒药也。不仁，谓不应其用，则瘅痹矣。

四肢不随

许叔微云：川乌粥，大治手足四肢不随，痛重不能举者。凡有此证，预服防之。左氏云：风淫末疾，谓四肢为四末也。脾主四肢，风邪客于肝，则淫脾。脾为肝克，故疾在末。谷气引风温之药径入脾经，故四肢得安。此汤剂极有力，予常制此方以授人，服者良验。

口眼㖞斜是经非窍辨

《儒门事亲》云：口眼㖞斜者，俗工多与中风掉眩证一概治之。其药则灵宝、至宝、续命、清心、一字急风、乌犀、铁弹丸。其方非不言治此证也，然而不愈者，何也？盖知窍而不知经，知经而不知气，故也。何谓"知窍而不知经"？盖人之首有七窍，如日月五星，七政之在天也。故肝窍目，目为肝之外候；肺窍鼻，鼻为肺之分候；心窍舌，舌无窍，心与肾合而寄窍于耳，故耳与舌俱为心之外候。俗工止知目病归之肝，口病归之脾，耳病归之肾，舌病归之心，更无改张。岂知目之内眦，上下二纲，足太阳及足阳明起于此；目之锐眦，足少阳起于此，手少阳至于此；鼻之左右，足阳明、手阳明侠乎此；口之左右，亦此两经环乎。故七窍有病，不可独归之五脏，当归之六阳经也。余曰：俗工知窍而不知经者，此也。何为"知经而不知气"？盖世之谈方药者，不啻千万，止不过坚执本草性味。其知十二经所出所入，所循所环，所交所合，所过所注，所起所会，所属所络，所上所下，所侠所贯，所布所散，所结所绕，所抵所连，所系所约，所同所别，千万人中，或见一二名。此可谓难其人矣。然而不过执此十二经，便为病本，将阳经为热，阴经为寒，向本草中寻药，药架上检方而已。病之不瘳，又何讶焉？岂知《灵枢经》曰：足之阳明、手之太阳筋急，则口目㖞斜。此十二经及受病之处也，非为病者也。及为病者，天之六气也。六气者何？风、暑、燥、湿、火、寒是也。故曰：俗工知经而不知气者，此也。然则口㖞斜者，此何经也？何气也？足之太阳、足之阳明，左目有之，右目亦有之。足之阳明、手之阳明，口左有之，口右亦有之。此两道也。《灵枢》又言：足阳明之筋，其病颊。筋有寒则急，引颊移口；热则筋弛纵，缓不胜收，故斜。是左寒右热，则左急而右缓；右寒左热，则右急而左缓。故偏于左者，左寒而右热；偏于右者，右寒而左热也。夫寒不可径用辛热之剂。尽左中寒则逼热于右；右中寒则逼热于左，阳气不得宣行，故也。而况风者，甲乙木也。口眼阳明，皆为胃土。风偏贼之，此口目之所以斜也，是则然矣。七窍惟口目㖞斜，而耳鼻独无此病者，何也？盖动则风生，静则风息，天地之常理也。考之易象，有足相符者。震巽主动，坤艮主静。动者皆属木，静则皆属土。观卦者，视之理也。视者，目之用也。目之上纲则眨，下纲则不眨，故观卦上巽而下坤。颐卦者，养之理也。养者，口之用也。口之下颌则嚼，上颌则不嚼，故颐卦上艮而下震。口目常动，故风生焉。耳鼻常静，故风息焉。当思目虽斜而目之眶未尝斜，口之㖞而口之辅车未尝㖞。此经之受病，非窍之受病明矣！而况目有风轮，唇有飞门者耶！余尝治此证，未尝用世俗之药，非故与世参商，方凿圆柄，自然龃龉。昔过颖，一长吏病此，命予疗之。目之斜，灸以承泣；口之㖞，灸以地仓。俱效。苟不效者，当灸人迎。夫气虚风入而为偏，上不得出，下不得泄，真气为风邪所陷，故宜灸。《内经》曰"陷下则灸之"，正谓此也。所以立愈。又尝过东杞，一夫亦患此。予脉其两手，急数如弦张弓，甚力而实，其人齿壮气充，与长吏不同，盖风火交胜。余调胃承气汤六两，以水四升，煎作三升，分四服，令稍热啜之。前后约泻四五十行，去一两盆。次以苦剂，投之解毒。数服以升降水火。不旬日而愈。《脉诀》云：热则生风。若此者，不可纯归其病于窗隙之间而得，亦风火素感而然也。盖火胜则制金，金衰则木茂，木茂则风生。若东杞之人止可流湿润燥，大下之后，使加餐通郁为上。《灵枢》虽有焉膏桂酒双涂之法，此但治其外耳，非治其内也。今人不知其本，欲以单服热水，强引而行之，未见其愈者也。向之用姜、附、乌、桂、起石、硫黄之剂者，是耶？非耶？

苦沓风

太仓公常诊安阳武都里成开方，开方自言不病。臣意谓之：病苦沓风。《索隐》曰：沓，音从合反，风病之名也。三岁四肢不能自用，使人瘖，徐广曰：一作谷，音才亦反。○《索隐》曰：瘖者，失音也。读如音。又作厝。厝者，置也，言侠人运置其手足也。瘖即死。今闻其四肢不能用，瘖而未死也。病得之数饮酒，以见大风气，所以知成开方病者。诊之其脉法，《奇咳》言曰："脏气相反者死。徐广曰，反，一作及。"切之，得肾反肺，徐广曰：反，一作及。法曰：三岁死也。

风不能言三

许胤宗[1]初仕陈，为新蔡王外兵参军时，王太后病风，不能言，

---

[1] 许胤宗：隋唐间医家，常州义兴（今江苏宜兴）人，曾官至散骑侍郎、尚药奉御等职。善治骨蒸证，其医术颇为人称赞，无著书传世。

脉沉而口噤，医告术穷。胤宗曰：饵液不可进，宜汤药熏之。药入腠理，周时可差。即以黄耆、防风煮汤数十斛，置床下，气如雾，熏薄之。是夕语。擢义兴太守。

后周高祖东伐，至淮阴遇病，口不能言，睑垂覆目，不能瞻视，一足短缩，又不能行。姚僧垣以为诸脏俱病，不可并治。军中之要，莫先于语，帝遂得言。次又治目，目即愈。末乃治足，足亦瘳。

许叔微云：凡中风用续命、排风、风引、竹沥诸汤，及神精丹、茵芋酒之类，更加以灸，无不愈者。然此疾积习之久，非一日所能致。皆大剂，久而取效。《唐书》载王太后中风，喑然不语，医者蒸黄芪数斛以熏之，得差。盖此类也。今人服药三五盏求效，责医也，亦速矣。孟子曰：七年之病，求三年之艾。久而后知尔。

孝感神赐丁公藤

《齐书》曰：解叔谦，雁门人也。母有疾，叔谦夜于庭中，稽颡祈福，闻空中语云：此疾得丁公藤治，便差。即访医及本草注，皆无识者。乃求访至宜都，遥见山中一老公伐木，问其所用。答云：此丁公藤，疗风尤验。叔谦便拜伏流涕，具言来意。此公怆然，以数段与之，并示以渍酒法。叔谦受之，寻视此人，不复知处。依法为酒，母病即瘥。

朱真人治风坑汤

《野人闲话[1]·朱真人灵验篇》云：有病者，患风疾数年不较[2]，掘坑，令患者解衣，坐于坑内，遂以热汤上淋之。良久，复以簟盖之，差。

---

[1] 闲人野话：杂事小说集，宋代景焕撰，5卷，原书佚。景焕，号玉垒山人等，成都人，曾为壁州白石县令。此下引文可见于《证类本草》卷5"热汤"条引"陈藏器"。
[2] 较：《证类本草》卷5"热汤"条引"陈藏器"同。疑当作"效"。

豨莶治风神效

成讷[1]云：江陵府节度使进豨莶丸方。臣有弟䜣，年三十一，中风，床枕五年，百医不差。有道人钟针者，因睹此患，曰：可饵豨莶丸，必愈。其药多生沃壤，高三尺许，节叶相对。其叶当夏五月已来收。每去地五寸，剪刈，以温水洗泥土。摘其叶及枝头，凡九蒸九暴，不必大燥，便取蒸为度。仍熬捣为末，丸如桐子大。空心温酒，或米饮下二三十丸。服至二千丸，所患忽加，不得忧虑，是药攻之力。服至四千丸，必得复故，五千丸，当复丁壮。臣依法修合，与䜣服，果如其言。钟针又言：此药与本草所述功效相异。盖出处盛在江东，彼土人呼猪为豨，呼臭为莶气。缘此药如猪莶气，故以为名。但经蒸暴，莶气自泯。每当服后，须吃饭三五匙压之。五月五日采者佳。奉宣付医院详录。

进豨莶表

张咏知益州进豨莶丸表。臣因换龙兴观掘得一碑，内说修养气术，并药方二件。依方差人访问采觅，其草颇有异，金棱银线，素根紫荄，对节而生，蜀号火杴，茎叶颇同苍耳。谁知至贱之中，乃有殊常之效。臣自吃至百服，眼目轻明，即服千服，髭鬓乌黑，筋力强健，效验多端。臣本州岛有都押衙罗守一，曾因中风坠马，失音不语。臣与十服，其病立痊。又和尚智严，年七十，忽患偏风，口眼喎斜，时时吐涎。臣与十服，亦得瘥。今合一百剂，差职员史元奏进。

---

[1] 成讷：成讷曾任江陵府节度使，据其官职，成氏约为唐后期及五代人。此下引文可见于《证类本草》卷11"豨莶"条引"成讷"。

酒治三十六种风

《夏禹神仙经[1]》：菖蒲，薄切，令日干者，三斤，以绢囊盛之。玄水酒也一斛，清者，悬此菖蒲，密封闭一百日。出视之，如绿菜色。以熟黍米一斗内中，封十四日间，出酒。饮之，则一切三十六种风，有不治者，悉效。

诸酒治风

《食疗本草[2]》云：紫酒治角弓风；姜酒主偏风中恶；桑椹酒补五脏、明耳目；葱豉酒解烦热、补虚劳；蜜酒疗风疹。地黄、牛膝、虎骨、仙灵脾、通草、大豆、牛蒡、枸杞等，皆可和酿为酒。法著别方。蒲萄子酿酒，益气调中，耐饥强志。取藤汁酿酒，亦佳。狗肉汁酿酒，大补。

治诸风

《百一选方》锡磷脂丸，大治诸风，神效。竺操参议所传，云得之江东路钤。韩宗愈参议之子友仁苦瘫痪，服药逾年不效。得此方，初服便觉稍减，加至一料，遂能行履。闻韩尝以此医数人，皆有效验。方见后。

风疾深请速归

唐梁新见一朝士，诊之曰：风疾已深，请速归去。其朝士复见郴州

---

[1] 夏禹神仙经：书名。出《证类本草·所出经史方书》。作者不明，原书佚，仅《证类本草》卷6"菖蒲"条引该书佚文一条。
[2] 食疗本草：食疗本草书。唐代孟诜撰，张鼎补（约成书于713—739）。其书无全帙存世，仅存敦煌卷子本残卷。然唐宋医药书多有引述。

马医赵鄂乃复诊之，言：疾危。与梁说同矣。曰：只有一法。请官人试吃消梨，不限多少。咀龁不及，绞汁而饮。到家旬日，惟吃消梨，顿爽矣。

风痹八

《素问·移精变气论篇》　岐伯曰：中古之治病，至而治之。汤液十日，以去八风五痹之病。"八风"谓八方之风；"五痹"谓皮肉筋骨脉之痹也。《灵枢经》曰：风从东方来，名曰婴儿风。其伤人也，外在筋纽，内舍于肝。风从东南来，名曰弱风。其伤人也，外在于肌，内舍于胃。风从南来，名曰大弱风。其伤人也，外在于脉，内舍于心。风从西南来，名曰谋风。其伤人也，外在于肉，内舍于脾。风从西方来，名曰刚风。其伤人也，外在于皮，内舍于肺。风从西北来，名曰折风。其伤人也，外在于手太阳之脉，内舍于小肠。风从北方来，名曰大刚风。其伤人也，外在于骨，内舍于肾。风从东北来，名曰凶风。其伤人也，外在于披胁，内舍于大肠。又《痹论[1]》曰：以春甲乙伤于风者，为筋痹；以夏丙丁伤于风者，为脉痹；以秋庚辛伤于风者，为皮痹；以冬壬癸伤于邪者，为骨痹；以至阴遇此者，为肉痹。所谓八风五痹之病也。○按：此注引"痹论"。今《经》中《痹论》不如此，当云《风论》。曰：以春甲乙伤于风者，为肝风；以夏丙丁伤于风者，为心风；以季夏戊己伤于邪者，为脾风；以秋庚辛中于邪者，为肺风；以冬壬癸中于邪者，为肾风。《痹论》曰：风寒湿三气杂至，合而为痹。以冬遇此者，为骨痹；以春遇此者，为筋痹；以夏遇此者，为脉痹；以至阴遇此者，为肌痹；以秋遇此者，为皮痹。**十日不已，治以草苏、草荄之枝，本末为助，标本已得，邪气乃服。**"草苏"，谓药煎也；"草荄"，谓草根也；"枝"，谓茎也。言以诸药根苗合成其煎，俾相佐助，而以服之。凡药有用根者，有用茎者，有用枝者，有用叶实者，有用根茎、枝叶、华实者。汤液不去，则尽用之。故云"本末为助者，标本已得"。"邪气乃服"者，言工人与病主疗相应，则邪气率服，而随时而顺也。《汤液醪醴论》曰：病为本，工为标。标本不得，邪气不服。此之谓"主疗不相应也"，或谓取《标本论[2]》末云：针也。按：全元起本又云，得其标本，邪气

---

[1] 痹论：及此下"风论""汤液醪醴论"均为《黄帝内经素问》之篇章。
[2] 标本论：当指《素问·标本病传论》。其末句云："诸病以次相传，如是者，皆有死期，不可刺；间一藏止，及至三四藏者，乃可刺也。"

乃散。

《灵枢·寿夭刚柔第六》　黄帝曰：余闻刺有三变。何谓三变？伯高答曰：有刺荣者，有刺卫者，有刺寒痹之留经者。黄帝曰：刺三变者，奈何？伯高答曰：刺荣者，出血刺；卫者，出气刺；寒痹者，内热。黄帝曰：荣、卫、寒痹之为病，奈何？伯高答曰：荣之生病也，寒热少，气血上下行；卫之生病也，气痛时来时去，怫忾贲响，风热客于肠胃之中；寒痹之为病也，留而不去，时痛而皮不仁。黄帝曰：刺寒痹内热，奈何？伯高答曰：刺布衣者，以火焠[1]之；刺大人者，以药熨之。黄帝曰：药熨，奈何？伯高答曰：用淳酒二十升，蜀椒一斤，干姜二斤，桂心一斤。凡四种，皆㕮咀，渍酒中。用绵絮一斤，细白布四丈，并内酒中，置酒马矢煴中，盖封涂，勿使泄。五日五夜，出布绵絮，曝干之，干复渍，以尽其汁。每渍，必晬其日乃出[2]，干之。并用渣与绵絮，复布为复巾，长六七尺。为六七巾，则用之生桑炭炙巾，以熨寒痹所刺之处，令热入至于病所。寒，复炙巾以熨之，三十遍而止。汗出，以巾拭身，亦三十遍而止。起步内中，无见风，每刺必熨，如此，病已矣。此所谓内热也。

《甲乙经》　治阴受病发痹，内熨方。用桂一斗，蜀椒一斗，干姜一斗，醇酒二十斗，绵絮一斤，细白布四丈。并药㕮咀，内酒中。置马矢煴中善，封涂，勿使泄气。五日五夜，出布、绵絮，暴干，复渍之，以尽汁为度。每渍，必晬其日乃出布、绵絮，干之，并用渣与絮复布为巾。其巾长五七尺，为六七巾。即用之生桑炭炙巾，以熨寒痹。所刺之处，令热入，至于病所。寒，复炙巾以熨之，三十遍而止。汗出，炙巾以拭身，亦三十遍而止。起步间，无见风。每刺必熨，如此病已失。此所谓内熨也。

《史记》　齐王故为阳虚候时，病甚，徐广曰：齐悼、惠王子也，名将芦。以文帝十六年，为齐王。即位十一年，卒，谥孝王。众医皆以为厥足。臣意诊脉，以为痹。根在右胁下，大如覆杯，令人喘，逆气，不能食。臣意即

---

[1] 焠：原作"粹"，据《灵枢·寿夭刚柔》改。
[2] 每渍必晬其日乃出：晬，指一昼夜。此句是说，每次渍酒，都必须渍满一昼夜才能取出来。

以火齐粥，且饮六日，气下。即令更服丸药，出入六日，病已。病得之内，诊之时，能识其经解，大识其病所在。

南阳郦县山中有甘谷水。谷水所以味甘，谷上左右皆生甘菊，菊花堕其中，历世弥久，故水味为变。其临此谷中居民，皆不穿井，悉食甘谷水。食者，无不老寿。高者，百四五十岁；下者，不失八九十。无夭年，人得此菊力也。故司空王畅、太尉刘宽、太传袁隗皆为南阳太守，每到官，常使郦县月送甘谷水四十斛，以为饮食。此诸公多患风痹及眩晕，皆得痊愈。

盛弘之《荆州记[1]》云：郦县菊水。太尉胡广，久患风羸，常饮此水后，疾遂瘳。

《真诰[2]》云：李整采服石脑，疗风痹虚损，而得长生。

甄权[3]治鲁州刺史库狄嵚风痹，不能挽弓。权使彀[4]矢向堋[5]立，针其肩髃，一进，曰可以射矣。果如其言。

风湿

《苏沈良方[6]》顺气散：沈存中叔祖钱氏，时得此方，卖于民间，故吴中至今谓之沈家五积散。大抵此药能温内外，但内外感寒，脉迟细沉伏，手足当冷，毛发恂慄，伤寒里证之类，大啜三两杯，当手足温，或汗，乃愈。今世名医，多用此药治气，极效。和一切气，通血络，无出此药。《良方》所述如此。乌头二两，附子、天南星各一两，三味皆炮，

---

[1] 荆州记：区域志，3卷。盛弘之（或作"盛宏之"）曾官侍郎。原书已佚，今有辑本。
[2] 真诰：道家书。今存《道藏·洞玄部》本。梁陶弘景撰，20卷。记传道、养生、修仙之地等有关道家修炼内容。
[3] 甄权：唐代医学家，许州扶沟（今属河南）人，《旧唐书》有传。撰《脉经》《针方明堂人形图》各1卷。一说还有《本草音义》7卷，《本草药性》3卷。其书今均佚，有佚文见于其他医药书引述。
[4] 彀：音gòu，义拉弓。
[5] 堋：音péng，指古代射箭的靶或靶场。
[6] 苏沈良方：医方书。南宋人集沈括《良方》、苏轼《苏学士方》二书而成，10卷（一作15卷）。收藏各科验方，兼述医理、本草、灸法、养生等内容，今存。

木香半两。右为粗末,每服三大钱,水一盏半,姜七片,煎至八分,稍热服。绍熙辛亥耿侍郎微中,服此而愈。后表弟唐仲举因冒风湿,手足缓弱,略不能动,伏枕已三日,欲转侧,须三数人扶掖,甚以为虑。予教令服此,只三服,次日履地脱然。若风湿证,不必加五积散。

历节风

许叔微云:予得麝香丸方。凡是历节及不测疼痛,每一二服,便差。在歙川日,有一贵家妇人,遍身走注疼痛,至夜则发,如虫啮其肌,医多作鬼邪治。予曰:此正历节病也。三服即愈。

白虎风

陈藏器云:白师子[1]主白虎病。向东人呼为历骨[2]风。置白师子于病者前,自愈。此压伏之义也。白虎鬼,古人言如猫,在粪堆中。亦云:是粪神,爱食鸡子。今时人扫粪,莫置门下,令人病此。疗之法,以鸡子揩病人痛处,咒愿送著粪堆,头勿反顾。不过三度,差。

风痰二

《本草图经》曰:近世单用芎䓖,蜜和作指头大丸,欲寝,服之,治风痰殊佳。

宋方勺,字仁声,尝著《泊宅编》。论治痰当以橘皮为主,须用真陈皮温水浸去其白,取红一斤,甘草、盐各四两。水五碗,慢火煮,焙干,捣为细末,点服。○又古方以橘红四两,炙甘草一两,为末,汤点,

---

[1]白师子:明代李时珍《本草纲目》卷11《附录诸石》引作"白狮子石"。
[2]骨:《证类本草·三十五种陈藏器余》"白师子"条作"节"。

名曰"二贤汤",以治痰,极有验。世医但知用半夏、南星、枳实、茯苓之类,何足以语此?王璆史君外舅莫强中服之,腹痛,利下物数块,如铁弹子大,臭不可闻,旧苦食后胸满之疾,豁然而愈。

撰风气方

唐张文仲[1]尤善疗风疾。其后,则天皇后令文仲集当时名医共撰疗风气诸方,仍令麟台监王方庆监其修撰。文仲奏曰:风有百二十四种,气有八十种,大抵医药虽同,人性各异。庸医不达药之行使,冬夏失节,因此杀人。唯脚气、头风、上气,常须服药不绝,自余则随其发动,临时消息之。但有风气之人,春末夏初及秋暮,要得通泄,即不困剧。于是撰四时常服,及轻重大小诸方十八首上之。

疏风顺气

蔡忠惠公顺气丸,治三十六种风,七十二般气。去上热下冷,腰膝疼痛,四肢无力,多睡少食,渐加羸瘦,颜色不定,或黄或赤,恶疮下疰,口苦无味,增[2]寒毛耸,积年癥癖气块,丈夫世事断绝,女子久无子息,久患寒疟,吐逆泻利,变成劳疾,百节酸疼。直从初生婴孩,至百岁老人,皆可与服,补精驻颜,疏风顺气。用锦纹大黄五两,一半生用,一半以湿纸裹煨,车前子二两半,白槟榔、火麻子仁(微炒,赤色,别研)、干山药、郁李仁(汤泡,去皮,另研)、菟丝子(酒浸,焙干,另研入药)、川牛膝酒浸三宿。已上各二两。防风、枳实(去穰,麸炒)、独活、山茱萸(去核),各一两。右为细末,炼蜜丸如梧桐子大。每服二十丸,茶、酒、粥汤任下,百无所忌。平旦、临卧各服

---

[1]张文仲:唐代医家。洛州洛阳(今属河南)人。武则天在位(690—704)初为侍御医,终于尚药奉御。撰《随身备急方》等书,原书佚。
[2]增:通"憎"。《墨子·非命(下)》:"我闻有夏人矫天命,于下帝或是增,用丧厥师。"

一服。服经一月，消食；二月，去肠内宿滞；三月，无倦少睡；四月，精神强盛；五月，耳目聪明；六月，腰脚轻健；一年，百病皆除，老者反少。孕妇勿服。如服药觉脏腑微动，以羊肚、肺羹补之。○柳公母太宜人李氏，年五十岁已后，常苦大肠闭涩。每闭结即头风、血气诸疾并作，须服刘家青金丹百十粒，药力行，遂暴下。又用青木香止之，水谷稍分，旋即闭涩。疏通既数，荣卫虚损，瘦瘠疲困不胜衣。崇宁甲申，余得邑善化，一日收舍弟辖书，言老母自五月来，连绵闭结，从腰膝至足如冰冷，覆以厚绵，殊无温暖气。教授韩远举，福唐人，言渠祖母昔年曾感此疾，初作即腰足冷痛，久遂不能行。渠娶游氏，与蔡君谟所藏异方。服之一日，而腰膝温暖如初，从此大肠无前日之苦。平时头风、血气诸疾，消除殆尽，饮食快美，肌肤充肥。迨今年七十七，而步履轻健，耳目聪明，皆韩同年所传功力之效。余有一乡人，少年豪饮，得一脾疾，面黄气促，饮啜俱废，及潭州司法李下久患肠风便血，皆用此药治之，愈，除根本。予通判邵阳日，遇王仲及舍人自靖解官，还过郡中，见其手颤，言语謇涩，似有瘫痪，候授以此方，随至平复如常。大率此药治三十六种风、七十二般气。若酒后临卧，无问老少，能饵一服，即宿醒消尽，百病不生。真济世卫生之妙方！予自度岭以来，常传录与僚伯间，皆依方修制，服之良验，功效不可胜纪。使韩同年之名与此方同为不朽也。政和三年正月柳州柑子堂记。

气中古方未著

许叔微云：世言气中者，虽不见于方书，然暴喜伤阳，暴怒伤阴，忧愁不意，气多厥逆，往往多得此疾。便觉涎潮昏塞，牙关紧急。若概作中风候，用药非止不相当，多致杀人。元祐庚午，母氏亲遭此祸，至今饮恨。母氏平时食素，气血羸弱，因先子捐馆[1]忧恼，忽一日，气

---

[1] 捐馆：即死的婉辞。

厥，牙噤涎潮。有一里医便作中风，以大通丸三粒下之。大下数行，一夕而去。予常痛饮，每见此证，急化苏合香丸四五粒，灌之便醒，然后随其虚实寒热而调治之，无不愈者。《经》云：无故而瘖，脉不至，不治自已，谓气暴逆也，气复则已。审如是，虽不服药亦可。

风中气中不可便服风药

新武义唐丞季润，名潍，云：切记风中人，不可便服风药；气中人，不可便服气药。或觉有此证候，急用真好麝香，秤三钱，乳钵内研令极细。以真清油，不拘多少，调令稀薄，可饮为度。即令患人一服饵尽。须辨菜子油不可用，药少即见效迟。如牙关紧，即斡开灌入，候少苏省，然后服紫汤。其方用川独活，刷洗，去沙土，薄片切，以豆淋酒煎浓汁，服之。累服至一二斤，无害。服此二药，永无手足偏废，语言蹇涩之患。后见得是中风，只服小续命汤之类。见得是中气，只须服匀气药，自然无事也。渠作汉东教官，得之太守张少卫，名玠，云：屡试有效。季润亦以治数人矣，云：清油、麝香，又胜麝香煎、五积散。

风虚三

谨按：《续传信方》[1]叙仙茅，云，主五劳七伤，明目益筋，力宣而复补。本西域道人所传，开元元年，婆罗门僧进此药，明皇服之，有效。当时禁方不传。天宝之乱，方书流散，上都不空三藏始得此方，传于李勉司徒，路嗣恭尚书、齐抗给事、张建封仆射，服之，皆得力。路公久服金石无效，及得此药，其益百倍。

---

[1] 续传信方：医方书。南唐王颜撰，10卷。仿唐代刘禹锡《传信方》，采录所见所闻之效验方，记载传方人姓名。原书佚。此下引文见于《证类本草》卷11"仙茅"条所引。

《何首乌传[1]》　昔何首乌者，顺州南河县人。祖名能嗣，父名延秀。能嗣常慕道术，随师在山，因醉夜卧山野，忽见有藤二株，相去三尺余，苗蔓相交，久而方解，解而又交，惊讶其异，至旦掘其根。归问诸人，无识者。后有山老忽来，示之，答曰：子既无嗣，其藤乃异。此恐是神仙之药，何不服之。遂杵为末，空心酒服一钱。服数月，似强健，因此常服。又加二钱，服之经年，旧疾皆痊，发乌容少，数年之内，即有子，名延秀。秀生首乌。首乌之名，因此而得。生数子，年百余岁，发黑。有李安期者，与首乌亲善，窃得方服，其寿至长，遂叙其事。何首乌，味甘，生温，无毒，伏苓为使，治五痔腰膝之病，冷气心痛，积年劳瘦，痰癖，风虚败劣。长筋肉，益精髓，壮气驻颜，黑发延年。妇人恶血痿黄，产后诸疾，赤白带下，毒气入腹，久痢不止，其功不可具述。一名野苗，二名交藤，三名夜合，四名地精，五曰首乌。本出虔州，江南诸道，皆有之。苗叶有光泽，又如桃李，叶雄苗赤，根远不过三尺，春秋可采。日干，去皮为末，酒下最良。有疾，即用茯苓汤下，为使。常杵末，新瓷器盛。服之忌猪肉、血、无鳞鱼，触药无力。此药形大，如拳连珠，其中有形鸟兽山岳之状，珍也。掘得，去皮生吃，得味甘甜。休粮赞曰：神效助道，著在仙经。雌雄相交，夜合昼疏。服之去谷，日居月诸。返老还少，变安病躯。有缘者，遇传之，勿泄，最尔自如。明州刺史李远传录经验，何首乌所出幽州南河县，韶州、朝州、恩州、贺州、广州四会县、潘州，已上出处为上。邕州晋与县、桂州、康州、春州、勤州、高州、循州，已上所出，次之。其仙草五十年者，如拳大，号山奴，服之一年，髭须青黑；一百年，如碗大，号山哥，服之一年，颜色红悦；一百五十年，如盆大，号山伯，服之一年，齿落重生；二百年，如栲栳[2]大，号山翁，服之一年，颜如童子，行及奔马；三百年，如三斗栲栳大，号山精，服之一年，延龄，纯阳之

---

[1] 何首乌传：书名。唐代李翱撰，成书于812—841年，1卷。此书类似寓言、神话故事，记述何首乌一药发现的过程、功效、炮制法等。
[2] 栲栳：此处当指用竹子或柳条等编成的容器，形状像斗，也称笆斗。

体，久服则成地仙矣。

《本草图经》曰：补骨脂，生广南诸州及波斯国。今岭外山坂间，多有之，不及番舶者佳。径高三四尺，叶似薄荷，花微紫色，实如麻子，圆扁而黑，九月采。或云胡韭子也，胡人呼若婆固脂，故别名破故纸。今人多以胡桃合服，此法出于郑相国。自叙云：予为南海节度，年七十有五，越地卑湿，伤于内外，众疾俱作，阳气衰绝。服乳石补益之药，百端不应。元和七年，有诃陵国舶主李摩诃，知予病状，遂传此方并药。予初疑而未服，摩诃稽颡固请，遂服之。经七八日而觉应验，自尔常服，其功神验。十年二月，罢郡归京，录方传之。破故纸十两，净择去皮洗过，捣筛令细，用胡桃瓤二十两[1]，汤浸去皮，细研如泥。即入前末[2]，更以好蜜和搅，令匀如饧糖，盛于瓷器中。旦日暖酒二合，调药一起服之，便以饭压之。如不饮人，以暖熟水调，亦得服。弥久则延年益气，悦心明目，补添筋骨。但忌食芸薹、羊血，余无忌。此物本自外蕃随海舶而来，非中华所有，蕃人呼为补骨脂，语讹为破故纸也。《续传信方》载其事，其义颇详，故并录之。

风眩 三

《华佗列传》曰：佗见严昕。语之曰：君有急风，见于面，勿多饮酒，遂罢归。昕于道中，卒得头眩，坠车，舆着车上，归家一宿，死。佗便解衣倒悬，令头去地一二寸，濡巾拭体令周匝。候视，诸脉尽出五色。佗令弟子数人，以铍刀决脉五色。盖视赤血出，乃以膏摩之，覆被汗出，饮以葶苈犬血散，立愈。

唐秦鸣鹤为侍医。高宗苦风眩，头重，目不能视。武后亦幸灾异，逞其志。至是疾甚，召鸣鹤、张文仲诊之。鸣鹤曰：风毒上攻，若刺

---

[1] 净择去皮洗过捣筛令细用胡桃瓤二十两：凡17字，原脱。据《证类本草》卷9"补骨脂"条引《图经》补。
[2] 末：原作"药"，据《证类本草》卷9"补骨脂"条引《图经》改。

头,出少血,即愈矣。天后自帘中怒曰:此可斩也。天子头上,岂是试出血邪?上曰:医之议病理,不加罪。且吾头重闷,殆不能忍,出血未必不佳。命刺之,鸣鹤刺百会及脑户,出血。上曰:吾眼明也。言未毕,后自帘中顶礼拜谢之,曰:此天赐我师也。躬负缯宝以遗鸣鹤。

《天宝单方图[1]》载"白菊"。云:味辛,平,无毒。元生南阳山谷及田野中,颍川人呼为回蜂菊,汝南名茶苦蒿,上党及建安郡、顺政郡并名羊欢草,河内名地薇蒿。诸郡皆有。其功主丈夫、妇人久患头风眩闷,头发干落,胸中痰结。每风发,即头旋,眼昏暗不觉,欲倒者,是其候也。先灸两风池各二七壮,并服白菊酒,永差。法,春末夏初,收嫩苗,阴干,捣末。空腹取一方寸匕,和无灰酒服之。日再渐加,三方寸匕。若不饮酒,但和羹粥汁服之,亦得。秋八月,合花收,暴干,切取三大斤,以生绢囊盛贮。浸三大斗酒中,经七日,服之,日三,常令酒气相续为佳。

头风五

魏太祖苦头风。每发,心乱目眩。召华佗常在左右。佗针鬲,随手而愈。

经验方:湖南押衙颜思退传。头风掣疼,蜡二斤,盐半斤,相和于鏊罗中镕,令相入,捏作一兜鍪,势可合脑大小,搭头至额,头痛立止。

沈括存中云:予一族子,旧服芎䓖。医郑叔熊见之,云:芎䓖不可久服,多令人暴死。后族子果无疾而卒。又朝士张子通之妻病脑风,服芎䓖甚久,亦一旦暴亡。皆目见者。此盖单服既久,则走散真气[2]。

---

[1] 天宝单方图:药书,全名《天宝单方药图》。题为唐明皇(李隆基)御制,成书于712—756年。该书将处方用药与药识药结合于一书,故名《单方药图》。北宋时原书已亡佚,仅存1卷。苏颂《本草图经》引若干佚文及药图。
[2] 气:原作"药",文义不通。据《本草衍义》卷8"芎䓖"条引"沈存中"改。

既使他药佐使，又不久服，中病便已，则乌能至此哉？

王定国因被风吹，项背拘急，头目昏眩，太阳并脑俱痛。自山阳乘舟至泗州，求医杨吉老。既诊脉，即与药一弹丸，便服。王因款话，经一时再作，并进两丸，病若失去。王甚喜，问：为何药？答云：公如道得其中一味，即传此方。王思索良久，自川芎、防风之类，凡举数种，皆非。但一味白芷耳。王益神之，此药初无名，王曰：是药处自都梁名，人可名都梁丸也。大治诸风眩晕，妇人产前、产后乍伤风邪，头目昏重，及血风头痛，令人目明。凡沐浴后，服一二粒，甚佳。暴寒乍暖，神思不清，伤寒，头目昏晕，并宜服之。

峡州教授王执中，字叔权，温州人。其母患头风，卧病余半年，便服头风药，虽少愈，而未能去体。偶何用之来访，云：祖母尝因惊，避兵奔走，得头风疾数年，有道人令服十味如神丸而验。因传其方。既服，遂脱然。王之母亦因风浪所惊而得此疾，故也。或有因惊而患头风者，宜服此药。王有《针灸经[1]》刊行，其自叙云尔。方见后。

眩晕二

《北梦琐言[2]》云：有少年苦眩晕眼花，常见一镜子。赵卿诊之，曰：来晨以鱼鲙奉候。及期，延于阁[3]内，从容久饥，候客退，方得攀接。俄而台上施一瓯芥醋，更无他味。少年饥甚，闻芥醋香，径啜之。逡巡，再啜。遂觉胸中豁然，眼花得见。卿云：君吃鱼鲙太多，非[4]芥醋不快。故权诳而愈其疾也。

---

[1] 针灸经：指王执中所著之《针灸资生经》。
[2] 北梦琐言：笔记。五代末宋初孙光宪撰，30卷。该书撰于荆州，其地古称云梦以北，故以此名书。书中记载唐、五代朝野逸闻、士大夫言行和社会风俗。
[3] 阁：原作"盆"，据《北梦琐言》卷10"疗疑病"改。此指赵卿藏于阁内不见客，"盆"字误。
[4] 非：原脱，据《北梦琐言》卷10"疗疑病"补。

许叔微云：荀牧仲顷年尝[1]谓予曰，有人视一物为二，医者作肝气有余，故见一为二，教服补肝药，皆不验。此何疾也？予曰：孙真人云，目之系，上属于脑，后出于脑中。邪中于颈，因逢身之虚，其入深，则随目系于脑。入于脑则转，转则目系急，急则目眩以转，邪中其睛。所中者不相比，则睛散，睛散则歧，故见两物也。令服驱风入脑药，得愈。

面肿风

《十形三疗》云：南乡陈君俞，将赴秋试，头项偏肿连一目，状若半壶，其脉洪大。戴人出视[2]。《内经》：面肿者风。此风乘阳明经也。阳明气血俱多，风肿，宜汗，乃与通圣散，入生姜、葱根、豆豉，同煎一大盏。服之，微汗。次日，以草茎触鼻中，大出血，立消。

---

[1] 尝：原作"常"，据《普济本事方》卷5补改。
[2] 视：原作"示"，据《儒门事亲》卷6《风形·面肿风》改。

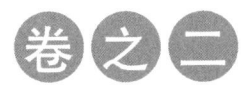

北京太医赵大中编修　覃怀儒医赵子中传习
大元国特赐皇极道院虚白处士赵素才卿补阙

古今医师治风议论方法下

暗风

《百一选方》治暗风百日内者。王璆史君侄禹锡乳媪亲曾得效。天南星二两大者，掘地坑，深尺余，火煅令红，去火，安顿南星在内，随手以米醋沃之，瓦盆盖一伏时，取出，洗去灰土，焙干，为细末、琥珀二钱，通明者，另研、朱砂半两，另研。拌匀，以獖猪心血为丸，如梧桐子大。每服十五丸，人参或麦门冬汤下，临卧服。

惊悸

许叔微云：元符中，一宗人得疾，逾年不差，谒医于王绎思和。遂具脉状，云：病因惊恐，肝脏为邪，来乘阳明之经，即胃[1]是也。邪盛，不畏胜我者，又来乘肺，肺缘久病气弱，全无德受肝凌侮，其病时复。头眩，瘛疭搐搦，心胞伏涎，久之则害脾气。要当平肝气，使归经，则脾不受克。脾为中州土，主四肢一体之事。脾气正，则土生金，金旺则肺安矣。今疾欲作时，觉气上冲者，是肝侮肺，肺不受侮，故有此上冲肝。胜则复，受金克，故搐搦，以热药治之，则风愈甚；以冷药

---

[1] 胃：原作"谓"，据《普济本事方》卷1"灸中风十二穴"改。下一"胃"字同，不另注。

治,则气已虚。肺属金,金为清化,便觉脏腑不调,今用中和温药抑肝补脾,渐可安愈。今心忪,非心忪也。胃之大络,名曰虚[1]里,络胸膈及两乳间。虚而有痰则动,更须时发一阵热者,是其候也。服续断汤、茱萸丸、独活散,一月而愈。

惊狂

许叔微云:惊气丸,予家秘方也。戊申年,军中一人犯法,褫衣将受刃,得释,神失如痴。予与一粒,服讫而寐,及觉病已失矣。江东提辖张载扬,其妻因避寇失心已数年,予授此方,不终剂而愈。又黄山巡检沃彦,其妻狂厥者逾年,更[2]十余医而不验。予授此方,去附子,加铁粉,亦不终剂而愈。铁粉非但化痰镇心,至如摧抑肝邪而特异。若多恚怒,肝邪太盛,铁粉能制伏之。《素问》云:阳厥狂怒,治以铁烙饮。金制木之意也。此亦前人未尝论及。

心气狂易 音羊

桂真官方治心气狂易。廖硕夫府云:吕少张淳熙壬寅丁家难,积忧之后,遂成狂易之疾。服此一剂,即定,继以蕤仁并心气药,七日而安。右用辰砂半两,为细末,以好酒二升,银石或砂器内,慢火煮至半升许,入麝香一钱,更煎数沸,取出,随意饮之,以尽为度。心神既定,却服补心之药,即愈。

惊不能语

《百一选方》治惊气入心络,瘖不能言语,用蜜佗僧研极细如粉,

---

[1] 虚:原作"建"。据《普济本事方》卷1"灸中风十二穴"改。"胃之大络,名曰虚里"见《素问·平人气象论》,故云"建里"者误。
[2] 更:原作"又",据《普济本事方》卷2"惊气丸"改。

茶调服一钱匕，一服，愈。昔有人为狼及恶蛇所惊，皆以此药疗而愈。见《夷坚己志》十五卷章倅事。

肝虚受邪

许叔微云：绍兴癸丑，予待次四明。有董生者，患神气不宁，每卧则魂飞扬，觉身在床而神魂离体，惊悸多魇，通夕无寐。更数医而不效。予为诊视，询之曰：医作何病治？董曰：众皆以为心病。予曰：以脉言之，肝经受邪，非心病也。肝经因虚，邪气袭之，肝藏魂者也，游魂为变。平人肝不受邪，故卧则魂归于肝，神静而得寐。今肝有邪，魂不得归，是以卧则魂扬，若离体也。肝主怒，故小怒则剧。董欣然曰：前此未之闻。虽未服药，已觉沉疴去体矣，愿求药法。予曰：公且持此说，与众医言所治之方，而徐质之。阅旬日，复至，云：医遍议古今方书，无与病相对者。故予为处真珠丸、独活汤二方以赠。服一月，而病愈除。此方大抵以真珠母为君，龙齿佐之。真珠母入肝经，为第一；龙齿与肝同类，故也。龙齿、虎睛，今人例以为镇心药，殊不知龙齿安魂，虎睛定魄，各言类也。东方苍龙，木属肝而藏魂；西方白虎，金属肺而藏魄。龙能变化，故魂游而不定；虎能专静，故魄止而有守。予谓：治魄不宁者，宜以虎睛；治魂飞扬者，宜以龙齿。万物有成理，而不说亦在，夫人达之而已。

风癫

范汪秘方曰：邪入于阳，转则为癫。长安李府君女得癫病，募治愈者，赏百万。朝那县卒自言能治，不敢求钱，但愿为门下。卒服药，即愈。

癫痫风狂

抱胆丸，治男子、妇人一切癫痫风狂，或因惊恐怖畏所致，及妇人产后血虚，惊气入心，并室女月脉通行，惊邪蕴结。此方累曾经效。本是吴越钱忠懿王之子有疾，忽得一僧授此方，服之即效。本名灵砂观音丹，忠懿初得之，未敢信，忽然有一风犬，饲以此药，立验。即破犬腹，而视其药，乃抱犬胆，因易今名。

心痫

隋许智藏，高阳人，以医术自达。隋文帝擢为员外散骑侍，即使诣扬州。会秦王俊有疾，上驰召之。后夜梦其亡妃崔氏泣曰：本来相迎，如闻许智藏将至，其人若到，当必相苦，为之奈何？明夜后，又梦崔氏曰：妾得计矣。当入灵府中以避之。及智藏至，为俊诊脉，曰：疾已入心，即当发痫，不可救也。如其言，后数日而薨。上奇其术，赏物百段。

猪痫

李松方治猪痫，用猕猪心血于新瓦上煿干，研为细末，入麝香，拌匀，酒糊丸如梧桐子大。每服七丸，麝香酒送下，或以麝香酒调一钱，亦得。

风癫九

上党有赵瞿者病癞历年，众治之不愈，垂死。或云，不及活流弃之，后子孙转相注易。其家乃赍粮将之送置山穴中。瞿在穴中，自怨不幸，昼夜悲叹，涕泣经月。有仙人行经过穴，见而哀之，具问讯之。瞿知其异人，乃叩头自陈乞哀，于是仙人以一囊药赐之，教其服法。瞿服之百余日，癞疮都愈，颜色丰悦，肌肤玉泽。仙人又过视之，瞿谢受更生之恩，伏乞告其神方。仙人曰：此是松脂耳。此山中最多。此物汝炼之服，可以长生不死。瞿乃归家。家人初谓之鬼也，甚惊愕。遂长服松脂，身体转轻，气力百倍，登危越险，终日不困。年百七十岁，齿不堕，发不白，夜卧忽见屋间有光，大如镜者，以问左右，皆云不见。久而渐大，一室尽明如昼日。又夜见面上有彩女二人，长二三寸，面体皆具，但为小耳，游戏其口鼻之间。如是且一年，此女渐长大，出在其侧。又常闻琴瑟之音，欣然独笑。在人间三百许，年色少童，乃入抱犊山去，必为地仙也。

陶隐居云：采炼松脂法，并在服食方中。以桑灰汁或酒，煮软，挼，内寒水中数十过，白滑则可用。其有自流出者，乃胜于凿树及煮用膏也。其实不可多得，惟叶正是断谷所宜，细切如粟，以水及面饮服之。亦有阴干，捣为屑，丸服者。人患厉风恶疾，服此无不差。比来苦脚弱人，酿松节酒，亦皆愈。

后梁陆法和隐于江陵百里洲，衣食居处，一与戒行沙门同。耆老自幼见之，容色常定，人莫能测也。初，八叠山人多大风厉疾，法和为采药疗之。不过三服，皆差。即求为弟子。山中多毒虫猛兽，法和授其禁戒，不复噬螫。

《感应神仙传[1]》 崔言者，职隶左亲骑军，一旦得疾，双眼昏，咫尺不辨人物，眉发自落，鼻梁崩倒，肌肤有疮如癣，皆为恶疾，势不可救。因为洋州骆谷子归寨，使遇一道流，自谷中出，不言名姓，授其方，曰：皂角刺一二斤，为灰，蒸，久晒，研为末。食上浓煎大黄汤，调一钱匕服。一旬，须发再生，肌肤悦润，愈眼目，倍常明。得此方后，却入山，不知所之。

《朝野佥载[2]》 商州有人患大风，家人恶之，山中为茅屋，迁徙居。彼有乌蛇坠酒瓮中，病人不知，饮酒，渐差。瓮底，尚有蛇骨，方其由也。

---

[1] 感应神仙传：此下处方见于葛洪《肘后备急方》卷5之附方，而李时珍《本草纲目》引作"神仙传"。葛洪确有志怪小说集《神仙传》10卷。
[2] 朝野佥载：唐代张鷟撰写的笔记小说集，6卷。主要记载朝野佚闻。

《朝野金载》 泉州卢元钦患大风，唯鼻未倒。五月五日，取蚺蛇胆欲进。或云肉可治风，遂一截蛇肉食之。三五日便觉渐可，百日平复。

《本草图经》曰：黔人有治疥癞遍体，诸药不能及者，生取白花蛇中剂，火烧一大砖，令通红，沃醋令热气蒸，便置蛇于上，以盆覆一宿，如此三过，去骨取肉，苇以五味，令过熟，与病者顿啖之。瞑眩一昼夕乃醒，疮痂随皮便退，其人便愈。用干蛇，亦以眼不陷为真。

《近效方》[1] 婆罗门僧疗大风疾，并压丹石热毒热风，手脚不遂，用消石一大两，生乌芝麻清油二大升，合内铛中，以土墼盖口，以纸泥固济，勿令气出，细进火煎之。其药未熟时，腥。候香气发，即熟。更以生清油二大升和合，又微火煎之，以意斟量得所，即内不津器中。服法，患大风者，用火为使，在室中重作小纸屋子。外然火，令患人在纸屋中发汗，日服一大合。病人力壮，日二服。服之三七日，头面疱疮皆减。若服诸丹石药，热发不得食热物、着厚衣、卧厚床者，即两人共服一剂。服法同前，不用火为使，忌风二七日。若丹石发，即不用此法，但取一匙内口中，待消咽汁，热除。忌如药法。

青城山丈人观主康道丰传，治百病，煅制云母粉法。云母一斤，拆开揉碎，入一大瓶内，筑实，上浇水银一两封固，以十斤顶火煅通赤，取出，却拌香葱、紫引翘草二件，合捣如泥。后以夹绢袋盛于大水盆内，摇取粉。余渣未尽，再添草药重捣，如前法，取粉沉水，干。以小木盘一面，于灰上印一浅坑，铺纸倾粉在内，直候干，移入火焙焙之。取出，细研，以面糊丸如梧桐子大。遇有病者，服之无不效。知成都府辛谏议曾患大风，众医不较，遇此道士，进得此方，服之极有神验。

长松治大风

释普明，齐州人，久止灵岩，晚进五台。得风疾，眉发俱堕，百

---

[1] 近效方：医方书。唐代佚名氏撰，卷数不明。收集唐开元间（713—741）及其以前民间诸多实用有效方。原书佚，可见其他医药古籍引录其书佚文。

骸腐溃，哀号苦楚，人不忍闻。忽有异人教服长松，明不知识，复告之云：长松生古松下，取根饵之，皮色如荠苨，长三五寸，味微苦，类人参，清香可爱，无毒，服之益人，兼解诸虫毒。明采服，不旬日，毛发俱生，颜貌如故。今并代间士人多以长松杂甘草、干山药为汤煎服，甚佳。然本草及诸方书皆不载，独释慧祥作《清凉传》，始序之。

白癞

昔有一僧得病，状如白癞，卒不成疮，但每日收白皮一升许，如蛇蜕。医者谓：多啖炙煿所致。与《局方》解毒雄黄丸三四服而愈。

风疹三

菼草治风疹：杜甫诗有"除菼草"一篇。蜀中谓之毛菼。毛芒可畏，触人如蜂虿，然治风疹，择最先者，以此草点之，一身皆失。叶背紫者入药。

齐抗给事守缙云，日少气力，风疹继作，服仙茅遂愈。八九月时采得，竹刀子刮去黑皮，切如豆粒，米泔浸两宿，阴干，捣筛，熟蜜丸如桐子。每旦空肚酒饮，任便[1]下二十丸，禁食牛乳及黑牛肉，大减药力也。《续传信方》，南唐筠州刺史王绍颜所著，皆因国书编录，其方当时盛行，故今江南但呼此药为婆罗门参。

寇宗奭云：有人病遍身风热细疹，痒痛不可任，连胸颈脐腹及近隐皆然，涎痰亦多，夜不得睡。以苦参末一两，皂角一两，水一升，揉滤取汁，银石器熬成膏，和苦参末为丸如梧桐子大。食后服二十丸至三十丸，次日即愈。

---

[1] 便：《证类本草·仙茅》条作"使"，义长。

风癣二

许叔微云：真州资福文雅白老，元祐间患风癣，遍身黑色，服乌头丸。数年之间，肌体黑黯顿除，脚力强健，视听不衰。有一宗人患紫癜风，遍身如墨，亦服乌头丸，身体悦泽，遂教予服之，亦得一年许，诸风疹疮疡皆除。然此药性大热，虽制去毒，要之五七日作乌豆粥啜之为佳，粥法用《豫章集》中者。

金山长老云：尝有人患癣七年，一旦得此方，两傅而愈。斑猫一个，去头、翅、足，以针札住，灯焰上烧，米醋内淬，如此三两次，就烧成，存性黑灰，研为细末。用红枣一枚，汤泡，剥去皮核，与斑猫一处同研烂。先以手抓或生布擦动癣，然后搽上药，不可侵好肉，恐有毒也。

湿癣二

卢会治湿痒搔之有黄汁者，刘禹锡著其方。云：余少年曾患癣，初在颈项间，后延上左耳，遂成湿疮。用斑猫、狗胆、桃根等，徒令蜇蠚，其疮转盛。偶于楚州，卖药人教用卢会一两，研，炙甘草半两，末，相和令匀。先以温浆水洗癣，乃用旧干帛子拭干，便以二味合和，傅之，立干便差。

戴人《十形三疗》云：有一女子，年十五，两股间湿癣长三四寸，下至膝，发痒时，爬搔、汤火俱不解痒，定黄赤水流，痛不可忍。灸爇熏渫，硫黄、茴茹、白僵蚕、羊蹄根之药，皆不效。其女姿妍巧，以此病不能出嫁。其父母求于戴人。戴人曰：能从余言则差。父母诺。戴人以鈚针磨令尖快，当痒时，于癣上各刺百余针，其血出尽，煎盐汤洗之。如此四次，大病方除。此方不书，以告后人，恐为癣药所误。湿淫于血，不可不砭者矣。

疮疥三

陈藏器云：人患疮疥，多以水银涂之。性滑重，直入肉，宜谨之。昔北齐徐王疗挛躄病，以金物火炙熨之。水银得金，当出蚀金。候金色白者是也。如此数度，并差。

掌禹锡[1]云：谨按，雄黄治疮疡，尚矣。《周礼·疡医》凡疗疡，以五毒攻之。郑康成注云：今医方有五毒之药，作之合黄堥_{音武}，置石胆、丹砂、雄黄、礜石、磁石其中，烧之三日三夜，其烟上著，以鸡羽扫取之，以注疮，恶肉、破骨则尽出。故翰林学士杨亿常笔记，直史馆杨嵎年少时有疡生于颊，连齿辅车外肿若覆瓯，内溃出脓血不住，吐之痛楚难忍。疗之百方，累年不瘥。人语之，依郑注合[2]烧药成，注之创中[3]，少时，朽骨连两牙溃出。遂愈，后便安宁。信古方攻病之速如此。黄堥，若今市中所货，有盖瓦合[4]也。近世合丹药，犹有用黄瓦罐，亦名黄堥，事出于古也。

澧州王教授执中，少患疥，十五年，过冬则为疮。人教用羊蹄菜根、蛇床子根，片切如钱，米泔浸三二宿，漉出，入生姜、白矾同研细，裹以生布，遇浴先擦洗良久，以水浇三四次，用即除根。后数年，再生，用前法亦愈。

老人风秘二

许学士[5]云：尝[6]有一贵人母，年八十四，忽腹痛头疼，恶心不

---

[1] 掌禹锡：北宋地理学家、药学家。字唐卿，许州郾城（今属河南）人。官至光禄卿直秘阁。主持编修《嘉祐本草》，参与编修《皇祐方域图志》等书。
[2] 合：原作"令"，据《证类本草·雄黄》条引《图经》改。
[3] 注之创中：原作"治之就中"，据《证类本草·雄黄》条引《图经》改。
[4] 合：通"盒"。宋陆游《老学庵笔记》卷7："合中有药，色正黄。"
[5] 许学士：即宋代医家许叔微。曾为翰林学士，故人称"许学士"。
[6] 尝：原作"常"，据《普济本事方》卷10"苏子粥"改。此二字古书中常误，后同者径改不注。

能食。医家供补脾进食、治风清头目药数日，疾甚。恳予辨之。予曰：误矣！此老人风秘，脏腑壅滞聚膈中，则腹胀，恶心，不喜食，至巅头痛，神昏。如得脏腑流畅，诸疾悉去。予进苏麻粥而气泄，下结粪如粟十余块，少间通利，诸证悉除。苏麻粥法：右用紫苏子、大麻子二味各半，合净洗，研极细。用水再研，滤汁一盏，分二次煮粥啜。体虚之人，风秘结燥，服之皆得力。

王嗣康方，治风秘，钱阁门传。右用阿胶麸炒，研为细末，煎服三钱。气实者，加南木香。最宜老人。

食滑物通枯燥

《儒门事亲》书云：顷有老人年八十岁，脏腑涩滞，数日不便。每临后时，目前星飞，头目昏眩，鼻塞腰痛。积渐食减，纵得少便，结燥如弹。一日友人命食血脏葵羹、油渫菠薐菜，遂顿食之，日日不结，前后皆利。食时神清，年九十岁，无疾而终。《图经》云：菠薐菜，寒，利肠胃，芝麻油炒而食之，利大便。葵，宽肠，利小便。年老之人，大小便不利，最为急切。

食穿山甲动旧风疾

张季明《医说[1]》云：余常行衡州道中，遇醴陵尉自衡阳方回，以病归。问其得疾之由。曰[2]：某食猪肉，入山既深，无肉可以食。偶从者食穿山甲肉，因吃数脔[3]，旧有风疾，至是复作。今左足废矣。因以箧中风药遗之。后半月，闻其人痫疾悉愈。及至永州，观《图经》

---

[1]张季明医说：张季明，南宋医家，名杲，新安歙县（今属安徽）人。著医学笔记杂录《医说》10卷。采集事关名医、医书、针灸、诊视、杂证、医论、妇人小儿、外科诸疾之文，兼及医功报应。
[2]曰：原脱，据《医说》卷3《诸风·食穿山甲动旧风疾》补。
[3]脔：原误作"蛮"，据《医说》卷3《诸风·食穿山甲动旧风疾》改。

曰：穿山甲不可杀于堤岸，血一入土，则堤岸不可复塞，盖能透地脉也。如此尉因误食致病，而旬日间痼疾尽愈，亦可怪也。今人用以通妇人脉，甚验。

肾痹腰痛

《史记》齐王黄姬兄黄长卿家有酒召客，招臣意即太仓公淳于意也。诸客坐，未上食，臣意望见王后弟宋建，告曰：君有病，往四五日，君要胁痛，不可俛仰，《正义》曰：上音免。又不得小溲。不亟治病，即入濡肾，及其未舍五脏，急治之。病方今客肾，濡，《正义》曰：濡，溺也。病方客在肾。欲溺，肾也。此所谓肾痹也。宋建曰：然。建故有腰脊痛。往四五日，天雨，黄氏诸倩，徐广曰：倩者，女婿也。骃案《方言》曰：东齐之间，婿谓之倩。郭璞曰：言可假倩也。○《正义》曰：倩，音七姓反。见建家京下方石，徐广曰：京者，仓廪之属也。即弄之。建亦欲效之，效之不能，起即复置之。暮腰脊痛，不得溺，至今不愈。建病得之好持重，所以知建病者。臣意见其色，太阳色干，肾部上及界腰以下者枯四分所，故以往四五日，知其发也。臣意即为柔汤，使服之十八日，既而病愈。

腰痛牵心

宋明帝宫人患腰痛牵心，发则气绝。徐文伯视之，曰：发瘕，以油灌之，吐物如发，引长二尺，头已成蛇，能动摇，悬之滴尽，唯一发。病即差。

腰痛二

魏将使青娥丸方，序云：舶上破故纸，人呼为补骨脂，亦名婆固脂也。温精髓，补劳伤，夜卧自泄，腹冷洞泻，脚冷腰疼，饮食少味，行步无力，能补五脏，去百病，益肌肤，壮筋骨，活血驻颜，黑髭乌发。予年过八十，出宦南海，忽忽不乐，况越俗卑湿，寒燥不常，痛伤内外，阳道痿绝，钟乳硫黄一二十方皆不效。有舟人李摩诃来授予此方，服之七日，力强气壮，阳道微动；半月以来，意充力足，目明心悦，神效不可具述，故录以传。元和十三年二月十日，岭南节度使郑佃诗云：晚年持节向番禺，人事兼加并劣疏。收得风光归掌内，青娥不笑白髭须。破故纸八两，淘洗净者，焙干，隔纸炒香，干为末，用胡桃穰四两，汤浸去膜，研如泥。右件和炼蜜丸如梧桐子大，每服三十丸，温酒、盐汤下，空心、临卧，渐加至五十丸。宜食猪、羊腰子以助药力。似觉水甜食美，是效。禁食芸薹、羊血，恶甘草。或研如泥，和蜜瓷器内，以熟水或酒调服，便以饭压下为妙。○一方加杜仲四两，剉如骰子大，麸炒黄色。治肾虚腰疼，秘精益阳。老者宜服，返老还童；少年服之，行步如飞。

南唐筠州刺史王绍颜《续传信方》云：余顷年在姑熟之日，得腰痛，不可忍。医以肾脏风毒攻刺，诸药莫疗。因览此方，备有此验，立修制一剂，便减五分，步履便轻，故录之耳。海桐皮二两，牛膝、芎䓖、羌活、地骨皮、五加皮各一两，甘草半两，薏苡仁二两，生地黄十两。九物净洗，焙干，细剉生地黄，以芦刀子切，用绵一两却包裹，入无灰酒二斗浸，冬二七日，夏一七日。候熟，空心、食后、日午、晚卧，时时一杯，长令醺醺。合时不用添减。禁毒食。

手足沉重状如风者

张季明《医说》云：此证其源起于脾胃虚，荣卫不足。胃为水谷之海，脾气磨而消之，水谷之精化为荣卫，以养四肢。若起居失节，饮食不时，则致脾胃之气不足，既荣卫之气润养不周，风邪乘虚而干之。盖脾胃主四肢，其脉连舌本而络于唇口，故四肢与唇口俱痹，语言蹇涩也。治法宜多用脾胃药，少服去风药，则可安矣。若久久不治，则变为痿疾。《经》所谓治痿独取阳明，是也。阳明者，胃之经也。

鹤膝风二

大防风汤：祛风顺气，活血脉，壮筋骨，除寒温，逐冷气。善法寺僧如真师孙遂良，绍熙壬子患痢之后，足履瘫弱，遂成鹤膝风。两膝肿大而痛，髀胫枯细，但存皮骨而已，拘挛跧[1]卧，不能屈伸，待人抱持而后能起，如此数月，分为废人。淮东赵德远参议之甥李七官人惠以此方，服之气血流畅，肉亦渐生，遂良能行。不终剂，平复如故，真奇方也。

大圣丹：治男子、妇人中风，半身不遂，言语謇涩，行步不正，诸药无效；或久远鹤膝风、暗风，无不治之。是斋王璆[2]史君弟琛，患暗风十余年，得此药遂安。川乌去皮、尖、脐，切作片子，五灵脂生用，新者，各五两。捣罗为细末，入脑、麝少许，滴水搜和丸如弹子大。每一丸，年五十以上者，分作四服；有年纪人，作六服。取生姜自然汁，隔宿浸软，就盏内，以手调开，用薄荷酒化，仍再入脑、麝少许于酒内，服之。合此药时，以三月三日、五月五日、六月六日或辰日，勿令孕妇、鸡、犬见丸，就以米筛，先铺穰草，将药丸摊在上，顿放有风处瘖[3]令自然干。收之不得毫损，以纱绢袋悬之。拈此药了，不得以手擦眼。服此药，须忌两时热物。服至三十日，除去根本。小儿分作八服。《博济方》名乌龙丹，修制不同。

脚气五

北史伊娄穆病自腰至脐似有三缚，两脚缓纵不复自持。姚僧垣处汤

---

[1] 跧：同"蜷"。
[2] 是斋王璆：王璆是宋代医家，绍兴山阴人，字孟玉，号是斋，著《是斋百一选方》。
[3] 瘖：《是斋百一选方》卷3"大圣丹"作"阴"，文义明确。

三剂，服其一，上缚即解；次服，中缚复解；又服，悉除。更合一剂，足稍屈伸。曰：终俟霜降，此患当愈。至九月乃能起行。

唐贞元中嵩阳子周君巢作《威灵仙传[1]》云：先时商州有人重病，足不履地者数十年。良医朝夕莫能疗。所亲置之道傍，以求救者。遇一新罗僧，见之告曰：此疾一药可活，但不知此土有否。因为之入山求索，果得，乃威灵仙。使服之数日，能步履。其后山人邓思齐知之，遂传其事。崔元亮《海上方》著其法，云：威灵仙采得，阴干月余，捣筛，温清酒和二钱匕，空腹服之。如人本性杀药，可加及六钱匕。利过两行，则减之，病除乃停服。其性甚善，不触诸药，但恶茶及面汤，以甘草、栀子代饮可也。

李绛《兵部手集方[2]》著此法，云：曾得效。昔有人患脚气，用赤小豆作袋置足下，朝夕展转践踏之，其疾遂愈。亦主丹毒。

唐柳柳州[3]纂《救三死方[4]》云：元和十二年二月得脚气，夜半痞绝，胁有块大如石，且死，因大寒不知人三日，家人号哭。荥阳郑洵美传杉木汤，服半碗，顷大下，三下气通块散。杉木节一大升、橘叶切，一大升，北地无叶，可以皮代之、大腹槟榔七枚，合子[5]剉碎之、童子小便三大升。共煮取一大升半，分两服。若一服得快利，即止。不利，再服。已前三死[6]，真死矣，会有教者，皆得[7]不死。恐他人不幸有类余病，故传焉。

张文潜云：昔湘东王患脚气，十年困笃。一日得俞山人真方降气汤，服之遂安。

---

[1] 威灵仙传：单味药专论。唐代周君巢撰于贞元（785—805）间，1篇。述威灵仙主治、功能、服法等。原篇佚，《本草图经》引其佚文。
[2] 兵部手集方：医方书。唐代李绛传方，薛弘庆撰，3卷。原书佚，《证类本草》引其佚文。
[3] 柳柳州：即唐文学家、哲学家柳宗元，字子厚，河东解（今山西运城西）人，世称柳河东。贞元进士。授校书郎。后出任永州司马，迁柳州刺史，故又称柳柳州。
[4] 救三死方：医方书。唐代柳宗元纂。记载元和十一年、十二年两年间（816—817）柳氏三次患危急症（干霍乱、脚气、疔疮）救治经过。原书佚，《本草图经》存佚文。
[5] 子：原脱，据《证类本草·极材》引《救三死方》补。
[6] 三死：原脱，据《证类本草·极材》引《救三死方》补。
[7] 皆得：原作"得皆"，据《证类本草·极材》引《救三死方》乙转。

脚肿如瓠

许叔微云：壬子年，在毗陵有姓马人鬻酒，久不见，因询其亲，云宿患肾脏风，今一足发肿如瓠，自腰以下，巨细通为一律，痛不可忍，卧欲转侧，则两人挟持，方可动，或者欲以铍刀决之。予曰：未可，予有药当合以赠。遂用连珠甘遂一两、木鳖子二个，一雌一雄，去壳，为末。猳猪腰子二个，批开，以药末一钱掺匀，湿纸裹数重，慢火煨熟，放温。五更初，细嚼，米饮下。至辰巳间，下脓如水晶者数升，即时痛止肿退。一月，尚柱拐而行。予再以赤乌散令涂贴其膝，方愈。后十年，过毗陵，率其子列拜以谢。云：向脚疾，至今不复作，虽积年肾脏风，并已失去，今健步不苦[1]矣。但此方若人患一脚，看其左右，左脚用左边腰子，右脚用右边腰子。药末止用一钱，积水多则利多，积水少则利少也。

腰脚筋骨疼痛

荆岑方养肾散：全蝎半两、天麻三钱、苍术一两，去粗皮、草乌头去皮脐，生用、黑附子炮，去皮脐，各二钱。为细末，拌匀，肾气豆淋酒调一大钱。豆，用黑大豆，能除去腰脚筋骨疼痛，其效如神。药气所至，麻痹少时，须臾疾随药气悉愈。如是骨髓中痛，用胡桃酒下此药，伤寒中风皆治本，忠州太守陈逢原所传。渠云：前知防州，因暑中取凉食瓜，至秋忽然右腰腿间疼痛，连及膝胫，曲折不能，经月右脚艰于举动。凡治腰脚药服之，并无效。儿子云安形曹，似在商熙助教处得养肾方服之。才一服，移时举身麻痹；不数时间，脚遂屈伸；再一服，即康宁。又防州监酒年几四十，虚损，两脚不能行步。试与此药，初进二

---

[1] 苦：原作"若"，据《普济本事方》卷4"治肾脏风攻注脚膝方"改。

钱，大腿麻木，遂能起立；再服二钱，大小拇指皆麻，迤逦可行；三服，驰走如旧。太室居士得此方，乾道己丑岁在鄂渚都幕府日，宋判院审言，久病脚膝缓弱不能行，传之。数日来谢，此疾经年，无药不服，得方，次日即合，二服见效，五服良愈。今有力能拜起矣。后数日，又云：因浴，遍身去薄皮如糊，肌骨遂莹。其效如神。

脚气结核

《百一选方》 治脚气上攻，流注四肢，结成肿核不散，赤热焮痛，及治一切肿毒。甘遂为细末，以水调傅肿处。右浓煎甘草一味，服之，其肿即散。二物本相反，须两人买，各处安顿，切不可相和。清流厅子韩咏苦此，一服病去七八，再服而愈。云得之一牛马牙人。医者之意，正取其相反，故以甘遂傅其外，而以甘草引之于内，所以作效，如磁石引针之义也。

脚疮二

寇宗奭云：有男子年六十一，脚肿生疮，忽食猪肉不安。医以药利之，稍愈。时出外，中风汗出，后头面暴肿，紫黑色，多睡，耳轮上有浮泡小疮，黄汁出。乃与小续命汤加羌活一倍服之，遂愈。

赵先生字子固，母刘氏年几八十。左足面一疮，下连大指，上延外踝以至臁骨。每岁辄数发，发必兼旬累月，昏暮痒甚，爬搔，移时出血如泉流，呻吟痛楚，殆不可忍，夜分即渐已，明日复然。每一更药，则疮转大而剧，百试不验，如是二十余年。淳熙甲辰仲冬之末，先生为太府丞，一夕母病大作，相对悲泣无计。困极就睡，梦四神僧默坐一室，旁有长榻，先生亦坐，因而发叹，一僧问其故，先生答之以实。僧云：可服牛黄金虎丹。又一僧云：朱砂亦好。既觉颇惊异，试取药半粒强服之，良久，腹大痛，举家相忧且悔，俄而下礓魂物如铁石者数升。是夕，疮但微痒，不痛而无血，数日成痂，自此遂愈。朱砂之说，竟不复试。先生因图僧像如所梦者，而记其事。金虎丹本出《和剂局方》，本治中风痰涎壅塞，所用牛黄、龙脑、腻粉、金箔之类，皆非老人所宜服。今乃取奇效，意此疾积热脏腑而发于皮肤，岁久根深，未易洗涤，故假凉剂以攻之，不可以常疮论也。神僧之梦盖孝所感云。

脚转筋

刘禹锡《传信方[1]》云：甘少府治脚转筋，兼暴风，通身水冷如瘫痪者，取蜡半斤，以旧帛净绢并得约阔五六寸，看所患大小，加减阔狭。先销蜡，涂于帛上。看冷热，但不过烧人，便秉热缠脚。仍须当脚心便着袜裹脚，得冷却更易之。亦治心躁惊悸，如觉是风毒，兼裹两脚心。

筋挛脚不得屈伸

许叔微云：同官歙丞张德操常言其内子昔患筋挛，脚不得屈伸者逾年，动则令人持抱，求医于泗水。杨吉老云：此筋病。宜服养血地黄丸、羚羊角汤、乌头汤。服之一年而愈。

右手足筋挛二

寇宗奭云：有人年五十四，素羸，多中寒，近服菟丝有效。少年常服生硫黄数斤，脉左上二部、右下二部弦紧有力。五七年来，病右手足

---

[1] 刘禹锡传信方：刘禹锡，唐文学家、哲学家。字梦得，洛阳（今属河南）人，贞元九年（793）进士。除文学成就外，通医，撰《传信方》。《传信方》，医方书，刘禹锡撰于元和十三年（818），2卷。采简便效验之方，并记载传方或获效人姓氏，以示信以传信。原书佚，《本草图经》等书引其佚文。

筋急拘挛，言语稍迟，遂与仲景小续命汤加薏苡仁一两，以治筋急，减黄芩、人参、芍药各半，以避中寒，杏仁只用一百五枚。后云尚觉大冷，因令尽去人参、芍药、黄芩三物，却加当归一两半，遂安。今人用小续命汤者，比比[1]皆是，既不能随证加减，遂至危殆，人亦不知。今小续命汤，世所须也，故举以为例，可不谨哉！

寇宗奭云：薏苡仁，此李商隐"太仓铭"中所谓"薏苡似珠，不可不虞者"也，取人用。《本经》云：微寒，主筋急拘挛。拘挛有两等。《素问》注中"大筋受热则缩而短，缩短故挛急不伸"，此是因热而拘挛也，故可用薏苡仁。若《素问》言因寒，即筋急者，不可更用此也。凡用之，须倍于他药。此物力势和缓，须倍加用即见效。盖受寒即能令人筋急，受热故令人筋挛，若但热而不曾受寒，亦能使人筋缓，受湿则又引长无力。

筋急项强

许叔微云：有人患筋急项强，不可转侧，自午后发，黄昏时定。予曰：此患必先从足起。《经》言十二经络各有筋，惟足少阴之筋自足至项。大抵筋者，肝之合也。日中至黄昏，天之阳，阳中之阴也。又曰：阳中之阴，肺也。自离至兑，阴旺阳弱之时。故《灵宝毕法[2]》云：离至乾，肾气绝而肝气弱，肝肾二脏受阴气，故发于是时。予授以木瓜煎方，三服而愈。

鼻额间痛痹

许叔微云：王检正希皋昔患鼻额间痛，或麻痹不仁，如是者数年。

---

[1] 比比：原作"盖此"，据《本草衍义·序例下》改。
[2] 灵宝毕法：道家书。题钟离授吕公，《道藏目录详注》谓是云房真人钟离权述，10卷（《道藏》为3卷）。论天地阴阳升降及修丹养命之道。

忽一日，连口唇、颊车、发际皆痛，不可开口，虽言语饮食亦相妨，左额与颊上常如糊急，手触之则痛。予作足阳明经络受风毒，传入经络血凝滞而不行，故有此证。或者以排风、小续命、透水丹之类与之，皆不效。予制犀角升麻汤赠之，服数日而愈。

臂腿间一两点痛

《百一选方》云：治臂腿之间忽一两点痛，着骨不可忍者，芫[1]花根一味，研为细末，米醋调，随大小傅之，立止。庐州郭医云：此是陶成一医者方，曾以治一妇人产后而得此疾者，良验。但熬贴不住，须以纸花覆其上，用绢帛系定也。

手足十指麻木

孙盈仲常患手足十指疼痛麻木，其祖善医，云：有风而非虚，以此方治之而愈。附子、木香二味剉为粗末，用姜如常法煎。木香随气虚实加减。如治足弱，去附子，用乌头。

金疮二

《宋书》曰：高祖微时，伐荻新洲，见大蛇长数丈，射伤之，明日复至。闻有杵臼声，往视之，见童子数人皆青衣，于榛林[2]中捣药。问其故，答曰：我王为刘寄奴所射，合药敷之。帝曰：神何不杀之？童子曰：寄奴王者，不死，不可杀。帝叱之，皆散。仍收药而反。又尝客经下邳逆旅，会一沙门，谓帝曰：江表当乱，能安之者，其在君乎？帝

---

[1] 芫：原作"蕪"，据《百一选方》卷3"治臂腿之间忽一两点痛着骨"改。
[2] 林：原脱，据《本草纲目·刘寄奴草》引"李延寿《南史》"补。

先患手疮，经年不愈，沙门有黄药，因留与帝。既而忽亡。帝以黄散敷疮，一敷而愈。宝其余及所得童子药，每遇金疮，敷之并愈。

许叔微云：经验方，刘寄奴末，非止治金疮，治汤火疮更妙。每用先以糯米浆鸡翎扫伤着处，后掺药末在上，并不痛，亦无痕。大凡汤[1]着，急用盐末掺之，护肉不坏，然后药敷之。

破伤风三

煨葱治打扑破伤，见刘禹锡《传信方》，云得于崔给事。取葱新折者，便入塘灰火煨，承热剥皮擘开，其间有汁，便将罨损处，仍多煨，取续续易热者。崔云：顷在泽潞，与李抱真作判官。李相方以球杖按球子，其军将以杖相格，便乘势不能止，因伤李相拇指，并爪甲擘裂，遽索金疮药裹之，强坐，频索酒。饮至数盏，已过量而面色愈青，忍痛不止。有军吏言此方，遂用之，面色却赤。斯须云：已不痛。凡十数度，用热葱并汁缠裹其指，遂安席笑语。

玉真散治破伤风及金刃打扑伤损，《本事》必用。二方皆有，但人不知。张叔潜知府云：此方极奇，居官不可阙。予宰清流日，以授直厅，医救欲死者数人，奇甚。天南星、防风各等分为细末。破伤风以药敷贴疮口，然后以温酒调下一钱。如牙关紧急，角弓反张，用药二钱，童子小便调下。或因斗殴相打，内有伤损，以药二钱，温酒调下。打伤至死，但心头微温，以童子小便灌下二钱，并进三服。天南星为防风所制，服之不麻也。

《百一选方》神应丸，治紧急破伤风。华宫使光祖向任统制日，尝被重伤，服之大效。半夏一两半，草乌头三两，巴豆一两（去壳）。右生用，同为细末。好枣四两，换水煮烂，剥去皮，同药捣成剂丸如莲子大。紧者，无灰酒摩一丸；慢者，半丸。吐涎或泻，勿疑。轻者不须

---

[1]汤:《普济本事方》卷6"刘寄奴散"作"伤"。

服，更审量老幼岁数虚实加减用之。

尸蹶

《史记》 虢太子死，《索隐》曰：案傅玄云，虢是晋献所灭，先此百二十余年。此时焉得有虢，则此云虢太子，非也。然案虢后改称郭。春秋有郭公。盖郭之太子也。扁鹊至虢宫门下，问中庶子喜方者。《索隐》曰：喜，音许既反，喜好也，爱也。方，方伎之人也。〇《正义》曰：中庶子，古官号也。喜方，好方术，不书姓名也。曰："太子何病？国中治穰过于众事。"中庶子曰："太子病血气不时，交错而不得泄，暴发于外，则为中害，精神不能正邪气，邪气畜积而不得泄，是以阳缓而阴急，故暴蹶而死。"《索隐》曰：蹶，音厥。〇《正义》曰：《释名》云，蹶气从下，蹶起上行，外及心胁也。扁鹊曰："其死何如？"曰："鸡鸣至今。"曰："收乎？"曰："未也，收，谓棺敛。其死未能半日也。""言臣齐勃海秦越人也，家在于郑，未尝得望精光，侍[1]谒于前也，闻太子不幸而死，臣能生之。"中庶子曰："先生得无诞之[2]乎？何以言太子可生也？臣闻上古之时医有俞跗，《索隐》曰：音臾附，下又音跌。〇《正义》曰：臾附二音。应劭云：黄帝时将也。治病不以汤液醴洒，《正义》曰：上音礼，下山解反。镵石挢引，案扤毒熨，《索隐》曰：镵，音仕咸反，谓石针也。挢，音九兆反，谓为按摩之法。大挢引，身如熊顾鸟伸也。扤音玩，亦谓按摩而抗弄身体，使调也。毒熨，谓毒病之处以药物熨帖也。一拨见病之应，因五脏之腧，《索隐》曰：音东注反。〇《正义》曰：《八十一难》云，肺之原出于太渊，心之原出于太陵，肝之原出于太冲，脾之原出于太白，肾之原出于太溪，少阴之原出于兑骨，胆之原出于丘虚，胃之原出于冲阳，三焦之原出于阳池，膀胱之原出于京骨，大肠之原出于合谷，小肠之原出于腕骨，十二经皆以腧为原也。按：此五脏六腑之腧也。乃割皮解肌，诀脉结筋，搦髓脑，揲荒徐广曰：揲音舌。〇《索隐》曰：搦音女，角反。揲荒，膏荒也。爪幕，《正义》曰：以爪决其门幕也。湔浣《正义》曰：

---

[1] 侍：原作"傅"，据《史记·扁鹊仓公列传》改。
[2] 之：原作"云"，据《史记·扁鹊仓公列传》改。

上子钱反，下胡管反。肠胃，漱涤五脏，练精易形。先生之方能若是，则太子可生也。不能若是而欲生之，曾不可以告孩婴之儿？"终日，扁鹊仰天叹曰：夫子之为方也，若以管窥天，以郄视文。越人之为方也，不待切脉、《正义》曰：黄帝《素问》云，待切脉而知病。寸口六脉，三阴三阳，皆随春秋冬夏，观其脉三变也，则知病之逆顺也。杨玄操云：切，按也。望色、《正义》曰：《素问》云，面色青，脉当弦急；面色赤，脉当浮而短；面色黑，脉当沉浮而滑也。听声、《正义》曰：素问云，好笑者肺病；好歌者脾病；好妄言者心病；好呻吟者肾病；好叫呼者肝病也。写形，《正义》曰：《素问》云，欲得温而不欲见人者，脏家病；欲得寒而不欲见人者，腑家病也。言脉之所在，闻病之阳，论得其阴，闻病之阴，论得其阳。《正义》曰：《八十一难》云，阴病行阳，阳病行阴，故令募在阴，俞在阳。杨玄操云：肠为阴，五脏募皆在腹，故云募皆在阴；背为阳，五脏俞皆在背，故云腧皆在阳。内脏有病则出，行于阳，阳俞在背也；外体有病则入，行于阴，阴募在腹也。针法云：从阳引阴，从阴引阳也。病应见于大表，不出千里，决者至众，不可曲止也。《索隐》曰：止，语助也。不可委曲具言。○《正义》曰：言病皆有应见，不可曲言病之止住所在也。子以吾言为不诚，试入诊太子，当闻其耳鸣而鼻张。《正义》音涨。循其两股以至于阴，当尚温也。中庶子闻扁鹊言，目眩然而不瞚，舌挢然而不下，乃以扁鹊言入报虢君。虢君闻之大惊，出见扁鹊于中阙，曰：窃闻高义之日久矣。然未尝得拜谒于前也。先生过小国，幸而举之，偏国寡臣幸甚。《索隐》曰：谓虢君自谦，云已是偏远之国，寡小之臣也。有先生则活，无先生则弃捐填[1]沟壑，长终而不得反。言未卒因嘘唏服臆，《索隐》曰：上音皮力反，下音忆，魂精泄横，流涕长潸，徐广曰：一云，言未卒，因涕泣交流，嘘唏不能自止也。○《索隐》曰：潸，音山。长潸，谓长垂泪也。忽忽承睫。《索隐》曰：音接，睫即睫也。承睫，言泪恒垂以承于睫也。悲不能自止，容貌变更。扁鹊曰："若太子病此，谓尸蹶者也。夫以阳入阴中，动胃《正义》曰：《八十一难》云，脉居阴部，反阳脉见者，为阳入阴中，是阳乘阴也。脉虽时沉涩[2]而短也，谓阳脉伏阴也。脉居阳部，

---

[1]填：原脱，据《史记·扁鹊仓公列传》补。
[2]涩：原作"清"，据《难经·二十难》改。

而阴脉见者，是阴乘阳也。脉虽时浮滑而长，此谓阴中伏阳也。胃，水谷之海也。**繵缘**，《正义》曰：上音直延反。繵缘，谓脉缠绕胃也。又《素问》云：延缘，落，络脉也，恐非此义也。**中经维络**，徐广曰：维，一作结。○《索隐》曰：繵，音直延反。○《正义》曰：《八十一难》云，十二经脉，十五络脉，阳维、阴维之脉也，**别下于三焦膀胱**。《正义》曰：《八十一难》云，三焦者，水谷之道路，气之所终始也。上焦在心下，下鬲，在胃上口也。中焦在胃，中脘，不上不下也。下焦在脐下，当膀胱上口也。膀胱者，津液之府也。溺九升，九合也。言经络下于三焦及膀胱也。**是以阳脉下遂**，徐广曰：一作隊，**阴脉上争**，《正义》曰：遂，音直类反。《素问》云：阳脉下遂，虽反，阴脉上争如弦也。**会气闭而不通**，《正义》曰：《八十一难》云，府会太仓，藏会季胁，筋会阳陵泉，髓会绝骨，血会鬲俞，骨会大杼，脉会大渊，气会三焦，此谓八会也。阴上而阳内行，下内鼓而不起，上外绝而不为使，上有绝阳之络，下有破阴之纽，《正义》曰：纽，女九反。《素问》云：细赤脉也。**破阴绝阳，之然已废**[1]徐广曰：一作发。**脉乱，故形静如死状。太子未死也。夫以阳入阴支兰藏者，生**；《正义》曰：《素问》云，支者，顺节。兰者，横节。阴支兰，胆藏也。**以阴入阳支兰藏者，死。凡此数事，皆五脏蹶中之时暴作也。良工取之**，《正义》曰：《八十一难》云，知一为下工，知二为中工，知三为上工。上工者，十全九。中工者，十全八。下工者，十全六。臣广云：五脏一病，辄有五。解一脏为下工。解三脏，为中工。解五脏，为上工也。**拙者疑殆。"扁鹊乃使弟子子阳厉针砥石，以取外三阳五会**。《索隐》曰：子阳，扁鹊弟子也。针，音针；砥，音脂；厉，谓磨也。○《正义》曰：《素问》云，手足各有三阴三阳，太阴、少阴、厥阴、太阳、少阳、阳明也。五会，谓百会、胸会、听会、气会、臑会也。**有间，太子苏。乃使子豹为五分之熨，以八减之齐和煮之，以更**《正义》曰：更，格曷反。**熨两胁**[2]**下**。《索隐》曰：案言，五分之熨者，谓熨之令温暖之气入五分也。八减之齐者，谓药之齐和，所减有八，并越人当时有此方也。**太子起坐，更适阴阳。但服汤二旬而复故。故天下尽以扁鹊为生死人。扁鹊曰：越人非能生死人也。此自当生者，越人能使之起耳。**

---

[1] 之然已废：《史记·扁鹊仓公列传》作"色废"，义长。
[2] 胁：原作"脐"，据《史记·扁鹊仓公列传》改。

寒热注

《魏志》 华佗治妇人长病经年，世谓为寒热注病。冬月中，佗令坐石槽中，平旦用冷水汲灌，云当满百。始七十灌，冷战欲死，佗令满数。至八十灌，热气乃蒸出，嚣嚣高二三尺。满百灌，佗乃使然火温床，厚覆衣。良久，汗洽出，着粉，燥便愈。

飞尸鬼疰五

葛洪《肘后方》 飞尸者，游走皮肤，穿脏腑，每发刺痛，变作无常；遁尸者，附骨入肉，攻凿血脉，每发不可得近，见尸丧、闻哀哭便作；风尸者，淫跃四肢，不知痛之所在，每发昏恍，得风雪便作；沉尸者，缠结脏骨，冲心胁，每发绞切，遇寒冷便作；尸注者，举身沉重，精神错杂，常觉昏废，每节气改变，辄致大恶。此一条，别有治后熨也。忍冬茎叶，剉数斛。煮令浓，取汁煎之，服如鸡子大一枚，日二三服。

葛洪《肘后方》 尸疰、鬼疰病者，葛云：此是五尸之一疰，又挟诸鬼邪为害。其病变动，乃有三十六种至九十九种，大略使人寒热淋沥，沉沉默默，然不的知其所苦，而无处不恶。累年积月，渐就顿滞，以至于死。死后传于傍人，乃至灭门。觉如此候者，便宜急治，獭肝一具，阴干，杵末，水服方寸匕，日三。末差再作。姚云神效。

《齐书》曰：有伛人患滞冷，积年不差。徐嗣伯为诊之，曰：此尸疰也。当得死人枕，煮服之乃愈。于是往古冢中取枕。枕已一边腐阙，服之即差。

《本草图经》曰：张仲景有治冷劳獭肝丸方，又主鬼疰。一门相染者，取獭肝一具，火炙之，水服方寸匕，日再。崔氏治九十种蛊疰，及传尸、骨蒸、伏连、殗殜、诸鬼毒疠疾等，獭肝丸二方俱妙。

许叔微云：太乙神精丹、苏合香丸治飞尸、遁尸、风尸、沉尸、尸疰之疾，其功第一。

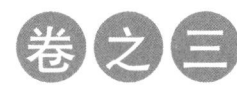

北京太医赵大中编修　覃怀儒医赵子中传习
大元国特赐皇极道院虚白处士赵素才卿补阙

风之变化

《周易》说：卦巽为风。

《河图[1]·帝通纪》曰：风乃天地之使。

《龙鱼河图[2]》曰：风者，天之使也。

《黄帝坟典[3]》曰：移精变气，其动化风也。

《古经[4]》曰：风者，乃风化之教，风渐袭之道也。

《九丘[5]》书曰：五谷气味不和而生风，因其土气生草木，而谷生风也。

《天元玉册[6]》云：土气为风也。

《埤雅[7]》云：天地之气，嘘而成云，噫而成风。

---

[1] 河图：纬书。不著撰人，约为汉代人所撰。星河，即银河、宇宙。此书记载天文星宿、地理、神怪，以及饮食宜忌等杂事。寓意极广，很深奥。原书早佚。《齐民要术》《太平御览》等类书多载其佚文。
[2] 龙鱼河图：纬书，是汉代谶纬《河图》中的一种。原书亦早佚。佚文可见于其他古代文献。
[3] 黄帝坟典：古今书目中未核到此书。"移精变气"是《黄帝内经素问》的一个篇章名。
[4] 古经：指古文经书。今人杨伯峻《春秋左传注》前言中称"《春秋古经》就是《左氏传》的《经》，因为它原来是古代文字写的，所以称它为'古经'"。
[5] 九丘：传说是中国最古的书名。《春秋左传正义》卷四十五："王曰，是良史也，子善视之。是能读《三坟》《五典》《八索》《九丘》。皆古书名。"
[6] 天元玉册：五运六气学专著。唐代王冰撰，30卷，一作《天元玉策》。
[7] 埤雅：训诂书。出《宋史艺文志》。宋陆佃撰（1042—1102）。20卷。其书之名，取辅佐《尔雅》之意。书分释鱼、释兽、释鸟等八类。陆氏之学，受王安石《字说》的影响，解释名物时，大抵略于形状而详于名义。除征引古书外，并探求其得名的由来。但引书不注出处，且多穿凿附会之说。

《春秋元命苞[1]》云：阴阳怒而为风。

前汉《天文志[2]》云：风者，阳中之阴。

《素问·阴阳应象大论》：岐伯曰，神在天为风。飞扬鼓坼，风之用也。然发周远，无所不通，信乎，神化而能尔。○又《天元纪大论篇》：鬼臾区曰，神在天为风。注云，风者，教之始，天之使也，天之号令也。○又《五运行大论篇》：岐伯曰，神在天为风。注云：鸣条启坼，风之化也；振拉摧拔，风之用也。岁属厥阴在上，风化于天；厥阴在下，则风行于地。

《黄帝风经[3]》曰：调长祥和，天之喜风也；折扬奔厉，天之怒风也。

《周易》说：卦挠，万物者莫疾乎风。

《素问·阴阳应象大论》：岐伯曰，阳之气，以天地之疾风名之。阳气散发，疾风飞扬，故以应之。

《素问·阴阳应象大论》：黄帝曰，风动则胜。风胜则庶物皆摇，故为动。按，《左传》曰：风淫末疾，即此义也。○又《素问·六元正纪大论》：岐伯曰，风动则胜。注，动，不宁也。

《素问·阴阳应象大论》：岐伯曰，东方生风。阴气上腾，散为风也。风者，天之号令。风为数始，故生自东方。○又《五运行大论》：岐伯曰，东方生风。注云：东者，日之初。风者，教之始，天之使也。所以发号施令，故生自东方。景霁山昏，苍埃际合，崖谷若一，岩岫之风也。黄白昏埃，晚空如堵，独见天垂，川泽之风也。加以黄黑白埃，承下山泽之猛风也。○又《气交变大论》：岐伯曰，东方生风，风生木，其德敷和，其化生荣，其政舒启。其令风，其变振发，其灾散落。注云：敷，布也。和，和气也。荣，滋荣也。舒，展也。启，开也。振，怒也。发，出也。散，谓物飘零而散落也。○按，《五运大论》云：其德为和，其化为荣，其政为散，其令宣发，其变摧拉，其胜为陨。义与此通。

《素问·阴阳应象大论》：岐伯曰，风生木。风鼓木荣，则风生木也。○又《五运行大论》：岐伯曰，风生木。注：阳升风鼓，草木敷荣，故曰风生木也。此

---

[1] 春秋元命苞：纬书。一名《春秋元命包》。出自汉代人手笔。原书佚，《太平御览》等多种书中引其佚文。

[2] 前汉天文志：即指《汉书·天文志》。

[3] 黄帝风经：古书名。原书佚，作者、内容不详。此下引文可见于《太平御览》卷9《天部九》。

和气之生化也。若风气施化，则飘扬敷坼。其为变极则木拔草除也。

《素问·针解篇》：岐伯曰，人出入应风。动出往来，风之象也。

《素问·阴阳应象大论》：岐伯曰，风气通于肝。风生木故也。

四时之风

《尔雅》云：四气和为通正，谓之景风。注云：道平畅，所以致景风。南风谓之凯风；《诗》曰：凯风自南。注：风性乐养万物，从南方而来，故乐夏之长养。东风谓之谷风；《诗》曰：习习谷风。注：阴阳和而谷风至。北风谓之凉风；《诗》曰：北风其凉。注：寒凉之风，病害万物。西风谓之泰风。《诗》曰：泰风有隧。注：泰风之行，有所从而来。

《符瑞图》[1]曰：翔风者，瑞风也。一名景风。

春为发生，夏为长盈，秋为收藏，冬为安宁。

《梁元纂要》[2]：春风曰谷风、惠风、光风；夏风曰炎风、景风、熏风；秋风曰金风、凄风、凉风；冬风曰严风、厉风、寒风。

《养性经》云：治身之道，春避青风，夏避赤风，秋避白风，冬避黑风。

黄帝问于少俞曰：有人于此并行并坐，其年之长少等也，衣之厚薄均也，卒然遇烈风暴雨，或病，或不病，或皆病、皆不病，其故何也？少俞曰：帝问何急？帝曰：愿尽闻之。少俞曰：春青风，夏阳风，秋凉风，冬寒风，凡此四时之风者，其所病各不同形。《灵枢·论勇第五十》。

黄帝曰：四时之风，病人如何？少俞曰：黄色，薄皮弱肉者，不胜春之虚风；白色，薄皮弱肉者，不胜夏之虚风；青色，薄皮弱肉者，不胜秋之虚风；赤色，薄皮弱肉者，不胜冬之虚风也。黄帝曰：黑色，不病风乎？少俞曰：黑色而皮厚肉坚，固不伤于四时之风。其皮薄而肉不

---

[1] 符瑞图：《崇文书目》载："《符瑞图》十卷，顾野王撰。"
[2] 梁元纂要：《纂要》一般是具有类书性质的典籍，据史籍记载魏晋南北朝时期有不同作者的多部《纂要》。《梁元纂要》应该指南朝梁元帝萧绎所撰者，后有清代辑本。

坚色不一者，长夏至而有虚风者，病矣；其皮厚而肌肉坚者，长夏至而有虚风，不病矣。其皮厚肉坚者，必重感于寒，外内皆然，乃病。黄帝曰：善。

八节之风

《黄帝内经[1]》云：精化为气，神变为风。精应于月，神应于日。月通肾而主气，日通心而主风。固精者爽气，谷神者风清，安乐冲和之士也。万一心荡则风生，精淫则气散，所以六淫、六气、六欲而中于风也。日之风而生四时之风，太一之风而生八分之风。若所来顺者，民安；所来逆者，克伐。盖百风百痹所由作也。

春三月，为和风，万物发生。

木克土，欲食劳倦，则伤脾与胃。

立春，太一在艮，天留宫主四十五日。时政序名曰条风；时政乖名曰凶风。

春分，太一在震，仓门宫主四十五日。时政序名曰明庶风；时政乖名曰婴儿风。

夏三月，为熏风，万物茂盛。

火克金，形寒饮冷，则伤肺与大肠。

立夏，太一在巽，阴洛宫主四十五日。时政序名曰清明风；时政乖名曰弱风。

夏至，太一在离，上天宫主四十五日。时政序名曰景风；时政乖名曰大弱风。

秋三月，为金风，万物成熟。

金克木，恚怒瞋忿，则伤肝与胆。

立秋，太一在坤，玄委宫主四十五日。时政序名曰凉风；时政乖名

---

[1] 黄帝内经：今本《素问》《灵枢》均未见此下引文。

曰谋风。

秋分，太一在兑，仓果宫主四十五日。时政序名曰阊阖风；时政乖名曰刚风。

冬三月，为朔风，万物闭藏。

水克火，忧愁思虑，则伤心与小肠。

立冬，太一在干，新洛宫主四十五日。时政序名曰不周风；时政乖名曰折风。

冬至，太一在坎，叶蛰宫主四十五日。时政序名曰广莫风；时政乖名曰大刚风。

中州招摇，宫四季，名寄王，一十八日。

土克水，久坐湿地，强力入水，则伤肾与膀胱。

《礼说》曰：风，萌也，养物成功，所以八风象八卦也。

启玄子云：八风为变化之纲纪。

《吕氏春秋》[1]曰：何谓八风？

东北曰焱风；一曰融风。东方曰滔风；一曰庶风。

东南曰熏风；一曰清明，《淮南子》作景风。南方曰巨风；一曰凯风。

西南曰凄风；《淮南子》作凉风。西方曰飂风；一曰阊阖风。

西北曰厉风；一曰不周风。北方曰寒风。一曰广莫风。

《春秋考异邮》[2]曰：八风杀生以节翱翔，距冬至四十五日，条风至。条者，达生也。距，犹起也。自冬至后四十五日而立春，此负其方而来生万物。四十五日，明庶风至。明庶迎惠。春分之候，言庶众也。阳以施惠之恩德，迎众物而生之。四十五日，清明风至，精芒挫收。立夏之候也。挫犹止也。时荠麦之属，秀出已备，故挫止其锋芒，收之使成实。四十五日，景风至。景风，强也，强以成之。夏至之候也。强，言万物强盛也。四十五日，凉风至，凉风者，寒以闭也。立秋之候也。闭收也，言阴寒收成万物也。四十五日，阊阖

---

[1] 吕氏春秋：杂家名著，战国时在秦国相邦吕不韦的主持下，集合门客们编撰，成书于秦始皇统一中国前夕。

[2] 春秋考异邮：谶纬类典籍，汉代无名氏撰。原书佚，后世有辑本。

风至。阊阖者，当寒天收也。秋分之候也。阊阖，盛也，时盛收物盖藏之，阊或作当。四十五日，不周风至。不周者，不交也，阴阳未合化也。立冬之候也。未合化，言消息纯坤无阳也。《月令》曰：天地不通而闭塞成冬也。四十五日，广莫风至。广莫者，精大满也。冬至之候也。言冬物无见者。风精大满美无偏。风之为言萌也，其立字，虫动于几中者为风。虫动于几，言阳气无不周也。明昆虫之属，得阳乃生，遇阴则死，故风为阴中之阳者也。

杨泉《物理论[1]》曰：风者，阴阳乱，气激发而起者也。犹人之内气因怒喜哀乐激越而发也。故春气温，其风穆以和，喜风也；夏气盛，其风熛以怒，怒风也；秋气劲，其风清以贞，清风也；冬气石，其风惨以烈，固风也。此四正之风也。又有四维之风：东北明庶，庶物出幽入明也；东南融风，其道以长也；西南清和，百物备成也；西北不周，方潜藏也。此八风者，方土异气，徐疾不同，和平则慎，违逆则凶，非有使之者也。气积自然，怒则飞砂扬砾，发屋拔树；喜则不摇枝动草，顺物布气。天地之性，自然之体也。

《素问·上古天真论篇》：黄帝曰，余闻上古有圣人者，处天地之和，从八风之理。与天地合德，与日月合明，与四时合其序，与鬼神合其吉凶，故曰"圣人所以处天地之淳和，顺八风之正理"者。欲其养正，避彼虚邪。

《素问·针解篇》：岐伯曰，人心意应八风。动静不形风之象也。

《素问·金匮真言论》：黄帝问曰，天有八风，经有五脏，何谓？经，谓经脉，所以流通荣卫血气者也。岐伯对曰：八风发邪，以为经风，触五脏，邪气发病。原其所起，则谓"八风发邪"。经脉受之，则循经而触于五脏，以邪干正，故发病也。所谓得四时之胜者，春胜长夏，长夏胜冬，冬胜夏，夏胜秋，秋胜春，所谓四时之胜也。春木夏火，长夏土，秋金冬水，皆以所克杀而为胜也，言五时之相胜者。不谓八风中人则病，各谓随其不胜则发病也。胜，谓制克之也。

东风生于春，病在肝腧，在颈项；春气发荣于万物之上，故腧在颈项。历

---

[1] 物理论：阐述万物之理的名篇。三国时期吴国著名的学者杨泉（字德渊）著，提出唯物主义的自然观。

忌曰：甲乙不治头，此之谓也。

南风生于夏，病在心腧，在胸胁；心，少阴脉循胸出胁，故腧在焉。

西风生于秋，病在肺腧，在肩背；肺处上焦，背为胸府，肩背相次，故腧在焉。

北风生于冬，病在肾腧，在腰股；腰为肾府，股接次之，以气相连，故兼言也。

中央为土，病在脾腧，在脊。以脊应土，言居中尔。

《素问·八正神明论》：岐伯曰，八正者，所以候八风之虚邪，以时至者也。八正，谓八节之正气也。八风者，东方婴儿风，南方大弱风，西方刚风，北方大刚风，东北方凶风，东南方弱风，西南方谋风，西北方折风也。"虚邪"，谓乘人之虚而为病者也。"以时至"，谓天应太一，移居以八节之前后，风朝中宫而至者也。四时者，所以分春秋冬夏之气所在，以时调之也。八正之虚邪而避之，勿犯也。四时之气所在者，谓春气在经脉，夏气在孙络，秋气在皮肤，冬气在骨髓也。然触冒虚邪，动伤真气，避而不犯，乃不病焉。《灵枢经》曰：圣人避风如避矢石，盖以其能伤真气也。以身之虚而逢天之虚，两虚相感，其气至骨，入则伤五脏。以虚感虚，同气而相应也。工候救之，弗能伤也。候知而止，故弗能伤之，救止也。故曰：天忌不可不知也。人忌于天，故曰"天忌"。犯之则病，故不可不知也。

又《八正神明论》：岐伯曰，虚邪者，八正之虚邪气也。八正之虚邪，谓八节之虚邪也。以从虚之乡来袭，虚而入为病，故谓之八正之虚邪。正邪者，身形若用力汗出，腠理开发，虚风其中人也微。故莫知其情，莫见其形。正邪者，不从虚之乡来也，以中人微。故莫知其情意，莫见其形状。

中风统论

夫风者，天地山川之气也，所以发远近有二焉。一者，天地八方、四时五行之气，为近风；二者，春秋冬夏，各依其时，从东西南北、天涯地际、八卦之乡来者，为远风。温凉寒暑，从微至盛，各随其孟仲季，以顺十二月，周一岁也。温凉寒暑之气，是风也，动则靡靡然，静则含含尔，是天地之常也。《经》曰：诸邪风者，非是时行乘节之风，亦非山川鼓振之风，是人间庭巷，门户窗牖之径气尔。天无风之日，其恒有径气，人长居其间，日月积久，乃能虚人肤肉，入人百脉，流注五脏六腑，则致生病焉。凡四时风者，春九十日，名曰清风，伤人为肝风；夏九十日，名曰阳风，伤人为心风；秋九十日，名曰凉风，伤人为肺风；冬九十日，名曰寒风，伤人为肾风。其分布八方亦异名也。太一之神，随其节，居其乡，各王四十五日，风云皆应之。东北方，艮之气，立春王，名为条风，一名凶风，王四十五日；东方，震之气，春分王，名为明庶风，一名婴儿风，王四十五日；东南方，巽之气，立夏王，名为清明风，一名弱风，王四十五日。南方，离之气，夏至王，名为景风，一名大弱风，王二十七日，合仲夏也。仲夏，中央之气，戊己王十八日，合夏至都四十五日王，皆同在此。仲夏者，非孟仲之仲也，是天地之正中，五行之所会，四季之所同。其一节而火土，二气王之，分夏数为二位，故为仲夏也。西南方，坤之气，立秋王，名为凉风，一名谋风，王四十五日；西方，兑之气，秋分王，名为阊阖风，一名刚风，王四十五日；西北方，干之气，立冬王，名为不周风，一名折风，王四十五日；北方，坎之气，冬至王，名为广莫风，一名大刚风，王四十五日。由此四风之变而生八风。八风者，八方之风也。若从其乡来者，主长养万物，则人少病。若不从其乡来，而从所胜来者，为贼邪，害于万物，则人多病。是故圣人云：避风如避矢。然风之伤人，或为热中，或为寒中，或为厉风，或为偏枯，或为痿痪，或角弓反张。风者，善行而数变，其病各异，其名不同。若腠理开，开则洒然寒；腠理闭，闭则热而闷。其寒也，则衰食饮；其热也，则消肌肉。凡人体肥有风，肉厚而不得外泄，_{与泄同。}喜为热，目中黄；其人瘦有风，肌肌肉薄则恒外行，身中寒，目泪出。风邪入脏，寒客于中，使人瘖哑，缓纵噤痉_{巨永切}。风入阳经则狂，入阴经则癫。风邪客于皮肤之中，则痒成疹。风邪客入，寒气相搏，腠理闭。风邪客于半身，真气去则偏枯。风客于筋则挛急，风邪客于骨节则疼痛。风邪入诸阳脉腧，散于分肉之间，与卫气相搏，其道不行，故其肉不仁也。风邪循风府而上，则为脑风；风入脑而引目系，则为目风；饮酒中风，则为漏风；入房汗出中风，则为内风；新沐中风，则为首风；久风入中，则为肠风；风外在腠理，则为泄风；中五脏六腑之腧，则为脏腑之风。各随其门户所中也。凡中风，言不变，智不乱，病在分腠之间，温卧承汗，益其不足，损其有余，乃可复也。是以风者，百病之长，至其变化，乃为他病也。

南海异人论

夫太极一气，化而为风，善行数变。动者为气，运行之谓。散者为风，舒缓之谓也。可明者，五行之形象，四时之变化，未可执一而言之。沙漠多风，金亦生风也；风自火出，火亦生风也；林木招风，木生于风也；江海多风，水亦生风也；谷窍多风，土亦生风也。五行之所生矣。春则为和风，夏则为熏风，秋则为金风，冬则为朔风，四时所生矣。有形寒饮冷而中风者，忧愁思虑而中风者，饮食劳倦而中风者，恚于避切怒嗔忿而中风者，强力淫湿而中风者，一身之所生矣。热风，执以寒凉而治者，未也，更宜详究而已。

《千金方》论

孙思邈云：岐伯曰，中风大法有四。一曰偏枯，二曰风痱，三曰风懿，四曰风痹。夫诸卒急病多是风，初得轻微，人所以不悟，宜速与续命汤，依腧穴灸之。夫风者，百病之长。岐伯所言四者说，其最重要者也。

中风有六名

上冒。风霜雾露，冒暑临寒，口鼻受邪，故谓之上冒也。

下伤。久坐卑污，阴湿渗浸，或醉已入房，故谓之下伤也。

前感。形寒饮冷，油腻膏粱，酒食过度，故谓之前感也。

后厥。风邪客于项背之间，故谓之后厥也。

左瘫。《风赋》云：血涩则瘫，中两边。所谓瘫者，不拘于左也。

右痪。《风赋》云：气虚则痪，无左右。所谓痪者，不拘于右也。

中风大法有三

中脉者在末，末者，外也。《春秋》云：四末者，四肢也。口眼㖞斜，半身不随。先宜发散，浃洽砭_{补兼、陂验二切}。爇_{音热}。相辅，熏熰渫_{以制切}。熨，_{音蔚}。按跷_{去遥切}。屈伸，十痊八九。然过汗则亡阳，亡阳则损气，损气则卫虚，但取通彻而已。

中腑者在表，表者上也。又体废惫，_{蒲拜切}。痰涎壅塞，口齿噤急，失音不语。外可以通，上可以越，豁痰利气，砭爇喷嚏，十痊六七。然过吐损膈，兼之伤胃，伤胃则骨闭。轻则蜷挛，重则跛跅，_{音跖}。得疏利而中矣。

中脏者在里，里者，内也。神识惛愦，_{公对切}。口噤目闭，聋瞀_{莫候切，又音务}。勿省。或清凉于内，或通泄于下。然下过则亡阴，亡阴则损荣，损荣则伤形。凉药过则气闭，气闭则不运，不运则津液枯涸，枯涸则废矣。其治可上通下泄，豁痰利气，滋养荣卫，通行血脉，十痊其半矣。

辨诸风证

张季明《医说》[1]云：○头风，多饶白屑。○毒风，面上生疮。

---

[1] 张季明医说：张季明，南宋医家，名杲，新安歙县（今属安徽）人。《医说》为张杲所撰之综合性医书，包括医学史内容及临床各科诊治法。

○刺风，状如针刺，腰痛如折。○瘨风，急倒作声，发搐急慢。○顽风，不认痛痒。○疬风，颈生斑驳。○暗风，头眩旋晕，眼黑，不辨东西。○瘥风，面生赤点。○肝风，鼻闷眼瞤，两睑[1]赤烂。○偏风，口眼㖞斜。○节风，肢节断续，指甲断落。○脾风，心多呕逆。○酒风，行步不前。○肺风，鼻塞项疼。○胆风，令人不睡。○气风，肉似虫行。○肾风，耳内蝉鸣，阴间湿痒，寒湿脚气。○瘫风，半身不随。○瘘风，手足拳挛。○胃风，不伏水土。○虚风，风寒湿痹。○肠风，脱肛泻血。○脑风，头旋偏痛。○贼风，发声不响。○产风，四肢疼痛。○骨风，膝肿如槌。○膝风，腿寒骨痛。○心风，健忘多惊。○中风，语言蹇涩。○髓风，臂膊酸疼。○脏风，夜多盗汗。○血风，阴囊湿痒。○乌风，头面肿块。○皮风，紫白癜癣。○肌风，遍身燥痒。○体风，身生肿毒。○闭风，大便燥涩。○软风，四肢不举。○绿风，瞳人开大。○青风，吐极青盲。○虎风，发吼羊叫。○大风，成片烂疮。

中风似非有四

夏月多有中风湿，身重如山，不能转侧者，宜去湿逐风，除热行经。作中风治之者，误矣，宜用越婢防己汤等药。

凡人忿争，不胜其怒，及悲哀痛苦，僵仆而绝，止可越噎而已。少苏，勿令食饱，宜豁痰利膈，平心易气。或作中风治之者，误矣。

凡人惊骇，勿知所以，初发似痫_{音闲}。者，或素有暗风痫病，治从本条。作中风治之者，误矣。

凡人有痰厥、饮厥、酒厥，_{酒厥，谓素耽于酒。}壅绝不语，瘈_{尺至、胡计二切。}疭_{音纵。}搐搦，宜清上越肠，颇苏别疗，上通下泻为治。若作中风治之者，误矣。

---

[1] 睑：原作"脸"，据《医说》卷3《诸风》改。

中风不治有八

张口瞑目，矢失不禁，油汗息肩，面变五色，涎如拽锯，眼合手散，声如鼾睡，三部脉浮缓弦滑为顺，大数紧绝为逆。凡此证者，十死八九，其活一二亦难久安，终致半身不随，瘖哑痴聋，故不治。

中风横死有三 《千金方》

一觉之伤晚，二骄狠[1]恣傲，三狐疑不决。此三种，正当枉死之色，故世间诚无良医。虽有良医，而病人性灵有不堪受入者，更复苏少。故虽有骐骥而不遇伯乐，虽有尼父而人莫之师。其为枉横，亦犹此也。今病人有受入性，依法治之，卜日可差。若无受入性，亦不须为治。纵令治之，亦恐难差。非但风气，诸病皆然。良药善言，触目可致，不可使人必服。法为信者施，不为疑者说。

小中不须深治

方勺《泊宅编[2]》云：风淫末疾，谓四肢。凡人中风，悉归手足故也。而疾势有轻者，俗名小中。一老医言：小中不须深治，但服温平汤剂，正气逐湿痹，使毒流一边，余苦不作，随性将养，虽未能为全人，然尚可苟延岁月。苦力攻之，纵有平复者，往往恬不知戒。病一再来，则难以支梧[3]矣。譬如捕盗，拘于一室，则不使之逸越，自亡它虑。或逐之，再至则祸，当剧于前矣。此语甚有理，而予见世之病者，

---

[1] 狠：原误作"很"，据《千金要方》卷7"风毒脚气方"改。
[2] 方勺泊宅编：方勺，字仁声，北宋时婺州金华（今浙江金华）人，后迁居湖州乌程（今浙江吴兴）泊宅村，因此自号泊宅翁。《泊宅编》，方勺所撰之小说类书籍，10卷。《宋史·艺文志》著录于子类小说家类。
[3] 梧：原作"吾"，据《泊宅编》卷8改。

大体皆如是。但常人之情,以幻质为已有,岂有得疾为废人,而不力治者?此未易以笔舌喻也。

中风仓卒治法

《澹寮方[1]》云:凡中风,一时诸证蜂起,则为困笃。仓卒之间,药不可入。名医多用苏合香丸擦起牙关,或以生半夏、皂角末吹鼻窍,或灌陈霜梅汁收其痰,或服真清油调麝香以疏通其气,又或用麝香煎五积散为之兼行要药。倘或不然,殆至风气日增,不得安愈。

治暴中风

《传心方[2]》云:治男子、妇人中风,涎潮于心,卒然中倒,当即时扶入暖室中,扶策正坐,当面作好醋炭熏之,令醋气冲入口鼻内。良久,其涎潮聚于心者,自收归旧。轻者,即时苏省。重者,亦省人事。惟不可吃一滴水汤入喉也。如吃汤水,则其涎永系于心络不能去,必成废人。今只以醋炭熏之,既得涎离于心,渐渐苏省,当以生料五积散加麝香煎服之。

中风歌诀四首

积年痰饮渐成风,口眼㖞斜语不通。
苏合姜汁调半盏,青州丸子有神功。
久年痰饮停滞胸膈,忽然痰涎壅盛,手足顽麻,口眼㖞斜,语言不

---

[1] 澹寮方:医方书。宋末元初僧继洪撰于至元二十年(1283),15卷。按病证分48门,每门之前简论病候,类集诸方,收方千余首。此方流传甚少,明代《普济方》多引其方。
[2] 传心方:医方书。不著撰人,约为南宋或此前之人所撰。原书佚,南宋《妇人良方大全》引其方。

正,用《局方》麝香苏合香丸三粒,生姜汁调开,送下青州白丸子五十粒。如不能吞,将白丸子研细,灌下为妙。_{温隐居方。}

中风气逆有痰涎,苏合姜调灌下咽。

次用省风小续命,多增木麝二香煎。

往往中风之证,多因喜怒不常,或饮食停滞,或怒气伤神,思虑过多,损于心脏。用《局方》苏合香丸三丸,生姜自然汁化开,灌下咽喉。次用《局方》省风汤、小续命汤各加麝香、木香。依法煎服。_{温隐居方。}

风中须将气饮详,姜煎苏合橘皮汤。

省风续命徐徐进,二药仍须入木香。

中风之证多因心肾志虚,喜怒不常,或强食停饮,或怒气伤神,过虑损心之所致也。先用《局方》苏合香丸,姜汁调数丸,分为三服,却用橘皮汤点服。次服省风汤、小续命汤加木香,依法煎。_{温隐居方。}

口眼㖞斜是中风,筋疼烦热遍身中。

急煎五七加芍药,苏合香丸速有功。

风寒湿气流于经络,忽然手足顽麻,口眼㖞斜,项强筋疼,遍身烦热。未可便用风药,宜煎《局方》三五七散加芍药三钱,用水三盏,生姜十片,煎至一盏半,去渣,作三次调。苏合香丸三丸服,留渣再煎。○温隐居方。

五脏闭绝证

《澹寮方》云:凡中风口开,手撒,眼合,遗尿,鼻声如鼾睡,俱为难治。盖口开者,心气闭绝也;遗尿者,肾气闭绝也;手撒者,脾气闭绝也;眼合者,肝气闭绝也;鼻鼾睡者,肺气闭绝也。备此五证,尤不可治。五证中才见一证,犹当审余证以救疗。盖以初中则眼合者,多痰,上则鼻鼾者亦多。惟是遗尿、口开二证俱见为恶。心为五脏主君,肾为一身根本,诚不可闭绝也。

中风杂论一十有五

凡人初觉大指、次指麻木不仁，或不能为用，三年内必有中风之疾。宜先服愈风汤天麻丸各一料，是以圣人治未病也。

凡风未中之人，于一二日前足睡，忽觉肢体酸音酸。重瘖顽、群二音。痹，良久自解，此乃中风之候也。

凡风多从背五脏腧入，诸脏腧受病，肺病最急，盖肺主气息，又冒诸脏故也。

凡治风如治兵，法劳如治民。兵者，驱役教练以治其标也。民者，抚育温存以固其本也。曹参治汉，宽仁厚义，治劳之法也。商鞅治秦，严刑峻法，治风之法也。然迅速舒缓，时移事异，故不同也。

中风之人能食者。凡中风病多能食，盖甲乙化土，脾盛故能食。由是多食则脾气愈盛，土克制肾水，水亏则病增剧也。病宜广服药，不欲多食，病能自愈。

中风多食者，风木也，盛则克脾，脾受敌求助于食。《经》曰：实则梦与，虚则梦取，是也。当泻肝木治风安脾，脾安则食少，是其效也。

凡治风，不分表里经脉所在，世俗便用至宝、灵宝、乌犀、龙虎、朱粉、龙、麝之药，窒塞其气。假使应验，亦多挛跛。盖先用此等药，再用他药，难入，乃失用药之次序也。

中风之药，不宜便用龙脑、麝香、牛黄、轻粉之类，恐因风入于骨髓，如油入面，无由出离。若痰潮搐不省，及烦热者，宜用下痰药，乃为治也。

治风外邪已尽，内邪已除，亦不可失其通塞。三五日浹治，八九日通利，荣卫自和，清浊乃分，无令饱食，宁可稍饥，清鼻利痰，濯足理发，导引按跷，药无不效。其病悉去，此上治之法也。

孙真人云：病者黑瘦而易治，肥大赤白者难治。黑青人耐于风湿，赤白人不禁风寒；瘦人肉硬皮坚，肥人虚嫩柔脆。受病浅深，各各不同。

孙真人云：风气有肿者，有不肿者。少腹瘴麻，肢体不仁，气逆于心，亦多呕吐，肾水克于心火，迅速难治。

孙真人云：治风之道，法唯急速，但导引而不刺，刺而不灸，灸而不治者，半差半死。虽然得差，一二年复更发动，速便依法砭藝、导引、服药，十治十愈。若治者不达根源，其病不除，久久期于杀人，不可不精以为意。

孙真人云：风气之病，要绝房室，免致骨枯髓竭。大忌食牛羊鸡鸭、猪鱼酒面、酥油奶酪、蒜薤蔓瓠、生果之类，及忌大怒。宜食粳粱粟米、酱豉葱薤、椒姜饴橘、牛乳生栗，侠济助力之物也。

孙真人云：医病标本，病人为本，信听。医师为标；疾为本，治法为标；药病相投，是名对证。主病者为本，不惑。看问者为标。省言。标本相得则生，相违则失，可不慎欤！

孙真人云：看探人众多，坏其病。世间亲熟邻友远来问疾，其人不经一事，未讯一方，自骋了了，诈作明能，谈说异端，或言是虚，或言是实，或云是风，或云是蛊，或道是水，或道是痰，纷纭谬说，种种不同，破坏病人心意。莫如执是，迁延未定，时不待人，欻然致祸，各自散走。是故大须好人及好名医，识病深浅，探赜方书，博览古今。是事明解者看病，不尔大误人事。窃悲其如此者众，故一一显析，具述病之由状，令来世病者读之以自防备也。但有一状相应，则须依方急治，勿取外人言议，自不忧悔。但详方意，人免死难，莫信他言，不误自也。

治理法度

扪摩按跷，俯仰屈伸，龙蟠凤舞，熊经鸟申。一呼一吸，如江河之流转；一往一来，如弓弩之开发。如意运导，无自纵驰，此疏通之法也。

针法者，移疼住痛，按络续经，泻实补虚，通行于血脉。近则三五日一刺，远则五七日一刺，引乎荣卫，散乎四末。先用气开，次行奇偶，气引次血，血引次气，借刺直刺，验针深浅。按日月星辰之度，避风雨阴淫寒湿，支干人神，子细用意，病在急速，未可尽拘也。

孙真人汤方，汤者，荡涤邪气。方者，随宜使用。竹沥汤、麻黄汤、独活汤[1]、厚朴汤、风引汤、防风汤、越婢汤、有验汤、龟甲汤、风缓汤、犀角汤[2]、茱萸汤、续命汤、排风汤、防己汤、铁精汤、黄耆汤及诸品薄淡汤液三十余方，对证选用，临时以意详之。

孙真人散方，散者，舒缓开发。治风大法，春秋宜服，秦艽散、茱萸散等辈加减选用。

孙真人酒方，凡合酒，皆薄切药物，以绢袋封口周密，春夏四五日，秋冬七八日，以味足为度。尽其酒，以渣再捣碎入酒，服方寸匕，日三。大法冬宜服酒，立春后宜停酒勿服。方有石斛酒、乌麻酒、钟孔酒、杞蒲酒、蓼酒、黄耆酒、茵芋酒、金牙酒、虎骨酒、秦艽酒、术膏酒、松叶酒、鲁公酒、常山酒、蛮夷酒、菊花酒、枳壳酒、附子酒[3]、紫石英酒、杜仲酒、独活酒、桂枝酒，对证可选而用之。

孙真人膏方，膏者，涂摩敷贴，浸润皮肤。有神明膏、太傅膏、曲鱼膏、野葛膏、陈元膏、裴公膏、卫候膏，随宜而用之。

孙真人方法，八荒九野，因病偶效，土人所传谓之方，上古八索九丘之书乃方也。方者，风土所出，便宜用之。有若北方用奶酪，西方用膏酒，南方用鲊煎，东方用淋渫，虽非大法，圣人不弃。片善存之，亦可助中国之治法也。

孙真人云：凡服治风汤，第一服厚覆取汗，若得汗即须薄覆，勿令

---

[1] 汤：原脱，据《千金要方》卷7"独活汤"补。此卷分别有"独活汤""厚朴汤"，无"独活厚朴汤"。

[2] 汤：原脱，据《千金要方》卷7"犀角汤"补。此卷分别有"犀角汤""茱萸汤"，无"犀角茱萸汤"。

[3] 酒：原脱，据《千金要方》卷7"附子酒"补。此卷分别有"附子酒""紫石英酒"，无"附子紫石英酒"。

大汗。中间亦须间食，不尔，令人无力，更益虚羸。

孙真人云：凡人忽遇风，发身心烦恶，或不能言。有如此者，当服大小续命汤及西州续命、排风、越婢等汤。于无风处密室之中，日夜四五服，勿计剂数多少，亦勿虑虚，常使头面、手足、腹背汗出不绝为佳。服汤之时，汤消即食粥，粥消即食汤，亦少与羊肉臛将补。若风大重者，相续五日五夜，服汤不绝，即过五日，住汤以羹臛自补，将息四体。若小瘥，即当住药，渐渐将息。如其不瘥，当更服汤攻之，以瘥为度。

孙真人云：凡患风服汤，非得大汗，其风不去。所以诸风方中皆有麻黄，至如西州续命即用八两，越婢六两，大小续命或用一两、三两、四两，故知非汗不差。所以治风非密室不得辄服汤药，徒自误耳。惟更加增，未见损减矣。

凡中风，人汤食不下，不能咽药，口噤不开，即用黑豆二三升，以青布紧裹，热醋锅内蘸，稍热，熨病人前后心胸膺脊，令风气散，其口自开，然后药易下耳。或炒盐醋，或用微热灰熨，皆可。

凡服药太多，热物相反，麻木呕吐不可解者，宜用盐炒令红，研细，冷水调下一二钱，即苏。

烧竹沥法 新竹截尺许长，用两砖对立，相去八寸，置竹在上，每截破作二片，仰安砖上。急着火，砖外两头各置碗以盛沥，沥尽以绢滤澄清。夏秋须沉冷水中防沥酸。大热有风人，亦可单服，冷热随人，勿过度。荆沥亦然。

麻黄膏法 麻黄五斤，去根、节

右为㕮咀，用东流河水五七斗，文武火熬至三斗，去渣，重滤清汁，以火再熬成膏，合和前药。

皂角膏法 皂角肥壮者，去皮、弦并子

右每斤皂角，用水一大碗，取浓汁，以安砂锅内，用慢火熬膏，再入蜜四两，熬成黑色，稀稠得所为妙。

枣膏法 用晋枣一斗，水一斗五升，煮令水尽，用砂盆研烂，以生

布绞取汁，却以文武火再熬成膏。如稠，入米汤熬之。

取[1]葱汁法　葱不以多少

右以绯故帛包裹，纽之，如涌泉而下。

造木瓜膏法　宣州木瓜一枚

右先用好艾叶以盐水洒湿，蒸一炊久，再洒再蒸，凡三次。将木瓜切下盖，生去皮穰，作瓮子，填艾叶在内，却用盖子合定，再蒸极软，取去艾叶不用，只将木瓜细研为膏。

枯蜜法　用蜜一斤镕开，以箸子则定，微去三分。然后下水四两，清油四两，以文武火不住熬，搅至成膏。

枯蜡法　用蜡一斤，酒一斗，煮以酒尽为度。凡一斗，约三大碗半。如无酒，用酸清浆水一斗熬之亦可，水尽即成。

醋膏子法　用新醋一斗，以布滤过，文武火熬之，约一升，稀稠得所，方成膏子。熬酒膏法亦同。

---

[1] 取：原脱，据目录补。

 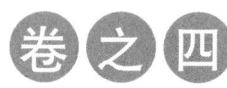

北京太医赵大中编修　覃怀儒医赵子中传习
大元国特赐皇极道院虚白处士赵素才卿补阙

风证总治

续命增损诸方 方三十六道

论一首[1]

夫五脏中风者,皆由脏气虚衰,将理失宜,风邪之气乘虚中人,致正气不得运行,邪气触游于腑脏,外拥经络。其气未绝者,依穴灸之,宜速与小续命汤,其余续命汤皆可选而用之。

小续命汤　治卒中风欲死,身体缓急,口目不正,舌强不能语,奄奄忽忽,神情闷乱。诸风服之皆验。

麻黄去节　防己崔氏不用　人参去芦　黄芩　桂心　甘草炙　芎䓖　芍药《和剂方》用白芍药　杏仁各一两,麸炒,去皮、尖　防风一两半,去芦　附子一枚,炮,去皮、脐　生姜五两

右十二味㕮咀。以水一斗二升,先煮麻黄三沸,去沫,内诸药煮取三升,分三服,甚良。不瘥,更合三四剂,必佳。取汗,随人风轻重虚实也。有人脚弱,服此方至六七剂得瘥。有风疹人,天阴节变,辄合服之,可以防瘖。○一本云:恍惚者,加茯神、远志。○如骨节烦疼,本有热者,去附子,倍加芍药。

---

[1] 论一首:原脱,据目录补出。后同不注。

《千金》第二[1]**小续命汤**　治中风冒昧，不知痛处，拘急不得转侧，四肢缓急，遗失便利，宜服大续命汤。及妇人产后失血，并宜服之。

麻黄_{去节}　桂心　甘草_{各二两，炙}　防风_{一两半，去芦}　人参_{去芦}　附子_{炮，去皮、脐}　防己_{去皮}　赤芍药　黄芩　白术_{去芦}　川芎_{各一两}　生姜_{半两}

右十二味㕮咀。每服五钱，水二盏，煎至一盏半，去渣，食后温服，日进二服。〇《古今录验方》无桂心。

《千金》第三小续命汤　治风历年岁，或歌或哭，或大笑，言语不正，并宜服之。

麻黄_{三两，去节}　人参_{去芦}　桂心　白术_{去芦}　芍药　甘草_炙　防己_{去皮}　黄芩　芎䓖　当归_{各一两，去芦}

右十味㕮咀。以水一斗二升，煮取三升，去渣，分三服，日进三服，覆盖汗出而愈。

崔氏《外台》小续命汤　治柔风缓弱，四肢不仁，腹内拘急，百节疼痛。

麻黄_{去节}　人参_{去芦}　黄芩　赤芍药　芎䓖　杏仁_{麸炒，去皮、尖}　桂心　防风_{去芦}　附子_{各一两，去皮、脐}　甘草_{半两，炙}

右十味㕮咀。每服四钱，水一中盏，入生姜五片，煎至六分，去渣，不拘时候温服。

深师《录验方》[2]**小续命汤**　治风寒湿痹，脚气肿细，挛急疼痛，并皆治之。_{与前方分两不同。}

附子_{炮，去皮、脐}　防己_{去皮}　川芎　白术_{去芦}　人参_{各二钱半}　防风_{去芦}　赤芍药　麻黄_{去节}　甘草_炙　桂心　黄芩_{各半两}

---

[1] 二：此后原有"方"字，据目录及上下文义删。后同不注。

[2] 深师录验方：此出处恐有误。深师，指南朝宋齐间僧深。据《隋书·经籍志》记载撰有僧深药方30卷，原书佚，《外台秘要》《证类本草》等引其佚文。但未见古今书目载有深师《录验方》。据《外台秘要》引有《古今录验》的两个小续命汤，均与本方略有差池。《古今录验方》为唐代甄立言所撰。

右㕮咀。每服五钱，水二盏，生姜五片，同煎至一盏半，去渣温服，日二夜一服之。○冬减黄芩，夏减官桂、附子，减半。

《圣惠方》小续命汤 治贼风入脏，身体缓急不遂，及不语者，宜服此方。与《千金》第二方同。但分两加减及治法不同。

麻黄一两半，去节　人参去芦　黄芩　赤芍药　芎䓖　甘草炙　防己去皮　防风去芦　白术各三分　桂心　附子各一两，去皮、脐

右十一味㕮咀。每服四钱，水一中盏，入生姜五片，煎至六分，去渣，不拘时候稍热服，以汗出为度。

《南阳活人书[1]》小续命汤 治中风及脚气痹弱，不能转侧，兼治小儿慢惊。

麻黄去节　黄芩　甘草炙，各半两　防风一分半，去芦　桂枝　芍药　白术去芦　人参去芦　川芎　附子生用，去皮、脐　防己各二钱半，去芦

右剉如麻豆大。每服五钱匕，水一盏半，煎至一盏，去渣。取八分清汁，入生姜汁再煎一二沸服，日三夜二。○若柔痓自汗者，去麻黄。○夏间及病有热者，减桂枝一半。○冬及始春，去黄芩。

《济生方[2]》加减小续命汤 治心脾虚，中风寒，舌强不能言语，用小续命汤加荆沥煎服。

《三因方[3]》加减小续命汤 治卒喉痹不得语。用小续命汤加杏仁七枚，去皮、尖，煎服甚效。

刘守真[4]分六经治法加减小续命汤论 刘守真云：凡治中风，不

---

[1] 南阳活人书：伤寒书。北宋朱肱（号无求子）撰于大观二年（1108），20卷。将张仲景《伤寒论》按病证、方论各以类聚，为之问答，其书原名为《无求子伤寒百问》，后改为《南阳活人书》。今存本名《伤寒类证活人书》。

[2] 济生方：临床医书。南宋严用和撰于宝祐元年（1253），10卷（一作8卷）。其书分门别类，各门立论于前，附方于后。

[3] 三因方：病因病证学专著。南宋陈言撰于淳熙元年（1174），18卷。其书本《金匮要略》，谓病有内因、外因、不内外因，遂以此探诸病之源及述诸病之证。

[4] 刘守真：金代医家。名完素，字守真，号通玄处士。河间（今属河北）人，后世尊称刘河间。著《素问玄机原病式》《黄帝素问宣明论方》《伤寒直格》《素问病机气宜保命集》等书。

审六经加减，虽治之不能去其邪也。《内经》云：开则淅然寒，闭则热而闷，知暴中风邪。宜先以加减续命汤随证治之。

〇今具六经加减续命汤方，盖用通治八风、五痹、痿厥等疾，以一岁为总，四时六经为别。〇春夏加石膏、知母、黄芩。〇秋冬加桂、附、芍药。又于六经别药随证细分加减，古之名医不能越此。

麻黄续命汤 主中风无汗恶寒。

麻黄_{去节} 防风_{去芦} 杏仁_{麸炒，去皮、尖}

右依方添加一倍。〇宜针太阳、至阴出血，昆仑举跷。

桂枝续命汤 主中风有汗，恶风。

桂枝 芍药 杏仁_{麸炒，去皮、尖}

右依本方添加一倍。宜针风府。已上二证，皆太阳经中风也。

白虎续命汤 主中风无汗，不恶寒，身热。

石膏 知母_{一料中各全加二两} 甘草_{依本方加一倍}

葛根续命汤 主中风有汗，不恶风，身热。

葛根_{二两} 桂枝 黄芩_{依本方加一倍}

已上二证，阳明经中风也。宜针陷谷，刺厉兑。针陷谷者，去阳明之贼。刺厉兑者，泻阳明之实也。

附子续命汤 主中风无汗，身凉。

附子_{加一倍} 干姜_{加二两} 甘草_{加三两，炙}

此一证，太阴经中风也。宜针隐白，去太阴之贼也。

桂附续命汤 主中风，有汗无热。

桂枝 附子_{炮，去皮、脐} 甘草_{依本方加一倍}

此证少阴经中风也。中风六证混淆，系之于少阳、厥阴，或肢节挛痛，或麻木不仁，宜羌活、连翘、续命主之。

连翘续命汤 小续命_{八两} 羌活_{加四两} 连翘_{六两}

古之续命混淆，无六证之别。今各分经治疗，又分经针刺。法厥阴之井大敦，刺以通其经；少阳之经绝骨，灸以引其热。是针灸同象，法治之大体也。

《简易方》小续命汤加减法

黎景仁云：历观此汤，治诸风，不拘病之轻重、表里深浅，服之皆验，不令人虚。

《小品方》、胡洽、《千金翼方》小续命汤与《千金方》同。

深师《录验方》小续命汤有白术，不用杏仁。

《救急方》小续命汤无川芎、杏仁。

《延年方》小续命汤无防风。

《外台方》崔氏小续命汤不用防己，云：忌猪肉、冷水、海藻、菘菜、生葱。

○外有加减法已见《千金方》者，更不重录。

○宋氏《药证》云：烦躁，大便涩，本有热者，去附子，倍芍药，加竹沥。○脏寒，大便利，本有寒者，去黄芩，加白术、附子。○骨肉冷痛者，加肉桂、附子。○烦，多惊者，加犀角。○呕逆腹胀者，加人参、半夏。○自汗者，去麻黄。

○《究原方》[1]云：中风，语言謇涩，手足颤掉，加石菖蒲、竹沥。

○大便秘，胸膈不快，加枳实、大黄。○气塞不通，加沉香。○有痰，加天南星，炮，切数片。

○《叶氏方》[2]有羌活、川乌 炮，去皮、尖、当归 去芦，无防己、通前共十三味。○春加麻黄一两。○夏加黄芩三两。○秋加当归四两。○冬加附子半两。○风虚，加川芎一两。○失瘖，加杏仁一两。○燥渴，加麦门冬、干葛各一两。○身疼，加秦艽一两。○上气，浮肿喘

---

[1] 究原方：医方书。或作"究源方"，南宋张松撰于嘉定六年（1213），5卷。张氏强调医者当考究受病之原，故以究原名书。原书佚，南宋《宝庆本草折衷》《仁斋直指方》等书存其少量佚文。

[2] 叶氏方：当指南宋叶大廉《叶氏录验方》。叶氏乃南宋延平（今福建南平）人，官至太社令。好收集医方，编《叶氏录验方》（1186），3卷。原书存。此下引文可见于其书卷上《治诸风》载"四时加减续命汤"方后。

急，加防风一两。名**四时加减续命汤**。

庞安常[1]**小续命汤**[2]　治半身不随，口眼㖞斜，手足颤掉，语言謇涩，肢体麻痹，神思昏乱，头目眩重，痰涎壅盛，筋脉拘挛，屈身转侧不便，涕唾不收，但是诸风，服之皆效。

麻黄去根、节，一两，气实者全用，气虚者用一半，以威灵仙代一半　人参去芦　白芍药　芎䓖　甘草炙　杏仁去皮、尖　汉防己去皮　桂心　独活去芦　木香　缩砂仁各一两　防风一两半，去芦　附子半两，炮，去皮、脐　川乌炮，去皮、脐　黄芩各七钱半

右十五味㕮咀。每服五钱半，生姜五片，枣子一枚，煎至七分，去渣，食前温服。

独活续命汤　治风虚昏愦，自汗瘛疭，并皆治之。

独活去芦　羌活去芦　防风去芦　茯神去木　人参去芦　官桂　川芎　当归去芦　白薇　细辛去苗　远志去心　菖蒲　半夏各半两，洗　甘草七钱半，炙

右十四味㕮咀，每服四钱，水二盏，生姜五片，煎至一盏半，去渣温服，日进二服，不拘时候。

秘府续命汤　治卒暴中风，兼治脚气，无问新久，风病皆宜服之。

麻黄去节　人参去芦　黄芩　赤芍药　甘草炙　杏仁麸炒，去皮、尖　桂心各一两　汉防己去皮　附子炮，去皮、脐　全蝎各半两，炒　白花蛇酒浸　独活各三钱，去芦　防风一两半，去芦

右十三㕮咀，每服五钱，水二盏，生姜五片，煎至一盏半，去渣，食前温服，日进二服。

李氏《珍藏方》蛇蝎续命汤[3]　治卒中急风，牙关紧急，口眼㖞斜，精神昏愦，不省人事，痰涎不利，喉中作声，宜服之。

---

[1] 庞安常：北宋医家。名安时，字安常，蕲州蕲水（今湖北浠水）人。著有《伤寒总病论》《难经解义》等书。

[2] 小续命汤：方后煎服法中，原书未出示用水多少。

[3] 李氏珍藏方蛇蝎续命汤：疑非方名。乃指李氏所珍藏之方。"蛇蝎续命汤"可见于元代《御药院方》卷1《治风药门》。方子与此基本相同。

白花蛇酒浸　全蝎炒　白僵蚕炒　独活去芦　天麻　附子炮,去皮、脐　人参去芦　防风去芦　肉桂　白术　藁本去芦土　白附子炮　赤箭　川芎　细辛洗,去苗　甘草炙　半夏汤洗　白茯苓去皮　麻黄各一两,去节

右十九味㕮咀，每服五钱，水二盏，生姜五片，煎至一盏半，去渣，食后温服，日进二服。

《端效方》[1] 杏术续命汤　治风寒湿气合为脚痹，大痛，着床不能转侧，或肿或细，痛重筋挛，宜服之。

杏仁去皮、尖,炒　白术去芦　附子炮,去皮、脐　防己去皮　川芎　人参各一分　防风去芦　芍药　麻黄去节　甘草炙　桂　黄芩各半两

右㕮咀，每服五钱，水一盏半，生姜五片，同煎至七分，去渣，日三夜一温服。病人可坐卧热炕暖处，衣被厚覆腰脚，长令溅溅汗出，病自去。

《千金方》大续命汤　治肝脏风，卒然瘖痖，依古法用大小续命汤，通治五脏偏枯贼风。

麻黄八两,去节　石膏四两　桂心　干姜炮　芎䓖各二两　当归去芦　黄芩各一两　杏仁三十粒,麸炒,去皮、尖　荆沥一升

右九味㕮咀，以水一斗先煮麻黄两沸，掠去沫，下诸药煮取四升，去渣，又下荆沥煮数沸，分四服，能言。未瘥，后服小续命汤。旧无荆沥，今增之，效如神。

徐嗣伯[2] 续命汤　治风眩，发则烦闷不知，口沫出，四体角弓反张，及口噤不能言。

竹沥一升一合　龙齿末　防风去芦　麻黄各四两,去节　防己去皮　附子各三两,炮　石膏七两　桂二两　生地黄汁一升

右件㕮咀，每服五钱，水二盏，生姜五片，煎至一盏半，食后去渣温服，日进二服。气弱者加附子一枚，紫苏子五合，橘皮半两。

《千金翼》大续命汤　治五脏偏贼风证。

---

[1] 端效方：医方书。元代施圆撰，撰年不详，3卷。原书佚，《医方类聚》《永乐大典》等书存其佚文。

[2] 徐伯嗣：南齐医家。精于经方诊诀，拯救疾病，不限贵贱，多获奇效。未闻有著作传世。

麻黄八两，去节　桂心　川芎　干姜各二两，炮　当归去芦　黄芩　甘草各一两，炙　石膏四两　杏仁三十枚，麸炒　荆沥二升

右十味㕮咀。每服五钱，水二盏，煎至一盏半，去渣，入荆沥服之。

《神巧万全方[1]》加减大续命汤　治中风不语，痰涎昏愦，不省人事，手足不随，语言蹇涩。《千金》第五方同。

独活三两，去芦　麻黄三两，去节　芎䓖　当归去芦　葛根　生姜　桂心　防风去芦　白茯苓去皮　附子炮　细辛洗，去苗　甘草各一两，炙

右件十二味，以水一斗二升，煮取四升，分五服。老少半之。若初得病，便自然大汗，煮时去麻黄，不汗依方。○上气者，加吴茱萸二两，厚朴一两。○干呕者，倍加附子一两。○哕者，加橘皮二两。○若胸中吸吸少气者，加大枣子十二枚。○心下惨惨惊悸者，加白茯苓一两。○若热者，可除生姜，加干葛。初得风证，未须加减，便且作三剂服，停四五日以后，更候视病虚实，评论服汤药。更针腧穴，灸之。

《圣惠方》大续命汤　治脚气痹挛不随，风毒攻四肢，壮热如火，头项挛急，气冲胸中。

当归去芦　麻黄去节　防风去节　石膏各二两　芎䓖　桂心　赤芍药　人参去芦　黄芩　甘草炙　杏仁麸炒，去皮、尖，各一两

右十一味㕮咀。每服四钱，水一中盏，入生姜五片，煎至六分，去渣温服，不拘时候。

《圣惠方》八味续命汤　治脚气痹挛，风毒所攻，口不能语，咽中欲塞，或缓或急，身体不自收持，冒昧不知痛处，拘急不能转侧，宜服之。

麻黄三两，去节　石膏二两　甘草炙　桂心各一两　干姜炮　芎䓖　当归去芦，各半两　黄芩七钱半

---

[1] 神巧万全方：医方书。又，《宋史·艺文志》载："刘元宝神巧万全方十二卷。"原书佚。在《肘后备急方》《千金要方》《太平圣惠方》等书中均引有此书内容。故当为晋人所作。另，据《通志·艺文略》载"万全方3卷，安士医"撰。安氏为唐代人，生平不明。

右八味㕮咀。每服四钱，水一中盏，煎至六分。去渣，温服，不拘时候。

《古今录验》[1] 八风续命汤　治半身不随，手足拘急，不得屈伸，身体寒冷，或智或痴，或身强直不语，或生或死，狂言不可名状，角弓反张，或欲得食，或不用食，或大小便不利，并皆治之。与《千金方》人参汤同。

人参_{去芦}　桂心　当归_{去芦}　独活_{去芦}　黄芩　干姜_炮　甘草_{各七钱半，炙}　石膏_{五钱}　杏仁_{三十枚，麸炒，去皮、尖}

右九味㕮咀。每服五钱，井花水二盏，煎至一盏半，去渣温服，不拘时候。

《千金》第六续命汤　治证与前大续命汤同。产后及老幼有病，并宜服之。

麻黄_{去节}　川芎_{各三两}　石膏　干姜_炮　桂心　人参_{去芦}　甘草_炙　当归_{去节，各二两}　杏仁_{四十枚，炒，去皮、尖}

右九味㕮咀。每服五钱，水二盏，煎至一盏半，去渣，食后温服，日进二服。

《千金》第七西州续命汤[2]　治风痱不能言，冒闷不识人，并皆治之。

麻黄_{六两，去节}　石膏_{四两}　桂心　甘草_{各二两，炙}　川芎　干姜_炮　黄芩　当归_{去芦，各一两}　杏仁_{四十枚，麸炒，去皮、尖}

右九味㕮咀。每服五钱，水二盏煎至一盏半。去渣，食后温服，日进二服。若患者犹能自觉，勿令连并顿服，续续服药可。且少卧，候微微汗出，即渐减衣服。若服不汗者，后服当汗出即愈，勿复服。饮食如常，无禁忌，勿见风。并治上气咳逆，若面目大肿，但得卧，服之大

---

[1] 古今录验：医方书。唐代甄立言（一作甄权）撰，约成书于7世纪初。录众多简易验方，原书佚。唐《外台秘要》、宋《本草图经》《证类本草》均引其佚文。

[2] 西州续命汤：今本《千金要方》卷8《治诸风方》同名方只有九味药，主治及方后注也与此有不同。另，在其书卷15《脾脏方》中亦有一个同名方，主治与此不同，由十一味药组成。

效。凡服此药不下者，人口嘘其背，药则自下矣。病人先患冷汗者，不可服此药。若虚羸人，但当稍与五合为佳。间有辄行此药与产妇及羸人欲有死者，皆宜频服三服无伤，勿要汤浊不清，故也但得清澄而稍稍服，微取汗者，无害也。胡洽方、《古今录验》名大续命汤。

麻黄续命汤 治肺气虚寒，厉风所中，嘘吸颤掉，声嘶，塞而散下[1]，气息短备，四肢痹[2]弱，面色青黄，失溺便利，冷汗时作，宜服之。

麻黄去节，六两　杏仁炒，去皮、尖　白术去芦　石膏各四两　桂心　人参去芦　干姜炮　白茯苓去皮　当归去芦　川芎　甘草炙。各三两

右十一味㕮咀。每服五钱，水二盏，大枣二枚，同煎至一盏半。食后去渣温服。旧方无白术、白茯苓，令依《经》随病增减。

《千金》大续命散 治八风十二痹，偏枯不仁，拘急不得屈伸，头目昏眩，起止颠倒，房事不举，梦与鬼交，悲愁啼哭，恍惚欲走，并宜服之。

蜀椒　川乌头炮　防风去芦　桂心　甘草炙　麻黄去节　杏仁炒，去皮、尖　石膏　人参去芦　当归去芦　茵芋　白芍药　黄芩　干姜炮　白茯苓去皮。各一两

右为细末。每服方寸匕，温酒调下，不拘时候。日进二服。

《千金》续命煮散 治中风，言语謇涩，四肢掸曳，又治风无轻重，皆主之。

麻黄去节　芎䓖　独活去芦　防己去皮　甘草炙　桂心　附子炮，去皮、脐　杏仁炒，去皮、尖，各三两　升麻　细辛去苗　人参去芦　茯苓去皮　防风去芦，各二两　石膏五两　白术四两

右十五味㕮咀。每服二两半，入小绢袋子中，盛水四升，和生姜二两，煮取二升半，分三服，连日勿绝。慎风冷，大良。〇吾尝中

---

[1]塞而散下：原作"寒而散"。据《千金要方》卷8《治诸风方》"依源麻黄续命汤"改补。
[2]痹：原作"癖"。据《千金要方》卷8《治诸风方》"依源麻黄续命汤"改。

风，言语蹇涩，四肢軃曳，处此方，日服四服，十日十夜，服之不绝，得愈。

《管见良方》[1] 续命煮散　治风虚留滞，心中昏愦，四肢无力，口眼瞤动，或时搐搦，亡失津液，渴欲引饮。此能扶荣卫，去虚风。中风自汗及产后中风自汗，并宜服之。

防风_{去芦,二两}　桂心_{七钱半}　独活_{去芦}　当归_{去芦}　人参_{去芦}　细辛_{去苗}　葛根　芍药　川芎　甘草_炙　远志_{去心}　熟地黄　荆芥穗　半夏_{汤洗，各半两}

右除半夏为粗末，入半夏和停。每服三大钱，水一盏，生姜三片，煎至七分，去渣温服，不拘时候。如汗多不止者，加牡蛎粉二钱半。

风科茵陈续命汤　治中风瘫痪，四肢不收，其方止用：

山茵陈_{一两}　麻黄_{四两}

右为㕮咀。每服七钱，水三盏、酒一盏半，煎至二盏半，去渣热服，不拘时候。

○谨按：本草山茵陈，主寒热邪气热结，黄疸通身发黄，小便不利；麻黄，主发表出汗。二药俱不载"治瘫痪四肢不收"，况中风亦无发黄之证，此方未知何人所处，不经，难用。

五脏中风_{方一道}

《灵枢·邪气脏腑病形》引证

黄帝曰：五脏之中风，奈何？岐伯曰：阴阳俱虚，邪乃得往。《灵枢·邪气脏腑病形第四》。

---

[1] 管见良方：医方书。指宋代陈自明《（新编）备急管见大全良方》，撰于嘉熙元年辛酉(1237)。本书系辑取《和剂局方》的成方编撰而成。收集32类各科病证的治疗方剂。现仅存两种清代抄本。

论一首

论曰：种种中风，要当随证而治。或所禀不同，寒热亦异，于诸风方中随宜增损。有热则增以寒药，有寒则增以热药，慎无执一而治。大凡中风之人，宜先调其气，气为血之纲也，虽血受病亦当调气。若气不调而血不行，非治中风之要也。

排风汤 治男子妇人风虚湿冷，邪气入脏，狂言妄语，精神昏乱。肝风发则面青，心闷，吐逆呕沫，胁满头眩，耳不闻人声，偏枯筋急，曲蜷而卧；心风发则面赤，翕然而热，悲伤瞋怒，目张呼唤；脾风发则面黄，身体不仁，不能行步，饮食失味，梦寐倒错，与亡人相随；肺风发则面白，咳逆，唾脓血，上气，奄然而极；肾风发则面黑，手足不随，腰痛难为俯仰，痹冷骨疼。凡有此候，令人心惊，志意不定，恍惚多忘。此药温经散气，安神定志，聪耳明目。

麻黄 去节　白茯苓 去皮　独活 去芦。各三两　防风 去芦　桂心　芎䓖　当归 去芦　白鲜皮　白术 去芦　白芍药　杏仁 炒，去皮、尖　甘草 炙。各二两

右十二味咬咀。每服五钱，水二盏，生姜五片，煎至一盏半，去渣温服，不拘时候。服之微汗不妨。此药大理荣卫。○肝实有风，脉来浮实有力，目赤胁疼，口苦心烦，错语多怒，宜加羚羊角，热盛者加犀角。○肝虚有风，脉来浮虚无力，当去麻黄，加黄耆。不能言，加荆沥。

肝脏中风 方八道

《素问·风论》引证二

岐伯曰：以春甲乙伤于风者为肝风。春甲乙，木肝主之。又曰：肝风之状，多汗恶风，善悲，色微苍，嗌干善怒，时憎女子。观在目下，其色

青。肝病则心脏无养，心气虚故善悲。肝合木，木色苍，故色微苍也。肝脉者，循股阴入毛中，环阴器抵少腹，侠胃属肝络胆，上贯膈，布胁肋，循喉咙之后入颃颡，上出额，与督脉会于巅。其支别者，从目系下。故嗌干善怒，时憎女子，观在目下也。青，肝色也。

论一首

论曰：夫肝脏中风者，是体虚之人，腠理开疏，肝气不足，风邪所伤也。其候筋脉拘挛，手足不收，厉风入肝，坐踞不得，胸背强直，两胁胀满，目眩心烦，言语謇涩者，是肝中风也。

赤茯苓散 治肝脏中风，气壅语涩，四肢拘挛。

赤茯苓去皮 麻黄去节 黄耆去芦 羚羊角屑各一两 芎䓖 枳壳麸炒，去瓤 葳蕤 黄芩各七钱半 酸枣仁炒 防风去芦 甘草炙 独活去芦。各半两

右为㕮咀。每服五钱，以水二盏，入淡竹叶二七片，同煎至盏半，去渣，入荆沥半合，再煎一二沸，不拘时候温服。忌食鸡、猪、炙煿、热毒之物。

薏苡仁散 治肝脏中风，四肢挛急，身体强直。

薏苡仁 麻黄去节。各三两 防风去芦，二两 附子炮，去皮、脐 芎䓖 柏子仁 桂心 枳实麸炒，去瓤 石膏 细辛去苗 独活去芦 羚羊角屑各一两

右为㕮咀。每服五钱，以水二盏，生姜五片，同煎至一盏半，去渣温服，不拘时候。忌食鸡、猪、鱼、蒜等物。

射干汤 治肝经受病，多汗恶风，善悲嗌干昔切干，善怒，时憎女子。目下青黄色，可治，急灸肝腧百壮，更宜行经顺气。若目下大段青黑，一黄一白者，不可治。

射干 白芍药各一两 薏苡仁二两 桂心 牡蛎 石膏各半两

右为㕮咀。每服五钱，水二盏，煎至一盏半，去渣温服，不拘时候。

犀角散 治肝中风，流注四肢，上攻头面，疼痛，言语謇涩，上焦风热，口眼㖞斜，脚膝疼痛无力。

犀角屑　石膏各一两　羌活去芦　羚羊角屑各七钱半　人参去芦　甘菊花　独活去芦　黄芩　天麻　枳壳麸炒，去穰　当归去芦　黄耆去芦　芎䓖　白术去芦　酸枣仁　防风去芦　白芷各半两　甘草炙，二钱半

右为㕮咀。每服五钱，水一中盏，入生姜五片，同煎至六分，去渣温服，不拘时候。

治肝中风方 治肝中风，筋脉拘急，舌强语涩方。

羚羊角屑　独活去芦　附子炮，去皮、脐，各一两

右为㕮咀，每服五钱，水一中盏，生姜五片，煎至五分。去渣，入竹沥一合，更煎三两沸，温服。

治肝中风 心神烦热，言语謇涩，不得眠卧。

竹沥　荆沥　葛根汁各三合　生姜汁一合　白蜜一合

右件相和令匀。每温服一合，宜频频饮之。

牛黄散 治肝脏中风，筋脉挛急，口眼㖞斜，言语謇涩，神思昏愦，并宜服之。

牛黄研　龙脑研　朱砂水飞　麝香另研　蝉壳各二钱半　乌蛇肉酒浸，二两　干蝎炒　白僵蚕炒　桑螵蛸　羚羊角屑　犀角屑　阿胶炒　天麻　防风去芦　甘菊花　蔓荆子　桂心　细辛去苗　侧子炮，去皮、脐　独活去芦。各半两　麻黄去节，七钱半

右为细末，入研了药，更研令匀。每服一钱，豆淋酒调下，不拘时候。

决明子丸 治肝脏中风，攻及手足，缓弱无力，口眼㖞斜，精神不定，行步艰难，并宜服之。

决明子　天雄炮，去皮、脐　独活去芦　天南星姜制　芎䓖　白术去芦　川升麻　白附子炮，去皮　防风去芦　蔓荆子　当归去芦　细辛去苗，洗　酸枣仁　草薢酒浸　犀角屑　白花蛇肉酒浸　白僵蚕炒。各半两　牛黄另研　麝香另研　朱砂水飞。各二钱半

右为细末,入牛黄等药研匀,炼蜜为丸如梧桐子大。每服二十丸,以豆淋酒下。

心脏中风 方七道

《素问·风论》引证

岐伯曰：以夏丙丁伤于风者为心风。夏丙丁火，心主之。又曰：心风之状，多汗恶风，焦绝，善怒吓。赤色病甚，则言不可快。观在口，其色赤。《素问·风论篇》注"焦绝"，谓唇焦而文理断绝也。何者？热则皮剥故也。风薄于心则神乱，故善怒而吓人也。心脉支别者，从心系上侠咽喉而主舌，故病甚则言不可快也。口唇色赤，故诊在焉。赤者，心色。

论一首

论曰：夫体虚之人，腠理开疏，风邪外伤，搏于血脉，入于手少阴之经，则心神颠倒，言语蹇涩，舌强口干，面赤头痛，翕翕发热，胸背拘急，手心热甚，但多偃卧，不得倾侧，忪悸汗出，恍惚不安。此皆风邪伤于心经，致有斯证，故曰心中风也。

麻黄散 治心脏中风，虚寒颤，心惊挚悸，语声混浊，口㖞，冒昧好笑，并宜服之。

麻黄去节　白术去芦　防风去芦　芎䓖　甘草炙　汉防己各半两　当归去芦　人参去芦　羌活去芦　远志去心　川升麻　桂心　茯神去木。各七钱半

右为㕮咀。每服五钱，水一中盏，生姜五片，煎至五分，去渣，入荆沥半合，更煎一二沸，不拘时候温服。

茯神散 治心脏中风，语涩昏闷，四肢沉重，精神不安。

茯神去木　羌活去芦　麻黄去节　龙齿另研。各一两　赤芍药　甘草炙。各半两　蔓荆子　薏苡仁　麦门冬去心　人参去芦　防风去芦　远志去心

犀角屑各七钱半

右为㕮咀。每服四钱，水一盏半，生姜四片，煎至一盏，去渣温服，不拘时候。

牛黄散 治心脏中风，恍惚恐惧，闷乱不得睡卧，志意不定，语言错乱，并宜服之。

牛黄另研　麝香另研　犀角屑　羚羊角屑　龙齿另研　防风去芦　天麻　独活去芦　人参去芦　沙参去芦　茯神去木　川升麻　甘草炙　白鲜皮　远志去心　天竺黄另研。各二钱半　龙脑另研，一钱　朱砂水飞　铁粉另研　麦门冬去心。各半两

右为细末，研令匀。服二钱，煎麦门冬汤调下，不拘时候服。

远志汤 治心经受病，多汗恶风，善怒赤色，口不能言，其状但得偃卧不可倾侧，闷乱冒绝，汗出，风中于心也。唇色正赤，尚犹可治，急灸心腧百壮。或青黄不定，面色聤聤宅耕切，战栗动者，不可治。

远志去心，二钱半　人参去芦　石菖蒲　羌活去芦　细辛洗，去苗　麻黄根各半两　赤芍药　白术各一两

右为细末。每服二钱，煎小麦汤调下，不拘时候，日进二服。

犀角丸 治心脏中风，言语颠倒，神思错乱，头面心胸烦热，或时舌强语涩，惊悸不安。

犀角屑　羚羊角屑　天麻　防风去芦　远志去心　羌活去芦　沙参去芦　茯神去木　川升麻　天门冬去心　葳蕤去皮　玄参各七钱半　牛黄另研　麝香另研。各二钱半　龙齿另研　铁粉另研　朱砂各一两。水飞　金箔研　银箔研。各五十片

右为细末，入研令匀，炼蜜和捣五七百下，丸如梧桐子大。每服五十丸，不拘时候，以薄荷汤下。

朱砂丸 治心脏中风，手足惊掣，心神狂乱，恍惚烦闷，言语謇涩，并宜服之。

朱砂水飞　犀角屑　羚羊角屑　人参去芦　茯神去木　远志去心　龙齿研。各一两　麦门冬去心　铁粉另研。各一两半　防风去芦　黄芩　汉防

己去皮　秦艽去土　天麻　升麻各七钱半　铅霜另研，半钱

右为细末，入研药匀，炼蜜和捣三四百下，丸如梧桐子大。每服二十丸，粳米汤送下，不拘时候。

石斛酒　治心脏中风，下注腰脚，除头面游风，兼补虚损。

石斛四两　黄耆去芦　人参去芦　防风去芦。各一两半　丹砂水飞　杜仲去粗皮，剉　牛膝酒浸　五味子　白茯苓去皮　山茱萸　山芋　萆薢各二两　细辛去苗，一两　天门冬去心　生姜各三两　薏苡仁　枸杞子各半升

右为㕮咀。以生绢袋盛[1]，酒五斗，同浸之，七日开[2]。每服二三合，加至一升，酒力须要相续，不可断绝，不拘时候。

脾脏中风方七道

《素问·风论》引证

岐伯曰：以季夏戊己伤于邪者为脾风。季夏戊己，土脾土之。又曰：脾风之状，多汗恶风，身体怠堕，四肢不欲动，色薄微黄，不嗜食。观在鼻上，其色黄。《素问·风论篇》注：脾脉起于足上，循胻骨，又上膝股内前廉，入腹，属脾络胃，上膈，侠咽，连舌本，散舌下。其支别者，复从胃别上膈，注心中，心脉出于手，循臂，故身体怠堕，四肢不欲动而不嗜食。脾气合土，主中央，鼻于面部，亦居中，故诊在焉。黄，脾色也。新校正云：按，王注"脾风"不当，引"心脉出于手循臂"七字于义无取，脾主四肢，脾风则四肢不欲动矣。

论一首

论曰：夫脾气虚弱，肌肉不实，则腠理开疏，风邪乘虚入于足太阴之经，致使身体怠堕，多汗恶风，舌本强直，言语謇涩，口面㖞僻，肌肤不仁，腹胀心烦，翕翕发热，神思如醉，手足不能动摇，诊其脉浮缓

---

[1] 以生绢袋盛：原脱，据《太平圣惠方》卷95"石斛酒方"补。
[2] 之七日开：原作"一宿"，据《太平圣惠方》卷95"石斛酒方"改。

者，是脾脏中风之候也。

独活散 治脾脏中风，胸满痰涎，言语謇涩，翕翕发热，智意昏浊，并宜服之。

独活一两，去芦　防风去芦　茯神去木　人参去芦　附子炮，去皮、脐　前胡去芦　沙参去芦　半夏汤洗七次　黄耆去芦　旋覆花　羚羊角屑各七钱半　甘草炙，半两

右为㕮咀。每服四钱，水二盏，生姜五片，煎至一盏半，去渣温服，不拘时候。

白术汤 治脾经受病，多汗恶风，身体怠堕，四肢不动，不能饮食。口色黄者，可治，其状但踞而腹满，通身黄色，口吐咸水，风中于脾也，急灸脾腧百壮。目下及手足青色者，不可治。

白术去芦　厚朴姜制　防风各一两。去芦　附子炮，去皮、脐　橘皮去白　白鲜皮　五加皮各半两

右为㕮咀。每服五钱，水二盏，生姜五片，煎至一盏半，去渣温服，不拘时候。

细辛散 治脾脏中风，肉热，肌肤淫淫如虫行，或腠理开，汗大泄，皮肤肉色不泽，唇鼻黄色，宜服之。

细辛去苗　白术去芦　独活去芦　附子炮，去皮、脐　肉桂　防风各一两。去芦　厚朴姜制　麻黄去节。各二两　枳实麸炒，去瓤　甘草炙。各半两

右为㕮咀。每服四钱，水一中盏，入生姜五片，煎至六分，去渣，不拘时候服。

防风散 治脾脏中风，手足缓弱，舌强语涩，胸膈烦闷，志意恍惚，身体沉重，宜服之。

防风去芦　麻黄去节　人参去芦　芎䓖　附子炮，去皮、脐　桂心　黄耆去芦　赤茯苓去皮　酸枣仁　白术去芦　独活去芦　桑白皮剉　羚羊角屑各七钱半　甘草炙。半两

右为㕮咀。每服四钱，水一中盏，生姜五片，煎至六分，去渣温服，不拘时候。

七圣散 治脾脏中风，心腹烦躁，头面微肿，冷汗频出，并宜服之。

枳壳麸炒去穰　天麻一两　川大黄　地骨皮　白蒺藜　芎䓖各半两　薏苡仁七钱半

右为细末。每服二钱，用温水调下，不拘时候。忌食生冷、油腻、猪、鸡之物。

羚羊角丸 治脾脏中风，口面偏斜，语涩虚烦，手臂腰脚不随。

羚羊角屑　防风去芦　汉防己去皮　白芍药　白茯苓去皮　独活去芦　酸枣仁炒　麦门冬去心　杏仁各七钱半。汤浸，去皮、尖、双仁，麸炒微黄　槟榔　人参去芦　芎䓖　桂心　柏子仁　当归各半两。去芦，剉，微炒　薏苡仁　附子炮，去皮、脐　熟干地黄各一两

右为细末，炼蜜和捣二三百下，丸如梧桐子大。每服三十丸，空心及晚食前以温酒下。忌猪、鸡肉，黏滑之物。

天麻丸 治脾脏中风，身体怠堕，四肢缓弱，恶风头疼，舌本强直，言语謇涩，皮肤顽痹，并宜服之。

天麻　独活去芦　附子炮，去皮、脐　桂心　麻黄去节　乌蛇肉各一两。酥炒黄　干蝎炒　白僵蚕炒　人参去芦　防风去芦　细辛去苗　羚羊角屑　当归去芦，炒　白术去芦　薏苡仁　牛膝酒浸　芎䓖　天南星醋炒　茯神去木。各七钱半　朱砂半两，研　牛黄研　麝香研　龙脑各二钱半。另研

右为细末，入研药匀，炼蜜和捣三五百下，丸如梧桐子大。每服十丸，加至十五丸，温酒送下，不拘时候。

肺脏中风方五道

《素问·风论》引证

岐伯曰：以秋庚辛中于邪者为肺风。秋庚辛，金肺主之。又曰：肺风之状，多汗恶风，色皏然白，时咳短气，昼则差，暮则甚。观在眉上，其

色白。《素问·风论篇》注：凡内多风气则热，有余热则腠理开，故多汗也。风薄于内，故恶风焉。骈，谓薄白色也。肺色白，在变动为咳，主脏气，风内迫之，故色骈然白，时咳短气也。昼则阳气在表，故差；暮则阳气入里，风内应之，故甚也。眉上，谓两眉间之上，阙庭之部，所以外司肺候，故观在焉。白，肺色也。

论一首

论曰：夫肺中风者，由腠理开疏，正气虚怯，风邪所侵，攻于腑脏也。肺主于气，气为卫，卫为阳，阳气行于表，循于皮肤。若卫气虚少，风邪相搏，则胸满短气，谓金木相制，肝肺相克。冒闷汗出，嘘吸颤掉，语声嘶塞，身体沉重，四肢痿弱，其脉浮弦者，是肺脏中风也。

五味子汤 治肺经受病，多汗恶风，时咳短气，昼瘥夜甚，其状偃卧，胸满息促，冒闷，风中于肺也。其鼻两边，下至于口，上至于眉，色白，急灸肺腧百壮。若色黄，其肺已伤，化而为血，不可治也。若妄掇空指地，拈衣摸床，如此数日，必死矣。

五味子 杏仁炒，去皮、尖 桂心各半两 防风去芦 甘草炙 赤芍药 川芎各一两 川椒二钱半

右为㕮咀。每服五钱，水二盏，煎至一盏半，去渣温服，不拘时候。

独活散 治肺脏中风，令头疼项强，背痛鼻干，心闷，语声不出，胸中少气，四肢无力疼痛，宜服之。

独活去芦 细辛去苗 附子炮，去皮、脐 甘菊花 麻黄去节 白芷 五味子 紫菀茸 赤茯苓去皮 肉桂 白术去芦 芎䓖 桑白皮剉 甘草炙 杏仁麸炒，去皮 防风去芦。各一两

右为㕮咀。每服四钱，用水一中盏，同煎至六分，去渣温服。

防风散 治肺脏中风气攻，背痛项强，皮毛焦枯，头疼鼻塞，四肢不利，遍身瘙痒，宜服之。

防风去芦 人参去芦 赤茯苓去皮 贝母 前胡去芦 半夏汤洗 芎䓖 木香 天麻 羌活去芦 桂心 甘菊花 细辛去苗 附子炮，去皮、脐 麻黄去节 桑白皮剉，炒 杏仁炒，去皮、尖 藁本去芦、土。各七钱半

右为㕮咀。每服三钱，水一中盏，生姜五片，薄荷二七叶，煎至六分，去渣温服，不拘时候。忌热面、猪、鸡、鱼等物之类。

芎䓖散 治肺脏中风，项强头旋，心胸满闷，气短嗌干，嘘吸颤掉，语音嘶塞，身体沉困，四肢缓弱，麻痹不仁，并宜服之。

芎䓖 麻黄各一两。去节 五味子 茯神去木。各三两 甘菊花 山茱萸去核 黄耆去芦 细辛去苗 甘草炙。各半两 防风去芦 独活去芦 杏仁炒，去皮、尖 前胡去芦 人参去芦 桂心各七钱半 附子半两，炮，去皮、脐

右为㕮咀。每服一钱，水二盏，生姜五片，煎至盏半，去渣热服，不拘时候。忌食生冷、粘滑、油腻之物。

麻黄散 治肺脏中风。心胸气促，项背强硬，皮肤不仁，并宜服之。

麻黄去节 附子炮，去皮、脐 天麻 防风去芦 细辛去苗 杏仁炒，去皮、尖 芎䓖 菖蒲 白蒺藜 桑白皮剉，炒 荆芥 白花蛇肉酒浸。各七钱半 牛黄另研 麝香另研。各二钱半

右为细末。每服一钱，薄荷酒调下，不拘时候。

肾脏中风方八道

《素问·风论》引证

岐伯曰：以冬壬癸中于邪者为肾风。冬壬癸，水肾主之。又曰：肾风之状，多汗恶风，面㾐然浮肿，脊痛不能正立，其色炲，隐曲不利。观在肌上，其色黑。《素问·风论篇》注：㾐然，言肿起也。炲，黑色也；肾者，阴也；目下，亦阴也。故肾脏受风，则面㾐然而浮肿。肾脉者，起于足下，上循腨内，出腘内廉，上股内后廉，贯脊，故脊痛不能正立也。隐曲者，谓隐蔽委曲之处也。肾藏精，外应交接，今脏被风薄，精气内微，故隐蔽委曲之事，不通利所为也。○又《阴阳应象大论》曰：气归精，精食气。今精不足，则气内归，精气不主皮，故肌皮上黑也。黑，肾色也。

论一首

论曰：夫肾气虚弱，风邪所侵则踞，而腰疼不得俛仰，或则偏枯，两耳虚鸣，语声浑浊，面多浮肿，骨节酸疼，精神昏愦，喜恐好忘，肌色黧黑，身体沉重，多汗恶风，隐曲不利，此是肾脏中风也。

独活散 治肾脏中风，腰脊疼痛不得俛仰，两脚冷痹，缓弱不随，头昏耳聋，语音浑浊，四肢沉重，并宜服之。

独活_{去芦} 附子_{炮，去皮、脐} 当归_{去芦} 防风_{去芦} 天麻 桂心_{各一两} 川芎 甘菊花 枳壳_{麸炒，去瓤} 山茱萸_{去核} 黄耆_{去芦} 丹参_{去芦} 牛膝_{酒浸} 萆薢_{酒浸} 甘草_炙 细辛_{去苗} 菖蒲 白术_{去芦。各半两}

右为㕮咀。每服四钱，水一盏半，生姜五片，煎至一盏，去渣温服，不拘时候。

萆薢散 治肾经受病，则多汗恶风，面疱_{莫江切}浮肿，脊骨痛不能行立，肌肤变色，但坐而腰痛，此风中于肾经也。视胁下，左右上下有赤黄，色如饼饼者可治，急灸肾腧百壮。齿黄，发须直，面如土色者，不可治。

萆薢_{酒浸} 狗脊 杜仲_{去皮，剉，炒} 白茯苓_{去皮。各一两} 何首乌 天雄_{炮，去皮、脐} 泽泻_{各半两}

右为细末。每服二钱，米饮调下，不拘时候。

天雄散 治肾脏风邪所伤，语言謇涩，腰脊不可转侧，脚膝缓弱疼痹，头旋耳鸣，身体沉重无力，并宜服之。

天雄_{炮，去皮、脐} 麻黄_{去节} 桂心_{各一两} 枳壳_{半两，麸炒，去瓤} 石龙芮 独活_{去芦} 人参_{去芦} 防风_{去芦} 茯神_{去木} 杜仲_{去皮，剉，炒} 萆薢_{酒浸} 丹参_{去芦} 羌活_{去芦} 当归_{去芦，炒} 五味子 牛膝_{酒浸} 细辛_{去苗。各七钱半}

右为㕮咀。每服四钱，水一中盏，入生姜五片，煎至六分，去渣温服，不拘时候。

天麻丸 治肾脏气虚，风邪所中，腰脚缓弱无力，视听不聪，腰脊酸疼，脐腹虚冷，颜色不泽，志意昏沉，并宜服之。

天麻　石斛　肉苁蓉各一两半。酒浸一宿，刮去粗皮，炙令干　附子炮，去皮、脐　巴戟酒浸，去心　菖蒲　萆薢酒浸　天雄炮，去皮、脐　杜仲去皮，剉，炒　当归炒，去芦　肉桂　牛膝酒浸　独活去芦　丹参去芦　蝉蜕各一两。微炒　鹿茸酥炙　磁石各二两。煅，研，水飞

右为细末，炼蜜和捣三五百下，丸如梧桐子大。每服二十丸，空心及食前温酒送下。

吴茱萸丸　治肾经虚损，恶风多汗，面色浮肿，腰膝疼痛，形色憔悴，并宜治之。

吴茱萸　细辛去苗　白茯苓去皮　羌活去芦　独活去芦　木香　山茱萸去核　牛膝酒浸　石斛　萆薢各半两。酒浸　附子炮，去皮、脐　芎䓖各二钱

右为细末，以酒煮面糊为丸如梧桐子大。每服二十丸，空心用盐汤送下，日进二服。

狗脊丸　治肾脏风虚，毒气上攻，下注腿膝，脚气肿痛，并宜服之。

狗脊　萆薢酒浸　防风去芦　川乌头炮，去皮、脐　牛膝酒浸　肉苁蓉酒浸　破故纸炒　巴戟酒浸，去心　葫芦巴炒　当归去芦　甜瓜子炒　威灵仙　没药各一两。另研　自然铜四两，火醋碎[1]七遍，研极细

右为细末，酒糊为丸如梧桐子大。每服二十丸，加至三十丸，食前用温酒送下，日进二服。

黄耆丸　治肾脏风毒上攻下注，麻痹肿痛，少气无力，并宜服之。

黄耆去芦　川椒炒　茴香炒　川乌头炮，去皮、脐　狼毒　麻黄去节　防风去芦　川楝子去皮、子，炒　白蒺藜炒　地龙炒，去土　黑附子炮，去皮、脐　赤小豆各半两

右为细末，酒糊为丸如梧桐子大。每服二十丸，加至四十丸，食前

---

[1]　火醋碎：原作"醋碎"。原书卷6"大换骨丹"自然铜炮制作"醋淬细"，可知此意为火煅醋淬碎。后同不注。

温酒送下，日进二服。

万灵丸 治肾脏虚寒，耳鸣腰痛，筋骨酸疼。

草乌剉，盐炒　细辛去苗　赤芍药　五灵脂炒　地龙去土，炒　防风去芦　黄耆去芦　海桐皮　山茵陈　骨碎补各一两，去毛　黑狗脊　青皮去白　牛膝酒浸　何首乌　蔓荆子　御米子[1]炒。各二钱　紫荆花三钱　白附子炮，去皮　巨胜子　川乌头炮，去皮、脐　苍术各[2]一两，泔浸　黑牵牛半两为末

右为细末，酒糊为丸如梧桐子大。每服十丸，加至二十丸，空心温酒送下。

---

[1] 御米子：即罂粟子。
[2] 各：原脱，则白附子、巨胜子、川乌头三药无剂量。据金代刘完素《黄帝素问宣明论方》卷3《风门》"万灵丸"此三药的用量同骨碎补等药，据补。

 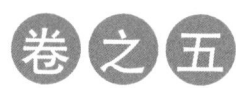

北京太医赵大中编修　　覃怀儒医赵子中传习
大元国特赐皇极道院虚白处士赵素才卿补阙

卒暴中风方一十道

《素问·至真要大论》引证

岐伯曰：诸暴强直，皆属于风。《素问·至真要大论篇》注：阳内郁而阴行于外。

《灵枢·岁露论》引证

黄帝曰：有寒温和适，腠理不开，然有卒病风者，其故何也？少师答曰：帝弗知邪入乎？虽平居，其腠理开闭缓急，其故常有时也。黄帝曰：可得闻乎？少师曰：人与天地相参也，与日月相应也。故月满则海水西盛，人血气积，肌肉充，皮肤致，毛发坚，腠理郄乞逆切，烟垢著。当是之时，虽遇邪风，其入浅不深。至其月郭空则海水东盛，人气血虚，其卫气去，形独居，肌肉消，皮肤纵，腠理开，毛发焦，腠理薄，烟垢落[1]。当是之时，遇邪风，则其入深，其病人也卒暴。《灵枢·岁露论篇》。

论一首

论曰：卒暴中风，不省人事，痰涎潮搐，上下相引，声如拽锯。盖因食饮无度，气血闭塞，停留胃中，与风相搏，气化成痰。毋妄投以诸

---

[1] 腠理薄烟垢落：原作"理薄烟垢"，据《灵枢·岁露论》补改。

汤，大概气血已闭而不得行急，当吐之，以快利为度，然后随证而投汤液。近世方书或云"中风之疾不可吐，若吐之，久则坏人一臂"。盖谓方中多用银粉，能损脾气，脾气既损，则四肢不能举。是大不然。余尝观古圣方书有曰"在上者，吐之"，今方中用瓜蒂之类是也。若无吐证者，慎勿吐之。若吐，则令人肺胃俱伤，呕血而死。有可吐之证者，可服胜金丸。若神失昏愦，谵语惊惕者，此乃心气素弱，为肝气所乘，故有此证也，宜服金箔丸。有热者，宜服荆沥汤。但凡初得中风，失音不语，昏愦不省人事，先宜去痰，自然省觉。然后，可服汤、散、丸剂、丹药之类，乃为善也。

灸法 洛州石碑上引《千金翼》"中风论"云：至于火艾，特有奇能。虽曰针、汤、散，皆所不及，灸为其最要。其灸法：

先灸百会一穴；在前顶后一寸半，顶中央旋毛中，可容豆。

次灸肩井二穴；在肩上陷解缺盆上，大骨前一寸半，以三指按取之，当中指下陷中。

次灸曲池二穴；在肘外辅肘曲骨之中，以手拱胸取之。

次灸间使二穴；在掌后三寸，两筋间陷中。

次灸风市二穴；髀上筋间，直身垂手中指末处。已上各三七壮。

次灸三里二穴五七壮。在膝下三寸胻外廉。今人取纹尽处，屡灸不效，唯依本穴两筋间，当举足取之，法近外取曲骨之中陷中者是。

其艾炷大如苍耳子，须广三分。艾炷甚小则不能覆孔穴，通行经络；壮数少则疮不发，不得脓水，风气难出。必须大实作之，其艾又须大熟。从此以后，日别灸之，至随年壮止。凡人稍觉心神不快，即须灸此诸穴各五壮，不得轻之。苟度朝夕，以致殒毙。灸之一法，医之大术。又法卒死之人，及中风不得语，皆急灸之。夫卒死者，风入五脏，为平生风发，强忍，怕痛不灸，忽然卒死。

灸中风十三大穴 自上灸下：百会、肩井、曲池、阳池、风市、三里、绝骨。

一法：灸百会、曲鬓、肩髃、曲池、风市、三里、绝骨。

《集效方》[1]十二穴：百会、风池、大椎、此穴系是禁穴。病深止可灸三壮。若病轻则不须灸。肩井、曲池、手间使、足三里。

《本事方》[2]：百会、发际、风池、听会、颊车、地仓、大椎、肩髃、曲池、风市、足三里、绝骨。若头面无病，不必灸上三穴也。

夺命散　治卒暴中风，涎潮气闷，手足瘈疭，项背反张，牙关紧急，眼目上视，不省人事。并破伤风搐搦潮作，小儿急惊风膈实痰盛，并宜服之。

甜葶苈　香白芷　天南星姜制　半夏汤洗七次。各半两　巴豆去皮、心、膜、油，二钱半

右为细末。每服半钱，用生姜自然汁一小杓调下。小儿用半字。须臾利下恶涎，或吐涎，立效。中风闭目不语，牙关紧急，汤剂灌不下者，此药速能治之。

大驱风散　治卒中欲死，风攻身体及五脏，言语謇涩，神思冒昧。

麻黄去节,二两　芎䓖　石膏煅。各一两半　桂心　白芷　甘草炙　干姜炮　当归炒,去芦　杏仁炒,去皮、尖　黄芩各七钱半

右为㕮咀。每服四钱，水一中盏，煎至六七分，去渣，稍热服，不拘时候，以汗出为度。○一法入荆沥五合同煎，大验。

独活散　治卒中风，忽倒闷绝，口噤不语，气厥不识人，闭目不开，针灸不知痛处，并宜服之。

独活去芦　附子炮,去皮、脐　防风去芦　桂心　麻黄各一两。去节　汉防己去皮　茵芋　白术去芦　细辛去苗　秦艽去皮　人参去芦　甘草各半两。炙　羚羊角屑半两

右为㕮咀。每服四钱，水一中盏，入生姜五片，煎至五分，去渣，

---

[1] 集效方：方书名，元以前称《集效方》者有两种。其一北宋乘闲撰，撰年不详，1卷。今佚，《证类本草》存少量佚文。其二北宋阎孝忠撰于宣和元年（1119），1卷，原附于阎氏整理之钱乙《小儿药证直诀》之末。此乃儿科方书。另有明代孙天仁集《孙氏集验方》2卷。未能明确此"十二穴"之说出于前两种何种"集验方"。

[2] 本事方：医方书。全名《普济本事方》或《类证普济本事方》。南宋许叔微撰，10卷，今存。书名本事，乃因书中所载经验诸方，兼记医案，以事实为本，故名。

入竹沥一合，更煎三二沸，不拘时候温服。

杏仁散　治卒中风，言语蹇涩，肢体不仁，并宜服之。

杏仁炒，去皮、尖　麻黄去节　芎䓖　附子炮，去皮、脐　秦艽各一两　桂心　干姜各半两。炮　当归七钱半，去芦　独活半两，去芦

右为㕮咀。每服四钱，水一中盏，煎至六分，去渣温服，不拘时候。

治卒中风　仆倒不知人事，宜服之。

乌鸡粪　马牙硝　龙胆草各二钱半　黑豆一合

右件先将鸡粪及黑豆同炒令熟，次入龙胆并硝，以酒一中盏，煎至六分，去渣温服，不拘时候。

三生饮子　治卒暴中风，不省人事，口眼㖞斜，半身不随，痰涎上壅，喉中作声，无问外感风寒，内伤喜怒，或六脉沉浮洪盛，并宜服之。兼治痰厥、饮厥之疾。

天南星生用，一两　川乌生用　附子各半两。生　木香二钱半

右为㕮咀。每服五钱，水二大盏，生姜十片，煎至一盏半，去渣温服。或口噤不省人事者，用细辛、皂角各少许为细末，以苇筒吹入鼻中，喷嚏不已，俟其人稍苏，然后进药。痰涎壅盛者，每服加全蝎四枚，仍服养正丹镇坠之药。若气盛之人，止用天南星半两，南木香一钱，生姜十片，煎服，名曰星香散。若气虚之人，用生附子并南木香，如前法煎服，名曰香附饮子。内有天雄代附子者，并治卒暴中风，无不应验。若因气而中者，以沸汤化开苏合香丸，乘热灌之，未效，再煎药渣，却入沉香末一钱，调服。如审知是风证，当用醒风汤、小续命汤。中寒则用附子理中汤、姜附汤。中湿则用术附汤、白术酒之类，皆可选而用之。

麻黄饮子　治卒暴僵仆，口噤瘛疭，宜服之。

麻黄去节　大黄　黄芩　牡蛎各二两。研　石膏研　白石脂研　凝水石研　紫石英研　滑石研　赤芍药各四两　人参去芦　桂心各一两　甘草一两半，炙　龙齿三两，另研　蛇蜕皮半两，细剉

右为咬咀,以另研药和匀,用绢袋盛之,垂于透空处。凡遇此疾,每服五钱,水一盏半,煎至一盏,去渣,食后温服,日进二服。

荆沥汤 治卒暴中风,心神恍惚,昏愦不省人事。热甚者,并宜服之。

荆沥　竹沥　生葛沥各一升,火取汁　生姜自然汁,三合

右四味各滤去渣。合和于银石器内,煎五七沸,每服二盏,温服,于寅、午、申、子四时,各进一服。

续命丹 治男子、妇人卒中诸风,口眼㖞斜,言语蹇涩,牙关紧急,半身不随,手足搐搦,顽麻疼痛,涎潮闷乱,妇人血晕血风,喘嗽吐逆,睡卧不宁。

川芎　羌活去芦　天南星姜制　川乌头炮,去皮、脐　肉桂　白鲜皮　当归去芦　防风去芦　海桐皮　熟地黄　地榆　天麻　朱砂水飞　铅白霜另研　虎骨醋炙黄　乌蛇酒浸　全蝎各一两。炒　牛黄另研　雄黄各三钱。研　轻粉二钱　麻黄四两,去节,以好酒三升煮至一升,不用麻黄

右为细末,麻黄酒汁入蜜半斤,同熬成膏,与前药末和丸如弹子大。每服一丸,豆淋酒下,或浓煎葱汁下,日进二服。

换骨丹 治卒暴中风。

五灵脂　狗脊　大鳖子　草乌头各等分。去芦,炮,去皮

右为细末,以醋糊,用东南杨柳枝搅和,丸如梧桐子大,阴干。每服七丸,温酒送下,不拘时候,日进二服。

治急风诸方方八道

论一首

论曰:夫人性禀五行以成五脏,岁有八节乃布八风。人则因风所生,物则因风所长,风气虽能养物,亦能伤人,如水能浮舟,亦能覆舟也。夫急风者,是天地毒厉之气,非山川鼓振之风。世有体虚之人,不避寒湿,触犯之者,乃多中尔。其候身背强直,口噤失音,筋脉拘急,鼻干

面黑，遍身壮热，汗出如油，目瞪唇青，精神迷闷，痰涎壅结，胸膈喉中如拽锯声，脉候沉微，手足抽制，仓卒之际便至膏肓，故名急风也。

牛黄散 治急风，垂涎臂弹，胸膈躁闷，并宜服之。

牛黄研 麝香研 蝉壳 龙脑各二钱半。另研 朱砂研，水飞 雄黄研，水飞 天南星炮 白附子炮 芎䓖 防风去芦 紫葛 麻黄去节 细辛去苗 藁本去土 白僵蚕炒 乌蛇肉各七钱半。酒浸 干蝎炒 羚羊角屑 犀角屑 天竺黄研 天麻 侧子炮，去皮、脐 甘菊花各半两

右为细末，入研药，再研令匀。每服二钱，热酒调下，不拘时候。

附子散 治急风，面青口噤，心膈有涎不能出者，宜服之。

黑附子酒浸，炮 白附子生用，去皮 白僵蚕生用 天南星生用 半夏汤洗七次 海桐皮各一两 狼毒醋煮半日，切，曝 干姜各半两。炮 麝香研，二钱半

右为细末，入麝香再研令匀。每服以热豆淋酒调下二钱，良久再服，必吐涎出。相次以热葱酒一盏投之，盖覆，令有汗为效。

腊鸦散 治急风，手足挛急，口噤项强，不知人事，宜服之。

腊月鸦一只，去爪 腊月野狐肝一具。已上二味同入瓷瓶中，入盐泥固济，候干，以火煅存性，取出，细研为末 阿胶碎，炒令珠子 桑螵蛸炒 干蝎炒 白僵蚕炒 天南星炮 白附子炮，去皮 藿香 天竺黄研。各半两 麝香研 牛黄研 蚱蝉炒 乌蛇肉酒浸，炙 腻粉研 龙脑各二钱半。研 天麻七钱半

右为细末，与前二味相和，更研令匀。每服二钱，温酒调下，不拘时候频服，以效为度。

雄黄散 治急风，不省人事，并宜服之。

雄黄研 香墨 干蝎炒 蝉壳各半两。炒 天南星炮 阿胶各一两。炒 麝香研 牛黄研 龙脑研 丁香 腻粉各二钱半 朱砂水飞，二钱半

右为细末，入研令匀。每服一钱，温酒调下，不拘时候。

玳瑁丸 治急风及中恶不识人，面青，四肢逆冷，并宜服之。

生玳瑁捣罗为末 安息香各五两。酒煮如糊，以绢滤去渣 朱砂二两，水飞

琥珀一两，研　雄黄半两，研，水飞　龙脑研　麝香研。各二钱半

右件前药研令匀，以安息香糊和丸如鸡头大。用童子小便三合，生姜自然汁半合调匀，温过，不拘时候，化下三丸。

蛴螬丸　治急风，眼前暗黑，心躁吐涎，四肢不举，宜服之。

蛴螬干者　槐蚛粪　干地龙去土　蝍蜋　乌头各半两。炮，去皮　天麻　蚕砂炒　白花蛇各一两。酒浸，去皮、骨　晚蚕蛾微炒，二钱半

右为细末，用乌驴脑髓和丸如梧桐子大。每服十丸，热酒送下，不拘时候。其药于腊月内修合之。

赤箭丸　治急风，涎在胸膈，闷乱不已，宜服之。

赤箭　天南星姜制　半夏汤洗七次　阿胶碎，炒成珠　干蝎各七钱半。炒　麝香二钱，研　雄雀粪半两　腻粉一钱

右为细末，炼蜜和丸如绿豆大。每服七丸，温生姜酒化下，不拘时候。

立效方　土蜂子　干蝎各二七枚，生用　牛黄二钱半，研　雄黄半两，研，水飞

右件前药入研如粉，用粳米饭和丸如梧桐子大。每服五丸，温酒化下，不拘时候。

偏风方七道

《素问·风论》引证

岐伯曰：风中五脏六腑之腧，亦为脏腑之风各入其门户，所中为偏风。《素问·风论篇》注：随腧左右而偏中之，则为偏风。

论一首

论曰：夫偏风者，为风邪偏客于身之一边也。人体有偏虚者，风邪乘虚而伤之，故为偏风也。其状或不知痛痒，或缓纵，或痹痛是也。

防风汤 此方系甄权治安平公偏风之药。一方加独活。

防风去芦　芎䓖　白芷　羌活去芦　牛膝酒浸　狗脊去毛　萆薢酒浸　白术去芦。各一两　薏苡仁　杏仁炒，去皮、尖　葛根　秦艽各二两　麻黄四两，去节　桂心　石膏各三两　生姜五两

右为㕮咀。以水一斗二升，煮取三升，分三服，服一剂觉妙，更服一剂，即针一度。凡服九剂，针九度即瘥，灸亦得。

针法 风池一穴、肩髃一穴、曲池一穴、支沟一穴、五枢一穴、阳陵泉一穴、巨虚下廉一穴。凡针此七穴，即瘥。

仁寿宫备身患奉敕针：镮铫一穴、阳陵泉一穴、巨虚下廉一穴、阳辅一穴。凡针四穴，即能起行。

大理赵卿患风，腰脚不随，不能行立。针：上窌一穴、镮铫一穴、阳陵泉一穴、巨虚下廉一穴。凡针四穴，即能行立。

又治库狄钦患偏风，不得挽弓。库，尺夜切。肩髃一穴，针之即得挽弓。甄权治法。

独活散 治偏风，手足不随，肌肉顽痹，宜服之。

独活去芦　附子炮，去皮、脐　桂心各二两　赤茯苓去皮　汉防己去皮　芎䓖　赤芍药　牛膝酒浸　当归去芦　萆薢酒浸　茵芋　防风去芦　羚羊角屑各一两　麻黄一两半，去节　甘草半两，炙

右为㕮咀。每服四钱，水一中盏，入生姜五片，煎至六分，去渣温服，不拘时候。忌生冷、油腻，猪、鱼、鸡、犬之肉。

天麻散 治偏风不随，心神虚烦，头目昏重，肢节不仁，并宜服之。

天麻　麻黄去节　防风去芦　芎䓖　枳壳麸炒，去瓤　荆芥　桂心　附子炮，去皮、脐　独活去芦　白术去芦　当归各一两。去芦　石膏二两

右为㕮咀。每服四钱，水一中盏，生姜五片，煎至六分，去渣温服，不拘时候。

侧子散 治偏风不随，肢节烦疼，心胸满闷，缓纵不仁，并宜服之。

侧子一两，炮，去皮、脐　独活去芦　桂心　汉防己去皮　附子炮，去

皮、脐　芎䓖　人参去芦　麻黄去节　当归去芦　秦艽去芦　茯神去木　白术去芦　细辛去苗　防风去芦　甘菊花　枳壳麸炒，去穰。各七钱半　甘草半两，炙

右为㕮咀。每服五钱，水一中盏，入生姜五片，煎至五分，去渣，入竹沥半合，搅令匀，更煎一二沸，不拘时候温服。忌生冷、油腻，鸡、猪之肉。

趁风膏　治中风，手足偏废不举。并宜服之。

穿山甲左瘫用左足，右瘫用右足　红海蛤如棋子者　川乌头炮，去皮、脐。各二两

右为细末。每用半两，捣研葱汁，和成厚饼子，约径一寸半，贴在所患一边脚中心，用旧帛抱紧缚定，于无风密室中椅子上坐，椅前用汤一盆，将贴药脚于汤内浸，仍用人扶病人，恐汗出不能支持。候汗出，即去了药。汗欲出，身麻木，得汗周身为妙，切宜避风，自然手足可举。如病未尽除，候半月二十日以后，再依此法用一次，自除病根。仍服治风补理药，忌口远欲，以自养身之本。此药一名开窍透经大丹。

威灵仙酒　治偏风，手足不随，肌肤不仁，宜服之。

威灵仙

右为㕮咀，以生绢袋盛之，放于瓷器内，用无灰酒二斗浸之，用厚纸重重封闭其口，不令透气。春夏各三日，秋冬各五日，然后开封饮酒。每日随意饮之，常令醺醺，不须大醉。若酒尽，再合服之，无不应验。修合时，忌鸡、犬、妇人见之。

仙灵脾酒　治偏风，手足不随，皮肤不仁，宜服之。

仙灵脾一斤，好者

右细剉，以生绢袋盛于不津器中，用无灰酒二斗浸之，用厚纸重重密封，不得通气。春夏三日，秋冬五日，后旋开取。每日随性温饮之，常令醺醺，不得大醉。若酒尽，再合服之，无不效验。修合时忌鸡、犬、妇人见之。

中风半身不随方九道

论一首

论曰：夫半身不随者，因脾胃虚弱，血气偏虚，风邪所侵故也。脾胃为水谷之海，是水谷之精化为血气，润养身体。今脾胃既虚弱，即水谷之精润养不周，致令血气偏虚而为风邪所侵，故半身不随也。诊其脉寸口沉细，名曰阳中之阴。病苦悲伤不乐，恶闻人声，少气，时时汗出，臂偏不举。又寸口脉偏绝者，则臂偏不随。其人两手脉尽绝者，不可治也。

灸法　凡人中风半身不随，须急灸三里穴与绝骨穴四处各三五壮后，用薄荷、葱、桃、柳叶四时煎汤淋洗灸疮，令驱逐风气，于疮口内出也。灸疮春较秋更灸，秋较春更灸，常令两脚上有灸为妙。

言语謇涩，半身不随，宜于四处一齐下火，各灸三七壮。如风在左，灸右；在右，灸左。一百会穴、二耳前发际、三肩井穴、四风市穴、五三里穴、六绝骨穴、七曲池穴。

麻黄散　治中风半身不随，头目昏痛，心烦体热，宜服之。

麻黄去节　葛根各二两　桂心　地骨皮　丹参去芦　白术去芦　独活去芦　芎䓖　甘菊花　犀角屑　石膏各一两　甘草半两，炙

右为㕮咀。每服四钱，水一中盏，煎至六分，去渣温服，不拘时候。忌油腻、毒滑、鱼、肉。

独活散　治中风半身不随，身体筋脉挛急，肝心壅滞，宜服之。

独活去芦　黄耆去芦　酸枣仁　茯神各二两。去木　防风去芦　白鲜皮　羚羊角屑各一两半　桂心　五加皮各一两

右为㕮咀。每服四钱，水一中盏，煎至六分，去渣温服，不拘时候。

天麻散　治中风半身不随，宜服之。

天麻　麻黄去节　乌蛇酒浸。各[1]二两　白僵蚕炒　干蝎炒　阿胶炒碎成珠　白附子炮　防风去芦　白鲜皮　藁本去芦、土　羌活去芦　独活去芦　细辛去苗　当归去芦　白茯苓去皮　桂心各一两　干姜炮　甘草各半两。炙　甘菊花一两半

右为细末。每服二钱，食前温酒调下。忌生菜、猪、鸡肉、油腻之物。

萆薢丸　治中风半身不随，筋脉挛急，行立艰难，宜服之。

萆薢酒浸　牛膝各三两。酒浸　酸枣仁　防风去芦　槟榔各二两　赤芍药　郁李仁　杜仲剉，炒，去丝　丹参　石斛各一两半　桂心　当归各一两。去芦

右为细末，炼蜜和捣三二百下，丸如梧桐子大。每服三十丸，空心及晚食前温酒送下，日进二服。

黑龙丸　治诸风疾。夫风之为病，半身不随，口眼㖞斜，手足拘挛，或生瘅曳，语言謇涩，心多惊悸，其状多端，各随所中。此由气血俱虚，腠理疏弱，风邪外中，真气失守，邪正相干而生焉。

自然铜一斤，好者，捣碎，用生铁铫子以炭火一秤，煅之焰起，闻腥气，又似硫黄香，其药乃成。放冷取出。如药有五色者，即甚妙也。然后安向净黄湿土，上着纸，先衬其药，用盆子合之，不得通风，一宿，出火毒。乳钵内研细，以水净淘黑汁浓者，收取。次更细淘三五度，澄定，去清水，用新瓦盆内将纸衬之令吸干，如黑粉一般，秤六七两用　川乌四两，炮，去皮、脐　麻黄三两，去节　天南星半两，姜制　黑附子炮，去皮、脐　乌蛇酒浸一宿，炙　厚朴姜制　防风去芦　苍术炒　川芎　陈皮去白　白芷　白术各二两。去芦　芍药　吴茱萸各一两半

右为细末，入自然铜粉，再研令匀，炼蜜为丸如梧桐子大，腊月合者甚妙。○男女中风瘫痪，半身不随，起止不能者，空心、临卧服，豆淋酒下一丸，六十日内必瘥。○男女患筋骨腰膝疼痛，走注不定，坐即腰痛，卧则背痛，行则入脚根，亦用豆淋酒下。须臾以葱粥一盏投之，衣被盖覆出汗，然后更服一粒，必瘥。如或患五七日间，未得汗，亦如

---

[1] 各：原脱，原方前二味药无剂量，今据《太平圣惠方》卷23"天麻散"天麻、麻黄均用二两补"各"字。

前法服，才入口，汗即出，便安。依法服二十日，痊愈。○治破伤风、顽麻风、暗风、偏风，并用豆淋酒下一粒至二粒，即见效。○男子元脏气痛，脐下撮疼不可忍者，用槟榔一个，酒磨一半，入生姜自然汁少许，煎五七沸，研二粒服。须臾以小麦麸醋拌炒，热熨脐下便止。○治疠癖气，发时有揣得两头相就者，用槟榔一个中分破，一半生用，一半炙黄，一处为末。酒一盏，葱白一握，一处煎葱熟，倾盏内，候酒得所时，先吃一两口槟榔酒，将葱白和药一粒嚼烂，以酒咽之，依法服，立效。○凡些小风疾，只服一服即瘥。忌动风有毒之物。

辟风丹 治诸风疾，无问远近，半身不随，口眼㖞斜，语言謇涩，精神昏愦，痰涎并多，咽嗌不利，及偏正头疼，恍惚不宁，手足麻木，颤掉无力，筋脉拘急，骨节烦疼，并宜服之。

独活 去芦　防风 去芦　吴白芷　桂心　藁本 去芦、土　麻黄 去节　白芍药　天麻 各一两　川乌 炮，去皮、脐　藿香　全蝎 炒　白花蛇 酒浸，去皮、骨　甘草 各半两。炙　天南星 生　白附子 各四钱。炮　远志 酒浸，去心　羌活 去芦　僵蚕 各三钱。炒　朱砂 研，二钱，水飞

右为细末，炼蜜和丸，每一两重分作十丸，朱砂为衣。每服一丸，细嚼，或化服，用生姜汤送下，麝香汤亦得。如破伤风，豆淋酒下。○急风痫病，人参汤下，不拘时候。此药功效不可具述。

活络通经丸 治半身不随，口眼㖞斜，瘫痪诸风。通活经络，宣导凝滞，常服壮筋骨，助血脉，起偏废之疾，其效如神。

川乌 去皮、脐　草乌 二味各二两，各半生半熟　木鳖子 三两，去壳，另为末　五灵脂 三两半　斑猫 一百个，去头、足、翅　乌蛇肉 酒浸　白花蛇肉 酒浸，去皮、骨　好墨 煅，另研细　白胶香 各一两　当归 一两半，去芦

右为细末，将木鳖子末醋研为膏，和黑豆末一斤，好醋和丸，每两作十丸，以墨为衣。每服一丸，空心、食前，温酒、盐汤嚼下。

四生丸 治寒湿相搏，半身不随，手足麻木，宜服之。

苍术 去皮　草乌头 去芦　何首乌　荆芥

○一方加芸薹子　黑牵牛 各等分　一名六生丸。

右为细末，酒糊为丸如梧桐子大。每服二十丸，加至三十丸，冷酒送下，不拘时候，日进二服，忌食热物。

仙灵脾酒 治中风半身不遂，肢节疼痛无力，宜服之。

仙灵脾　天麻　独活去芦　天雄炮，去皮、脐　牛膝酒浸　五加皮　芎劳　茵芋　萆薢酒浸　狗脊　海桐皮　鼠粘子　苍耳子　川椒各一两　桂心　当归去芦　石斛各一两半　虎胫骨二两，醋炙

右为咬咀，以生绢袋盛，用好酒二斗浸之，密封。经七日后，每日不拘时候温饮一小盏，常令酒气相续。其酒出一盏，入一盏，以药味薄即止。

风手足不随方三道

《中藏经》[1] 引证

《中藏经》云：肝肾俱中风，则手足不随。

论一首

论曰：夫诸阳之经，皆起于手足而循行于身体。若人腠理开疏，气血不足，风邪伤于阳经，逐其虚处，即便停滞，与血气相搏，血气行迟，使机关舒缓，故令手足不随也。

五加皮散 治中风手足不随，肌肉顽痹，骨节疼痛，并宜服之。

五加皮　桂心　羌活去芦　防风去芦　杏仁炒，去皮、尖　萆薢酒浸　枳壳麸炒，去瓤　附子炮，去皮、脐　牛膝酒浸　薏苡仁　丹参各一两　芎劳　秦艽去土　当归各一两半。去芦

右为咬咀。每服五钱，水一大盏，生姜五片，煎至五分，去渣，空心温服。良久再服，衣覆，得微汗佳。忌生冷、油腻、动风之物。

仙灵脾散 治中风手足不随，肌肉冷痹，骨节疼痛，并宜服之。

---

[1] 中藏经：医方书。题魏华佗撰，或考为唐宋间托名之作，8卷。内引魏晋六朝诸多药方。

仙灵脾　　天雄炮,去皮、脐　　天麻　　牛膝酒浸　　石斛　　乌蛇肉酒浸　虎胫骨各一两。醋炙　　牛黄另研　　麝香各二钱半。另研　　桑螵蛸　　干蝎炒　独活去芦　　芎䓖　　茵芋　　当归去芦　　侧子炮,去皮、脐　　丹参去芦　　五加皮　海桐皮　　防风去芦　　薏苡仁各七钱半　　肉桂去皮　　麻黄各一两半。去节

右为细末，入研令匀。每服二钱，食前温酒调下。

石斛酒　治中风手足不随，骨节疼痛，肌肉顽麻，宜服之。

石斛　　天麻　　芎䓖　　仙灵脾　　五加皮　　牛膝酒浸　　萆薢酒浸　　当归去芦　　狗脊去毛　　杜仲去粗皮　　茵芋　　鼠粘子　　丹参去芦　　乌蛇肉各一两。酒浸　　虎胫骨二两　　桂心　　川椒　　附子炮,去皮、脐。各一两半

右为㕮咀，以生绢袋盛，用好酒二斗于瓷瓮中浸，密封。经七日后，每日旋取一小盏，不拘时候温饮之，常令酒气相续。其酒取一盏添入一盏，以药味薄即止。

中风偏枯方一十道

《素问·阴阳别论》引证

岐伯曰：三阳三阴发病为偏枯痿易，四肢不举。注：三阴不足则发偏枯，三阳有余则为痿易。易谓变易，常用而痿弱无力也。

《灵枢·刺节真邪篇》引证

岐伯曰：虚邪偏客于半身，其入深，内居荣卫。荣卫稍衰则真气去，邪气独留，发为偏枯。

论一首

论曰：凡人中风偏枯者，则肌肉干燥，渐渐细瘦，或时痟音渊痛，皆由其血少，阴气不周，气胜于血，风邪或留于肌肉，经脉不得运行，其病名偏枯。治之慎勿用麻黄。盖麻黄亡津液，津液亡则血耗竭。当滋

养精血，精血既盛，则宜疏风而治之。

虎骨散 治中风偏枯，肌肉干燥，渐渐细瘦，时或痛疼，皆由血少气胜，风邪留于脉络，荣气不得运行，名曰偏枯。用麻黄发汗，亡津液，愈耗其血也，当润筋去风，宜服之。

当归二两，去芦　赤芍药　川续断　白术去芦　藁本去芦、土　虎骨各一两。醋炙　乌蛇肉半两，酒浸

右为细末。每服二钱，食后温酒调下，日进二服。○骨中烦疼，加生地黄一两。○脏寒自利者，加天麻半两。

桂心散 治中风偏枯，手足不随，筋脉拘急疼痛，腹胁不利，并宜服之。

桂心　枳壳麸炒，去瓤　牛膝酒浸　槟榔各一两　续断　虎掌各半两　萆薢酒浸　海桐皮　木香　当归去芦　羌活去芦　犀角屑各七钱半

右为㕮咀。每服四钱，水一大盏，生姜五片，煎至五分，去渣温服，不拘时候。

五加皮散 治中偏风不随，肌体烦疼，肢节无力者，并宜服之。

五加皮　防风去芦　白术去芦　附子炮，去皮、脐　萆薢酒浸　芎䓖　桂心　赤芍药　枳壳麸炒，去瓤　荆芥　丹参去芦　羚羊角屑各一两　麻黄去节　羌活各二两。去芦　甘草半两，炙

右为㕮咀。每服四钱，水一中盏，生姜五片，煎至六分，去渣温服，不拘时候。

大紫菀丸 治诸风偏枯及风痫暗风，五癫大风，眉发退落，肢体顽痹，五噎五膈，九种心痛，八种痞闷，五邪失心，或歌或哭，如鬼所使，积癖气块，黄疸水肿，妇人经病，脐腹疞痛，疟疾连年不瘥，一切风痹不知痛痒者，并宜服之。太原段校书：方前一十五味，《局方》白丸。

紫菀茸　吴茱萸　菖蒲　柴胡去芦　厚朴姜制　桔梗去芦　茯苓去皮　皂角去皮、弦，酥炙　官桂去皮　干姜炮　黄连　巴豆霜去皮、心　人参去芦　蜀椒各半两　川乌头二两半，炮　肉苁蓉酒浸　羌活去芦　槟榔　川大黄　当归去芦　防风去芦　陈皮去白　熟地黄　麦门冬去心　车前子　汉防己去皮　白术去芦　鳖甲各半两。醋炙

右为细末，入巴豆霜同研令匀，炼蜜和捣千下，用油纸包裹，旋丸如梧桐子大。每服三丸，温酒送下，米饮亦得。

活血丹 治偏风手脚无力，渐渐干瘦，上牵胁肋，下连膝胫，筋脉挛急，妨于行步。由病后重亡津液，血少不能荣养于筋，宜服之。

干地黄_{二两} 白芍药 当归_{去芦} 续断 白术_{去芦。各一两}

右为细末，酒打面糊为丸如梧桐子大。每服三十丸，温酒送下，不拘时候。

犀角煎 治中风偏枯，手足不随，宜服之。

犀角屑 附子末 天麻末_{各二两} 威灵仙_{十斤} 龙脑_{三钱。另研}

右先将威灵仙用水一石煮至三斗，绢滤去渣，入醅酒一升，再入金石器内熬至一斗，再滤去渣，却入天麻、附子末，用文武火再熬成膏，放温，然后入龙脑、生犀二味搅匀，于瓷器内盛之。每服一钱匕，煎薄荷汤调下。

小黄耆酒 大治风虚痰癖，四肢偏枯，两脚软弱，手难举头，或小腹疼痛，胁下挛急，心下有伏水，胁下有积饮，夜多梦，悲愁不乐，恍惚善忘。此由风虚，五脏受邪所致。或久坐腰痛，耳聋未闻，目眩头重，或身体微肿疼痹，饮食恶冷，涩涩恶寒，胸中痰满，心下寒痛，及妇人产后余疾，风虚积冷久不除者，宜服之。

黄耆 附子_{生，去皮、脐} 蜀椒 防风_{去芦} 独活_{去芦} 细辛_{去苗} 白术_{去芦} 桂心 牛膝_{酒浸} 芎䓖 甘草_{各三两。炙} 当归_{二两半，去芦} 乌头_{去皮、脐} 秦艽 大黄 葛根 干姜_炮 山茱萸_{各二两}

右为㕮咀。少壮人无所熬炼，虚老人微熬之。以绢袋盛，用清酒二斗浸之，春夏五日，秋冬七日。可先食，服一合，不效，可服四五合，日三服。此药攻痹甚佳，亦不令人吐闷。小热，宜冷饮；食减少，加苁蓉_{二两}；下利，加女萎_{三两}；多忘，加石斛、菖蒲、紫石英_{各二两}；心下多水者，加茯苓、人参_{各二两}，茱萸_{三两}。酒尽，可更以酒二斗重浸渣服之。不尔，可曝渣捣末，酒服方寸匕。不减，加增之服一剂。得力，令人耐寒冷。补虚，治诸风冷痹，神效。

虎胫骨酒 治风偏枯，半身不随，中风如鬼所击，四肢不随，不能行立，但是一切诸风挛急之证，并宜服之。

虎胫骨_{醋炙} 防风_{去芦} 当归_{去芦} 川牛膝_{酒浸} 石斛 石楠叶 茵芋叶 杜仲_{去粗皮，剉，炒去丝} 芎䓖 金毛狗脊_{去毛} 川续断 川巴戟_{各一两。去心}

右为㕮咀，以绢袋盛药，好酒一斗，浸之十日。每服一盏，温服，不拘时候，须令酒味相续为佳。酒尽依前再浸。

增损茵芋酒 治中风偏枯。

茵芋 石楠叶 黑附子_{炮，去皮、脐} 防风_{去芦} 女萎 川椒 川乌头_{炮，去皮、脐} 细辛_{去苗、土} 独活_{去芦} 卷柏 汉防己_{去皮} 天雄_{炮，去皮、脐} 桂心 秦艽_{各一两} 生地黄 赤芍药 踯躅 当归_{各二两。去芦}

右为㕮咀，以酒三斗浸之，春夏各五日，秋冬各七日。初浸服一合，渐渐加之，须令酒味相续为佳，不拘时候服。酒尽，依前再浸。

茵芋淋浸[1]汤 治中风手足偏枯不随，宜淋浸之。

茵芋_{三两} 独活_{六两，去芦} 防风_{四两，去芦} 蒺藜_{二斤，生}

右为㕮咀。用浆水二斗，入盐二两同熬，淋浸所患手足，日夜五七次，甚妙。

中风偏枯不随_{方八道}

论一首

论曰：夫中风偏枯不随者，由血气偏虚，则腠理开疏，受于风湿，客于半身，在分腠之间，使血气凝涩，不能润养。久不瘥者，真气渐少，邪气独留，则成偏枯。其状半身不随，肌肉偏枯，些小而痛，言不变，智不乱是也。邪初在腠理之间，宜温卧取汗，益其不足，损其有余，乃可复治也。诊其胃脉沉大，心脉小牢急者，皆为偏枯不随，男子

---

[1] 淋浸：原脱，据目录补。

则发左，女子则发右。若不失音，舌转者，可治也。

乌蛇散 治中风偏枯，手足不随，筋骨疼痛，宜服之。

乌蛇_{二两，酒浸} 赤箭 羌活_{去芦} 防风_{去芦} 桂心 海桐皮 藁本_{去芦、土} 萆薢_{酒浸} 独活_{去芦} 当归_{去芦} 麻黄_{去节} 天雄_{炮，去皮、脐} 枳壳_{麸炒，去穰} 干姜_炮 牛蒡根_剉 阿胶_{各一两。炒}

右为细末。每服二钱，温酒调下，不拘时候。忌生冷、油腻、鸡、猪、犬肉。

甘草汤 治风癖积年不瘥，手脚枯细，口面㖞斜，精神昏愦，语言交错，宜服之。

甘草_炙 桂心 麻黄_{去节} 赤芍药 当归_{去芦} 芎䓖_{各半两} 黄芩 细辛_{去苗} 白术_{各一两。去芦} 秦艽_{去芦、土} 防风_{各一两半。去芦} 人参_{二两，去芦} 独活_{去芦} 汉防己_{各三两。去皮} 茯神_{去木} 生姜 石膏_{各四两} 附子_{炮，去皮、脐} 侧子_{各二枚。去皮、脐} 菊花_{一升} 淡竹沥_{四升}

右为㕮咀。每服五钱，水二盏，煎至一盏半，食后去渣热服，以汗出为度。若自汗者，不可服之。

醉仙丹 主偏枯不随，皮肤不仁，并宜服之。

麻黄_{一斤，去节，水煮去沫，焙干为末} 天南星_{七枚，姜制} 黑附子_{三枚，炮去皮、脐} 地龙_{七钱，去土}

右除麻黄外，三味为末，用好酒一斗，入麻黄熬成膏，次入药末，丸如弹子大。每服一丸，食后、临卧温酒化下，以汗出为度。

乌头丸 治中风偏枯不随，手足挛急疼痛，并宜服之。

川乌_{炮，去皮、脐} 赤箭_{各一两} 天南星_{姜制} 牛黄_{另研} 桂心_{各半两} 麝香_{另研。二钱} 白僵蚕_{炒，七钱半} 安息香_{二钱半}

右为细末，入另研药，同研令匀，炼蜜和捣三二百下，丸如梧桐子大。每服五丸，食前麻黄酒下。兼取麻黄末三两，以酒二升，慢火煎成膏，放冷，丸如弹子大。每服一丸，用冷酒或冷水化下。须臾偏枯处有汗通，手足舒展。

皂角丸 治中风偏枯不随，行履艰难，出汗大效。

皂角肥者，十锭　附子炮，去皮、脐　羌活各二两。去芦　防风去芦　桂心各三两　干薄荷四两

右为细末，炼蜜和捣三二百下，丸如梧桐子大。每服二十丸，以温酒或薄荷汤送下，日进三服，不拘时候。常于患处有汗为效。

三灵丹　治中风偏枯不随，口不收涎，并宜服之。

朱砂三两，水飞　雌黄一两半　硫黄半两

右件先将雌黄、硫黄于铛中销成汁，后下朱砂末，搅令匀，候冷却，下桑柴灰汁煮三日三夜，旋添灰汁，候日足，即住，刮入鼎中，以文武火逼干，出阴气尽。入固济于合子中，以二十斤火煅，候火销至三五斤，其药已在合底作一片，候冷取也。以甘草、余甘子，瓷[1]器中入水煮一日。出火毒毕，更研极细，入枣肉和研为丸如绿豆大。每服三丸，每日空心冷椒汤送下，渐加至五丸，服之半月，即瘥。忌羊血。

独活酒　治中风偏枯不随，骨节疼痛，并宜服之。

独活去芦　桂心　防风去芦　附子炮，去皮、脐　牛膝各一两。酒浸　天蓼木　川椒各二两　大麻子二合

右为㕮咀，以生绢袋盛，用酒一斗密封头。浸三日后开，每日食前及临卧时温一中盏饮之，以药力尽为度。患者不过三两剂，必效。

天蓼木酒　治中风偏枯不随，失音数年，并宜服之。

天蓼木十斤，细剉，以水一硕[2]，煎至五斗。用此水造酒，须及五斗，熟后浸后药　石斛　桑白皮　地骨皮　生地黄　防风去芦　远志去心　牛膝酒浸　菟丝子　白蒺藜　槐子各半斤　乌鸡粪五合，炒　乌蛇一条，酒浸，炙

右为㕮咀，以生绢袋盛入天蓼木酒中密封闭，冬月三七日，春夏二七日。量性饮之，令常有酒容。如觉热，即减之。眼鼻及面口偏者，七日取正；手脚不随者，半月内瘥；失音，服之即语。此方神效。

---

[1] 瓷：原作"磁"。"磁"同"瓷"，据改。
[2] 硕：通"石"。唐刘禹锡《苏州谢赈赐表》："宣赐米一十二万硕。"

 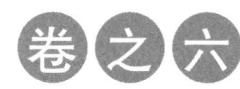

北京太医赵大中编修　覃怀儒医赵子中传习
大元国特赐皇极道院虚白处士赵素才卿补阙

瘫缓风方三十五道　今之方书多作"瘫痪"

通真子[1]论

云：世传左为瘫，右为痪，此说尤非，何者？《经》既有偏中半身不随之候，即是瘫痪之证，当以左右俱中者名之。

水月子[2]论

云：诸方论中所谓左瘫右痪者，由邪气中人，邪气反缓，正气反急，正气引邪，㖞僻不随。《风赋》有云："气虚则痪无左右，血涩则瘫中两边。"以此知气血俱虚，则瘫痪二证俱有。若气顺血涩，则为瘫风。瘫风者，筋脉拘急挛拳也。若血顺气虚，则为痪风。痪风者，弹软抬动不能也。不必以左为瘫，右为痪。痪风不可全用风药，当以理气药兼而用之；瘫风则当以益血补筋，主风药治之。则万举万全矣。

论一首

论曰：夫风者，分布八方，长养万物，是天地山川之风，温凉寒暑之气也。其不顺，四时贼邪之气伤于人者，则为毒风。故圣人云：避风如避矢。今人触犯不正之气，多中风病者，是不避风邪毒气也。夫瘫缓

---

[1] 通真子：即宋代医家刘元宾之号。详见前刘元宾注。
[2] 水月子：当为元代或元以前医家，生平不详。

者，此皆肝肾久虚，气血不足，腠理疏泄，风邪易侵，肝主于筋，肾主于骨，肝肾中风，筋骨缓弱，故名瘫缓也。其病春夏得之难治，秋冬得之易疗。春夏者，阳气上腾，火力方盛，风火相得而王也。秋冬者，阳气下降，火气渐微，即易疗也。其病手足舒缓不能收摄，口角垂涎，言语謇涩，皮肤顽痹，步履艰难，是其候也。

秦艽散 治瘫缓风，手足不随，肌肉顽痹，筋脉拘急，心神不安，言语謇涩，胸膈痰涎不利，宜服之。

秦艽去芦、土　赤箭　独活去芦　桂心　五加皮　甘菊花　汉防己去皮　葛根　赤芍药　薏苡仁　防风去芦　芎䓖　侧子炮，去皮、脐　杏仁炒，去皮、尖　甘草炙　羚羊角屑各一两　磁石三两，醋碎，研　麻黄二两，去节

右为㕮咀。每服四钱，水一中盏，入生姜五片，煎至六分，去渣温服，不拘时候。

瘫风散 治瘫缓四肢无力，宜服之。

椿皮如无干者，取枝叶为末　枸杞根　益母草　苦参各三两　枣木皮一斤　五灵脂五两，炒，去砂石

右为㕮咀。掺于净地上约一身许，半指厚，若鱼鳞相似。用新驴、马、牛骨放于药上铺匀，以草火烧骨为灰，急扫去净，便铺席得所，令患人卧一臂有患之处，以厚衣被尽覆。先服镇心散一服，须臾汗出，是其药之效验也。

镇心散 治瘫痪四肢无力，并宜服之。

白牵牛半生半熟　防风去芦　甘草各一两。炙

右为细末。每服五钱，用新汲水调服，就患边一臂[1]卧之。然后再服追魂散，汗如胶出为度。

追魂散 治中风瘫痪四肢不收，并宜服之。

五灵脂三两

---

[1] 臂：原作"壁"。据上方同义语"卧一臂有患之处"改。

右为细末，以水淘洗，浮者用之。其中恐有水汁，却用厚纸铺于灰盆中，放药于纸上，渗干，再研为细末。每服五钱，用葱白和酒煎三四沸调下，不拘时候服。以厚被盖覆，汗出为度。

三倍汤 治男子、妇人左瘫右痪，口眼㖞斜，卒中涎盛，口噤不语，手足颤掉顽麻，一切风疾，半身不随，不能举者，及诸风痰作，头眩晕，并宜服之。《简易方》名三奇汤。

天南星_{三两，姜制} 防风_{一两，去芦} 甘草_{半两，炙}

右为㕮咀，每服四钱，水一盏半，入生姜十片，煎至七分，去渣温服。陈良甫[1]云：加木香_{一两}，其效更速。○《简易方》云：头目如虫行者，加全蝎_{一钱}；头晕疼痛者，加天麻_{半两}，同煎临熟，入麝香少许。

神效接骨散 治瘫缓腰膝疼痛，一切风湿并皆治之。

水蛭_{一两，炒熟} 虎骨_{醋炙} 龟壳_{醋炙} 自然铜_{醋碎} 木鳖子_{去壳} 黑牵牛_{各二两} 通草_{另取末} 乳香_{另研} 没药_{各一两半，研} 赤小豆 当归_{去芦} 防风_{去芦} 乌药 草乌头_{各二两，去芦，生}

右为细末，每服一字，食前温酒调下。如有死血，加水蛭；疼痛，加乳香、没药。及治气血不和，行步艰难，筋骨衰弱，遍身疼痛。忌食热物一日。

木香煮散 治偏风左瘫右痪，脚气等疾，并素有风湿，诸药不效，常服调气进食宽中。

麻黄_{去节} 附子_{炮，去皮、脐} 防风_{各七钱半。去芦} 木香 槟榔 羌活_{去芦} 川乌_{炮，去皮、脐} 白术_{去芦} 橘红_{去白} 草豆蔻 牛膝_{酒浸} 白茯苓_{去皮} 当归_{去芦} 人参_{去芦} 杏仁_{炒，去皮、尖} 桂心 川芎 甘草_{各半两。炙}

右为㕮咀。每服一两，水二盏，姜七片，煎至一大盏，去渣温服。大便不通，每服加大黄一钱，量老幼加减。心腹胀，加葶苈、滑石末，每服各一钱，煎药汁调服。膈上壅滞，咳嗽气急，加半夏、升麻、天门

---

[1] 陈良甫：即南宋医家陈自明，字良父（或作良甫），临川（今江西抚州）人。三世业医。长于大方脉，任建康府明道书院医学教授。著有《妇人大全良方》《外科精要》。

冬去心、知母末各二钱同煎。二渣再用水一盏半再煎服，以衣被盖覆取汗，不过三五服即瘥，其效如神。

舒筋保安散 治左瘫右痪，筋脉拘挛，身体不随，脚腿少力，干湿脚气，及湿滞经络，久不能去，宣导诸气。

干木瓜五两 萆薢 牛膝 续断 松节 白芍药 乌药 天麻 威灵仙 黄耆 当归去芦 防风去芦 虎骨醋炙 僵蚕炒 五灵脂各一两

右用无灰酒一斗，浸上件药二七日，紧封扎。日数足，取药焙干，捣为细末，每服二钱，用浸药酒半盏调下。吃酒尽，用米汤调下。○又方，添金毛狗脊一两，却将乳香、白胶香各一两同研，入干药末内。

大换骨丹 治中风瘫痪久不愈，四肢䩞曳不随，服诸药不效者，宜服之。出《御药院方》。

槐角 桂心各一两半 川乌生用，去皮、脐 草乌头生用，去芦 川芎 白芷 羌活去芦 藿香 甘松去土 白芥子 海桐皮 何首乌 骨碎补去毛 牛膝酒浸 威灵仙 桑白皮剉，炒 木鳖仁 青皮去白 陈皮去白 自然铜各一两。醋淬细 朱砂二两，水飞 防风去芦 甜瓜子炒 萆薢酒浸 甘草炙 苦参剉 白胶香研 五灵脂各半两，炒 麝香研 龙脑各半钱，研 麻黄十斤，去根、节，河水七斗煮，减半，去渣澄清，再煎如饧，瓷器收贮

右为细末，用麻黄膏子入炼熟蜜，搜和成剂，丸如弹子大，以朱砂为衣。每服一丸，食后，捶碎，茶、酒任下，或用生姜自然汁，更入酒半盏化开服药，可更进酒一二盏投之，日进二服。至三日，于病患处微有汗为效。至十日外，大效，无不愈者。但药性稍热，病寒者多效。

西州换骨丹 治中风瘫痪，半身不随，宜服之。

麻黄去节 甘松各三两。去土 香附子炒 槐角各二两。去皮，酥炙 川芎 桑白皮剉 白芷 川乌头炮，去皮、脐 草乌头去芦 何首乌 威灵仙 萆薢酒浸 白芥子 桂心 陈皮去白 牛膝酒浸 藿香 骨碎补去毛 甜瓜子炒 防风去芦 木鳖子去壳，另研 甘草炙 羌活去芦 五灵脂各一两。炒 青皮去白 海桐皮 白胶香另研 苦参各半两

右二十八味为细末，炼蜜为丸，每一两重，分作十丸。每服一丸，

细嚼，温酒送下，茶清亦得，不拘时候，日进二服。

《普济》换骨丹 治卒中，急慢惊风，瘫缓，半身不随，口眼㖞斜瞤动，语言蹇涩，涎潮搐搦，麻木不仁，及肾脏虚寒，上攻下注，头面浮肿，鼻塞耳聋，唇口焦枯，目昏心迷，筋脉牵拽，遍身生疮痛痒，大小便不利，睡卧不稳，一切疼痛，并皆治之。

黑附子炮，去皮、脐　天麻　杜仲剉，炒，去丝　防风去芦　藁本茸[1]去土　甘菊花　羌活去芦　当归去芦　萆薢剉，炒　白芷　天南星姜制　干山药　木香　厚朴姜制　郁李仁去皮　海桐皮　威灵仙　甘草炙　附子炮，去皮、脐　牛膝酒浸　桑螵蛸　白僵蚕炒　干蝎各一两。炒　朱砂一两，水飞

右二十四味为细末，炼蜜和丸如弹子大，以朱砂为衣。每服一丸，细嚼，温酒送下，空心、食前一日三服。此药如久服，壮筋骨，驻容颜，功效不可具述。

小换骨丹 治荣血滞而不流，卫气遏而不通，风寒湿气相搏，客于筋骨之间，内舍偏虚，发为不随之病。气感八风，血凝五痹，筋挛骨痛，瘫痪偏枯，一切风证，服之神效。

槐角子　川芎　苍术　桑白皮　白芷　人参去芦　蔓荆子　威灵仙　何首乌　防风各二两，去芦　苦参　五味子　香附子炒　朱砂各一两，水飞　麝香半两，另研　麻黄十斤，去根

右先将麻黄去根，不去节，用河水三石三斗三升，小斗，七升是也。熬六斗，滤去麻黄澄清，再熬至二升半，入其余药末，每一两三钱作十丸，朱砂为衣。每服一丸，用酒一盏浸至晚，溶化开，临卧服。

木香保命丹 治中风瘫痪，手足不随，麻木拳挛，走注疼痛，并宜服之。

广木香二两　天麻　赤箭　防风去芦　厚朴姜制　藁本去芦　桂心　萆薢炒，剉　海桐皮　干山药　当归去芦　杜仲炒，去丝　威灵仙　白附

---

[1] 藁本茸：本书藁本出现40余次，仅两处用"茸"。比照同为植物根之"紫草茸"乃"紫草皮丝为茸"（《续刻简易验方》），则藁本茸或为藁本根捣碎成茸状。

子炮　甘菊花　蔓荆子　郁李仁　香白芷　牛膝酒浸　甘草炙　羌活去芦　虎骨酥炙　全蝎炒　白花蛇酒浸，炙干　桑螵蛸炒　白僵蚕各一两。炒　麝香二钱，另研

右为细末，炼蜜和丸，每两作十丸。每服一丸，细嚼，温酒送下，茶清亦得，不拘时候，日进二服。忌食动风之物。

木香保命丹 治男子妇人体虚腠开，中风齿噤，口眼㖞斜，手足偏枯，四肢拘挛，屈伸不得，麻痹不仁，惊痫等病。遍身瘙痒疼痛，头目昏暗，风入腹内，拘急切痛，体如虫行，心神恍惚，伤风瘴疫，偏正头疼，风病诸般冷气。兼治男子妇人脾胃气虚，或伤冷物，心腹大痛，脏腑不调。妇人产前产后中风，病壮热体重，头疼，旋晕欲倒，气闭血涩，血事不行。此药引血，调养荣卫，升降阴阳，补益五脏。好饮之人，酒煎一服，即发风动气之物不能为患。或中酒痰，作昏倦力乏，饮食减少，一服见效。常服，细嚼，温酒、茶清任下，不拘时候。如中风，加薄荷汤化下。如不能咽者，灌之，药下立效。若早晨一服，除诸风，永不患伤寒时气壮热。壮元气，理筋骨腿膝之患。化风痰，决滞气，温脾胃，进饮食。小儿急慢惊风，薄荷汤下一皂角子大。如人才觉痰涎壅滞，手足急麻，肢体缓弱，乃是中风之兆，急服此药，无不立愈者。

木香　天麻　赤箭生用　防风去芦　厚朴姜汁炒干　藁本去芦　官桂　海桐皮生　干山药生　杜仲炒，去丝　蔓荆子生　当归去芦　白附子生　甘菊花　白芷　威灵仙　甘草炙　独活去芦　羌活去芦，生　牛膝酒浸三日，焙干　天南星浆水洗五七遍　虎骨酒浸，酥炙黄焦　全蝎炒　白花蛇酒浸三日，去皮、骨，焙干。各三两　麝香另研，三钱　朱砂另研，一两半

右件为细末，其药大率十分，将麝香二钱半研匀，炼蜜和丸如弹子大。每服一丸，细嚼酒下，不拘时候。

神柏散 治中风不醒人事，涎潮口噤，语言不出，手足軃曳。得病之日，便服此药，可使风退气和，不成废人。

柏叶去枝，一握　葱白连根，一握

右二味同研如泥，用无灰酒一升，同煎一二十沸，去渣温服，不拘时候。如不能饮酒人，须当分作四五次，服尽为度，然后方可服起废丹。

起废丹 治一切中风瘫缓，口眼㖞斜，语言蹇涩，步履艰难，筋脉拳缩，骨节疼痛。

川乌头炮，去皮、脐　附子炮，去皮、脐　羌活去芦　天南星姜制　肉桂　干姜各二两。炮　零陵香　藿香　甘菊花　川芎　麻黄去节　甘草炙　白芷　麒麟竭研　狼毒　金牙石研　虎骨酥炙　五灵脂　白花蛇各一两。酒浸　麝香二钱半，另研　干蝎炒　白僵蚕炒　朱砂研，水飞　雄黄研，水飞　皂角去皮、弦、子　细墨各半两　脑子一钱，另研　生地黄　当归各四两。去芦，另研为膏子

右二十九味各捣研为细末。先以[1]地黄、当归，同入砂盆内，入少许酒，研成膏子，又用无灰酒三升煮膏子令至熟。将诸药末同研令匀，入地黄当归膏子搜和，捣千下。如硬时，即用浸白花蛇酒打面糊，旋旋添入，和匀。每一两作十丸，阴干。每服一丸，用炒热黑豆浸酒磨下，不拘时候。

麻黄煎丸 治瘫缓风，脚手肿满，骨节疼痛，并宜服之。

麻黄五斤，去根、节　白花蛇肉酒浸　乌蛇肉各一斤。酒浸　巴豆一两，去皮、心、膜、油，研如膏，与前三味同于釜内，用水三石，旋旋添水煮，水耗即添热汤，候二伏时，熬水及三四斗许，尽漉去麻黄并蛇，将药水以生绢净滤过，再入锅内，以慢火渐熬，令稀稠得所，盛于净器中，别入后药　硫黄滴生甘草水，研一伏时　硇砂水化去石，于铫子内熬令干，秤　桂心　附子炮，去皮、脐　防风去芦　天雄炮，去皮、脐　天麻　白附子炮　槟榔　天南星姜制　沉香　当归去芦　羌活去芦　干蝎于瓷合子内炒令褐色　白僵蚕炒　羚羊角屑　犀角屑各一两　牛黄另研　麝香另研　龙脑各半两。另研

右为细末，再研令匀，入麻黄煎内，和捣千余下，丸如梧桐子大。每服一丸，以豆淋酒嚼下，不拘时候。

---

[1] 以：原作"除"，意义不明，与上文"当归"后的注文"另研为膏子"不符。据《杨氏家藏方》卷1"起废丹"改。

踯躅丸 治瘫缓风，手足不随，心神烦闷，睡卧不安，并宜服之。

踯躅花　天麻　羌活去芦　汉防己去皮　朱砂水飞　白僵蚕各一两。炒　干蝎炒　蜈蚣去头、足、翅　蝉退　天南星姜制　白附子各半两。炮　金箔银箔各五十片

右为细末，入金银箔、朱砂同研令匀，炼蜜和捣三二百下，丸如梧桐子大。每服一十丸，以温酒送下，不拘时候。

七宝丸 治中风之疾，左瘫右痪，心神恍惚，语言健忘，并宜服之。

雄黄水飞　朱砂水飞　龙脑另研　琥珀另研　安息香另熬膏　全蝎炒　瑇瑁镑屑于砂盆内，同朱砂细研。各三两

右为细末。先将安息香以无灰酒一斗，用文武火熬成膏子，另研细胡桃仁二两，与前药末一同和为丸如樱桃子大。每服一丸，用童子小便及生姜自然汁化服，不拘时候。如人行五七里，汗出即愈。

乌龙丹 治风瘫痪，手足軃曳，口眼㖞斜，语言謇涩，履步不正，神验无此。

大川乌炮，去皮、脐　五灵脂各五两

右为细末，入龙脑、麝香，以多为妙，研匀，滴水丸如弹子大。每丸用生姜汁研化，次以温酒调服，一日二服，空心、食前。才服五七丸，便觉抬得手，移得步。服十粒，可以梳头。只三十丸，定医一人。凡初中风一月内，未可用紧风汤散，先且化涎消滞，和胃顺气，盖以风虚未定，未有所归，多误投汤剂，却言无功。此药只治得半年内者，必不相误。合时取三月三日、五月五日、六月六日，神在日合。○《百一方[1]》云：合时勿令鸡、犬、孕妇见。就以米筛先铺穰草，却将药丸摊在上，有风处阴令自然干，收之，不得罨损，以纱绢袋悬之。拿此药时，不得以指擦眼。服此药忌两时，勿吃热物。久远鹤膝风，暗风，无不治之。服至三十日，除去根本。年五十以上者，一丸分作四服。更

---

[1] 百一方：即《是斋百一选方》。详见前"是斋百一选方"条注。

年幼，分作六服。小儿，作八服。有人患风十余年，得此遂安，名大圣丹。亦名乌灵丸。

《究原方》乌龙丸　即加减乌龙丹。

于本方中去龙脑，加没药半两，另研，入麝香，不以多少研细

搜和，滴水丸如弹子大。每服一丸，生姜汁研化，热酒浸，量力服之。

《端效方》乌龙丸　治中风瘫痪，手足不随，语謇口喎，筋骨疼痛，与小续命汤相助服之，大效。

川乌头四两，炮　五灵脂四两　没药一两，另研　麝香二钱，另研

右为细末，研匀，酒煮面糊为丸如弹子大，窨干。每服一丸，空心、晚食前热酒化下，日进二服。作小丸梧桐子大，二十丸亦可，炼蜜为丸亦可。○《拯济方》加乳香。

梦仙备成丹　治卒风瘫痪，口眼喎斜，语言不正，不省人事，一切风证，并宜服之。

川乌炮，去皮、脐　没药各五两。研　五灵脂二两半　乳香二钱，另研

右为末，炼蜜丸如弹子大。每一丸，如服药时，先以酒一盏，生姜七片，薄荷心七枚，同煎七分，去渣候温，入脑子七字，细嚼药一粒，窨气少时，用前酒送下。

《本事方》铁弹丸　治一切瘫痪风。

五灵脂四两　川乌一两半，炮，去皮、脐　乳香另研　没药各一两。另研　麝香一钱，另研

右件二味为细末，却将乳香、没药、麝香等合和，再研令匀，滴水为丸如弹子大，瓷合盛之。每服一丸，薄荷酒磨下，日进三服。

《神巧万全方》大铁弹丸　治瘫痪风。

大川乌生用为末　五灵脂各一两　朱砂水飞　无名异　血竭另研　没药另研　乳香各七钱半。另研　麝香另研　龙脑另研　牛黄各二钱半。另研

右件为细末，再研令匀，滴水丸如小弹子大。每服一丸，以生姜自然汁研化，热酒调开，温服，不拘时候。

十一味铁弹丸 治中风失音，左瘫右痪，口眼㖞斜，兼治破伤风，并宜服之。

草乌头去芦　五灵脂　没药各一两。另研　乳香半两，另研　麝香一钱半，研　赤芍药　白胶香另研　白芷　苍术各二两　木鳖子去壳　地龙各二两。去土

右件捣研为细末，以井花水煮糯米糊为丸，每两作五丸，如弹子大，瓷器内盛之，阴干为度。每丸分作二服，食后用生姜酒化服。若解利伤寒，煎葱白汤化下。破伤风，用豆淋酒化下。大有神效。

《三因方》铁弹丸 治男子妇人一切风疾，无问远近，瘫痪中风，口眼㖞斜，言语謇涩，手足弹曳，难以称举，或发瘨癞，或如虫行，或失音不语，牙关紧急，脚不能行，身体顽麻，百节疼痛，精神不爽，头虚烦闷，夜卧不安，多涎，胸膈不利，口干眼涩，多困少力。如破伤风，身如角弓反张，口噤不开，自汗如油。及洗头风，脑重，眉梁骨痛。卒中不语，迷闷。兼白癜风，遍身瘾疹，鼻多清涕，耳作蝉鸣。小儿惊风，天吊搐搦。妇人血风，手足烦热，夜多虚汗，头旋倒地，并皆治之。

乌头炮，去皮、脐　没药另研　白附子炮　麻黄去节　虎胫骨醋炙　全蝎炒　自然铜各一两。醋碎　朱砂水飞　五灵脂炒　龙脑另研　麝香另研　乳香各二钱半。另研　木鳖子二十个，去壳　白花蛇半两，酒浸

右件捣研为细末，炼蜜丸如弹子大。用无灰酒一升浸，一丸分二十服。伤风鼻塞，分三十服。空心、临卧各一服。大风，五丸可安。

僵蚕丸 治中风瘫痪，手足不随，语言不正，并宜服之。

白僵蚕炒　草乌头去芦，炒熟　没药各一两。研　蜈蚣半两

右为细末，酒糊为丸如梧桐子大。每服二三十丸，用温酒送下，薄荷汤亦得，日进二服，不拘时候。

三接丹 专治左瘫右痪，口眼㖞斜，筋骨疼痛，四肢怠惰。病重者，一月愈。

虎骨醋炙　黑牵牛　木鳖子去油　当归各一两。去芦　白胶香研，二两

没药七钱，另研　乳香另研　黑附子炮，去皮、脐　川乌炮，去皮、脐　草乌头炮　巴戟各半两。去心　半两钱四文，烧红，醋淬[1]四十九遍，为末

右为细末，以醋糊丸如梧桐子大。每服七丸至十丸，临卧麝香酒送下。

摩挲丸　治中风瘫痪，半身不随，口眼㖞斜，言语謇涩，精神昏塞，步履艰难，或肌肉偏枯，手足弹曳，或筋脉拘挛，不得屈伸，及气痹，并诸风身体疼痛，并宜服之。

天麻一斤，洗，去苗　天台乌药一两　生龙脑另研　熏陆香用的乳者，另研　麝香另研。各钱半　自然铜烧赤，醋碎　辰砂细研，水飞　乌犀角屑另为细末　雄黄光明者，飞研。已上各一两　地榆　川乌头炮，去皮、脐　玄参去芦　丁香　木香各半两　真珠细研，半两，阙以龙齿代之

右件一十五味为细末，同研令匀，炼蜜和丸如楮实大。每服一丸，温酒化下，不拘时候。服讫，避风处，衣被盖覆，令汗出。患重者，服一月全安；轻者，半月；初患，五七服即痊。

乳香丸　治一切风疾，左瘫右痪，口眼㖞斜，半身不随，语言謇涩，精神恍惚，痰涎壅塞，手足弹曳，筋脉拘挛，或遍身顽痹，走注疼痛，脚膝缓弱，行步艰难。又治打扑伤损，瘀血不散，痛不可忍，或行路劳伤，脚膝浮肿，或肾脏风毒，上攻面肿耳鸣，下疰[2]腰脚沉重，并皆治之。

乳香另研　白附子炮　天南星炮　荆芥　藿香　白芷　没药另研　骨碎补去毛　赤小豆各一[3]两　川乌炮，去皮、脐　五灵脂　糯米各二两　松脂研，半两　草乌头炒，去芦　细墨煅。各半两

右件细末和匀，酒煮面糊为丸如梧桐子大。每服十丸至十五丸，以冷酒、清茶任下，不拘时候。服讫，忌热物一时[4]。

---

[1] 淬：原作"碎"。"碎四十九次"于义不通。据《证类本草·古文钱》引《日华子》云"烧以醋淬用"改。
[2] 疰：《和剂局方》卷1"乳香丸"作"注"，义长。
[3] 一：原为一字厥。今据《和剂局方》卷1"乳香丸"补。
[4] 一时：《和剂局方》卷1"乳香丸"此后有"辰"字。

黑神丸　治男子妇人左瘫右痪，手脚顽麻，腰膝疼痛走注，四肢百节皆痛，并宜服之。

赤小豆　藁本_{洗,去芦}　干姜_炮　熟干地黄　麻黄_{去节}　川芎_{各一两}　草乌_{一两,炮}　白芷_{半两}　藿香　墨_{煅。各半两}　甘草_炙　川乌_{炮,去皮、脐}　羌活_{去芦}　甘松_{去土}　当归_{各一两。去芦}

右为细末，水煮面糊为丸如樱桃大。每服一二丸，细嚼，茶、酒任下。○妇人血风，脚手疼痛，打扑伤损，并宜服之。

牛黄丸　治瘫痪风，手足不随，皮肤顽痹，口眼㖞斜，言语蹇涩，并宜服之。

牛黄_{另研}　蝉壳　桑螵蛸_炒　晚蚕蛾_{炒,去足、翅}　干蝎_炒　铅霜_{另研}　朱砂_{研,水飞}　川乌头_{各半两。炮,去皮、脐}　人参_{去芦}　独活_{去芦}　天南星_炮　仙灵脾　乌犀角屑_{各二两}　鹿茸_{酥炙}　萆薢_{酒浸}　薏苡仁　汉防己_{去皮}　肉桂　天雄_{炮,去皮、脐。各七钱半}　麻黄_{一两半,去节}　腻粉_研　麝香_{各二钱半。研}　乌蛇肉_{二两,酒浸,焙干}

右为细末，再研令匀，炼蜜和丸如梧桐子大。每服十丸，温酒送下，不拘时候。

《拯济方》[1] 石碑金箔丸　治中风，左瘫右痪，涎潮气痹，口眼㖞斜，语言蹇涩，手足不随，及一切诸风，并皆治之。

黑附子_炮　川乌_{炮,去皮、脐}　白附子_炮　白蒺藜　白胶香_{另研}　白矾_枯　白僵蚕_炒　五灵脂_{另研。各一两}　没药_{另研,半两}　乳香_{另研,三钱}　麝香_{另研,一钱}

右为细末，与白胶香等再研匀，浓磨好墨半两，滴墨水和成剂，丸如弹子大，金箔为衣，窨干。每服一丸，生姜自然汁浸化，温酒调下，空心、日中、临卧日进三服，取微汗则瘥，常服半粒临卧。

加减三五七散　治中风，左瘫右痪，口眼㖞斜，牙关紧急，手足弹

---

[1] 拯济方：医方书。古今书目未检到此书。据本书下文称"杨氏《拯济方》"，故作者为杨氏，名字不详，生平不详，撰书年亦不详。

曳，骨节烦疼，并宜服之。

细辛去苗，洗　山茱萸冬三钱，去核　附子炮，去皮、脐　干姜炮，各五钱　防风去芦　赤茯苓各七钱，去皮

右为细末，每服二三钱，温酒调下，不拘时候，日进二服。

柔风方六道

论一首

论曰：夫人血气俱虚，风邪入于阳，则皮肤缓，在于阴，则腹里急。柔风之状，皮外缓弱，四肢不能收，腹里急，则不能仰息者，是其候也。

当归散　治中柔风，身体缓弱，四肢不收，烦热，腹内拘急，大小便涩，并宜服之。

当归去芦　防风去芦　麻黄去节　白术去芦　黄芩　白茯苓去皮　附子炮，去皮、脐　生干地黄　桂心　川大黄剉碎，炒　山茱萸各一两。去核　甘草半两，炙

右为㕮咀。每服四钱，以水一中盏，入生姜五片，枣三枚，煎至六分，去渣温服，不拘时候。

独活散　治柔风，肌肉软弱，身体疼痛，四肢不仁，宜服之。

独活去芦　桂心　芎䓖　麻黄去节　防风去芦　白术去芦　赤芍药　细辛去苗　附子炮，去皮、脐　杏仁各一两。炒，去皮、尖　枳壳麸炒，去瓤　甘草炙。各半两

右为㕮咀。每服四钱，以水一中盏，入生姜五片，枣三枚，煎至六分，去渣温服，不拘时候。

葛根汤　治柔风，筋骨缓慢，脚弱不能行立，并宜服之。

葛根　干姜炮　半夏汤洗七次　甘草各一两。炙　桂心一两半　羌活三两，去芦　防风去芦　天麻　麻黄去节　天雄炮，去皮、脐　牛膝酒浸　草薢各二两。酒浸

右为㕮咀。每服五钱，以水一大中盏，入生姜五片，煎至五分，去渣热服，不拘时候，以常有汗为度。

葛根汤 治四肢缓弱，身体疼痛，中风手足不随，及治产后柔风，并宜服之。

葛根　干地黄　桂心　羌活_{去芦}　赤芍药_{各三两}　生姜_{六两}　麻黄_{去节}　甘草_{炙。各二两}

右为㕮咀。每服一两，酒三盏，水一盏，煎至一盏半，去渣温服，不拘时候，日进二服。

紫葛散 治柔风四肢不收，少腹内拘急。

紫葛　防风_{去芦}　羌活_{去芦}　甘草_炙　黄连_{各二钱半}

右为细末。每服二钱，用温酒调下，不拘时候，日进二服。

牛蒡酒 治柔风久不瘥，四肢缓弱。

牛蒡子　生熟地黄　枸杞子_{各三两}　牛膝_{五两}

右件细剉，用生绢袋盛，以好酒二斗于瓷器内浸，密封。春夏七日，秋冬二七日后，每日空心温服一小盏，续续再服之，常令醺醺为妙。

风䈂曳

《灵枢·口问篇》引证

黄帝曰：人之䈂者，何气使然？岐伯曰：胃不实则诸脉虚，诸脉虚则筋脉懈惰，筋脉懈惰则行阴，用力气不能复，故为䈂。因其邪气在分肉间。《灵枢·口问第二十八》。

论一首

论曰：夫风䈂曳者，是肢体舒缓不收摄也。人以胃气养于肌肉经脉，若胃气衰损，其气则不实，气若不实，则经脉虚，虚则筋肉懈惰，故风邪搏于筋肉，即便䈂曳也。

当归散 治毒风弹曳,手足不随,身体缓弱,或风入五脏,精神恍惚,多语喜忘,有时恐怖,肢节烦疼,头眩心闷,腹满不食,并宜服之。

当归去芦 独活去芦 秦艽去芦、土 五加皮 杏仁炒,去皮、尖 羚羊角屑各七钱半 川乌头炮,去皮、脐 黄芩 赤芍药 远志去心 五味子 防风去芦 芎䓖 桂心 石斛 人参去芦 白茯苓去皮 黄耆 甘草各半两。炙 麻黄去节 石膏各一两

右件为㕮咀。每服四钱,水一中盏,入生姜五片,同煎至六分,去渣稍热服,不拘时候。忌生冷、猪、鸡、犬肉、鱼滑之物。

小八风散 治风虚百病,肢体弹曳不随,并宜服之。

防风去芦 独活去芦 天雄炮,去皮、脐 附子炮,去皮、脐 前胡去芦 人参去芦 当归去芦 天门冬各一两。去心 川椒去目 山茱萸 五味子 麻黄去节 莽草各半两 干姜炮 白芷各七钱半

右为细末。每服二钱,温酒调下,不拘时候。忌生冷、油腻、猪、鲤鱼。

五虎汤 治中风弹曳,目睛上视,牙关紧急,涎盛昏塞,不省人事,并宜服之。

天南星 草乌头不去皮、尖 川乌头不去皮、尖 半夏汤洗七次 皂角去皮、弦、子。○已上五味,各等分,并生用

右为㕮咀。每服一钱,水二盏,生姜十片,煎至半盏,去渣温服,不拘时候。

赤箭丸[1] 治风邪所攻,肌肤虚弱,手足弹曳,筋脉不利。

赤箭 麻黄去节 天雄炮,去皮、脐 川乌炮,去皮、脐 丹参 独活去芦 防风去芦 天南星姜制 五加皮 桂心 芎䓖 白附子炮 牛膝酒浸 仙灵脾 槟榔 细辛去苗 酸枣仁 草薢酒浸 蒺藜子 白花蛇酒浸 白僵蚕炒 桑螵蛸 干蝎炒 野猪肝各一两。另研 牛黄另研 麝香各半两。

---

[1] 赤箭丸:方中天雄、川乌、白附子三药的炮制方法、方组与方后注中有矛盾。前者云"炮",后者云"生"。据《太平圣惠方》卷22"赤箭丸"方中此三药均不炮,更符合方后注"右并生用"之说。录以备参。

研　龙脑三钱半，研　朱砂一两，水飞

右并生用，各捣研为细末，入研了药[1]，同研令匀，炼蜜和捣五七百下，丸如梧桐子大。每服二十丸，食前温酒送下，忌生冷、油腻、滑、鱼、肉、羊血。

侧子丸　治毒风瘫曳，四肢不收，或挛急顽痹，并宜服之。

侧子炮　天麻　乌蛇肉各一两。酒浸，炙　牛黄另研　麝香研细。各七钱半　白僵蚕炒　干蝎微炒　羚羊角屑　天南星炮　汉防己去皮　草薢酒浸　踯躅花酒拌炒　牛膝酒浸　芎䓖　桂心　白附子炮　硫黄各半两。研

右为细末，研入牛黄、麝香等，以水煮槐胶三两，更加少熟蜜，同和捣五七百下，丸如梧桐子大。每服十丸，食前热酒研服。食忌如前。

仙灵脾丸　治风瘫曳，手足麻痹，屈伸不得，并宜服之。

仙灵脾　牛膝酒浸　芎䓖　麻黄去节　天麻　白附子炮　独活去芦　当归去芦　桂心　白僵蚕微炒　莽草各一两　乌蛇肉二两，酒浸　牛黄细研　麝香各二钱半。细研　天雄炮，去皮、脐　防风去芦　细辛去苗　朱砂各半两。另研，水飞

右为细末，同研令匀，炼蜜和捣三五百下，丸如梧桐子大。每服十丸，食前以豆淋酒下，忌黏滑、鱼、肉、羊血。

口眼[2]㖞斜

孙真人篇

孙真人曰：夫眼瞤动，口唇偏㖞，皆风入脉，急与小续命汤。将八风散[3]，摩神明白膏、丹参膏，依经针[4]灸之。

---

[1] 入研了药：原脱，据《太平圣惠方》卷22"赤箭丸"补。
[2] 眼：原作"面"，亦通。为求目录与正文相符，今改。
[3] 将八风散：《千金要方》卷8"风懿第六"作"附子散"。
[4] 经针：《千金要方》卷8"风懿第六"作"穴"。

王硕肤[1]论

东嘉[2]名医王硕肤云：风中脉，则口眼㖞斜。

论一首

论曰：夫口偏面斜者，因风邪入于足阳明之经。手太阳之经遇寒，则筋急引颊，致使口面㖞斜，语言不正，而目不能正视。诊其脉，若浮而迟者，可治。《养生方[3]》云：夜卧之处，勿得近窗孔缘窍，有邪风入于耳中，多令口㖞也。

灸法 凡中风口眼㖞斜不正者，于耳垂下着炷如麦粒大，灸三壮，左引右灸，右引左灸。

《千金方》灸手交脉三壮，左灸右，右灸左，其炷如鼠屎形，横安之，两头下火。

又方 取芦叶筒长五寸，刺入耳中，以纸封之，勿令透气。其叶筒上用一大豆艾烧之令燃，约灸五七壮，即瘥。患左灸右，患右灸左。若耳痛，灸之即效。

太一散 治阳明经风邪客入，令人口眼㖞斜，麻木不仁，及惊风痫痓，手足搐搦，不省人事，并宜服之。《御药院方》。

独活去芦　秦艽　川芎　熟地黄　甘草各一两半，炙　防风去芦　人参去芦　当归去芦　续断　细辛去苗　杜仲炒，去丝　肉桂去粗皮　牛膝酒浸　黑附子炮，去皮、脐　白茯苓去皮　白芍药各一两

右为㕮咀。每服五钱，水一大盏，煎至七分，去渣温服，不拘

---

[1] 王硕肤：原疑为"王硕（德肤）"之误。王硕为南宋官吏、医家，字德肤，永嘉（今浙江温州）人。学医于陈言，著《易简方》1卷。然核今本《易简方》，未见本书所引之两条"王硕肤论"引文。故保留存疑。

[2] 东嘉：即永嘉，亦即今浙江温州。据宋代陈叔方《颍川语小》卷上云："温为永嘉。郡俚俗因西有嘉州，或称永嘉为东嘉。"

[3] 养生方：古代养生书。可见于隋代巢元方《诸病源候论》引用多条。然古代书志未见记载，惟民国时期有辑本。此下引文与《诸病源候论》卷1《中风诸候·风口㖞候》所引比较，略有化裁。

时候。

防风散 治中风，口面㖞僻，手足不随，风入于耳，则语言謇涩，心神昏闷，并宜服之。

防风去芦 升麻 桂心 麻黄去节 薏苡仁各一两 羌活去芦 芎劳 杏仁炒，去皮、尖。各二两 羚羊角屑七钱半

右为㕮咀。每服四钱，水一中盏，煎至五分，去渣，入竹沥一合，再煎一二沸，不拘时候，稍热服。如人行五七里，再服，以衣盖之，汗出为度。

独活散 治中风，口面㖞斜，手脚不随，风入脏腑，昏闷不语，腰脊如折，难以俛仰，骨痹冷疼，心惊不定，并宜服之。

独活去芦 羌活去芦 赤茯苓去皮 附子炮，去皮、脐 天麻 麻黄去节 白僵蚕炒 干蝎各一两。炒 芎劳五钱 桂心 丹参去芦 羚羊角屑各七钱半

右为细末。每服二钱，薄荷热酒调下，不拘时候。

羌活散 治中风，口面不正，四肢拘急，语言謇涩，痰涎壅盛，并宜服之。

羌活二两，去芦 蔓荆子一两 枳壳麸炒，去穰 细辛去苗 白鲜皮 芎劳 桂心 羚羊角屑各七钱半 当归半两，去芦

右为㕮咀。每服四钱，水二盏，煎至盏半，去渣，入竹沥一合，再煎一两沸，不拘时候温服。

松柏实饮子 治口眼㖞斜，宜服之。

松实 柏实 麻黄各三两。去节 独活四两，去芦 防风去芦 附子生用 葛根各二两 杏仁三十枚，去皮、尖

右为㕮咀。用水一斗，酒二升，同煎至五分，入生姜四两，再煎至四升，去渣，分作六服，不拘时候，日进二服。

附子散 治一切风疾，口眼㖞斜，并宜服之。

附子炮，去皮、脐 桂心 麻黄去节 干姜各二两。炮 芎劳一两半

右为㕮咀。每服五钱，水二盏，煎至一盏半，去渣温服，不拘时

候，日进二服。

竹沥汤 治中风着于面目，引口偏斜，牙关紧急，舌不能言，并宜服之。

竹沥一升　生地黄汁一升　独活末三两

右以水四升，同煎至二升，分作四服，不拘时候，日进二服。

急风散 治一切风疾，口眼㖞斜，肌肉眴如伦切动，宜服之。

白附子炮　天南星姜制　白僵蚕炒　蝎梢炒。各一两

右为细末。每服三钱，温酒、茶清任下，食后加减服之。

附子散 治贼风，面目㖞斜，并宜服之。

附子炮，去皮、脐　肉桂二两半　细辛去苗，洗　防风去芦　人参去芦　干姜各三两。炮

右为细末。每服二钱，温酒调下。〇一方去干姜，用熟地黄三两。

辟风散 治一切风疾，口眼㖞斜，手足麻木，并宜服之。

天麻　薄荷叶　荆芥穗　白花蛇各一两。酒浸

右为细末。每服三钱，加至五钱，食后温酒调下，茶清亦得，日进二服。

赤箭散 治中风口㖞，语言不正，目不能平视者，并宜服之。

赤箭　芍药　细辛去苗　藿香　桂心　骨碎补去毛　补骨脂　木鳖子去壳　牛膝酒浸　没药另研　地龙去土　白花蛇酒浸　虎骨各半两。酥炙　黄松节　川乌炮，去皮、脐　羌活去芦　自然铜各一两。醋煅

右十七味为细末。每服四钱匕，用温酒调下，不拘时候，日进二服。

透空丹[1] 治中风，口眼㖞斜，手足蝉曳，语言謇涩，腰膝缓弱，紫癜白癜，并皆治之。

白花蛇肉　乌稍蛇肉　白僵蚕炒　天麻　牛膝酒浸　白附子炮　白芷

---

[1] 透空丹：原书没有给出用药剂量。在其他古代医方书中亦未见于此方。《御药院方》卷1《治见药门》载"透空丸"，然非此方。故无可补，存疑。

右为细末，炼蜜为丸如梧桐子大，以朱砂为衣。每服三四十丸，空心温酒送下。

乌姜丸 治诸中风，口眼㖞斜，并宜服之。

川乌生，去皮、脐　草乌生，去芦　干姜炮　良姜各一两

右四味切碎，用好醋一碗，煮醋尽，细切，慢火炒干，为细末，醋面糊为丸如梧桐子大。每服五七丸，食前茶清下，日进二服，忌热物一时。

人参丸 治中风，口眼㖞斜，手足如故，语不蹇涩。因坐卧之处有孔窍，为风邪所入，筋牵过一边，还系目眦。如紧，睡着一目不合者，服此药二十日之内，口眼皆正。

人参去芦　草乌头生用，去芦　牛膝各一两。酒浸

右为细末，酒糊为丸如梧桐子大。每服十丸，食后用豆淋酒送下，日进二服。

龙麝紫芝煎 疗诸风口眼㖞斜，半身不随，并宜服之。

何首乌　天麻　防风去芦　羌活去芦　白芷　甘草炙　甘松去土　麻黄去节　黑附子炮　干姜炮　胡椒各一两　白檀半两　龙脑另研　麝香各二钱半。另研

右为细末，更炒米粉黄色四两，白砂蜜二两，再入糯米粥，同搜和成锭，长一寸。每服一锭，细嚼，温酒送下，茶清亦得，日进二服，不拘时候。

一字散 治邪风所袭，口眼㖞斜。

川乌头生用　青矾各半两

右为细末。每用一字，鼻内嗜之，若出涕唾痰涎即止。

鸡冠膏 治中风，邪气着于面目，相引偏僻，牙关紧急，舌不能言，并皆疗之。

附子生，去皮、脐　牡蛎煅　灶下黄土　白矾各等分

右为细末，用三年雄鸡血和药，令稀稠得所，涂患处，面目欲正，即便洗去其药。

治口㖞方 石灰一块

右以水和开，乘热炒，用酽醋调如膏，涂于病处。口将正，急用温水洗去其药。

御风膏 治中风，口眼㖞斜，并皆治之。

蓖麻子不拘多少

右件研烂如泥，涂手足心，左㖞涂右，右㖞涂左，更以银酒盏子炙热，熨其手足心。熨之三五次，其口眼自正，急去其药。妇人难产者，亦涂足心，若降生，即去其药。

巴豆膏 治中风口㖞，并宜用之。

巴豆七枚

右件研烂如泥，㖞左涂右手心，㖞右涂左手心，仍以温水一盏，安向手心。须臾即便正，洗去药，并频抽掣中指。

天南星膏 治风口眼㖞斜，并皆治之。

天南星不以多少

右为细末，生姜自然汁调，摊纸上贴之，左㖞贴右，右㖞贴左。才正，便洗去。

肉桂膏 治中风，口面㖞斜，并皆疗之。

肉桂一两半

右为细末，用好酒一大盏调肉桂末，以慢火煎成膏，去火。良久，用匙摊在一片帛上，贴在腮上，频频更用。热瓦子熨，令热透。专看正，即去其药。患在左贴右，在右贴左。

四圣紫金丹 治男子妇人远年近日左瘫右痪，口眼㖞斜，半身不随，一切风湿、诸风，并皆治之。系綦相传。

荆芥穗拣净，四两　甘菊花去萼、蒂，拣净，四两　槐角麸炒黄色，四两
猪牙皂角先去皮、弦，酥炙黄色，四两

右件极为细末，炼蜜为丸如弹子大。每服一丸，细嚼，温茶清送下，日进一服。○选治病日，食远，于不透风暖房温热炕上，先将铺盖温热，点灯之后，病人坐定，细嚼一丸，温茶清送下，遂卧，铺盖多

厚，觉汗出勿去铺盖，出汗，寅夜热渴，口噙甘草解之。至天明，若汗不解，遂旋去所盖衣服，汗自解。五日，勿令出房，止服葱白米粥，大有神效。

皂角摩膏 治中风口㖞。

皂角_{不拘多少}

右为细末，好醋调如膏。涂摩所患处，左㖞摩右，右㖞摩左。

华佗单方 治中风口僻不正。

右用鹿肉生者和生椒捣，贴之。使一人专看，正则急去之。不尔，复牵向不僻处。

 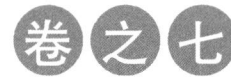

北京太医赵大中编修　覃怀儒医赵子中传习
大元国特赐皇极道院虚白处士赵素才卿补阙

风痱方一十二道

《灵枢·热病》引证

黄帝曰：痱之为病也，身无痛者，四肢不收。智乱不甚，其言微知，可治；甚则不能言，不可治也。《灵枢·热病第二十三》。

许慎《说文》

云：痱，风病也。

启玄子[1]释字义

启玄子云：痱，废也。

孙真人论治法

孙真人曰：夫风痱者，卒不能语，口噤，手足不随而僵直是也。治之以伏龙肝五升为末，冷水八升，和搅取汁，饮之能尽为善。《肘后》此方治心烦恍惚，腹中痛满，绝而复苏。自此已下九方，皆主此风，用之次第，宜细寻之。

孙真人又曰：欲医此病，当知先后次第，不得乱投汤药，以失机

---

[1]启玄子：乃唐代医家王冰之号。王氏生活于7、8世纪间。仕唐，为太仆令，人称王太仆。宝应元年（762）补注《黄帝素问》。云得旧藏之本，补入运气七大论，厘为24卷。所注多所发明。又有《玄珠密语》，亦题为王冰撰。

宜。非但杀人，因兹遂为痼疾已。既得之，当进三味竹沥饮，少似有胜于常，更进汤也。竹沥饮子，患热风者，必先用于此制其热毒。

通真子论

云：风痱者，身无痛也。病在脏，四肢不收，智不乱，一目一臂不随者，风痱也。能言，微有知，则可治；不能言者，不可治。足如履霜，时如入汤，胫股淫铄，眩闷头痛，时呕短气，汗出，久则悲喜不常，不出三年死。凡欲治此病，依先后次第，不得乱投汤药，以失机宜，非但杀人，因兹遂为痼疾，当先服竹沥饮子。

论一首

论曰：夫风痱者，若渐渐能言语，而牙关紧急者，宜细辛散主之。若身热无痛，四肢不收，神智不乱，一臂不随。时能言者，可治；不能言者，不可治。故谓之风痱，宜天麻散、西州续命汤。若脉浮者，宜续命汤。若是病人多汗，则以金牙酒代之。

灸法 治风痱不能语言，手足不随。

右以小草一茎，取病人手小指内歧间至指端为则，以置"△"字安脐上，直望心下，以丹注上，视端正续，所注上合其下，令三角样，其相形作如此"△"字，男取左手，女取右手，停分布了毕，然后三处一同齐下火灸之，各灸年壮或一百壮止，其效如神。

三味竹沥汤 治风痱，四肢不收，心神恍惚，不知人事，不能语言。凡患热风者，必先用此制其热毒。

竹沥二升　葛汁一升，生取　姜汁三合，生取

右件相和。分作三服，旦、昼、暮各温一服。服讫，觉四肢有异更好。次进后药十六味竹沥汤。

十六味竹沥汤　竹沥一升　生葛汁五合　麻黄去节　防风各一两半，去芦　芎䓖　汉防己去皮　附子炮，去皮、脐　人参去芦　赤芍药　黄芩　甘草炙　桂心各一两　石膏六两　杏仁四十枚，炒，去皮、尖　生姜四两　羚羊

角屑三两

右为㕮咀。以水七升，煮减半，内沥、汁，煮取二升半，分三服，取汗，效。五七日，再服一剂，频服一二剂，觉少瘥，仍进后药。《神巧万全方》依本方修合，分两减半。每服四钱，水二大盏、生姜五片、竹沥一合半、生葛汁一合，同煎至七分，通口服。

八味竹沥汤 竹沥三升 防风去芦 升麻 汉防己去皮 桂心 芎䓖 羚羊角屑各二两 麻黄三两，去节

右件㕮咀。以水四升，合竹沥，煮取二升半，分三服。两日服一剂。常用，加独活三两最佳。此方神良，频进一二剂。若手足冷者，加生姜五两，白术二两。未瘥，更进后药十七味竹沥汤。

十七味竹沥汤 竹沥一升 防风去芦 麻黄去节 赤芍药各一两半 汉防己去皮 桂心 黄芩 白术去芦 生姜 羚羊角屑 石膏各二两 甘草炙 人参去芦 芎䓖 独活去芦 升麻各一两 附子一枚，炮，去皮、脐

右件㕮咀。以水八升，煮减半，内竹沥，煮取二升半，分三服。相去如人行十里久，更服。○若有气者，加橘皮、牛膝、五加皮各一两。○通真子云：若有气者，宜服芍药散。

芍药散 赤芍药 麻黄去节 防风各七钱半。去芦 汉防己去皮 桂心 黄芩 白术去芦 石膏 人参去芦 芎䓖 独活去芦 羚羊角屑 升麻 牛膝酒浸 橘皮去白 五加皮各半两 干葛一两 杏仁二十枚，炒，去皮、尖

右十八味为㕮咀。每服四钱，水一大盏，入竹沥二合，生姜五片，同煎至八分，去渣温服，不拘时候。

大独活煮散 凡风痹服前汤得瘥讫，宜常服此散。除余风药。亦名除余风散。

独活去芦 防风去芦 汉防己去皮 芎䓖 赤芍药 茯神去木 白术去芦 人参去芦 桂心 甘草炙 秦艽去土 黄耆 远志去心 升麻 石斛 牛膝酒浸 丹参 厚朴姜制 天门冬去心 五加皮 地骨皮 黄芩《千金翼》作茱萸 羚羊角屑各一两 干地黄 橘皮去白 生姜 麻黄各三两。去节 槟榔 藁本《千金翼》作附子 杜仲《千金翼》作麦门冬 犀角屑

各二两。《千金翼》作山茱萸　薏苡仁一升　石膏六两

右三十三味为㕮咀。每服三两，以水三升，煮取一升，去渣温服，取汗，日一服。若觉心中热烦，以竹沥代水煮之。

独活汤　治风痹。

独活八两，去芦　芎䓖　赤芍药　赤茯苓去皮　防风去芦　汉防己去皮　葛根各六两　当归去芦　桂心　人参去芦　麦门冬去心　羚羊角屑　石膏各四两　磁石醋淬　甘草炙　白术去芦。各三两

右㕮咀。分定作二十四服，每服生姜五片，再加生地黄一两、杏仁十六枚、水二升，同煎至一升，去渣温服，不拘时候，日进三服。

麻黄散　治风痹，身体不收，不能言语，冒昧不识人。

麻黄去节　汉防己去皮　桂心各二两　独活去芦　秦艽去芦、土　细辛去苗　芎䓖　杏仁炒，去皮、尖　黄芩　当归各一两。去芦　干姜　甘草炙。各半两

右件㕮咀。每服四钱，水一中盏，煎至六分，去渣，稍热频服，不拘时候，以汗出为度。

独活散　治风痹，心热烦闷，四肢不仁，并宜服之。

独活去芦　秦艽去土　防风去芦　羚羊角屑　生干地黄各七钱半　黄耆去芦　赤芍药　人参去芦　茯神去木　白术去芦　芎䓖　远志去心　川升麻　丹参去芦　甘草炙　天门冬去心　薏苡仁　五加皮　地骨皮各半两　汉防己去皮　麻黄各一两。去节

右件㕮咀。每服四钱，水一中盏，生姜五片，煎至五分，去渣温服，不拘时候。

天麻散　治风痹，四肢不收，言语謇涩，不能转动。

天麻　独活各二两。去心　麦门冬一两半。去心　桑白皮剉　地骨皮　薏苡仁　白鲜皮　防风去芦　附子炮，去皮、脐　人参去芦　甘草炙　赤芍药　牛蒡子炒　羚羊角屑　阿胶炒。各半两　蝉壳半两

右为细末。每服二钱，温酒调下，不拘时候。

伏龙肝散　治风痹，口噤不能言，手足不随，项背强直。

伏龙肝 五升

右为细末。以冷水七升和搅，取汁饮之，尽剂为佳。

独活酒 治风痱背强，口噤直视，烦热，并宜服之。

独活 一两半，去芦　大豆 半升　酒 二升

右为㕮咀，将大豆炒焦烟出，投于酒瓶中，封之一宿。去豆留独活同酒煎，去渣温服。

风懿方一十道

癔懿[1]字辩

谨按：《巢氏病源》及《太平圣惠方》并作风癔 于识切，惟孙真人《千金方》作风懿。

《释文》字义

《释文》云：癔，心意病也。

《千金方》论

《千金方》云：风懿者，奄然不知人，咽中塞窒窒然，《病源》作"噫噫然有声"。舌强不能言。病在脏腑，先入阴，后入阳。治之先补于阴，后泻于阳。发其汗，身转软者，生；汗不出，身直者，七日死。《病源》作"眼下及鼻、人中左右白者，可治。一黑一赤，吐沫者，不可治"。

论一首

论曰：风邪中于阴，发为五脏之病，其状奄然不省人事，喉中噫噫然有声，舌强不能言，身软而汗，眼闭不开。若人中左右白者，可治；

---

[1] 癔懿：原作"风懿"，据目录改。

或黑，或赤，有涎汗不出，身体强直者，死。盖风中于阴脏，邪气乘之，风邪与血气相搏，血脉凝泣，阴阳之气不行，荣卫之道不流，所以目瞑不省人事，喉中气不通。气既不通，故喉中噎噎有声。若阴阳闭密，既得其汗，自然表里疏通，筋脉和缓，阳气既复，可治之矣。若风懿之证，宜服太一神精丹、小续命汤。若失音不语，风邪客于脾经，上入机关者，舌缓也。又关格不通，其人神昏志失，牛黄丸、通关散皆可选而用之。

独活汤 治风懿，舌强不语，昏冒不省人事，喉中作声者，宜服之。

独活去芦　葛根各二两　桂心　赤芍药　瓜蒌根各一两　甘草七钱半，炙

右为㕮咀。每服五钱，水二盏半，生姜五片，煎至一盏半，去渣温服，日进三服，夜进一服。

《简易方[1]》独活汤 治风懿，不能言，四肢不收，手足瘛曳。

独活去芦　桂心　白芍药　瓜蒌根各二两　甘草三两，炙

右为㕮咀。每服四钱，水二盏，生姜五片，煎至六分，去渣，入生葛汁一合，和服。

风懿汤 桂心　赤芍药　独活去芦　干葛各二两　生姜六两

右为㕮咀。每服五钱，水二盏，煎至一盏半，去渣温服，不拘时候，日进二服。

麻黄散 治风癔，舌强不能言，四肢拘急，心神恍惚不识人，宜服之。

麻黄去节　石膏各二两　当归去芦　芎䓖　茯神去木　桂心　黄芩各一两　甘草半两，炙　杏仁五十枚，炒，去皮、尖

右为㕮咀。每服五钱，水一大盏，煎至七分，去渣温服，不拘时候。

桂心散 治风癔，咽喉作声，言语蹇涩，心胸不利，宜服之。

---

[1] 简易方：医方书。原名《简易方论》，又作《黎居士简易方》。南宋黎民寿（字景仁）撰，刊于景定元年（1260）。11卷。汇集作者所蓄之经验方。今有残刻本及日本抄本存世。

桂心　防风去芦　独活去芦　羚羊角屑各七钱半　前胡去芦　枳实麸炒，去瓤　射干各一两　甘草炙　细辛各半两，去苗

右为㕮咀。每服五钱，水一大盏，煎至七分，去渣温服，不拘时候。

羚羊角散　治风癔，咽中作声，舌强语涩，心膈不利，并宜服之。

羚羊角　前胡去芦　桂心　芎䓖　麻黄去节　秦艽去土　防风去芦　附子炮，去皮、脐　赤箭　天南星炮　独活去芦　茯神去木　槟榔　枳壳各一两。麸炒，去瓤　朱砂水飞　蝉壳　桑螵蛸炒　干蝎各半两　牛黄另研　麝香另研　铅霜各二钱半。另研

右为细末，同研令匀。每服一钱，用温酒调下，不拘时候。

防风散　治风癔，舌强不能语言，四肢拘急，迷闷不识人，宜服之。

防风去芦　麻黄各二两。去节　白术去芦　黄芩　赤芍药　桂心　汉防己去皮　芎䓖　人参去芦　甘草炙　附子炮，去皮、脐　杏仁各一两。炒，去皮、尖

右为㕮咀。每服四钱，水一中盏，生姜五片，煎至六分，去渣温服，不拘时候。服后有汗，宜避风为妙。

治风癔方　独活去芦　桂心　麻黄去节　葛根各二两　甘草炙　羚羊角屑　茯神去木　酸枣仁炒　赤芍药各一两

右件㕮咀。每服四钱，水一中盏，生姜五片，煎至六分，去渣温服，不拘时候。

马尾散　治风癔，咽喉作声。

白马尾一团，如鸡卵大，烧存性，勿令病人知

右为细末。每服半钱匕，热酒调下，日进二服，不拘时候。

吹鼻散　治风癔，咽喉中作声，语言蹇涩，神思不清，并宜治之。

桂心半两

右为细末。每用少许吹于鼻中，及吹于舌根上。极妙，其效如神。

中风舌强不语 方二十一道

《素问·脉要精微论》引证

岐伯曰：心脉搏坚而长，当病舌卷不能言。《素问·脉要精微论篇》注：搏，谓搏击于手也。诸脉搏坚而长者，皆为劳心而脏脉气虚极也。心，手少阴脉，从心系上侠咽喉，故令舌卷短而不能言也。

《灵枢·忧恚无言》引证

黄帝问于少师曰：人之卒然忧恚而言无音者，何道之塞？何气出行，使音不彰？愿闻其方。少师答曰：咽喉者，水谷之道也；喉咙者，气之所以上下者也。会厌者，音声之户也。口唇者，音声之扇也。舌者，音声之机也。悬雍垂者，音声之关也。颃颡者，分气之所泄也。横骨者，神气所使，主发舌者也。故人之鼻洞涕出不收者，颃颡不开，分气失也。是故厌小而疾薄则发气疾，其开阖利，其出气易。其厌大而厚，则开阖难，其气出迟，故重言也。人卒然无音者，寒气客于厌，则厌不能发，发不能下，至其开阖不致，故无音。黄帝曰：刺之奈何？岐伯曰：足之少阴上系于舌，络于横骨，终于会厌。两泻其血脉，浊气乃辟。会厌之脉，上络任脉，取之天突，其厌乃发也。《灵枢·忧恚无言第六十九》篇：颃，胡浪切；颡，苏朗切。

论一首

论曰：中风舌强不语者，盖脾脉络于胃，侠咽，连舌本，散舌下，心之别脉系舌本。今为风邪相抟则气闭塞不利，所以舌强不能舒卷而有害于言也。

金凤丹 治中风不语，半身不随，一切大小诸风气痹，并宜服之。

地骨皮八两　防风去芦　槐角　甘草各五两，炙　川乌炮，去皮、脐草乌去芦，生　细辛去苗　薄荷　自然铜醋淬　滑石　石膏各四两　白术去芦　桔梗去芦　芍药　生地黄　熟地黄　荆芥穗　甘菊各二两半　天麻　当归去芦　白茯苓　贯芎[1]各一两半　藿香　槟榔　缩砂仁　甘松去土　海桐皮　白芷　朱砂水飞　僵蚕各一两。炒　地龙去土　全蝎炒　丁香　木香　白檀香取末　乳香另研　人参去芦　官桂　白豆蔻　肉豆蔻　麻黄去节　香附子各半两。炒　血蝎另研　没药各二钱半。另研　麝香一钱半，研　脑子半钱，另研

右为细末，炼蜜拌和成剂，每一两重分作六丸，金箔为衣，于瓷器中盛。每服半丸，细嚼，茶、酒任下。如病在上膈，食后服；病在下，食前服。所患风证重者，每服一丸，忌食发风之物。

转舌膏　治中风，语言謇涩，口眼㖞斜，宜服之。

薄荷叶　防风去芦　天麻　茯神去木　石菖蒲　远志各二钱半。去心　人参去芦　全蝎炒　白僵蚕各二钱。炒　麝香另研　朱砂各一钱。水飞

右为细末，炼蜜为剂，每两分作五饼。每服一饼，食后煎人参汤，续续细嚼咽下。

神仙解语丹　治风入心脾，语言謇涩，舌强不转，涎唾溢盛，及疗淫邪搏阴，神内郁塞，心脉闭滞，暴不能言，并宜服之。

石菖蒲　远志去心，甘草水煮　天麻　白附子炮　天南星牛胆酿者，如无，只泡用　羌活去芦　全蝎炒　白僵蚕炒。各一两　木香　朱砂各半两。研细，量用为衣

右为细末，面糊丸如梧桐子大。每服二十九至三十丸，生姜薄荷汤送下，不拘时候。

灵犀丹　治一切诸风，语言謇涩，心神昏愦，并宜服之。

犀角屑　白僵蚕炒　天麻　防风去芦　羌活　木香　白芷　甘菊花　天南星牛胆制　甘草　地骨皮　干山药　薄荷叶　川芎　蔓荆子　麻黄去节　桂心　当归各一两。去芦　蝎梢半两，炒　麝香二钱，另研　白花蛇二

---

[1]贯芎：即川芎。据《汤液本草·川芎》引："《珍》云，散肝经之风，贯芎治少阳经苦头痛。"

两，酒浸

右为细末，炼蜜和丸，每两作八丸，朱砂二两半为衣。每服一丸，细嚼，入参汤化下，或茶、酒亦得，不拘时候。

返魂丹 治中风不语，其效如神。

生玳瑁屑　朱砂水飞　雄黄水飞　白芥子各半两

右件同研如粉，于银器中酒煎，安息香一两为膏，和丸如绿豆大。每服五丸，以童子小便送下，不拘时候。

白矾丸 治中风不语，其效如神。

白矾生　陈皮去白　桂心各一两

右为细末，以枣肉和丸如弹子大。每服一丸，含化，不拘时候。

解语汤 治中风客于心脾二经，舌强不能语言，半身不随，口眼㖞斜，神气不清，一切风气，并宜服之。

附子炮，去皮、脐　天麻　防风去芦　酸枣仁各一两　羚羊角屑　官桂　甘草炙　羌活各半两。去芦

右为㕮咀。每服五钱，水二盏，煎至八分。去渣，入竹沥一合，再煎三二服沸，温服，渣令再煎，不拘时候。

黄芩汤 治中风舌强不语，宜服之。

黄芩　桂心　芎䓖　人参去芦　防风去芦　汉防己去皮　甘草炙　麻黄去节　赤芍药　白术各半两。去芦　附子一枚，炮，去皮、脐

右件㕮咀。每服五钱，水二盏，生姜五片，枣子二枚，同煎至一盏半，去渣温服，不拘时候。

麻黄散 治中风，身体缓弱，口眼不正，舌强难语，奄奄忽忽，神情闷乱，并宜服之。

麻黄去节　桂心　汉防己去皮　黄芩　赤芍药　防风去芦　附子炮，去皮、脐　人参各一两。去芦　甘草半两，炙

右为㕮咀。每服四钱，水一中盏，生姜五片，煎至六分。去渣温服，不拘时候。

竹沥汤 治中风入心脾二经，四肢不随，舌强謇涩，并宜服之。

威灵仙　附子炮，去皮、脐　桔梗去芦　防风去芦　蔓荆子　枳壳麸炒，去瓤　川芎　当归各等分。去芦

右为哎咀。每服四钱，水一盏、竹沥半盏、生姜三片，同煎至八分。去渣温服，日进三四服。

防己汤　治久风，邪入肝脾二经，言语不正，并宜服之。

防己去皮　防风去芦　桂心　附子炮，去皮、脐　麻黄各半两。去节　威灵仙七钱半

右为哎咀。每服四钱，水一盏，竹沥半盏，煎至七分，去渣温服，日三四服。〇引子用竹沥、荆沥、地黄汁各一盏，生姜汁半盏，和匀服之。

地黄饮子　治中风不语，舌根强硬，宜服之。

地黄汁一合　淡竹沥一合　独活三两，去芦　附子一枚，炮，去皮、脐

右件先以独活、附子为哎咀。以水三大盏，煮取一盏半，去渣，入地黄汁及竹沥，更煎一二沸，温服半中盏，不拘时候。

酸石榴饮子　治中风不能语，并宜服之。

酸石榴皮一枚　青州枣十四枚　生姜一两　黑豆二合

右件以淡浆水三大盏，煎至一盏半，去渣，入牛乳三合、梨汁二合和匀，温服一合，不拘时候。

桑枝饮子　治中风不语，并宜服之。

桑枝一握，东向者　黑豆一合，布袋盛，于药中略煮三两沸　独活去芦　羌活各一两。去芦　生姜二钱半

右为哎咀。以水二大盏，煎至一大盏半，去渣，入竹沥一合，又煎一两沸，分三服，温服，不拘时候。

天麻散　治中风不语，四肢不随，并宜服之。

天麻　麻黄去节　干蝎各一两。炒　乌蛇二两，酒浸　白僵蚕炒　天南星姜制　干姜炮　人参各七钱半。去芦　天雄炮，去皮、脐　槟榔　芎䓖各半两　白附子二钱半，炮

右为细末。每服一钱，热酒调下，频三服，不拘时候。以厚衣盖，汗出为度。

正舌散 治中风舌强，语言蹇涩，并宜服之。

雄黄研　荆芥穗　官桂各等分

右为细末。每服二钱，空心临卧用豆淋酒调下，神效。

正舌散 治中风舌强，语言不正，并宜服之。

茯神去木，一两　薄荷二两　蝎梢二钱半

右为细末。每服一二钱，温酒调下，或以擦牙颊间，亦得。○一方茯神去木，蝎梢半两。

菖蒲散 治中风不语，并宜服之。

石菖蒲二钱半　桂心一两

右为咬咀。每服五钱，水二盏，煎至一盏半，去渣温服，不拘时候。

正舌散 治中风，舌强语涩，并宜服之。

雄黄研　荆芥穗各等分

右件捣研为末。每服二钱，空心、临卧，温豆淋酒调下。

独活酒 治中风，舌强不语，并宜服之。

独活一两，去芦　大豆五合

右件先将独活用酒二升煎至一升，以大豆炒热，乘热投酒中，每日饮一盏，加至二盏，续续饮之。未瘥，再服。

治舌根强硬方 治卒风不语，舌根强硬。

陈酱三年者，妙　人乳汁各五合

右件药相和研，以生布绞取汁，少少与服，不拘时候，良久即语。

中风失音方一十七道

《素问·脉解篇》引证[1]

所谓入中为瘖者，阳盛已衰，故为瘖也。注：阳气盛，入中而薄于

---

[1] 引证：原作"云"，据目录改。下凡同此例者，径改不注。

胞、肾，则胞络、肾络气不通，故瘖也。胞之脉系于肾，肾之脉侠舌本，故瘖，不能言也。

《素问·宣明五气篇》引证

邪搏阴则为瘖。注：邪内搏于阴则脉不流，故令瘖，不能言。

《灵枢·九针论》引证

岐伯曰：邪入于阴，转则为瘖。《九针论第七十八》。

《千金方》论

《千金方》云：风寒之气客于中，滞而不能发，故瘖，不能言，及喉痹失声，皆风邪所为也，入脏皆能杀人。

《养生方》论

《养生方》云：醉卧当风，使人发瘖。

论一首

论曰：夫喉咙者，气之所以上下也；喉厌者，音声之门中也。舌者，声之机；口者，声之扇也。风寒客于喉厌之间，故卒然无音，皆由风邪所伤，故致失音不语也。

灸法 主治中风失音，不能言语，缓纵者，先灸天窗五十壮，息火，仍移灸百会五十壮。毕，还灸天窗五十壮。

先发，先灸百会，则风气不得泄，内攻五脏，喜闭伏，仍失音也。所以先灸天窗，次百会佳。一灸五十壮，悉泄火势，复灸之，视病轻重，重者，一处灸三百壮，大效。凡中风，服药益剧者，但是风穴，悉皆灸之三壮，无不愈者，决定勿疑惑也。

如圣丹 治失音不语，语言蹇涩，音声不出。此疾盖因元气久虚，精气不足，神色失养，久服无不应验。

覆盆子　枸杞子　熟地黄　车前子　白术去芦　巴戟　甘菊花　菖蒲　细辛去苗　远志去心　何首乌　地骨皮　牛膝酒浸　肉苁蓉酒浸　菟丝子酒浸，蒸，趁湿研。各一两

右为细末，以生地黄汁搜和，为丸如梧桐子大。每服五七十丸，空心用豆淋酒送下，茶清亦得。病者虚实，以意加减。〇一方加人参、白茯苓各一两，尤妙。

牛黄丸　治失音不语，其效如神。

牛黄一钱，另研　麝香半钱，另研　蝎梢二钱半，炒　辰砂水飞　天南星姜制　白附子各半两。炮

右为细末，姜汁煮糊如梧桐子大。每服十丸，淡姜汤送下，不拘时候。

蓬附散　治中风，音声不出，语言謇涩，并宜服之。

蓬莪茂　香附子炒　青皮去白　陈皮去白　缩砂仁　甘草炙　半夏曲各等分

右为㕮咀。每服四钱，水二盏，煎至一盏半，去渣，续续服之，不拘时候，日进二服。

羌活饮子　治中风，失音不语，并宜服之。

羌活一两，去芦　人参去芦　附子各半两。炮，去皮、脐　甘草二钱半，炙　荆沥　竹沥　生地黄汁各一大盏

右件前四味为㕮咀。以三味汁煎诸药至一大盏半，去渣，分作四服，不拘时候。

竹沥饮子　治中风，失音不语，昏沉不识人，并宜服之。

竹沥　荆沥　大梨汁各二合　陈酱汁半合

右件相和微湿[1]，续续灌口中，即瘥。

荆沥饮子　治中风，失音不语，手脚转动，并宜服之。

荆沥　竹沥各三合　生葛汁二合　白蜜一匙

---

[1]湿:《普济方》卷367《中风》"竹沥饮子"作"暖"，义长。

右件相和。温服二合，不拘时候。

诃子汤 治失音不语，并宜服之。

诃子四枚　桔梗一两半　甘草二寸，炙

右为细末。每服二钱，童子小便二盏，同煎五七沸，温服，不拘时候。甚者，不过五服。

发声散 治中风，语声不出，并宜服之。

瓜蒌根炒黄　甘草炙　白僵蚕各等分。炒

右为细末。每服二钱，温酒调下，或生姜汁调服亦得，不拘时候。

竹豆汤 治中风，失音不语，并宜服之。

新竹青[1]四十九片，如筭子[2]长　黑豆二升

右为㕮咀。每服五钱，水二盏，煎至一盏，去渣，续续服之，不拘时候。

桂心散 治中风失音不语，并宜服之。

桂心　附子炮，去皮、脐　赤箭　羚羊角屑　酸枣仁各一两　羌活去芦　防风各二两。去芦　甘草炙，半两

右件㕮咀。每服四钱，水一中盏，煎至五分，去渣，入竹沥一合，更煎一二沸，温服，不拘时候。

桂心汤 治失音不语，并宜服之。

桂心不拘多少

右为㕮咀。每服三钱，水一盏煎至七分，去渣温服，不拘时候，覆盖，汗出为度。○若更以桂心末于舌本下点之，尤妙。

治失音六单方 孙真人《食忌》，治中风失音不语。

桂一尺，以水三升，煎取一升，服之取汗。

《千金方》：大治失音不语，用好桂为末，掺舌上，渐渐咽津。

---

［1］新竹青：即带有青皮的新竹片。
［2］筭子：即算筹，竹木制成短条状物，用于运算。

《药性论》[1]云：淡竹烧沥，治中风，失音不语。

一方：煮大豆，含服。

一方：煮豆豉汁，服之甚妙。

一方：用酒五合、人乳汁半盏，相和服之。

肺风冷声嘶不出 方二十六道

论一首

论曰：夫脏腑皆受气于肺。肺生于气，气为阳，阳气和平则声音通畅也。若形寒饮冷，两寒相感，则伤于肺。是以风冷为阴，阴邪搏于阳，阴阳不调，气道不通，故令声嘶不出也。

五味子散 治肺伤风冷，背寒，语声嘶不出，咳嗽气急。

五味子　款冬花　桔梗去芦　干姜炮。各半两　桂心　附子炮，去皮、脐　鸡苏茎叶各一两

右为㕮咀。每服五钱，水一中盏，入枣三枚，煎至六分，去渣，稍热服，不拘时候。

麻黄散 治肺脏伤风冷，语声嘶不出，喘促痰逆，并宜服之。

麻黄去节　五味子　人参去芦　陈橘皮各七钱半。去白　桂心　半夏汤洗　干姜各半两。炮　甘草二钱半，炙　杏仁一两，炒，去皮、尖

右为㕮咀。每服五钱，水一中盏，生姜五片，枣三枚，煎至六分，去渣，稍热服，不拘时候。

菖蒲煎 治肺脏伤风冷，声嘶，宜服，温肺顺气通声。

菖蒲一两，取末　桂心二两，取末　生姜半斤，取汁　白蜜十二两

右件药先以水一大盏煎菖蒲、桂心至五分，次入姜汁并蜜，炼成

---

[1] 药性论：药书。据《嘉祐本草·补注所引书传》云：该书不著撰人名氏，集众药品类，分其性味、君臣、主病之效，凡4卷。原书佚，佚文均见引于《嘉祐本草》。

煎。每服一大匙，噙化咽津，不拘时候。

风口噤

巢氏《病源论[1]》

云：诸阳经筋皆在于头，三阳之筋并络入颔颊，夹于口。诸阳为风寒所客，则筋急，故口噤不开也。诊其脉迟者生。

论一首

论曰：风邪客于三阳之经，使筋脉拘急，口噤不开，牙关紧急，若不速治，恐生他疾。《经》云："风者，善行而数变。"此之谓也。

灸法 治中风口噤不开，灸机关《千金翼》名颊车。二穴，穴在耳下八分，小近前，灸五壮即语。又灸，随年壮。僻者，随僻左右灸之。

二防汤 治中风口噤，盖脾脉络咽下，心脾二经受邪，故不能言语，并宜服之。

防己 去皮　桂心　麻黄 各二两。去节　防风 去芦　赤芍药　甘草 各一两。灸　葛根 三两

右为㕮咀。每服五钱，水二盏，生姜五片，同煎至一盏半，去渣温服，不拘时候，日进二服。若失音不语者，亦皆治之。

防己汤 治风口噤，颈项强急，并宜服之。

防己 一两，去皮　防风 去芦　升麻　桂心　川芎　独活 去芦　羚羊角屑 各三两

右为㕮咀。每服五钱，水二盏，煎至一盏半，去渣，再入竹沥一合，煎一二沸，温服，日进三服，夜进一服。若手足逆冷，加生姜三

---

[1] 病源论：病因专著。即隋代巢元方等撰之《诸病源候论》，凡50卷。论众病所起之源，载诸病候1739条。然不载方药，唯列导引愈病法。

两，白术二两。其风未除，更宜服后药独活汤。

独活汤 独活去芦　防风去芦　秦艽去土　黄耆去芦　赤芍药　人参去芦　茯神去木　白术去芦　川芎　山茱萸　山药　桂心　附子炮，去皮、脐　陈皮去白　天门冬去心　麻黄去节。各一两　甘菊花　薏苡仁　地骨皮　五加皮　厚朴姜制　甘草炙　牛膝酒浸　石斛　远志去心　升麻　羚羊角各四两　熟地黄　石膏各二两

右为㕮咀。每服一两，水二盏，生姜七片，煎至一盏半，去渣，空心、日午、临卧，三次各温服。如觉心中虚痞，气喘面赤，与荆沥汤相间服之，尤佳。

换颊散 治中风口噤，及妇人洗头风，并宜服之。

天南星一枚，重半两，酒、生姜汁同浸四日，切破，焙干　半夏制法同上　川乌头炮，去皮、脐　芎䓖　白附子炮　防风去芦　雄黄研　朱砂各半两。水飞　牛黄二钱半，研　麝香一字，另研

右为细末。每服二钱，温酒调下，不拘时候。若治小儿急慢惊风，每服一字，煎薄荷汤调下。

排风汤 治诸风毒邪气所中，口噤，闷绝不识，及身体烦疼，面目手足浮肿，并宜服之。

犀角屑　羚羊角屑　贝母　升麻各一两

右为㕮咀。每服一两，水二盏半，煎至一盏半，去渣温服。若肿，和鸡子敷上，日三度。老小可斟酌加减用之，甚妙。

独活饮子 治中风口噤，服之神效。

独活一两，去芦　大豆五合

右件㕮咀。先用清酒二升煎至一升。将大豆炒熟，乘热投于酒中，并独活同浸一宿。每日可服三合，不拘时候。

独活桂心汤 治中风口噤不开，并宜服之。

独活二两，去芦　桂心一两

右为㕮咀。用酒、水各二大盏半，煎至二盏，去渣温服，不拘时候，或分作三服。

汉防己散 治中风口噤不开，筋脉拘急，体热烦闷，并宜服之。

汉防己_{去皮} 葛根_{各三两} 桂心 麻黄_{各二两。去节} 甘草_炙 防风_{去芦} 赤芍药 独活_{去芦} 羚羊角屑_{各一两}

右为㕮咀。每服四钱，水一中盏，生姜五片，煎至六分，去渣放温，不拘时候，斡开口灌之，鼻内灌之更妙。

枳实散 治中风口噤不开，心胸满闷，并宜服之。

枳实_{麸炒，去穰} 汉防己_{去皮} 麻黄_{去节} 人参_{去节} 羚羊角屑 细辛_{去苗} 茵芋 秦艽_{去土} 桂心 附子_{各一两。炮，去皮、脐} 防风_{去芦} 甘草_{各二两。炙}

右件㕮咀。每服四钱，水一中盏，煎至五分，去渣，入竹沥一合，更煎二两沸，放温，不拘时候，斡开口灌之。

治中风口噤 不开，不知人事，欲死，并宜服之。

干蝎_{一个尾全者，微炒} 瓜蒂_{七枚} 赤小豆_{三七枚}

右为细末。每服半钱，用粥饮调，斡开口灌之即吐。如未吐，即再服，不拘时候。

备急膏 治中风口噤不开。

川乌头_{半两，烧为灰} 腻粉_{另研，一钱} 龙脑_{半钱，另研}

右件同研令匀，以黄牛胆汁调成膏，于瓷器内盛之。每服一钱，温酒调下，斡开口灌之，续以豆淋酒投之，不拘时候。

龙蛇丸 治中风口噤不语，牙关紧急，颈项强直，角弓反张。

龙脑_{半钱，另研} 乌蛇肉_{酒浸} 白僵蚕_炒 天南星_{姜制} 白附子_{各半两。生} 朱砂_{水飞} 雄黄_{各二钱半} 麝香_{一钱，另研}

右为细末，炼蜜为丸如皂角子大。如中风涎潮，牙关紧急，用大蒜一瓣捣烂，涂牙关外腮。用豆淋酒化药一丸，擦牙，其口自开。续用薄荷汤化开一丸服之。

天麻丸 治中风口噤，不能言语，并宜服之。

天麻 白附子_炮 天南星_{各半两。姜制} 半夏_{汤洗，姜制} 全蝎_{各二钱半。炒}

右为细末，用猯猪胆汁搜和为丸如小豆大。每服二十丸，用薄荷酒送下。小儿，丸如麻子大。每服三五丸，用薄荷汤下。不拘时候。

通关散　白僵蚕_{半两，炒}　麝香_{半钱，另研}　羌活_{一两，去芦}

右为细末。每服二钱，先以姜汁少许调开，以沸汤浸，温服，不拘时候。〇又以菖蒲末掺舌下，尤佳。

开关散　治中风，目瞑口噤，牙关紧急，并宜服之。

龙脑_{一钱}　天南星_{一两，生用}

右为细末。每用一字，以手中指蘸药揩擦牙齿二三十次，其口自开。

细辛散　细辛_{去苗}

右为细末。用好皂角一锭去皮，以净刷蘸水，就上刷令作沫，然后以指蘸皂角沫点细辛散于牙关紧处擦之，无时度。

皂角散　治中风口噤，牙关紧急，痰涎壅塞，并宜服之。

皂角_{不以多少}

右为细末。每服一钱，温酒调下。若气实者，可服二钱。如不吐，再服。若牙关不开，先用白梅不住手擦齿，则口自开矣。

白梅散　治中风牙关紧急，口噤不开。

右以白梅为末。用指蘸药揩齿，其口自开。盖用酸以收之，自然牙易开也。

追风散　藜芦_{一两，去芦，先煎防风汤，洗过藜芦，焙干，炒黄色}

右为细末。每服半钱，加至一钱，温水调下，即吐。如不吐者，再服，不拘时候。

治口噤五单方

一方　右单饮竹沥一味_{不以多少}，令患者频频饮之，不拘时候。

一方　右以甘草比中指长，切断一二茎，生清油浸透，用文武火炙，油入甘草中，斡开其口，令病人咬定甘草。如人行一里时分，再换一茎，其口自开，然后可灌独活饮子。

一方　右以豆豉五升，吴茱萸一升，水七升，煎至三升，去渣，渐渐饮之，不拘时候。

一方　治牙关紧急，口噤不开。

右用黑豆二升，以绢帛裹之，于醋汤锅内蘸令热，熨病人前后胸背，使风气得散，其口自开，或炒热醋灰，亦可用之。

一方　治中风口噤，不省人事。

荆沥　竹沥　芥子各一升

右用醋三升，同煎至二升，先以绢帛包其头，后用布蘸药汁淋洗其头发，一日可洗二三度。洗时宜避风。

搐鼻细辛散　治中风昏塞，不省人事，口噤，牙关紧急，药不能下咽者，并宜用之。

细辛去苗　猪牙皂角各一钱

右为细末。每用少许，以纸撚蘸药入鼻，候喷嚏，然后进药。

通顶散　治初中风，口噤，不省人事，先用此药搐鼻，令醒，方用余药。○伤风，头疼昏眩，用之甚妙。

细辛半两，去土　黄䓍䕫　雄黄各二钱半。另研

右件捣研为末，每用少许嗒入鼻中即醒，涎出口开，方可投药。○或只用半夏末，以芦管吹入鼻中，候喷嚏，苏省进药。

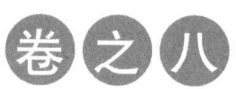

北京太医赵大中编修　覃怀儒医赵子中传习
大元国特赐皇极道院虚白处士赵素才卿补阙

刺风方八道

《养生方》论

《养生方》云：触寒来未解，食热物成刺风。

孙真人论

孙真人云：凡觉肌肉中如刺，皆由腠理闭，邪气在肌中，因欲入也。宜解肌汤则善。

论一首

论曰：夫刺风者，由体虚之人肤腠开张，为风所侵也。其状，风邪走遍于身而皮肤淫跃。邪气与正气交争，风邪击搏如刀锥所刺，故名刺风也。

《千金方》解肌汤　葛根_{四两}　茯苓_{三两，去皮}　麻黄_{去节}　生姜　牡蛎_{各二两。煅}　甘草_{一两，炙}

右为㕮咀。以水八升煮取三升，分作三服，日进三服。后得汗，汗通即止。

大麻仁散　治风邪，周身皮肤、肌肉之内如针所刺，精神昏愦，并宜服之。

大麻仁_{三两}　麻黄_{去节}　桂心　独活_{去芦}　石膏_{各二两}　防风_{去芦}　陈橘皮_{去白}　白蒺藜　附子_{各一两。炮，去皮、脐}

右为㕮咀。每服四钱，以水二盏，生姜五片，煎至一盏半，去渣温服，不拘时候。忌食猪、鸡肉、生冷、油腻之物。

薏苡仁散 治体虚风邪所中，攻走皮肤，状如针刺，四肢不仁，筋骨拘急，并宜服之。

薏苡仁二两 独活去芦 茵芋 细辛去苗 桂心 侧子炮，去皮、脐 防风去芦 酸枣仁 麻黄去节 五加皮 羚羊角屑各一两 甘草半两，炙

右为㕮咀。每服四钱，以水一中盏，入生姜五片，煎至六分，去渣温服，不拘时候。

羌活散 治刺风，皮肤顽痹，并宜服之。

羌活去芦 白蒺藜 白鲜皮 当归去芦 防风去芦 肉桂去粗皮 茵芋 附子炮，去皮、脐 芎䓖 酸枣仁 海桐皮 乌蛇肉各一两。酒浸 麝香二钱半，研 麻黄二两，去节 枫香七钱半

右为细末。每服二钱，食前温酒调下，忌生冷、油腻、湿面、黏滑、鱼肉。

天麻丸 治刺风，皮肤如针刺，或顽痹不仁，宜服之。

天麻 乌蛇各二两。酒浸 麝香半两，研 晚蚕蛾 踯躅花 独活去芦 麻黄去节 附子炮，去皮、脐 白附子炮 防风去芦 道人头[1] 白蒺藜 川乌头炮，去皮、脐 桂心 当归各一两。去芦

右为细末，入麝香同研令匀，炼蜜和捣三二百下，丸如梧桐子大。每服二十丸，温酒送下，不拘时候。如有汗出，切宜避风。

白蒺藜丸 治刺风遍身如针刺，肩背四肢拘急，筋骨疼痛，并宜服之。

白蒺藜 茵芋 羌活去芦 木香 附子炮，去皮、脐 白附子炮 当归去芦 酸枣仁 杏仁另研为膏 牛膝酒浸 芎䓖 羚羊角屑 干蝎各一两。炒 乌蛇二两，酒浸 牛黄另研 麝香各二钱半。另研 防风去芦 薏苡仁七钱半 槟榔半两

---

[1] 道人头：即菜耳实，亦即苍耳子。

右为细末，入杏仁膏相和令匀，炼蜜和捣五七百下，丸如梧桐子大。每服二十丸，温酒送下，不拘时候。忌生冷、油腻、黏滑、鱼肉。

治刺风二单方 右取何首乌煎汤，于避风处淋洗患处，日夜四五次，人有神效。

又方 治刺风遍身痛痒，并宜用。

右以磨家淘麦浊水煮热洗之，才冷即换。不旬日，自止也。

腲腿风方九道 《千金方》作腲腿

通真子论

通真子云：《经》称腲腿风者，为四肢不收，身体疼痛，肌肉虚满是也。以风邪侵于分肉之间，流于血脉之内也。既云"肌肉虚满"，即风邪入肾之经络而然也。"水热论"曰：诸肿俱属于肾是也。治法当兼理肾为得。

论一首

论曰：风腲腿者，四肢不收，身体疼痛，肌肉虚满，骨节懈怠，腰脚缓弱，不自知觉是也。盖由皮肉虚弱，不胜四时之虚风，故令风邪侵于分肉之间，流于血脉之内，使之然也。经久不瘥，则变成水病矣。

灸法 治腲腿风，手足不随，失音不语。

右灸百会，次灸本神，次灸承浆、风府、肩髃、心腧，次灸手五里，次灸手髓孔，次灸手阳明，次灸足五里，次灸足髓孔，次灸足阳明，各一百壮，即效。

芎䓖饮子 治腲腿风，肌肤虚满，四肢缓弱，湿痹不仁，心胸满闷，并宜服之。

芎䓖　白术去芦　薏苡仁　桂心　前胡去芦　赤茯苓去芦　麻黄去节　汉防己去皮　羌活去芦　赤芍药　人参去芦　丹参去芦　羚羊角屑各一两

甘草半两,炙

右为㕮咀。每服半两,以水一大盏,煎至五分,去渣,食前温服。忌生冷、油腻、黏滑之物。

防风散 治腲腿风,肌肉虚满,肢节缓弱,皮肤不仁,骨节疼痛,并宜服之。

防风去芦 赤茯苓去皮 芎䓖 白蒺藜 麻黄去节 桂心 海桐皮 当归去芦 人参去芦 独活去芦 细辛去苗 杏仁各一两。炒,去皮、尖 白术一两半,去芦

右件㕮咀。每服四钱,以水一中盏,入生姜五片,枣三枚,煎至六分,去渣,食前稍温服。

侧子散 治腲腿风,肢节缓弱,腰脚无力,皮肤湿痹,并宜服之。

侧子炮,去皮、脐 甘菊花 汉防己去皮 萆薢酒浸 防风去芦 赤芍药 芎䓖 秦艽去土 甘草各一两。炙 五加皮 薏苡仁 麻黄各二两。去节 磁石四两,醋淬 杏仁炒,去皮、尖 羚羊角屑各一两半

右件㕮咀。每服四钱,以水一中盏,煎至六分,去渣,食前稍热服。

独活散 治腲腿风,肌骨虚满,四肢不收,骨节疼痛,腰脚缓弱无力,并宜服之。

独活去芦 附子炮,去皮、脐 麻黄去节 薏苡仁 赤茯苓去皮 牛膝各七钱半。酒浸 防风去芦 当归去芦 桂心 茵芋 天麻 海桐皮 赤芍药 槟榔 萆薢酒浸 枳实各半两。麸炒,去瓤

右为㕮咀。每服四钱,水一中盏,入生姜五片,煎至六分,去渣,食前稍热服。

赤箭丸 治腲腿风,脏腑虚弱,风湿所致,腰脚缓弱,肌肉虚满,肢节疼痛,并宜服之。

赤箭二两 杜仲去皮,剉,炒去丝 海桐皮各一两 赤茯苓去皮 芎䓖 防风去芦 白附子炮 桂心 汉防己去皮 附子炮,去皮、脐 当归去芦 五加皮 牛膝酒浸 石斛 麻黄去节 木香 枳壳各半两。麸炒,去瓤 羚

羊角屑　白术去芦　羌活各七钱半。去芦

右为细末，炼蜜和捣三二百下，丸如梧桐子大。每服二十丸，食前豆淋酒送下。

薏苡仁丸　治膁腿风，体虚风邪所攻，肌肉肿满，腰脚无力，骨节缓弱，四肢湿痹，并宜服之。

薏苡仁二两　天雄炮，去皮、脐　威灵仙　汉防己去皮　槟榔各一两　防风去芦　羌活去芦　石斛　枳实麸炒，去瓤　五加皮　桂心　赤芍药　赤茯苓各半两　牛膝酒浸　当归各七钱半。去芦

右为细末，炼蜜和捣三二百下，丸如梧桐子大。每服三十丸，食前温酒送下。

苍耳子汤　治膁腿风，皮肤虚满，四肢缓弱。

苍耳子五升　蒴藋剉，五升　羊蹄根剉，三升　赤小豆三升　盐一斤 ○一方用苍耳茸。

右件用水一石，煮取七斗，去渣，于避风处渍所患处。

杏仁酒　治膁腿风，半身不随，失音不语。

杏仁三斗，沸汤浸去皮、尖，净二斗，入臼内捣极烂。取二斗令研如稀粥，入净水一斗五升，同熬至三斗，口尝香熟为妙。放停极冷，然后入好曲一斗二升。复取杏仁三升，依前法取汁，研一斗二升，熬取八升。糯米炊饭五斗，摊冷，第一酘也。次再炊糯米二斗，杏仁二升，熬取，研，依前法酘之，第二酘也。更用糯米一斗五升炊饭摊冷，再用杏仁二升研熬取汁，依前法更酘之，第三酘也。若疑糯米少之，更取杏仁二升熬研，取八升，更炊糯米一升斗五升酘之，以熟为妙。一料杏仁酒止用净杏体三斗，糯米一石。凡所以次续法度，勿要差池，须要依上项法度研杏仁取熬汁法，浸曲米一分酘之。直要酒熟，密封四七日，开澄取清，然后压糟，可干为末，和酒续续服之，大有神效。

治膁腿单方　右以蓖麻子仁取油一升，酒一石，铜钵盛，油于酒中，文武火煮之一日，令酒熟。饮之，不以多少，不拘时候。

历节风方二十八道

巢氏《病源论》

云：历节风之状，短气，自汗出，历节疼痛不可忍，屈伸不得是也。由饮酒腠理开，汗出当风所致也。亦有血气虚，受风邪而得之者。风历关节，与血气相搏交攻，故疼痛。血气虚则汗也，风冷搏于筋，则不可屈伸，为历节风。

陈无择论

陈无择云：夫历节者，疼痛不可屈伸。身体魁瘰，其肿如脱，其痛如掣，流注骨节，短气自汗，头眩，呕呕欲吐者，皆以风寒湿相搏而成。其痛如掣者，为寒多；肿满如脱者，为湿多；历节黄汗出者，为风多。顾《病源》所载"饮酒当风，汗出入水，遂成此疾"。原其所因，虽涉风寒湿，又有饮酒之说，自属不内外因。亦有不能饮酒而患此病，要当推求所因，分其先后轻重为治。久而不治，令入骨节，蹉跌变为疠疾，不可不知。

论一首

论曰：夫历节风者，由气弱风寒侵搏，血气凝涩，不得流通，关节诸经无以滋养。真邪相搏，所历之节故皆疼痛，使人短气而汗出也。久不治者，骨节蹉跌，变成疠病。无问贵贱，有此病者，是风之毒害也。虽有汤药，而并不及松脂、松节酒。若羁旅家贫不可急办者，宜服诸汤药，犹胜不治，但于痛处灸三七壮为佳。

萆薢散 治历节风，四肢疼痛，不可忍者，并宜服之。

萆薢_{酒浸} 汉防己_{去皮} 赤芍药 松节 桂心 丹参_{去芦} 当归_{去芦} 茵芋 五加皮 侧子_{炮，去皮、脐} 牛膝_{各一两。酒浸} 枳壳_{半两，麸炒，}

去穰

右为㕮咀。每服三钱，水一中盏，生姜五片，煎至六分，去渣，食前温服，忌生冷、猪、鱼、鸡、犬肉之类。

肉桂散 治历节风，四肢疼痛，筋脉挛急，并宜服之。

肉桂去粗皮 附子炮，去皮、脐 黑豆各二两。炒 麻黄去节 海桐皮 川乌头炮，去皮、脐 防风去芦 五加皮 牛膝酒浸 道人头 松节

右为细末。每服二钱，食前温酒调下。

松脂散 治历节风，筋骨肢节疼痛，久不瘥者，并宜服之。

松脂三两，用桑灰汁一斗，煮至三升，倾入冷水内放凝。别用浆水一斗，再煮至三升，又倾入冷水内放凝。又用清水一斗，煮至五升，再倾入冷水内放凝。取出，干即研细，同入药用 天雄炮，去皮、脐 牛膝酒浸 薏苡仁 虎胫骨各二两。醋炙 酸枣仁 羌活去芦 白附子炮 没药各二两。研 麝香二钱半，另研 当归去芦 桂心各一两

右为细末，同研令匀。每服二钱，食前以温酒调下。

防己汤 治历节风，疼痛不可忍者，并宜服之。

防己去皮 赤茯苓去芦 白术去芦 桂心 生姜各四两 川乌三枚，炮，去皮、脐 人参二两，去芦 甘草三两，炙

右为㕮咀。每服一两，好酒一盏，水二盏，同煎至一盏半，去渣温服，日二夜一。服之当觉浑身微热，慎勿疑也。若不觉，再服之。如觉，即止。于内乌头有热，蒸之乃住。

附子八物汤 治历节风，四肢疼痛如捶打，不可忍者。

附子炮，去皮、脐 干姜炮 人参去芦 赤芍药 赤茯苓 甘草炙 桂心各三两 白术四两，去芦

右为㕮咀。每服四大钱，水二盏，煎至七分，去渣食前服。○一方去桂心，用干地黄二两。

防风汤 治身体肢节疼痛，并宜服之。

防风去芦 白术去芦 知母 桂心各四两 半夏五两，汤洗 赤芍药 杏仁炒，去皮、尖 甘草炙 芎䓖各三两

右为㕮咀。每服五钱，水二盏，生姜五片，同煎至一盏半，去渣温服，不拘时候。日进二服，大有神效。

乌头汤 治历节疼痛，不可屈伸。

乌头五枚，剉，以蜜二升，煎取一升，去乌头　甘草炙　麻黄去节　芍药　黄耆各等分

右为㕮咀。每服四钱，水二盏，煎至七分，去渣，投乌头蜜一合，空心温服。

大枣汤 治历节风，疼痛，并宜服之。

大枣五十枚　黄耆四两　附子一枚，炮，去皮、脐　麻黄五两，去节　甘草炙，一两

右为㕮咀。以水七升，生姜六两，煎至三升，去渣，分作四服，不拘时候，日进三服。

犀角汤 治热毒流入四肢，历节肿痛，并宜服之。

犀角屑半两　羚羊角屑半两　前胡去芦　黄芩　栀子仁　射干各一两　大黄　升麻各一两　豉二合

右为㕮咀。以水九升，煮取三升，去渣，分十服，不拘时候。

牛蒡子散 治风热成历节，攻手指作赤肿麻木，甚则攻肩背两膝，遇暑热，或大便秘涩甚者，并宜服之。

牛蒡子三两　新豆豉炒　羌活各一两。去芦　生地黄二两半　黄耆一两半

右为细末。每服二钱，空心百沸汤调下，日进三服。此病多胸膈生痰，久则红肿，附于肢节，久久不退，遂成厉风。此孙真人所预戒也，宜早治之。

麻黄散 治历节风，宜发汗。

麻黄一两，去节　羌活一两，去芦　黄芩七钱半　细辛真华阴者，去苗　黄耆各半两

右为㕮咀。每服五钱，水二盏，煎至八分，去渣温服，接续三四服。有汗避风。

麻黄散 治历节风疾。

麻黄_{去节} 甘草_{各等分,炙}

右为细末。每服三钱,用温酒调下,不拘时候。

一方 煎猪肉汤调服,亦得。

古圣散[1] 治历节风。

漏芦_{麸炒} 地龙_{各半两。去土}

右为细末。先用生姜二两,取自然汁,并蜜二两,同药煎三四沸,入酒二升,瓷器内盛之,每服服七分一盏,温服,不拘时候。

轻骨丹 治男子妇人百节如打碎疼痛,麻木不仁,步履沉重,并宜服之。

乳香_{另研} 没药_{各一钱。研} 自然铜_{醋淬} 细辛_{去苗} 当归_{去芦} 川乌_{炮,去皮、脐} 草乌头_{去芦} 虎骨_{醋炙} 地龙_{各半两。去土} 胡芦巴 川楝子_{去皮、子} 肉苁蓉_{酒浸} 破故纸_炒 茴香_{各一两。炒} 木鳖子_{七钱半,去壳}

右为细末,以酒煮面糊为丸如梧桐子大。每服十丸,加至二十丸,温酒送下,不拘时候。

雄黄丸 治历节风,骨髓疼痛挛急,经久不瘥,并宜服之。

雄黄_{半两} 天麻 独活_{去芦} 安息香_{各二两。另酒熬膏} 天雄_{炮,去皮、脐} 川乌_{炮,去皮、脐} 芎䓖 天南星_{姜制} 桂心 虎胫骨_{醋炙} 乌蛇_{酒浸} 败龟_{醋炙} 干蝎_{各一两。炒} 白僵蚕_{一两,炒} 麝香_{二钱半,另研} 五灵脂_{一两半,炒} 当归_{七钱半,去芦}

右为细末,同研令匀,炼蜜和捣三二百下,丸如梧桐子大。每服十丸,食前用温酒送下。忌生冷,猪、鸡、鱼、犬肉之物。

应痛丸 治历节风,身体疼痛。

川乌_{炮,去皮、脐} 草乌头_{去芦} 枫香脂 赤小豆 天南星_{姜制} 威灵仙 地龙_{各半两。去土}

右为细末,醋糊为丸如梧桐子大。每服十丸,温酒送下,不拘时

---

[1]散:原作"丹"。目录作"散",方内所示亦乃散,据目录改。

候，日进二服。

趁痛丸 治走注历节，诸风疼痛，卒中倒地，跌仆损伤，并宜服之。

草乌头 三两，去皮、尖　熟地黄　天南星 姜制　半夏曲　白僵蚕 炒　乌药 各半两，并日干

右为细末，以酒糊和丸如梧桐子大，日干。每服五七粒，空心、临卧温酒送下。如跌仆疼痛，用姜汁和酒研化十丸搽之；如卒中倒地，姜汁茶清研五丸灌下 立醒。

茵芋丸 治历节肿满疼痛。

茵芋　薏苡仁　朱砂 各三钱。水飞　牵牛 一两半　郁李仁 半两，去皮，别研为泥

右为细末，炼蜜为丸如梧桐子大，轻粉为衣。每服十丸至十五丸、二十丸。五更初，温水送下，到晚未利，更进一服，快利为度。白粥补之。

松节酒 治历节风，四肢疼痛如解堕者，并宜服之。

松节 三十斤　椒叶 三十斤

二味为咬咀。以水四石，煮至二石，澄清相合，用干曲五斤候发，用糯米一石五斗酿之造酒，常法四酘，勿令太冷太热，第一次酘时，便下后诸药。

柏子仁　天雄 炮，去皮、脐　萆薢　芎䓖 各五两　防风 去芦　人参 去芦　茵芋 各四两　秦艽 一两，去土　独活 十五两，去芦　磁石 十二两，研

右十味细剉。于饭甑中炊如常酘法，酘足讫，封头四七日，压取清酒。随意服之，勿令大醉。

威灵仙酒 治风，百节疼痛。

威灵仙 二两　桑白皮 一两，剉研　黑豆 半升，炒去皮

右为细末。以醇酒壹升半，煎至八合，温服，不拘时候。

松脂酒 治历节诸风，百节疼痛，昼夜不可忍者，并宜服之。

松脂 十斤，以桑叶汁炼二十遍后，以淡浆水炼十遍，候干，细研如粉　牛酥 二

斤，炼过者

右件研如粉，合和令匀。每服一服一匙，酒调服，不拘时候，日进二服。

又方 治历节四肢疼痛如解脱者。

右用松脂一十斤，酒五斗，浸五七日。每服一合，日进五六服。

松膏酒 治历节风。

右用松膏一升，好酒三升，同浸七日。每服一合，不拘时候，日进二服。

松叶酒 治历节风。

右取松叶，捣取一升，以酒三升浸七日。每服一合，日[1]进二服。

虎胫骨酒 治历节风。

右用虎胫骨捶碎，用生绢袋盛之，用清酒二斗浸五宿。每日取酒随意饮之，慎勿令大醉为佳。

没药散 虎胫骨三两，醋炙 没药半两，另研

右为细末。每服二钱，温酒调下，不拘时候，日进二服。

仙灵脾煎 治历节疼痛，手足顽麻，行步艰难，并宜服之。

仙灵脾 茄子根各二斤 黑豆二升

已上三味，细剉，同水三斗煮至一斗，去渣，更煎至五升即止。

附子三两，炮，去皮、脐 赤箭 桂心 羌活去芦 芎䓖 防[2]风去芦 萆薢酒浸 当归去芦 安息香 乳香另研 虎胫骨醋炙 败龟各一两，醋炙

右为细末，入于前三味汁中，以慢火煎，柳木篦搅，毋令住手。候一炊时止，盛于瓷器中。每服一匙，食前温酒调下。忌生冷、油腻、猪、鸡、犬肉之物。

牛膝煎 治肝肾俱虚，风寒湿气所中，流注腿膝，历节酸疼，其痛不可忍者，并宜服之。

---

[1] 日：原脱，据上二方同文补。
[2] 防：原作"附"，无"附风"药名。据《太平圣惠方》卷23"仙灵脾煎"改。

牛膝二两，酒浸　乌头五枚，捶破　黑豆一升，净淘

右先将乌头、黑豆一处覆蒸一时，取出暴干，去黑豆不用。却将二味同为细末，不犯铜铁并火，以酒煮面糊为丸，如梧桐子大。每服四五十丸，用木瓜酒送下，不拘时候。盖谓肝气恶铁及火，宜禁之。

白虎风方一十九道

严子礼[1]论

严子礼云：夫白虎病者，世有体虚之人，将摄失宜，冒风寒热湿毒之气，遂致筋脉凝滞，气血不流，蕴于骨血之内，或在手足。肉色未尝改变，其病昼则静，夜则动。其痛彻骨，如虎之啮，名曰白虎病也。痛如掣者为寒多，肿满如脱者为湿多，汗出者为风多。巢氏云：饮酒当风，汗出入水，遂成此疾。久而不愈，令人骨节蹉跌，为癞病者。诚有此理也。

论一首

论曰：白虎风者，大抵是风寒暑湿之毒趁虚所起，兼以将摄失理，受其邪气。致使经脉涩滞，血气不行，邪毒蓄于骨节之间，或在四肢，皮肉不变，其疾昼静夜发，彻骨髓疼痛，乍作乍歇，如虎之啮噬，故曰白虎风，俗则呼名虎咬病也。

犀虎汤　治白虎风。

虎骨二两（《拯济方》用虎头骨），醋炙　犀角屑　沉香　槲叶一握　青木香　当归去芦　赤芍药　牛膝各一两半。酒浸　麝二钱半

右为㕮咀。每服五钱，水二盏，煎至一盏半，去渣，入麝香温服，不拘时候，日进二服。

---

[1] 严子礼：即南宋医家严用和，字子礼，庐山（今江西九江）人。12岁学医于刘开，17岁即医名显扬。精于方药，多创新方。著有《济生方》（1253）、《济生续方》。

羌活汤 治白虎风，毒攻注骨髓，疼痛发作不定，并宜服之。

羌活_{去芦} 附子_{炮，去皮、脐} 秦艽_{去土} 桂心 木香 川芎 当归_{去芦} 川牛膝_{酒浸} 桃仁 骨碎补_{去毛} 防风_{各一两。去芦} 甘草_{半两}

右为㕮咀。生服四钱，水一盏半，生姜五片，煎至七分，去渣温服，不拘时候。

虎杖散 治白虎风，血脉结滞，骨髓疼痛，并宜服之。

虎杖 当归_{各一两半。去芦} 桂心 赤芍药 天雄_{炮，去皮、脐} 桃仁 芎䓖 枳实_{麸炒，去脐} 羌活_{去芦} 防风_{去芦} 秦艽_{去土} 木香_{各一两半}

右为㕮咀。每服五钱，水一中盏，生姜五片，煎至六分，去渣稍热服，不拘时候。

虎骨散 治白虎风，肢节疼痛，发则不可忍者，并宜服之。

虎骨_{二两，醋炙} 白花蛇_{酒浸} 白僵蚕_炒 天麻 防风_{去芦} 川牛膝_{酒浸} 川当归_{去芦} 乳香_{另研} 桂心_{不见火。各一两} 甘草_炙 全蝎_{各半两。炒} 麝香_{一钱，另研}

右为细末。每服二钱，温酒调下，或用豆淋酒调服亦可，不拘时候。

酸枣仁散 治白虎风，骨髓疼痛，昼静夜动，并宜服之。

酸枣仁_炒 乳香_{另研} 没药_{各半两。研} 当归_{去芦} 地龙_{去土} 虎胫骨_{各一两。醋炙} 败龟_{醋炙} 羌活_{去芦} 牛膝_{酒浸} 桂心 附子_{炮，去皮、脐} 枳实_{麸炒，去穰} 补骨脂_炒 赤芍药_{各七钱半}

右为细末。每服二钱，温酒调下，不拘时候，日进二服。

当归散 治白虎风，疼痛不止，并宜服之。

当归_{去芦} 桂心 威灵仙 漏芦 芎䓖 白芷 白僵蚕_炒 地龙_{去土。各一两}

右为细末。每服二钱，热酒调下，不拘时候。

没药散 治白虎风流注，筋骨疼痛，并宜服之。

没药_{另研} 蔓荆子 当归_{去芦} 赤芍药 桂心_{各一两} 独活_{去芦} 芎䓖 防风_{去芦} 晚蚕沙_炒 虎胫骨_{各一两半。醋炙}

右为细末。每服二钱，热酒调下，不拘时候。

麝香散 治白虎风，骨节疼痛，不可忍者，并宜服之。

麝香另研　乳香另研　没药各半两。研　天麻二两　虎牙醋炙，二枚　蜈蚣五条，赤足全者，酒浸，曝干

右为细末，同研匀。每服二钱，温酒调下，不拘时候，日进二三服。〇白虎之病，世人所患甚稀，有即极难取瘥。此药的相主对，服之多获十全。然有气痛、贼风、历节，其疾颇有相似，所以服之不瘥者，正谓此也，故具述之。

赵父散 治白虎风。

虎腰骨二两，醋炙　地龙去土，炒　羌活去芦　附子各一两。炮，去皮、脐

右为细末。每服二钱，温酒调下，不拘时候，日进二服。《圣惠方》用虎胫骨，无附子，只三味。

抵圣散 治白虎风，走注疼痛，并宜服之。

虎胫骨醋炙　薄荷叶　人参各一两。去芦

右为细末。每服二钱，煎乳香酒调下，不拘时候。

治白虎风方　虎胫骨醋炙　附子各一两。炮，去皮、脐

右为细末。每服一钱，以温酒调下，不拘时候。

又方　血竭另研　硫黄各一两。研

右为细末。同研令匀，每服一钱，温酒调下，不拘时候。

又方　地龙半两，去土，炒　阿魏一钱　乳香二钱半，另研

右为细末，同研令匀。每服一钱，好茶调下，不拘时候。

麝香丸 治白虎风，不问月日远近，夜加疼痛不可忍者，并宜服之。

麝香另研　雄黄水飞　朱砂各二钱半。水飞　白附子炮，半两　狼毒　芫花醋拌，炒　地龙各七钱。去土，炒　斑猫五枚，去头、足、翅

右为细末，醋煮面糊和丸如绿豆大。每服五丸，温酒送下，不拘时候。

麝香丸 治白虎风，疼痛昼静夜动，及一切手足不测疼痛，并皆治之。

大川乌三枚，生用，去皮、脐　生黑豆三七粒　全蝎三七粒，生用　地龙

半两，生用　麝香一字，另研

右为细末，入麝香同研令匀，用糯米糊和丸如绿豆大。每服七丸，甚者十丸，临卧、空心温酒送下，微出冷汗一身，即瘥。

地龙粪散　治白虎风，走注疼痛，无问老少，宜用熨之。

地龙粪五升　红蓝花三升　炭灰五升

右件搅和，炒令极热，以酽醋拌之令匀。以故帛三四重裹，分作三裹，更替熨痛处，以效为度。

葱白熨方　治白虎风，骨髓疼痛不可忍者，并宜用之。

右用三年酽醋煎三五沸，切葱白二升，煮一两沸即漉出，以布帛裹，热熨痛处，极效。

燕窠土丸　治白虎风，寒热发作，骨节微肿，彻骨疼痛，宜用摩之。

燕窠土　伏龙肝　飞罗面各二两　砒黄一钱，另研　水牛肉脯一两，炙令黄，另捣罗为末

右为细末，后入砒黄、牛脯末同研另匀。每用少许，以新汲水和丸如弹子大，于痛处摩之。候痛止，即取药抛于热油铛中。

皂角散　治白虎风疼痛，宜用敷之。

皂角　旅生[1]荞麦　白蒺藜　谷精草　五灵脂炒　芸薹子各半两，炒

右为细末。用酽醋调涂之，效。

风走注方二十四道

刘通真[2]论

刘通真云：走注风者，手足肢节皆卒然而痛，不在一处。盖因人体虚弱，受于风邪，风邪随气而行。气虚之时，邪气则胜，故与正气交争

---

[1] 旅生：即野生。据《后汉书·光武帝纪》云："至是野谷旅生。"
[2] 刘通真：即宋代医家刘元宾，号通真子，故称刘通真。详见前刘元宾注。

相挚，痛则随虚而生，故走注无常处也。

论一首

论曰：夫风走注者，是风毒之气游于皮肤骨髓，往来疼痛无常处是也。此由体虚受风邪之气，风邪乘虚所攻，故无其定止，是谓走注也。

灸法 治风毒走注。

灸百会、风池、手曲池、风市、足三里、五腧等穴。

如意通圣散 治走注风疼痛，并宜服之。

当归_{去芦} 陈皮_{去白} 麻黄_{去节} 甘草_炙 川芎 御米壳_{去肉、膈} 丁香皮_{各等分}

右为㕮咀，用慢火炒令黄色。每服五钱，水二盏，煎至一盏，去渣温服。○如腰脚走注疼痛，加虎骨、没药、乳香同煎。○如心痛，加乳香、良姜同煎。○如赤眼，加草龙胆、黄连同煎。此药治诸痛之仙药也。又可服一粒金丹。

虎骨散 治风毒走注，疼痛不定，少得睡卧，并宜服之。

虎胫骨_{醋炙} 败龟_{各二两。醋炙} 骐麟竭_{另研} 没药_{另研} 自然铜_{醋淬} 赤芍药 当归_{去芦} 苍耳子_炒 骨碎补_{去毛} 防风_{各七钱半。去芦} 牛膝_{酒浸} 天麻 槟榔 五加皮 羌活_{各一两。去芦} 白附子_炮 桂心 白芷_{各半两}

右为细末。每服二钱，温酒调下，不拘时候。

桂心散 治风走注疼痛，并宜服之。

桂心 漏芦 威灵仙 芎䓖 白芷 当归_{去芦} 木香 白僵蚕_炒 地龙_{各半两。炒，去土}

右为细末。每服二钱，热酒调下，不拘时候。

仙灵脾散 治风走注疼痛，往来不定，并宜服之。

仙灵脾 威灵仙 芎䓖 苍耳子_炒 桂心_{各一两}

右为细末。每服一钱，温酒调下，不拘时候。

治风走注疼痛 地龙_{一两，去土，炒} 麝香_{二钱半，另研}

右为细末。每服一钱,以温酒调下,不拘时候。

又方 治男子妇人走注疼痛,麻木困弱。

水蛭半两,糯米内炒熟　麝香三钱半,另研

右为细末。每服一钱,以温酒调下,不拘时候。日进二服,其痛立止。

没药散 治遍身百节风虚劳冷,麻痹困弱,走注疼痛,日夜不止,并宜服之。

没药二两,另研　虎骨四两,醋炙

右为细末。每服五钱,温酒调下,不拘时候,日进二服。

小乌犀丸 治一切风走注,肢节疼痛不可忍者,神效。

乌犀角屑　干蝎炒　白僵蚕炒　地龙去土　朱砂水飞　天麻　羌活去芦　芎䓖　防风去芦　甘菊花　蔓荆子各一两　干姜炮　麝香另研　牛黄各半两。研　虎胫骨醋炙　败龟醋炙　白花蛇酒浸　天南星姜制　肉桂去芦、皮　附子炮,去皮、脐　木香　人参去芦　海桐皮　当归各七钱半。去芦

右为细末,入研令匀,以炼蜜和丸如弹子大。每服一丸,用温酒或薄荷汤嚼下。

没药丸 治风毒走注疼痛,四肢痹麻,并宜服之。

没药另研　五加皮　干山药　桂心　防风去芦　羌活去芦　白附子炮　香白芷　骨碎补去毛　苍耳炒　自然铜各半两。醋碎　血竭二钱半,另研　虎胫骨醋炙　败龟各一两。醋炙

右为细末,同研令匀,以酒煮面糊为丸如梧桐子大。每服二十丸,空心温酒送下,日进二服。

虎骨丸 治男子妇人走注疼痛,麻木困弱,并宜服之。

虎骨四两,醋炙　五灵脂炒　白僵蚕炒　地龙去土,炒　白胶香另研　威灵仙各一两　川乌头三两,炮,去皮、脐　胡桃二两半,去内皮,捣研如泥

右为细末,同研令匀,以酒煮面糊和丸如梧桐子大。每服十丸至十五丸,空心温酒送下,日进二服。妇人,当归酒送下。○打扑伤损,豆淋酒送下。老幼加减服之。

十生丹 治风走注疼痛，并宜服之。

天麻　防风去芦　羌活去芦　独活去芦　川乌　草乌头去芦　何首乌　当归去芦　川芎　海桐皮各等分。并生用

右为细末，以炼蜜和丸，每丸重一钱。每服一丸，细嚼，冷茶清送下。病在上者，食后服；病在下者，空心服。忌食热物一日。

骨碎补丸 治走注疼痛，并宜服之。

骨碎补一两半　威灵仙　草乌头各一两。剉，炒　天南星姜制　木鳖子去壳　枫香脂另研　自然铜醋淬　地龙各二两。去土，炒　没药另研　乳香各半两。研

右为细末，同研令匀，醋煮面糊为丸如梧桐子大。每服五丸，加至十丸，用温酒送下，不拘时候，日进二服。

定痛丸 治风虚走注疼痛，并宜服之。

威灵仙　木鳖子去壳　川乌炮，去皮、脐　防风去芦　香白芷　五灵脂　地龙各半两。去土，炒　水蛭糯米炒熟　朱砂各三钱。水飞

右捣研为细末，酒煮面糊和丸如梧桐子大，以朱砂为衣。每服十丸，空心温酒送下。○妇人红花酒送下。常服，轻身壮骨。

八神丹 治风虚走注疼痛，昏迷无力，四肢麻木，并宜服之。

地龙去土，炒　五灵脂炒　威灵仙　防风去芦　木鳖子去壳　草乌头各一两。炒　白胶香另研　乳香各三钱。另研

右件捣研为细末，酒煮面糊和丸如梧桐子大。每服五七丸至十丸，温酒送下，不拘时候。若汗出，瘴麻自散，是其效也。老幼加减服之。

一粒金丹 治腰膝风，走注疼痛，并宜服之。

草乌头剉，炒　五灵脂各一两　地龙去土，炒　木鳖子各半两，去壳　白胶香一两，另研　细墨煅　乳香各半两。研　没药另研　当归各一两。去芦　麝香一钱，另研

右捣研为细末，以糯米糊和丸如梧桐子大。每服二丸至三丸，温酒下。服药罢，遍身微汗为效。

乳香应痛丸 治风走注疼痛，并宜服之。

乳香半两，另研　五灵脂　赤石脂各一两。研　草乌头一两半，炒　没药五钱，另研

右为细末，醋糊和丸如小豆大。每服十五丸，空心温酒送下，日进二服。

狼毒丸　治风湿走注疼痛，并宜服之。

狼毒二钱半　天南星姜制　附子各半两。生用

右为细末，以石铫煎酽醋成膏，和丸如梧桐子大。每服五丸，冷酒送下。如不饮酒，冷水亦得。不拘时候，日进二服，大有神效。

神效膏　治风走注，疼痛上下不定，随痛处贴之。

牛皮胶一两，水溶成膏　芸薹子　安息香　川椒生用　附子各半两。生

右为细末，入胶中和成膏。涂纸上，随痛处贴之，立效。

《神巧万全方》神效膏　治风毒走注疼痛，并用贴之。

牛胶二两，酒煮，研为膏　芸薹子　安息香酒熬为膏　川椒生用　附子各半两。生用

右三味为细末，入牛胶、安息膏中调匀。摊涂纸上，随痛处贴之。

透骨丹　治男子妇人一切走注，疼痛不可忍，并宜服之。

地骨皮　甜瓜子炒　芸薹子各三两。用葱捣为饼　乳香另研　没药另研　草乌头各一两。剉，炒　苍术　牛膝酒浸　赤芍药　当归去芦　川乌头炮，去皮、脐　自然铜各一两。醋煅　五灵脂二两

右为细末，醋糊和丸如梧桐子大。每服十丸，加至十五丸，以温酒送下，不拘时候。比及丸就透骨丹时分，先用甜瓜子壹两炒香研烂，酒煎数沸，量虚实调黑牵牛末五钱服之，以利为度。然后服透骨丹，大有神效。

摩风膏　治风毒攻注，筋骨疼痛，并宜用之。

蓖麻子一两，去皮　草乌头半两，生　乳香一钱，另研

右以猪肚脂炼去沫成膏，方入药搅匀，涂摩攻注之处。以手心摩挲如火之热，却涂摩患处，大妙。

治风走注　疼痛不定，宜用此药，随痛处熨之。

芫花　桑白皮　川椒各二两　桂心一两　柳蚛屑半两　麸一升

右为粗末。用醋一升拌炒令热，以青布裹熨痛处。冷即更入醋再炒，依前熨之，以瘥为度。

治风痛走注　疼痛，用此药熨之。

芫花一斤　黑豆五升　生姜半斤，切

右件同炒，旋入醋拌，用青布裹熨，痛止更再炒熨，以效为度。

治风走注　疼痛及四肢顽痹，强硬屈伸不得，宜用此药熨之。

皂角一升，不蛀者　盐五升

右细剉皂角，和盐炒热，以青皮裹熨痛处，立瘥。

卷之九[1]（脱）

北京太医赵大中编修　覃怀儒医赵子中传习
大元国特赐皇极道院虚白处士赵素才卿补阙

卷之十

北京太医赵大中编修　覃怀儒医赵子中传习
大元国特赐皇极道院虚白处士赵素才卿补阙

中风不仁 方四道

《素问·风论》引证[2]

岐伯曰：风气与太阳俱入，行诸脉俞，散诸分肉之间，与卫气相干，其道不利，故使肌肉愤䐜而有疡。卫气有所凝而不行，故其肉有不仁也。《素问·风论篇》注：肉分之间，卫气行处，风与卫气相搏，俱行于肉分之间，故气道涩而不利也。气道不利，风气内攻，卫气相持，故肉愤䐜而疮出也。疡，疮也。若卫气被风吹之，不得流转，所在偏并，凝而不行，则肉有不仁之处也。不仁，谓痹而不知寒热痛痒。

《素问·血气形志篇》引证

第二十四：形数惊恐，经络不通，病生于不仁，治之以按摩醪药。注：惊则脉气并，恐则神不收，脉并神游，故经络不通而为不仁之病矣。夫按摩者，所以开

---

[1]　卷之九：原书仅存抄补之该卷首，正文全脱，唯目录存该卷之目。
[2]　素问风论引证：原脱，今据目录补。后同不注。

通闭塞,导引阴阳。醪药者,所以养正祛邪,调中理气。故方之为用,宜以此焉。醪药,谓酒药也。不仁,谓不应其用,则瘅痹矣。

《灵枢·刺节真邪》引证

岐伯曰:卫气不行,则为不仁。《灵枢·刺节真邪》第七十五。

《病源论》

云:风不仁者,由荣气虚,卫气实,风寒入于肌肉,使血气行不宣流。其状搔之皮肤如隔衣是也。诊其寸口,脉缓,则皮肤不仁。脉虚数者,生;牢急疾者,死。

伊川先生[1]不仁说

伊川先生云:医书以手足痿痹为不仁,此言最善。

论一首

论曰:中风不仁者,盖仁为众善之长,主温和慈顺。今则四肢强直不能舒卷,筋挛紧急,是由荣卫不通,故为不仁也。

芎䓖汤 治中风,四肢不仁,喜笑不息,并宜服之。

芎䓖一两 黄芩 当归去芦 甘草炙 秦艽去土 麻黄去节 桂心 石膏各二两。水飞 干姜一两,炮 杏仁二十枚,炒,去皮、尖

右为㕮咀。每服五钱。水二盏,煎至一盏半,去渣温服,不拘时候。

防风汤 治手足不仁,或肿不已,并宜服之。

防风去芦 芍药 升麻 羌活去芦 独活去芦 甘草各等分。炙

右为㕮咀。每服五钱。水一盏半,煎至八分,去渣,空心、食后,日进二服。如觉气通,逐旋服活血丹、地仙丹之类。此方系名医周继祖

---

[1] 伊川先生:有二说,均为北宋理学家,一为程颐,一为邵雍。据《论语集注·雍也第六》云:"程子曰,医书以手足痿痹为不仁,此言最善。"故当指程颐。

屡以收效，今有用之者，其应如神。活血丹在前第五卷，大地仙丹在本卷后。

乳香丸　治中风不仁，并宜服之。

乳香二两，另研　川乌头生，去皮、脐，用黑豆同炒，黑豆令熟，去豆，止用川乌一两半　全蝎七钱半，炒

右将全蝎、川乌为细末，先用醋一升熬成膏子，后下乳香末搅匀，丸如绿豆大。每服十丸，用温酒送下，不拘时候。

威灵仙丸　治中风四肢不仁，并宜服之。

威灵仙　蔓荆子　何首乌　苦参各等分

右为细末，以酒煮面糊为丸如梧桐子大。每服二三十丸，用温酒送下，不拘时候。

诸风痹

《素问·痹论篇》引证

黄帝问曰：痹之安生？安，犹何也，言何以生。岐伯对曰：风、寒、湿三气杂至，合而为痹也。虽合而为痹，发起亦殊矣。其风气胜者为行痹，寒气胜者为痛痹，湿气胜者为著痹也。风则阳受之，故为痹行。寒则阴受之，故为痹痛。湿则皮肉筋脉受之，故为痹著而不去也。故乃痹从风、寒、湿之所生也。

帝曰：其有五者，何也？言风、寒、湿气各异，则三痹生，有五，何气之胜也？岐伯曰：以冬遇此者为骨痹，以春遇此者为筋痹，以夏遇此者为脉痹，以至阴遇此者为肌痹，以秋遇此者为皮痹。冬主骨，春主筋，夏主脉，秋主皮，至阴主肌肉，故各为其痹也。至阴，谓戊己月及土寄王月也。

黄帝曰：内舍五脏六腑，何气使然？言皮肉筋骨脉痹，以五时之外遇，然内居脏腑，何以致之？岐伯曰：五脏皆有合病，久而不去者，内舍于其合也。肝合筋，心合脉，脾合肉，肺合皮，肾合骨。冬病不去则入于是。故骨痹不已，复感于邪，内舍于肾；筋痹不已，复感于邪，内舍于肝；脉痹不已，复感于邪，内舍于心；肌痹不已，复感于邪，内舍于脾；皮痹

不已，复感于邪，内舍于肺。所谓痹者，各以其时重感于风寒湿之气也。时谓气王之月也。肝王春，心王夏，肺王秋，肾王冬，脾王四季之月。感谓感应也。

岐伯曰：凡痹之客五脏者，肝痹者，夜卧则惊，多饮，数小便，上为引如怀。肝主惊骇，气相应，故中夜卧则惊也。肝之脉循股阴入毛中，环阴器，抵少腹，侠胃属肝络胆，上贯膈，布胁肋，循喉咙之后，上入颃颡，故多饮水，数小便，上引少腹如怀妊之状也。

○心痹者，脉不通，烦，则心下鼓，暴上气而喘，嗌干善噫，厥气上则恐。心合脉，受邪则脉不通利也。邪气内扰，故烦也。手心主心包之脉，起于胸中，出属心包，下膈。手少阴心脉起于心中，出属心系，下膈络小肠。其支别者，从心系上侠咽咙；其直者，复从心系却上肺。故烦则心下鼓满，暴上气而喘，嗌干。心主为噫，以下鼓满，故噫之以出气也。若是逆气上乘于心，则恐畏也，神惧凌弱故尔。

○脾痹者，四肢解堕，发咳呕汁，上为大塞。土王四季，外主四肢，故肢解堕。又以其脉起于足，循腨腨上膝股也。然脾脉入腹属脾络胃，上膈侠咽，故发咳呕汁。脾气养肺，胃复连咽，故为大塞也。

○肺痹者，烦满喘而呕。以脏气应息，又其脉还循胃口，故使烦满，喘而呕。

○肾痹者，善胀，尻以代踵，脊以代头。肾者，胃之关。关不利，则胃气不转，故善胀也。尻以代踵，谓足挛急也，脊以代头，谓身踡屈也。踵，足跟也。肾之脉起于足小指之下，斜趋足心，出于然骨之下，循内踝之后，别入跟中，以上腨内，出腘内廉，上股内后廉，贯脊属肾络膀胱。其直行者，从肾上贯肝膈，入肺中。气不足而受邪，故不伸展。

《素问·痹论篇》

黄帝曰：痹或痛，或不痛，或不仁，或寒，或热，或燥，或湿，其故何也？岐伯曰：痛者，寒气多也。有寒故痛也。风寒湿气客于分肉之间，迫切而为沫，得寒则聚，聚则排分肉，肉裂则痛，故有寒则痛也。其不痛不仁者，病久入深，荣卫之行涩，经络时疏，故不通。皮肤不营，故为不仁。不仁者，皮顽不知有无也。其寒者，阳气少，阴气多，与病相益，故寒也。病本生于风寒湿气，故阴气益之也。其热者，阳气多，阴气少，病气胜，阳遭阴，故为痹热。遭，遇也，言遇于阴气。阴气不胜，故为热。其多汗而濡者，此其逢湿甚也，阳气少，阴气盛，两气相感，故汗出而濡也。中表相应则相感也。

黄帝曰：夫痹之为病不痛，何也？岐伯曰：痹在于骨则重，在于脉则血凝而不流，在于筋则屈不伸，在于肉则不仁，在于皮则寒。故具此五者，则不痛也。凡痹之类，逢寒则虫，逢热则纵。帝曰：善。虫，谓皮中如虫行；纵，谓纵缓不相就。

《素问·脉要精微论》引证

岐伯曰：按之至骨，脉气少者，腰脊痛而身有痹也。阴气大过故尔。

《灵枢·周痹》引证 第二十七

黄帝曰：周痹之痛安生？何因而有名？岐伯对曰：风寒湿气客于外分肉之间，迫切而为沫，沫得寒则聚，聚则排分肉而分裂也。分裂则痛，痛则神归之，神归之则热，热则痛解，痛解则厥，厥则他痹发，发则如是。帝曰：善，余已得其意矣。此内不在脏，而外未发于皮，独居分肉之间，真气不能周，故命曰周痹。

《灵枢·周痹》第二十七

黄帝曰：愿闻痹何如？岐伯对曰：周痹者，在于血脉之中，随脉以上，随脉以下，不能左右，各当其所。黄帝曰：刺之奈何？岐伯对曰：痛从上下者，先刺其下以遏之，后刺其上以脱之。痛从下上者，先刺其上以遏之，后刺其下以脱之。

《灵枢·九针论》引证 第七十八

岐伯曰：风者，人之股肱八节也，八正之虚风。八风伤人，内舍于骨解、腰脊节、腠理之间，为深痹。故为之治，针必长其身，锋其末，可以取深邪远痹也。

《灵枢·五变》引证第四十六

黄帝曰：何以候人之善病痹者？少俞答曰：粗[1]理而肉不坚者，善病痹。帝曰：痹之高下有处乎？少俞曰：欲知其高下者，各视其部。

《中藏经》五痹论[2]

《中藏经》云：筋痹者，由怒叫无时，行步奔急，淫邪伤肝，肝失其气，因为寒热所客，久而不去，流入筋会，则使人筋急而不能行步舒缓也，故曰筋痹。宜活血以补肝，温气以养肾，然后服饵汤丸。治得其宜，即疾自瘳已。不然则害人矣。其脉左关中弦急而数，浮沉有力者也。

○血痹者，饮酒过多，怀热大盛，或寒抑于经络，或湿犯于荣卫，因而血搏，遂成其咎。故使人血不能荣于外，气不能养于内，内外已失，渐渐消削。左先枯则右不能举，右先枯则左不能伸，上先枯则上不能制于下，下先枯则下不能克于上，中先枯则中不能通疏。百证千状，皆失血也。其脉左手寸口脉结而不流利，或如断绝者是也。

○肉痹者，饮食不节，膏粱肥美之所为也。脾者，肉之本。脾气已失则肉不荣，肉不荣则肌肤不滑泽，肌肤不滑泽则腠理疏，腠理疏则风寒暑湿之邪易为入，故久不治，则为肉痹也。肉痹之状，其先能食而不能充悦，四肢缓而不能收持者是也。其右关脉举按皆无力，而往来涩者是也。宜节饮食以调其脏，常起居以安其脾，然后依经补泻以求其愈耳。

○气痹者，愁思喜怒遇多则气结于上，久而不消则伤肺，肺伤则生气渐衰，而邪气愈胜。留于上则胸腹痹而不能食，注于下则腰脚重而不能行，攻于左则左不随，冲于右则右不仁，贯于舌则不能言，遗于肠中

---

[1]粗：原作"腠"，据《灵枢·五变第四十六》改。
[2]中藏经五痹论：标题原脱，据目录补。后同不注。

则不能溺，壅而不散则痛，流而不聚则麻。真经既损，难以医治。邪气不胜，易为痊愈。其脉右手寸口沉而迟涩者是也。宜节忧思以养气，慎喜怒以全真，此最为良法也。

○骨痹者，乃嗜欲不节，伤于肾也。肾气内消，则不能关禁，不能关禁则中上俱乱，中上乱则三焦之气痞而不通，三焦痞则饮食不糟粕，饮食不糟粕则精气日衰，精气日衰则邪气妄入。邪气妄入则上冲心舌，上冲心舌则为不语，中犯脾胃则为不充，下流腰膝则为不随，旁攻四肢则为不仁。寒在中则脉迟，热在中则脉数，风在中则脉浮，湿在中则脉濡，虚在中则脉滑。其证不一，要在详明。

孙真人论痹

孙真人云：痹在肌中，更发更止，左以应左，右以应右者，为偏痹也。

论一首

论曰：夫痹者，为风寒湿三气共合而成痹也。其状肌肉顽厚，或则疼痛，此皆人体虚，腠理开，则受于风邪也。病在阳曰风，在阴曰痹，阴阳俱病曰风痹。其以春遇痹者为筋痹。筋痹不已，又遇邪者，则移入于肝也。其状夜卧则惊，饮食多，小便数。夏遇痹者为脉痹，则血脉不流，令人痿黄。脉痹不已，又遇邪者，则移入于心。其状心下鼓气，卒然逆喘不通，咽干喜噫。仲夏遇痹者为肌痹。肌痹不已，又遇邪者，则移入于脾。其状四肢懈堕，发咳呕吐。秋遇痹者为皮痹，则皮肤无所知觉。皮痹不已，又遇邪者，则入于肺。其状气奔喘痛。冬遇痹者为骨痹，骨重不可举，不随而痛。骨痹不已，又遇邪者，则移入于肾。其状喜胀。诊其脉大涩者为痹，脉来急者为痹，脉涩而紧者为痹也。

针灸法 曲池、列缺：主身浸淫时寒。

风市：主纵缓痿痹，髀脚疼冷不仁。

中渎：主寒气在分肉间，痛，苦痹不仁。

阳关：主膝外廉脾痹不仁。

丰隆：主身湿。

阳陵泉：主髀枢膝胫骨摇，酸，痹不仁，筋缩，诸节酸折。

漏谷：主湿痹不能行。

商丘：主久立骨痹，烦。

中封：主痿厥，身体不仁，少气，身湿重。

临泣：主身痹，洒淅振寒。

○凡身体不仁，先取京骨，后取中封、绝骨，皆泻之。

○风痹方一十一道

细辛散 治中风痹，头目昏闷，肢节疼痛，并宜服之。

细辛去苗　赤茯苓去皮　白术去芦　芎䓖　柴胡去芦　当归去芦　麻黄去节　附子炮，去皮、脐　杏仁麸炒，去皮、尖　甘草炙　桂心各一两　独活去芦　防风去芦　干姜各一两半。炮　石膏二两，水飞

右为㕮咀。每服四钱，水一中盏，生姜五片，煎至六分，去渣温服，不拘时候。

羌活散 治风痹，手足不仁，并宜服之。

羌活去芦　汉防己去皮　防风去芦　酸枣仁　道人头　芎䓖各一两　黄松节　薏苡仁各二两　麻黄去节　附子炮，去皮、脐　天麻各一两半　荆芥一两

右为细末。每服二钱，温酒调下，不拘时候。

附子独活汤 治风痹，并宜服之。

附子炮，去皮、脐　独活去芦　防风去芦　芎䓖　丹参去芦　草薢酒浸　菖蒲　细辛去苗　黄耆去芦　山茱萸　白术去芦　甘菊花　牛膝酒浸　枳壳麸炒，去瓤　甘草各半两。炙　桂心　当归去芦　天麻各一两

右为㕮咀。每服四钱，水二盏，生姜五片，同煎至一盏半，去渣温服，不拘时候。

防风汤 治风痹，并宜服之。

防风去芦　甘草炙　黄芩　当归去芦　赤茯苓去皮　桂心各一两[1]　秦艽去土　葛根　杏仁五十枚，麸炒，去皮、尖

右为㕮咀。每服五钱，酒、水各二盏，生姜五片，枣二枚，同煎至一盏半，去渣热服，不拘时候，汗出为度。

治风痹 荣卫不行，四肢疼痛，并宜服之。

麻黄五两，去节　桂心二两

右为细末。用酒二升，慢火煎如饧，每服一匙，热酒调下，汗出为度，不拘时候。

又方 川乌头□两，去皮，切碎，以大豆同炒，候豆熟即不用豆　干蝎半两，炒

右为细末，以酽醋一中盏熬成膏，丸如绿豆大。每服七丸，温酒送下，不拘时候。

蚱蟟丸 治风寒入于肌肉，气血不通，肢体不仁，牵引腰背，风痹疼痛，并宜服之。

蚱蟟一两半　白花蛇二两，酒浸　虎胫骨醋炙　川乌头炮，去皮、脐　安息香酒研为膏　槟榔　芎䓖　狗脊去毛　赤茯苓去皮　桂心　赤箭　枳实麸炒，去瓤　防风各七钱半。去芦　白蒺藜　麻黄各一两。去节

右为细末，炼蜜和捣三二百下，丸如梧桐子大。每服十丸，薄荷酒送下，不拘时候。

乌蛇丸 治风痹，手足缓弱，不能伸举，并宜服之。

乌蛇三两，酒浸，炙　干蝎炒　白僵蚕炒　天南星炮　白附子炮　桂心各一两　羌活去芦　麻黄各二两。去节　防风七钱半，去芦

右为细末，炼蜜和捣三二百下，丸如梧桐子大。每服十丸，以热豆淋酒送下，不拘时候。

循络丸 治风痹气滞，血脉凝涩，筋脉拘挛，肢节腰膝强痛，行履

---

[1] 桂心各一两：此五字当置于"秦艽葛根"二药之后，否则，此二药无剂量。故疑有互文。

艰难，并宜服之。

没药另研　乳香另研　当归去芦　五灵脂　虎骨酥炙　败龟各二两。酥炙　全蝎炒　地龙去土，炒　乌蛇肉酒浸，炙　朱砂水飞　白附子炮　天麻酒浸，焙　天南星炮　附子炮，去皮、脐　川乌头炮，去皮、脐　杜仲炒去丝　威灵仙　牛膝酒浸一宿　肉苁蓉酒浸　续断各一两

右为细末，酒煮面糊为丸如梧桐子大。每服三十丸，食前温酒送下。

灵乌丹　治风气及一切冷气，疼痛麻痹，并宜服之。

川乌头二两，河水浸七日，去皮、脐，切片子，干用　何首乌一两，同上法制　牛膝一两，酒浸，焙干

右为细末，炼蜜和丸如梧桐子大，以朱砂为衣。每服七丸，渐加至二十丸，空心温酒送下。病痊即止。

附子酒　治风痹不仁，并宜服之。

附子三枚，重二两，去皮、脐

右为㕮咀，以醇酒五升浸之，春夏各三日，秋冬各五日。每日常饮酒一二盏，不拘时候，以口麻为度。

○风湿痹方一十五道

侧子散　治风湿痹，皮肤不仁，手足无力，并宜服之。

侧子炮，去皮、脐　五加皮　防风去芦　杏仁麸炒，去皮、尖　薏苡仁　麻黄去节　羚羊角屑各一两　磁石二两，研细　甘菊花　汉防己去皮　葛根　赤芍药　芎䓖　秦艽去土　甘草各半两。炙

右为㕮咀。每服四钱，以水一中盏，煎至六分，去渣温服，不拘时候。

侧子散　治气血虚，风邪湿痹，皮肤不仁，并宜服之。

侧子酒浸，炮，去皮、脐　天南星生　海桐皮　牛膝酒浸　僵蚕各一两。炒　麝香二钱半，研　狼毒半两，醋煮半日

右为细末,入麝香同研令匀。每服二钱,以热豆淋酒调下,不拘时候。

蚵蚾散 治风湿痹,身体四肢不仁,并宜服之。

蚵蚾 桑螵蛸 侧子炮,去皮、脐 独活去芦 萆薢酒浸 天麻 桂心各一两 踯躅花 天南星各半两。姜制

右为细末。每服二钱,以温酒调下,不拘时候。

逐湿汤 治风湿痹,脉浮身重,汗不得出,并宜服之。

汉防己五两,去皮 白术三两,去芦 黄耆去芦 甘草各二两。炙

右为咬咀。每服五钱,水二盏,入生姜五片,枣二枚,同煎至一盏半,去渣,食后热服。须臾汗出,如虫行于皮肤之中,是其效也。

茵芋散 治风湿痹,不仁,身体汗出恶风,并宜服之。

茵芋 桂心 牛膝酒浸 丹参去芦 五加皮各一两 白术一两半,去芦 汉防己二两,去皮 细辛去苗 甘草各半两。炙

右为咬咀。每服四钱,以水一大盏,入生姜五片,煎至七分,去渣,分温二服,不拘时候。

三五七散 治风湿寒痹,头目眩晕,并宜服之。

附子三两,炮,去皮、脐 山茱萸五两 干山药七两

右为细末。每服三钱,食后温酒调下。

附子丸 治风湿痹,精神昏愦,四肢缓弱,皮肤不仁,并宜服之。

附子炮,去皮、脐 薏苡仁 枫香另研 萆薢酒浸 仙灵脾各一两 天南星炮 天麻 桂心 芎䓖 羌活各七钱半 莽草炒 川乌头炮,去皮、脐 防风去芦 干蝎各半两。炒 白花蛇肉二两

右为细末,以糯米粥和捣三二百下,丸如绿豆大。每服十丸,荆芥汤送下,温酒服亦得,不拘时候。

萆薢丸 治风冷湿痹,五缓六急,并宜服之。此药坚骨益筋,养血通经。

萆薢八两,酒浸 牛膝三两,酒浸 丹参去芦 附子炮,去皮、脐 白术去芦 枳壳各二两。麸炒,去穰

右为细末，炼蜜和捣五七百下，丸如梧桐子大。每服三十丸，温酒送下，不拘时候。

大地仙丹 治一切风湿，瘫麻疼痛，或肠风疮痔之疾，并宜服之。

天麻　麻黄_{去节}　细辛_{去苗}　白芷　官桂　香附子　防风_{去芦}　川乌头_{炮，去皮、脐}　川芎　天南星_{姜制}　甘草_炙　赤小豆　白术_{去芦}　白芍药　白茯苓_{去皮}　地龙_{各一两。去土，炒}

右为细末，炼蜜为丸如弹子大。每服一丸，食前细嚼，茶清送下，温酒、米汤皆可，日进二服。大有神效。

增损续断丸 治荣卫涩，风寒湿从之，痹滞关节，不利疼痛，并宜服之。

续断　薏苡仁　牡丹皮　桂心　山芋　白茯苓_{去皮}　黄耆_{去芦}　山茱萸　石斛　麦门冬_{各一两。去心}　干地黄_{三两}　人参_{去芦}　防风_{去芦}　白术_{去芦}　鹿角胶_{各七钱}

右为细末，炼蜜和丸如梧桐子大。每服四十丸，温酒空心、食前送下。

乌术丸 治风寒湿痹，四肢疼痛拘挛，不能行履，并宜服之。

川乌头_{炮，去皮、脐}　苍术　五灵脂　自然铜_{各一两。火烧醋淬}

右为细末，面糊和丸如梧桐子大。每服七丸，温酒送下，渐加丸数。服可麻，不加丸数。〇一方加当归。

黄耆酒 治风湿痹，身体顽麻，皮肤瘙痒，筋脉挛急，语言蹇涩，手足不随，时觉不仁，并宜服之。

黄耆_{去芦}　防风_{去芦}　官桂　天麻　草薢　石斛　白芍药　当归_{去芦}　白术_{去芦}　茵芋叶　木香　仙灵脾　甘草_炙　续断　云母粉　虎骨_{各一两。醋炙}

右为㕮咀，以生绢袋盛，用好酒一斗浸之，春五日，夏三日，秋七日，冬十日。每服温饮一盏，不拘时候，常令酒气相续为佳。

海桐皮酒 治湿痹，手足弱，筋脉挛，肢节疼痹无力，不能行履，并宜服之。

海桐皮　牛膝酒浸　枳壳麸炒，去穰　杜仲去皮丝，剉、炒　防风去芦　独活去芦　五加皮各二两　生地黄二两半　白术半两，去芦　薏苡仁一两

右为㕮咀，以生绢袋二个，两停盛药。以好酒一斗五升，亦分两瓷器内，浸酒。每服一盏，日三夜二服之，常使酒力醺醺。百日行履如故。

仓吾道士陈元膏　治一切风湿，骨肉疼痹。

当归去芦　细辛去苗　芎䓖各一两　桂心五钱　天雄一枚，去皮　生地黄八两　白芷一两半　干姜一两　川乌头三两，去皮　松脂四两　丹砂二两，水飞　猪肪二斤

右为㕮咀，以地黄汁浸药一宿。煎猪肪，去渣。入药煎十五沸，去渣。又入丹砂末，熟搅。用火炙，手摩病上，日千遍，瘥。○《胡洽》有人参、防风各三两，附子五七枚，雄黄二两，为一五味[1]。○《肘后》《千金翼》有附子二十二铢[2]、雄黄二两半，大酢三升，为十五味。崔氏与《千金翼》同。

曲鱼膏　治风湿疼痹，四肢䐕弱，偏跛不仁，并治痈肿恶疮。

大黄煨　黄芩　莽草　巴豆去皮、心膜、油　野葛　牡丹　踯躅　芫花　川椒　皂角去皮、弦、子　藜芦　附子各一两。炮，去皮、脐

右十二味为㕮咀，以苦酒浸药一宿以成。煎猪肪脂三斤，微火煎五七沸。另入白芷一片亦下，煎其白芷色黄，药成。去渣，微火炙手，摩病上，日三夜五用之。

○ 五痹方二道

芎附散　治五种风痹，腿臂间发作不定。此因脾胃虚损，卫气不和，入腠为风寒湿所著，故成痹疾，并宜服之。

---

[1] 一五味：原书如此，实为十六味。
[2] 二十二铢：原书为四字厥，据《千金翼方·中风上》"陈元膏"补附子剂量。

川芎　附子炮,去皮、脐　黄耆去芦　白术去芦　防风去芦　当归去芦　桂心　熟地黄　柴胡去芦　甘草各等分。炙

右为㕮咀。每服四钱，水一盏半，生姜五片，枣一枚，同煎至七分。去渣，食前温服，日进三服。○常服，不生壅热，兼消积冷。

五痹汤　治风寒湿邪客留肌体，手足缓弱，麻痹不仁，或气血失顺，痹滞不行，并皆主之。

羌活去芦　防己去皮　姜黄　白术各一两。去芦　甘草半两,炙

右为㕮咀。每服四钱，水一盏半，生姜十片，煎至八分，去渣温服。病在上，食后服；病在下，食前服。

○肝痹方二道

薏苡仁汤　治肝痹，筋挛搐搦，并宜服之。

薏苡仁　羌活去芦　蔓荆子　荆芥穗　防风去芦　干木瓜　白术去芦　甘草各一两。炙

右为㕮咀。每服五钱，水二盏，生姜五片，煎至一盏半，去渣温服，不拘时候，日进二服。

白敛散　治肝痹肿痛，筋脉展转，并宜服之。

白敛半两　附子一两,炮,去皮、脐

右为细末。每服半钱，温酒调下，不拘时候，日二夜一服之，以热行为度。若不觉者，加至一钱服。

○血痹方九道

防风汤　治血痹，皮肤不仁，并宜服之。

防风一两,去芦　独活去芦　川当归去芦　赤茯苓去皮　秦艽去土　赤芍药　黄芩各一两　桂心　杏仁麸炒,去皮、尖　甘草各半两。炙

右为㕮咀。每服四钱。水一盏半，生姜五片，煎至七分，去渣温

服，不拘时候。○《圣惠方》有茵芋，无赤芍药、黄芩，名防风散，亦治血痹。

侧子散 治风血痹，身体不仁，并宜服之。

侧子炮，去皮、脐 赤芍药 桂心 麻黄去节 萆薢酒浸 当归去芦 丹参各一两 细辛去苗 甘草各半两。炙

右为㕮咀。每服四钱，以水一中盏，入生姜五片，煎至六分，去渣温服，不拘时候。

黄耆五物汤 治年高人骨弱肌重，因疲劳汗出，睡卧不时动，加以微风，遂作血痹。脉当阴阳俱微，尺中小紧，身体如风痹状，并皆主之。

黄耆去芦 芍药 桂心各等分

右为㕮咀。每服四钱，水二盏，生姜五片，枣三枚，煎至七分，去渣，食前服。

黄耆汤 治血痹，其脉微紧，身体不仁，如风之状，并宜服之。

黄耆去芦 人参去芦 白芍药 桂心各三两

右为㕮咀。每服五钱，水二盏，生姜五片，枣二枚，同煎至一盏半。去渣温服，不拘时候，日进二服。

麻黄散 治风血痹，肌肤不仁，四肢缓弱，并宜服之。

麻黄去节 白术去芦 茵芋 防风去芦 桂心 当归各七钱半。去芦 附子一两，炮，去皮、脐 蚵蚾二钱半 乌蛇二两，酒浸

右为细末。每服一钱，以豆淋酒调下，不拘时候。

茵芋散 治风血痹，体虚风邪入血，肌肤顽痹，并宜服之。

茵芋 天雄炮，去皮、脐 石南 附子炮，去皮、脐 桂心 秦艽去土 防风各一两。去芦 川乌头炮，去皮、脐 踯躅花各半两

右为细末。每服一钱，温酒调下，不拘时候。

治血痹方[1] 干地黄二两半 萆薢酒浸 吴茱萸 牛膝酒浸 泽泻

---

[1]方：原脱，据目录补。

各二两　山茱萸肉　白术去芦　地肤子各半两　干漆炒去烟　狗脊　车前子　天雄[1]炮，去皮、脐　蛴螬十个　茵芋二钱半

右十四味为细末，炼蜜和丸如梧桐子大。每服十丸，渐加至三十丸，空心温酒送下，日进三服。

《圣惠方》地黄丸　治血风痹，走注及诸风痹，并宜服之。

生干地黄　萆薢酒浸　吴茱萸　牛膝酒浸　泽泻各一两　山茱萸肉一两　白术去芦　干漆炒烟尽　狗脊　车前子　天雄炮，去皮、脐　茵芋　蛴螬各七钱半　○此方无地肤子，分两不同。

右为细末，炼蜜和捣三五百下，丸如梧桐子大。每服二十丸，温酒送下，不拘时候。

加减地黄丸　治血痹。

熟地黄　茵芋各七钱半　萆薢酒浸　山茱萸肉　牛膝酒浸　泽泻　白术去芦　干漆炒烟尽　狗脊　车前子　天雄炮，去皮、脐　蛴螬各七钱半

右为细末，炼蜜和丸如梧桐子大。每服五七十丸，温酒送下，不拘时候。　○此方无地肤子、山茱萸，分两不同。

○肌痹方一道

解风痹汤　治肉热极，肌痹淫邪，身上如鼠行，津液脱色，腠理开，汗大泄，为脾风。风气藏于皮肤，肉色黄，鼻上见黄色。麻黄根止汗通肉。

麻黄根　防己去皮，一作防风　枳实麸炒，去穰　细辛去苗　白术去芦　生姜　附子炮，去皮、脐　甘草炙　桂心各一两　石膏二两

右十味为㕮咀，以水九升煮麻黄去沫，下诸药煮取三升。去渣，分作三服，不拘时候。

---

[1] 天雄：此前四味药原无剂量，或有互文。此为无名方，无法考查。

○气痹 方一道

《宣明论》

云：身非衣寒，中非受寒，气痹者，气血不行，如从水中出，不必寒伤而作也，附子丸主之。

附子丸 治气痹，中寒，阴盛阳虚，如从水中出，并宜服之。

附子炮,去皮、脐　川乌炮,去皮、脐　官桂　川椒　菖蒲　甘草各二两。炙　骨碎补去毛　天麻　白术各一两。去芦

右为细末，炼蜜和丸如梧桐子大。每服三十丸，空心、食前温酒送下，日进三服。

○骨痹 方二道

《宣明论》

云：身寒，大衣不能热，肾津枯涸不行，髓少筋弱，冻栗，故挛急，附子汤主之。

附子汤 治肾脏风寒湿骨痹，腰脊疼痛，不得俯仰，两脚冷，受热不随，头昏耳聋，并宜服之。

附子炮,去皮、脐　独活去芦　防风去芦　川芎　丹参去芦　萆薢酒浸　菖蒲　天麻　官桂　当归各一两。去芦　黄耆去芦　细辛去苗　山茱萸　白术去芦　甘菊花　牛膝酒浸　甘草炙　枳壳各半两。麸炒,去瓤

右为㕮咀。每服五钱，水一大盏，生姜五片，煎至七分。去渣温服，不拘时候，日进三服。

向骨膏 治风寒湿痹，筋骨肿胀，走注疼痛，并宜用之。

生地黄炒　骨碎补炒　败姜各半斤。炒　蒲黄四两,炒

右为细末，每用药三匙，入面半匙，米醋熬成膏，热贴患处。一二十遍讫，然后再敷上芸薹子散。方见诸痹方后。

○ 周痹 方二道

《黄帝针经》

云："在血脉之中，随上下。本痹不痛，今能上下周身，故以名之。大豆蘗散主之。"

大豆蘗散 治周痹，注五脏，留滞胃中，结聚，宜服。益气出毒，润皮毛，补肾气。

大豆蘗一斤，炒熟

右为细末。每服二钱，温酒调下，空心。加至三钱，日进三服。

六生菖蒲散 治周痹身体拘急，腰脚瘴痹，并宜服之。

生菖蒲　生地黄　商陆根生　生姜　枸杞子各一斤，生　川乌头四两，生，去皮、脐

右为㕮咀，以醇酒一斗六升，浸药一宿，曝干。三浸三曝，酒尽为度。再为细末。每服三四钱，温酒调下，不拘时候，日进二服。

○ 行痹 方二道

《宣明论》

云：风寒湿三气合而为痹。风气胜者，行痹，上下左右无留，随所至作，防风汤主之。

防风汤 治行痹，行走无定，并宜服之。

防风去芦　甘草炙　当归去芦　赤茯苓去皮　杏仁麸炒，去皮、尖　桂心各一两　黄芩　秦艽去土　葛根各七钱半　麻黄去节，半两

右为咬咀。每服五钱，酒、水各二盏，枣三枚，姜五片，煎至二盏，去渣温服。〇一方，杏仁、桂心依本方加半两。

玄参汤 治风寒湿三气合而成痹，常汗恶风，目睏而动，走注四肢，皮肤不仁，屈伸不便，是厥阴风木之所致也。

玄参去芦　地骨皮各一两　升麻　前胡各一两半。去芦　酸枣仁二钱　羚羊角屑二两

右为咬咀。每服五钱，水二盏，煎至一盏半，去渣，食后温服，日进二服。

〇痛痹方一道

《宣明论》

云："寒胜者为痛痹，大宜宣通。阴寒为痛，宜通气温经而愈，茯苓汤加减主之。"

赤茯苓汤 治痛痹，四肢疼痛，拘倦浮肿，并宜服之。

赤茯苓去皮　桑白皮各二两　防风去芦　官桂　川芎　芍药　麻黄各一两半。去节

右为咬咀。每服五钱，水一盏，枣一枚，煎至八分，去渣温服。以姜粥投之，汗泄为度，立效。

〇着痹方一道

《宣明论》

云："湿气胜者为着痹。湿地水气甚重，着而不去，多汗而濡者，茯苓川芎汤主之。"

茯苓川芎汤 治着痹留注不去，四肢瘴麻，拘挛浮肿。

赤茯苓去皮　桑白皮　防风去芦　官桂　川芎　麻黄去节　芍药　当归去芦　甘草各等分。炙

右为咬咀。每服五钱，水二盏，枣三枚，同煎至一盏，去渣空心温服。如欲吐、汗，以粥饮投之。

○热痹方一道

《宣明论》

云："阳气多，阴气少，阳遇其阴寒故痹。脏腑热，爧然而闷也，升麻汤主之。"

升麻汤　治热痹，肌肉热极，身上如鼠行，唇口反纵，皮色变，兼诸风皆治，并宜服之。

升麻三两　茯神去木　人参去芦　防风去芦　羌活去芦　犀角屑　羚羊角屑各二两　桂半两

右为咬咀。每服五钱，水二盏，生姜五片，竹叶少许，同煎至一盏半。去渣温服，不拘时候，日进二服。

○诸痹方五道

细辛汤　治诸痹。

细辛去苗　枳实麸炒，去穰　白术去芦　瓜蒌　干姜各三两。炮　桂心　赤茯苓各五两。去皮　甘草二两，炙

右为细末。每服三钱，温酒调下，日进二服，不拘时候。

苍耳散　治诸风百痹。

右于五月初五日午时，摘苍耳叶洗净，暴干为末。以酒调服方寸匕，日三夜一服。若吐逆，炼蜜为丸服之。

○风轻则易治。若身体有风处，皆如粟颗，或如麻豆大，此为风毒

气出也。以针刺溃之，出黄汁乃止。量病轻重服之。此药能辟百恶，举家可服，杀虫痔进食。七月七日、九月九日，亦可修合。

善应膏 治诸寒痹，骨节酸痛，并宜用之。

两头尖[1] 浮萍草 良姜各二两 芸薹子 川乌各一两。炮，去皮、脐 当归半两，去芦 乳香另研 没药各少许，另研

右为细末，醋糊调成膏，贴于患处。

芸薹子散 芸薹子 白芥子各二两 陈皮去白，一两

右为细末，酽醋调成膏。敷贴患处数次，觉热便去其药，疼痛即止，大有神效。

亳州太清宫龙麝紫芝煎 治诸中风痹，瘈疭瘾疹，语言謇涩，痰涎壅塞，亦可常服。

附子重一两，炮，去皮、脐 川乌炮，去皮、脐 草乌头剉炒 桂心 细辛去苗 干姜各一两。炮 白芷 零陵香 藿香叶 白茯苓去皮 香附子炒 桂花 白附子炮 丁香 木香各一两半 甘草炙 细墨各二两。烧去烟 麻黄八两，去节 胡椒二钱 脑子另研 麝香各一钱。研 甘松二两半，去土 米粉四两，炒紫色 糯米一升

右为细末，用糯米粥为膏，捣千余下，捏为锭，约箸样大。每服一寸，细嚼，好酒送下，茶清亦得，每日进二服。病重者，二寸。忌食猪、鱼、杂肉、动风之物。

风寒湿痹身体手足不随方四道

论一首

论曰：夫风、寒、湿三气合而成痹，其气时来，亦有偏多偏少。而

---

[1] 两头尖：即草乌头。据《本草纲目·乌头》条："草乌头……乌喙，即偶生两歧者，今俗呼为两头尖，因形而名，其实乃一物也。"

风湿之气偏多者，名为风湿痹也。凡人腠理虚者，则风湿气伤之，持于血气，血气不行则不得宣通。真邪相击在于肌肉之间，故其肌肤尽痛。然诸阳之经，宣行阳气，通于身体。风湿客之于肌肤，合而为痹。若伤其诸阳之经，则阳气行迟缓而机关弛纵，筋脉不收。若风湿痹而复于身体，故手足不随也。

当归散 治风湿痹，弹曳，或手足不随；或风入五脏，恍恍惚惚，多语喜忘，又时恐怖；或肢节疼痛，头眩烦闷；或腰脊强直，腹满不食，并宜服之。

当归去芦　天门冬去心　麻黄去节　秦艽去土　石膏各一两　白茯苓二两，去皮　升麻　川乌头炮，去皮、脐　五味子　赤芍药　远志去心　独活去芦　防风去芦　芎䓖　干姜炮　桂心　石斛　人参去芦　紫菀茸　黄耆去芦　杏仁各半两。麸炒，去皮、尖　甘草七钱半，炙　大豆一合，炒，去皮

右为咬咀。每服四钱，以水一中盏，煎至五分，去渣，入酒一合，更煎一二沸。温服，不拘时候。

天麻散 治风湿痹，身体顽麻，皮肤瘙痒，筋脉拘急，语言謇涩，手足不随，并宜服之。

天麻　白附子炮　羌活去芦　防风去芦　芎䓖　独活去芦　当归去芦　桂心　僵蚕各半两。炒　牛膝酒浸　萆薢各一两。酒浸　麻黄一两，去节　干蝎二钱半，炒

右为细末。每服二钱，温竹沥酒调下，不拘时候。

萆薢丸 治风湿痹，身体手足麻木不随，肢节疼痛，语言謇涩，并宜服之。

萆薢酒浸　薏苡仁　天雄炮，去皮、脐　牛膝各一两。酒浸　芎䓖　莽草　天麻　天南星姜制　白附子炮　当归去芦　川乌头各半两。炮，去皮、脐　海桐皮　踯躅花　羌活各十钱半　蝉壳　干蝎各二钱半。炒

右为细末，炼蜜和捣三五百下，丸如梧桐子大。每服二十丸，食前温豆淋酒送下。

治手足不随单方 踯躅花不拘多少，以酒拌蒸一炊久，取出晒干

右为细末。每服一钱，用牛乳一合，酒二合，温热调下。

风顽麻方五道

论一首

论曰：夫风顽麻者，由荣气虚，卫气实，风寒入于肌肉之间，使血气不能流通，其状瘙之皮肤。诊其寸口脉缓，则皮肤不仁。脉数者，生；牢急者，死。

乌蛇散 治顽麻风瘙，不知痛痒，并宜服之。

乌蛇肉五两，酒浸　白僵蚕炒　天麻　桂心　防风去芦　麻黄去节　苦参去芦　赤茯苓去皮　威灵仙　枳壳麸炒，去瓤　天蓼木各一两　羌活去芦　人参去芦　赤芍药　芎䓖　踯躅花各半两　白蒺藜七钱半

右为细末。每服二钱，空心及晚食前以温酒调下。忌猪、鸡肉。

乌头丸 治顽麻风痹不仁，并宜服之。

川乌头八两，用黑豆二升，水二斗煮，以黑豆烂熟为度，切作片子，曝干　天麻　黄耆去芦　当归去芦　羌活去芦　桂心各二两　防风一两，去芦

右件为细末，用生姜自然汁六两，蜜十二两炼，和剂匀捣三五百下，丸如绿豆大。每日空心用温酒送下十丸，晚食前再服，日进二服。

天南星丸 治手足顽麻风，并宜服之。

天南星姜制　天麻　赤茯苓去皮　乌蛇肉各一两。酒浸　干蝎二钱半，炒　白姜蚕炒　朱砂水飞　白附子各半两。炮　羌活去芦，三分[1]

右件为细末，入朱砂再研令匀，炼蜜和捣三二百下，丸如梧桐子

---

[1] 三分：原脱，据《太平圣惠方》卷21"天南星丸"补。其方，天南星一两（炮裂）、天麻一两、白附子半两（炮裂）、白僵蚕半两（微炒）、乌蛇肉一两（酒浸炙微黄）、羌活三分、赤茯苓一两、干蝎一分（微炒）、朱砂半两（细研）。其中，天南星、天麻、乌蛇肉、赤茯苓均为一两，白附子、白僵蚕、朱砂均为半两，与本方用量相同。惟干蝎用一分，羌活用三分。对照本方干蝎用二钱半，则羌活可能为七钱半。供参考。

大。每服二十丸，食前温酒送下。忌羊血。

乌蛇丸 治身体顽麻风，并宜服之。

乌蛇酒浸　白花蛇各二两。酒浸　防风去芦　细辛去苗　天麻　独活去芦　肉桂　枳壳麸炒，去穰　苦参各一两

右为细末，炼蜜和捣三二百下，丸如梧桐子大。每服二十丸，食前温酒送下。

皂角膏 治身体足有顽麻风，宜用摩之。

皂角五条，去皮　川乌头一两，炮，去皮、脐　乌蛇肉二两　硫黄七钱半，另研

右件药先以酒三升浸皂角三宿，揉取汁。入锅中，同乌头、乌蛇等煎至一升。滤去渣，更熬令稠。离火，入硫黄相搅令匀。旋取摩顽处，即效。

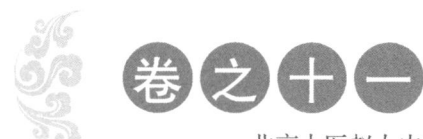

北京太医赵大中编修　覃怀儒医赵子中传习
大元国特赐皇极道院虚白处士赵素才卿补阙

中风角弓反张方一十五道

《病源论》引证

《病源》云："风邪伤入，令腰背反折，不能俯仰，似角弓者，由邪入诸阳经故也。"

论一首

论曰：风之中人，乃毒厉之气，非天地阴阳橐籥之常也。其证筋脉紧急，身背强直，面黑鼻干，口噤不语。风入五脏，与清气相引，则通身壮热，汗出如油，眼目直视，口唇青色，痰涎壅塞，声如拽锯。诊两手脉浮缓弦滑为顺，或沉微大数为逆，更宜详而治之。

麻黄散　治中风，身如角弓反张，口噤不语，并宜服之。

麻黄去节　石膏各二两　羚羊角屑　防风去芦　独活去芦　五加皮　前胡去芦　桂心　附子炮，去皮、脐　人参去芦　芎䓖　当归去芦　杏仁麸炒，去皮、尖　甘草各一两。炙

右件㕮咀。每服四钱，水一中盏，生姜五片，煎至六分。去渣温服，不拘时候。

犀角散　治中风，角弓反张，心神烦乱，口噤不语，并宜服之。

犀角屑　石膏　麻黄去节　附子炮，去皮、脐　杏仁麸炒，去皮、尖　羌活去芦　防风去芦　芎䓖　人参去芦　当归去芦　细辛去苗　白茯苓去皮　白术去芦　桂心各七钱半　甘草半两，炙

右为咬咀。每服四钱，以水一中盏，入生姜五片，煎至五分，去渣，入竹沥一合，更煎一二沸。温服，不拘时候。

人参饮子 治中风，角弓反张，半身不随，并宜服之。

人参去芦　桂心　当归去芦　独活去芦　黄芩　干姜炮　甘草各七钱半。炙　石膏半两　杏仁三十枚，麸炒，去皮、尖

右为咬咀。每服五钱，井花水二盏，煎至一盏半，去渣温服，不拘时候。

仓公当归散 治中风，角弓反张，口噤不开，并宜服之。

当归去芦　细辛去苗　防风各一两半。去芦　麻黄二两，去节　独活三两，去芦　附子一枚，生，去皮、脐

右为咬咀，以酒八升，水四升，煎至六升，去渣。每日服一二盏，不拘时候。

仓公加减汤 治中风，角弓反张，口噤不开，并宜服之。

附子一枚，生，去皮、脐　麻黄去节　厚朴各一两。姜制　当归去芦　防风去芦　独活各七钱半。去芦　细辛半两，去苗

右为咬咀。每服五钱。酒一盏半，生姜五片，同煎至一盏。去渣温服，不拘时候。兼治柔痓之证。

追风散 治中风，角弓反张，牙关紧急，四肢搐搦，骨节疼痛，并宜服之。及治破伤风。

川乌炮，去皮、脐　附子炮，去皮、脐　白附子炮　天南星姜制　朱砂水飞　白花蛇各一两。酒浸　蝎梢炒　麝香另研　腻粉各二钱半。研

右为细末，于瓷器内盛之。每服半钱，渐加至一钱，用豆淋酒，或酒煎葱白汤调服。若人口噤不开，宜用此药末擦牙，其口自开，大有神效。

秦艽散 治中风，半身不随，角弓反张，皮肤瘙痒，并宜服之。

秦艽去土　独活去芦　黄耆去芦　人参去芦　甘菊花各二两　茵芋七钱半　防风去芦　石斛　桂心　山茱萸肉各一两半　附子炮，去皮、脐　芎䓖　远志去心　细辛去苗　当归去芦　五味子　甘草炙　白鲜皮　干姜炮　白

术去芦　麻黄去节　天雄各一两。炮，去皮、脐

右为细末。每服三钱，温酒调下。渐加至五钱，不拘时候，日进二服。

续命散　治中风，角弓反张，身体拘急，口噤欲死，并宜服之。

独活去芦　桂心　杏仁麸炒，去皮、尖　防风各一两。去芦　麻黄二两半，去节　细辛去苗　芎劳　当归各七钱半。去芦　附子一两，炮，去皮、脐

右件㕮咀。每服四钱，水一中盏，生姜五片，煎至六分，去渣温服，不拘时候。

大豆散　治中风，角弓反张，口噤不开，并宜服之。

大豆二两　川椒一两　干姜半两，炮

右为细末。每服二钱，温酒调下，不拘时候，日进二服。

朱附丸　治中风，角弓反张，口噤不开，四肢拘急，并下脏风毒攻注，腿足顽麻，并宜服之。

朱砂水飞　天南星姜制　蝉蜕　全蝎各半两。炒　白僵蚕炒　白附子炮　附子炮，去皮、脐　羌活去芦　牛膝酒浸　槐胶　防风去芦　天麻　羚羊角屑各一两　白花蛇二两，酒浸　麝香另研　腻粉各二钱半，同研

右为细末，同研令匀，炼蜜和丸，每一两作二十丸。每服一丸，用生姜自然汁与热酒对停化下，不拘时候。○《太平圣惠方》无蝉蜕、腻粉。

天麻丸　治中风角弓反张，口噤不语，四肢拘急，并肾脏风毒攻注，腿足顽麻，一切急风，并皆主之。

天麻　白附子炮　附子炮，去皮、脐　牛膝酒浸　羌活去芦　防风去芦　槐胶　羚羊角屑　白僵蚕各一两。炒　麝香二钱半，研　干蝎半两，炒　白花蛇二两，酒浸，去皮、骨，炙黄　天南星炮　朱砂各半两。另研，水飞

右件为细末，同研令匀，炼蜜和捣三二百下，丸如鸡头大。每服一丸，生姜汁、薄荷汁各少许，入热酒二合，相和研下，不拘时候，频服之，效。

铜屑酒　治中风，反张，并宜服之。

赤铜屑四两

右烧令极热，投酒中。每服五合，日进三服。或无屑，即以赤铜五斤，烧，入酒中百遍，服如前法。

胶酒饮子　治中风，角弓反张，并宜服之。

阿胶一斤

右为末，用酒一斗，煎至七升。每日当饮半升，渐加至一升，不拘时候。

鸡屎白酒　治中风，身体角弓反张，四肢不随，并宜服之。

鸡屎白一升　　清酒五升

右件晒干为末，入酒中。大人饮一升，日进三度。幼小饮五合。即瘥。

单方[1]　《千金方》治中风，口噤，角弓反张，痉瘈，并宜服之。单服荆沥。

阴阳刚柔痉方一十八道

《素问·气厥论》引证

岐伯曰：肺移热于肾，传为柔痉。柔，谓筋柔而无力；痉，谓骨痉而不随。气骨皆热，髓不内充，故骨痉强而不举，筋柔缓而无力也。

《活人书》问答

问：发热恶寒，颈项强急，腰身反张，如中风状，或瘛疭上尺至、胡计二切；下音纵。口噤。答曰：此名痉也。伤风，颈项强急，身体反张，属太阳经。先因伤风，又感寒湿而致然也。古人谓之：痓病，痓，音炽，又作痊，巨郢切。痓，强直也。古人以强直为痓。《金匮要略》云：太阳病，其身体几

---

[1] 单方：原脱，据目录补。

几，便是痉也。外证发寒，与伤寒相似，但其脉沉迟弦细，而项背反张，强硬如发痫之状，此为异耳。新产血虚，多汗出，喜中风，亦有此证。当察其有汗、无汗，以分刚痉、柔痉。无汗恶寒，名刚痉。有汗，不恶寒，名柔痉。无汗，葛根汤主之；《本草》云：葛根，主伤风有湿，开窍解肌。有汗，桂枝加葛根汤主之。○凡刚柔二痉，小续命汤并可与之。有汗者，小续命汤去麻黄，加葛根也。○若审知刚痉，胸满口噤，其人卧不着席，脚挛急，咬齿，当用大承气汤。《外台》云：热而痉者，死。热病痉者，反折瘛疭，齿噤龂也。

又问：刚柔二痉与阴阳二痉是如何？痉亦作痓，阳痓属刚痉，阴痓属柔痉，附术散、桂心白术汤、附子防风散、八物白术散、桂枝煮散可选而用之。

论一首

论曰：夫伤寒痉之病，其状身热足寒，颈项强直，恶寒头面热，摇头口噤，背脊反张是也。此由肺热移于背脊，转而为痉。痉有刚柔。太阳病，发热无汗而不恶寒为刚痉，发热汗出而恶寒为柔痉。诊其脉沉细，此为痉也。

麻黄散 治伤寒阴阳痉病，头痛壮热，百节酸疼，吐逆闷绝，口噤，腰背反张，手足强直，肉热脉数，并宜服之。

麻黄去节 葛根 独活各一两半。去芦 防风去芦 赤茯苓去皮 秦艽去土 葳蕤 桑寄生 黄芩 石膏各一两 汉防己去皮 芎䓖 白鲜皮 牡丹皮 甘草各七钱半。炙

右为㕮咀。每服五钱，水一大盏，煎至七分。去渣，入竹沥一合，更煎三两沸。分温二服，日进三四服。

治阴痉方[1] 治伤寒汗出后成阴痉，骨节烦疼，不得屈伸，近之即痛，汗出短气，小便不利，恶风，身体微肿，并宜服之。

附子一两，炮，去皮、脐 白术七钱半 甘草半两，炙

---

[1]治阴痉方：原脱，据目录补。

右为㕮咀。每服五钱，水一大盏，生姜五片，枣三枚，煎至五分。去渣温服，不拘时候。

桂心散 治伤寒阳痓，二三日不瘥，毒气攻五脏，心神烦躁，四肢疼痛，并宜服之。

桂心　柴胡去芦　赤茯苓去皮　五味子　麦门冬去心　槟榔　细辛去苗　甘草各七钱半。炙

右为㕮咀。每服五钱，水一大盏，生姜五片，煎至五分。去渣温服，不拘时候。

羚羊角散 治伤寒阳痓，身热无汗，恶寒，头项强直，四肢疼痛，烦躁心悸，睡卧不得，并宜服之。

羚羊角屑　犀角屑　防风去芦　茯神去木　柴胡去芦　麦门冬去心　人参去芦　葛根　枳壳麸炒，去穰　甘草各二钱半。炙　石膏　龙齿各半两。另研

右为㕮咀。每服五钱，水一中盏，煎至五分，去渣温服，不拘时候。

麦门冬散 治伤寒阳痓，身体壮热，项背强直，心膈烦躁，发热恶寒，头面赤色，四肢疼痛，并宜服之。

麦门冬去心　地骨皮　麻黄去节　赤茯苓去皮　知母　黄芩　赤芍药　白鲜皮　杏仁麸炒，去皮、尖　甘草炙　犀角屑各七钱半

右为㕮咀。每服五钱，水一大盏，煎至五分，去渣温服，不拘时候。

石膏散 治伤寒阳痓，通身壮热，目眩头痛，并宜服之。

石膏二两　秦艽去土　龙齿各一两。另研　犀角屑　前胡各半两。去芦

右为㕮咀。每服五钱，水一大盏，入豆豉五十粒，葱白七茎，同煎至五分，去渣，入牛黄末一字，搅令匀。温服，不拘时候。

防风散 治伤寒阳痓，壮热不解，筋脉拘急，牙关紧痛，并宜服之。

防风去芦　木通　麦门冬去心　川升麻　虎杖　葛根各一两　甘草七

钱半，炙　石膏二两

右为㕮咀。每服五钱，水一大盏，煎至五分，去渣温服，不拘时候。

牛黄散　治伤寒阳痉，发热恶寒，头项强直，四肢拘急，心神烦躁，并宜服之。

牛黄另研　麝香另研　犀角屑　朱砂水飞　人参去芦　赤茯苓去皮　防风去芦　芎䓖　甘草炙　麦门冬去心　桂心　地骨皮　天麻各二钱半

右为细末，同研匀。每服二钱，竹沥调下，不拘时候。

葛根麻黄汤　治刚痉无汗，小便少气，上冲胸膈，口噤不能语言。

葛根四两　麻黄三两，去节　桂心　白芍药　甘草各二两。炙

右为㕮咀。每服四大钱，水一盏半，生姜五片，枣三枚，煎至七分。去渣，食前服。

大承气汤　治刚痉，胸满口噤，卧不着席，腿脚挛急，并宜服之。

大黄四两，蒸　厚朴八两，姜制　枳壳二两，麸炒，去瓤

右为㕮咀。每服五钱，水一盏半，煎至七分，去渣，入芒硝二钱煎溶服。得利，效。阳明者，胃也。风邪传入于胃，则热甚，故急利阳明以治，其能养也。

羌活散　治伤寒阴痉，筋脉紧急。阳痉即易瘥，阴痉即难瘥，并宜服之。

羌活去芦　黄松木节　茯神去木　防风去芦　麻黄去节　石膏各一两　桂心　王不留行　当归各半两。去芦

右为㕮咀。每服四钱，水一中盏，生姜五片，枣二枚，煎至六分。去渣温服，不拘时候。频进三服后，食荆芥葛根石膏豆豉粥，辟风。如额上渐润，即以厚衣盖之，汗出即瘥。

附子散　治伤寒阴痉，头项强直，四肢拘急疼痛，足冷口噤，并宜服之。

附子炮，去皮、脐　人参去芦　白茯苓去皮　前胡去芦　白术去芦　麻黄去节　桂心　半夏汤洗，七次　独活去芦　当归去芦　石膏二两　干姜半两，炮

右为㕮咀。每服五钱,水一中盏,生姜五片,煎至七分,去渣温服,不拘时候,频服立效。

白术散 治伤寒阴痉,手足厥冷,筋脉拘急,汗出不止。

白术去芦　桂心　附子炮,去皮、脐　防风去芦　芎䓖　甘草各七钱半。炙

右为㕮咀。每服四钱,水一中盏,生姜五片,枣三枚,煎至七分,去渣热服,不拘时候。

八物白术散 治伤寒阴痉,三日不瘥,手足厥冷,筋脉急,汗不出,恐阴气内伤,并宜服之。

白术去芦　白茯苓去皮　麻黄去节　五味子　羌活去芦。各半两　附子炮,去皮、脐　桂心各七钱半　高良姜二钱半

右为㕮咀。每服五钱,水一大盏,生姜五片,煎至七分,去渣温服,不拘时候。

柴胡散 治伤寒阴痉,闭目合面,手足厥逆,筋脉拘急,汗不出[1],并宜服之。《三因方》名附子防风散[2]。

柴胡一两半,去芦　白术去芦　五味子各一两　白茯苓去皮　甘草炙　干姜炮　附子炮,去皮、脐　防风[3]去芦　桂心半两

右为㕮咀。每服五钱,水一大盏,生姜五片,煎至七分。去渣温服,不拘时候。

桂枝汤 治柔痉,自汗,并宜服之。

桂枝　赤芍药　甘草各一两半。炙

右为㕮咀。每服五钱,水二盏,生姜五片,枣二枚,煎至一盏半,去渣温服。须臾吃热稀粥一盏,以助药力。桂枝葛根汤,加葛根

---

[1] 汗不出:《类证活人书》卷17"附子防风散"作"汗出不止",义长。
[2] 三因方名附子防风散:核《三因方》无此方,名此方为"附子防风散"乃《类证活人书》,方见于其书卷17,"治伤寒阴痉,闭目合面,手足厥逆,筋脉拘急,汗出不止者"。
[3] 防风:此前凡五药无剂量。据《类证活人书》卷17"附子防风散",柴胡一两半,白术一两,五味子一两,桂心半两,均与本方同。而白茯苓、甘草、干姜、附子、防风五药,均用三分。供参考。

二两。

附术散 治柔痓，自汗，并宜服之。

附子_{炮，去皮、脐} 白术_{去芦。各一两} 独活_{去芦，半两} 川芎_{三钱} 桂心_{二钱}

右为㕮咀。每服五钱，水二盏，生姜四片，煎至一盏半，去渣，食后温服，日进二服。

仓公当归酒 治风痓，口噤，角弓反张，并宜服之。

当归_{去芦} 防风_{去芦。各七钱半} 独活_{去芦，一两半} 麻黄_{去节，一两} 细辛_{去苗，半两} 附子_{一枚，炮，去皮、脐，重六钱}

右为㕮咀。每服四钱，水、酒各一盏，煎至七分，去渣温服。如口不开者即开。一服，苏；二服，少汗；三服，大汗，愈。

风痓_{方六道}

孙真人论

孙真人云：太阳中风，重感于寒湿，则变痓也。痓者，口噤不开，背强而直，如发痫之状，摇头马鸣，腰反折。须臾十发，气息欲绝，汗出如雨，时有脱。易得之者，新产妇人及金疮、血脉虚竭。小儿脐风，大人寒湿得痓风者，皆死。温病热盛入肾，小儿痫热盛，皆痓。痓、瘄、厥、癫皆相似，故久厥成癫，宜审察之。其重者，患耳中微微痛，皆风入肾经中也，不治。流入肾，则喜卒然体痓直如死，皆宜服小续命汤两三剂也。若耳痛肿，作脓、作痈疖者，乃无害也。惟风，宜针耳前动脉及风府，神效。

论一首

论曰：夫风痓者，口噤不开，背强而直，如发痫之状。其重者，耳中微微痛。卒然身体痓直者，死也。此由风邪伤于太阳之经，复遇寒湿则发痓也。诊其脉，如似弦直上下者，是风痓也。

针灸法 神庭，主角弓反张，灸三壮。百会、风池、风市、肩井、手曲池、间使、足三里、绝骨。

羚羊角散 治风痓，口噤，身体强直，不知人事，并宜服之。

羚羊角屑　阿胶炒　附子炮，去皮、脐　当归去芦　防风去芦　桂心各一两　麻黄去节　独活　天麻各一两半

右为㕮咀。每服一两，水、酒各一中盏，煎至一盏半。去渣，分温三服，不拘时候。

麻黄散 治风痓，身体强直，口噤不能言，神思昏闷，并宜服之。

麻黄去节　羌活去芦　防风去芦　附子炮，去皮、脐　赤茯苓去芦　芎䓖各七钱半　桂心　黄芩　甘草炙　蔓荆子　酸枣仁　羚羊角屑各半两

右为㕮咀。每服四钱，水一中盏，煎至七分，去渣，入淡竹沥一合，更煎一两沸。温服，不拘时候。用衣覆盖，汗出避风。

当归散 治风痓，摇头口噤，身体强直，并宜服之。

当归去芦　细辛去苗　防风去芦　桂心　附子炮，去皮、脐　薏苡仁　芎䓖各一两　麻黄去节　独活去芦。各二两

右为㕮咀。每服四钱，水、酒各一中盏，入生姜五片，煎至一盏。去渣温服，不拘时候。

天麻散 治风痓口噤，腰背强直，不可转侧，并宜服之。

天麻　独活去芦　麻黄去节。各一两　当归去芦　防风去芦　桂心　附子炮，去皮、脐　蔓荆子　细辛去苗。各一两

右为㕮咀。每服四钱，水、酒各一中盏，生姜五片，煎至一盏。去渣温服，不拘时候。

白附子丸 治风痓口噤，身体强直，迷闷不识人，并宜服之。

白附子炮　防风去芦　麻黄去节　白僵蚕炒　麝香各一两。另研　羚羊角屑七钱半　白花蛇一两，酒浸　腻粉二钱半，研　天南星七钱，姜制　白术去芦　赤箭各半两

右为细末，同研令匀，用糯米粥和捣三二百下，丸如梧桐子大。每服十丸，温酒研下，不拘时候。

天麻丸 治风痉，四肢强直，口噤不开，并宜服之。

天麻　乌蛇各二两，酒浸　羚羊角屑一两　白僵蚕炒　蝉壳　桂心　防风去芦　川乌头炮，去皮、脐　白附子炮　羌活去芦　细辛去苗　独活去芦，各七钱半　干姜炮　天南星姜制　干蝎各半两，炒　附子一两，炮，去皮、脐　麻黄去节，一两半

右为细末，炼蜜和捣三五百下，丸如酸枣大。每服一丸，温酒化下，不拘时候。

六淫

《左传》引证

春秋昭公元年，晋平公有疾求医于秦。秦伯使医和视之，曰：疾不可为也。近女色，疾如蛊。曰：天有六气，谓阴、阳、风、雨、晦、明也。**降生五味**，谓金味辛，木味酸，水味咸，火味苦，土味甘，皆申阴阳风雨而生。**发为五色**，辛色白，酸色青，咸色黑，苦色赤，甘色黄，发见也。○见，贤遍切。**徵为五声**，白声商，青声角，黑声羽，赤声徵，黄声宫，徵验也。○徵，张黑切。**淫生六疾**。淫，过也。滋味声色，所以养人，然过则生害。六气曰阴、阳、风、雨、晦、明也，分为四时，序为五节，过则为菑音灾。

阴淫寒疾。寒过则为冷。

阳淫热疾。热过则喘渴。

风淫末疾。末，四支也，风为缓急。

雨淫腹疾。雨湿之气为泄注。

晦淫惑疾。晦，夜也，为宴寝过节，则心惑疾。

明淫心疾。明，昼也，思虑烦多，心劳生疾。

四气兼中 方三道

陈无择论

陈无择云：风、寒、暑、湿，本乎一气，性中相同，用中相背。风寒既能中五脏，暑湿其可不论。方论有肝着，其人常欲蹈其胸上，未苦时，但欲饮热。脾着，四肢浮肿，身重如石，不能自反身。肾着，身重，腰中冷，如坐水中，形如水状，反不渴，小便自利，食饮如故。心肺不见明文，恐文简脱，难以臆补。或云：湿唯中足三阴，故不及心肺，然五脏有本病，并乘克胜克相感相因而得之。假如风中肝为本病，中脾为胜克，中肺为乘克，中心为相因，中肾为相感，则无所不通。谓湿不及心肺，未为确论，故缺以俟明哲。暑病亦然。况六淫均被，四气皆能中人。中风则有汗，脉必浮弦，恶风走注；中寒则无汗，脉必紧数，恶寒疼痛；中暑则昏愦面垢，脉必虚缓，倦怠；中湿则重着，脉必轻缓，四肢历节疼痛。皆能交络互织，所谓风寒、风湿、风温、寒湿、湿温等，当以人迎脉证别之，令无差误。

附子汤 治五脏中风寒，手足不仁，口面㖞斜，昏晕失音，眼目瞤动，牙关紧急，不得转动，并宜服之。

附子炮，去皮、脐　桂心　细辛去苗　防风去芦　人参去芦　干姜各六钱。炮

右为㕮咀。每服四钱，水一盏半，生姜五片，枣一枚，煎至一盏，去渣，食前服。或为末，酒调二钱服之。

防风汤 治中风中暑，卒然晕倒，面青黑，四肢缓弱，喜呻欠，口㖞斜，四肢不仁，好笑，并宜服之。

防风去芦　泽泻　桂心　杏仁麸炒，去皮、尖　干姜炮　甘草各等分。炙

右为㕮咀。每服四钱，水一盏半，煎至七分，去渣，食前服。

苍术汤 治冒暑逢雨，暑湿郁发，四肢不仁，半身不随，骨节解堕，缓弱不收。或入浴晕倒，口眼㖞斜，手足瘛曳，皆湿温类。

茯苓_{去皮} 白术_{去芦} 附子_{炮，去皮、脐} 干姜_炮 泽泻 桂心_{各等分}

右为㕮咀。每服四钱，水一盏半，煎至一盏，去渣，食前服。

暑湿方一道

论一首

论曰：暑者，六经气之一，能与风湿并合为病，循经流入诸脏，但与寒不相得，故有暑湿之证。暑湿者，恶寒反热，自汗，关节尽痛，头目昏眩，手足倦怠，不自胜持，此并伤暑湿所致也。

茯苓白术汤 治冒暑毒，加以中湿，或汗未干即浴，皆成暑湿病证，并宜服之。

茯苓_{去皮} 干姜_炮 甘草_炙 白术_{去芦} 桂心_{各一两}

右件㕮咀。每服四钱，水一盏，煎至七分，去渣，食前服。

风湿寒方三道

论一首

论曰：病者，汗出身重，恶风喘满，腹内不和，下气上冲，脐下连脚，冷痹不能屈伸，骨节烦疼，近之则痛极，如历节状。此由冒风湿寒，三气杂至而为病也。

防己黄耆汤 治伤风湿寒，脉浮紧细，身重汗出，恶风，并治风水，脉浮，身重不渴，并宜服之。

防己_{去皮，四两} 黄耆_{五两，去芦} 甘草_{二两，炙} 白术_{去芦，三两}

右为㕮咀。每服五钱，水一盏半，姜五片，枣二枚，煎至一盏，去渣，空心服。喘者，加麻黄；胃中不和，加芍药；气上冲，加桂；下有寒湿，加细辛。服药后，当如虫行皮中。从腰以下如水，用一被绕腰以温下，微汗，瘥。

五积散 治感冒风寒，肩背拘急，发热头疼，寒湿所搏。急服此药，用被盖覆，汗出即愈。

苍术 二两　桔梗 去芦，一两　枳壳 麸炒，去穰　麻黄 去节　陈皮 去白。各六钱　白芍药　白芷　川芎　当归 去芦　甘草 炙　官桂　半夏 汤洗　赤茯苓 去皮。各三钱　厚朴 姜制　干姜 各四钱。炮

右为㕮咀。每服四钱，水二盏，生姜三片，葱白一茎，煎至一盏，去渣，食前服。○寻常伤风寒湿气交互为病，颈项强直，或半身偏疼，或复麻痹，及卒中风病重，宜服此药。煎时多加麝香末，连进数服即瘥。○寒湿腰疼，每服加桃仁七枚，去皮、尖，煎服。○手足逆冷，面青呕吐者，宜加熟附子煎服。○痃癖癥瘕，膀胱小肠气痛，每服加炒茱萸七粒，盐少许煎服。○《是斋》云：如患冷气，加煨姜三块，盐一捻煎服。○伤寒，用葱白、豆豉煎服。○恶寒厥冷，加附子数片，茱萸七粒煎服。

十八味流气饮 治一身受风寒湿热，诸邪毒所伤，气脉上下不通，并宜服之。

羌活 去芦　独活 去芦　人参 去芦　枳壳 麸炒，去穰　陈皮 去白　白术 去芦　白芍药　白茯苓 去皮　木香　防风 去芦　川芎　当归 去芦　肉桂　甘草 炙　白芷　黄耆 去芦　乌药　紫苏叶 已上各等分

右为细末。每服二钱，枣汤调下，不拘时候。

风湿温 方一道

论一首

论曰：病者烦渴引饮，心腹冷痛，躁闷，口干，面垢，恶寒恶风，

饥不能食，眩晕呕哕，此伏暑中风湿所致也。

白术茯苓干姜汤 治伏暑中风湿，烦渴引饮，心腹疼，躁闷，口干，面垢，洒洒恶寒，淅淅恶风，微汗，饥不能食，并宜服之。

白术 去芦　茯苓 去皮　干姜 炮　细辛 去苗　桂心　干葛　甘草 炙　橘皮 去白　乌梅 焙　豆豉

右各等分，为细末。每服二钱，白汤调下，不拘时候。

伤寒中风 方十一道

《伤寒例》引证

《伤寒例》云：凡伤寒之病，多从风寒得之。凡中风与伤寒为病，自古通谓之伤寒。《千金》曰：夫伤寒病者，起自风寒，入于腠理，与精气分争，荣卫偏隔，周身不通而病。始表中风寒，入里则不消矣。始自皮肤，入于经络，传于脏腑，是也。未有温覆而当不消散者。风寒初客于皮肤，便投汤药温暖发散而当者，则无不消散之邪。

论一首

论曰：夫伤寒中风之候，阳浮热自发，阴弱汗自出。涩涩恶寒，翕翕发热，鼻鸣干呕，此其候也。太阳中风，以火劫发其汗，风被火热，血气流溢，两阳相熏灼，其身发黄。阳盛即欲衄，虚则小便难，阴阳俱虚竭，身体枯燥，但头汗出，腹满微喘，口烦咽干，或不大便。久则谵语，甚者至哕，手足躁扰，循衣摸床。小便利者，其人可治。阳明中风，即口苦咽干，腹满微喘，恶寒而脉浮紧者，可下之。阳明病能食，为中风；不能食，为中寒。少阳中风，两耳无闻，目赤，胸中满而烦，不可吐。吐之则悸而惊。太阴中风，四肢烦疼，其脉阳微阴涩而长，为欲愈。少阴中风，其脉阳微阴浮，为欲愈。厥阴中风，其脉微浮，为欲愈。不浮，为末愈也。

麻黄汤 治伤寒中风，头疼，腰膝疼痛，四肢不利，壮热，取汗不出而喘，并宜服之。

麻黄去节，三两　桂心　甘草各一两。炙　杏仁半两，麸炒，去皮、尖

右为㕮咀。每服四钱，水一中盏，煎至六分，去渣温服。频服，汗出为度。

葛根汤 治伤寒中风，项背强急，涩涩汗不出，并宜服之。

葛根二两　麻黄去节　甘草炙　赤芍药　桂心各一两

右为㕮咀。每服四钱，水一中盏，生姜五片，枣二枚，煎至七分。去渣，温温频服，汗出为度。

瓜蒌汤 治伤寒中风五七日，胸中烦躁，干呕，并宜服之。

瓜蒌　黄芩　甘草各一两。炙　柴胡三两

右为㕮咀。每服四钱，水一中盏，生姜五片，枣二枚，煎至七分，去渣，温温频服。

猪苓散 治伤寒中风发热，六七日不解而烦渴，欲饮水而吐逆，并宜服之。

猪苓　泽泻　赤茯苓去皮　葛根各一两　桂心　白术去芦。各半两

右为㕮咀。每服五钱，水一中盏，煎至七分，去渣，温温频服。

泻心汤 治伤寒中风下后，腹中雷鸣，心下痞坚而满，干呕而烦，非是结热，是胃中虚烦，上气口干，并宜服之。

甘草一两，炙　黄芩　黄连　干姜炮　半夏汤洗七次　木通各半两，剉

右为㕮咀。每服五钱，水一中盏，枣二枚，煎至七分。去渣温服，日进三四服。

桂心汤 治伤寒中风，骨节疼痛烦闷，不得屈伸，近之则痛，汗出短气，小便不利，恶风，或身微肿，并宜服之。

桂心　麻黄去节　白术去芦。各二两　附子炮，去皮、脐　赤芍药　甘草各一两。炙

右为㕮咀。每服四钱，水一中盏，入生姜五片，同煎至七分，去渣温服，不拘时候。

柴胡散 治伤寒中风，汗后虚燥，头痛，四肢无力，并宜服之。

柴胡 去芦，一两半　桑白皮 剉　麦门冬 去心　人参 去芦　枳实 麸炒，去瓤　茯神 去木。各一两　桂心　地骨皮　白术 去芦　防风 去芦　甘草 各七钱。炙　石膏 三两

右为㕮咀。每服四钱，水一中盏，生姜五片，煎至七分。去渣温服，日三夜一服之。

藿香散 治伤寒中风，头昏，皮肤疼痛，并宜服之。

藿香　零陵香　甘松香 各一两　白附子 炮　半夏 汤洗七次　川乌头 各半两。炮，去皮　牛黄 另研　麝香 各二钱半，另研

右为细末，同研令匀。每服二钱，用热葱酒调下，日三夜一服之。

白附子散 治伤寒中风，头疼项强，身体壮热，服诸药不得汗出，并宜服之。

白附子 炮　附子 炮，去皮、脐　天麻　麻黄 去节。各半两　天南星 姜制　干蝎 炒　朱砂 各一两。水飞　半夏 汤洗七次　川乌头 各钱半。炮，去皮、脐

右入研令匀，捣研为细末。每服一钱，生姜汤调下。良久，用热葱豉粥食之，当即汗出。

乌头散 治伤寒中风，语涩，四肢拘急，壮热，并宜服之。

川乌头 炮，去皮、脐　麻黄 去节　苦参 各半两　防风 去芦，一两　羌活 去芦　白术 去芦　桂心　干蝎 各二钱半。炒　黑豆 一合，炒，去皮

右为细末。每服二钱，用热酒调下，不拘时候。良久再服，汗出为度。

中寒 方三道

陈无择论

云：夫寒者，乃天地杀厉之气，在天为寒，在地为水，在人脏为肾，故寒喜中肾。肾中之，多使挛急疼痛，昏不知人。挟风则眩晕，兼湿则

肿疼。治之唯宜温剂，不可吐下，皆逆也。然寒性虽喜归肾，五脏皆能中之。若中于经络之表，则易散，入里则不消。与伤寒脉证无异，但轻重不同。其有本脏即中寒者，经论既载，不可不辨明也。详论在"伤寒门"。

五脏中寒脉证[1]

肝中寒者，人迎与左关上脉紧而弦。肝虚中寒，乃子母相因，弦多则吉。但紧不弦，舌卷囊缩为不利，故使本部脉紧。肝中寒之状，其人洒洒恶寒，翕翕发热，薰然面赤，漐漐如有汗，胸中烦热，胁下挛急，足不得屈伸也。

心中寒者，人迎与左寸口脉紧而洪。心虚中寒，贼邪相克，脉应本部，洪滑则吉。但紧，舌干焦，为不利。心中寒之状，其人如啖韭蒜状，剧则心痛掣背，背[2]痛掣心，犹如蛊注，恶寒，四肢厥，自吐，少间，顷时复发，休作不已，昏塞不知人。

脾中寒者，人迎与右关上脉紧而沉细。脾虚中寒，寒邪乘克，脉应本部，长则吉。沉紧唇揭为不利。脾中寒之状，心腹胀，四肢挛急，嗳噫不通，脏气不传，或秘或泄。

肺中寒者，人迎与右寸口脉紧而涩，肺虚中寒，外邪相感，脉应本部浮者，为吉。但紧而涩，鼻干燥，为不利。肺中寒之状，喜吐浊涎，气短不能报息，洒洒而寒，吸吸而咳。

肾中寒者，人迎与右尺中脉沉紧而滑。肾虚中寒，寒喜中肾，以类相从，脉应本部，沉滑者吉。紧涩，耳轮黑，目睛眹，为不利。肾中寒之状，色黑气弱，吸吸少气，耳聋腰痛，膝下筋拘挛而疼，昏不知人。

论一首

论曰：《素问》云，冬三月，是谓闭藏，水冰地坼[3]，无扰乎阳。

---

[1] 脉证：二字原脱，据目录补。
[2] 背：原脱，据《三因方》卷2"五脏中寒证"补。
[3] 坼：原作"拆"，据《素问·四气调神大论》改。

早卧晚起，必待日光。此去寒就温之意也。不善调摄，触冒之者，卒然眩晕，口噤失音，四肢强直，或洒洒恶寒，或翕翕发热，面赤多汗。大抵中寒，脉必迟紧。挟风则脉浮，眩晕不仁；兼湿则脉濡，肿满疼痛。治之，其法切不可妄下、妄吐，惟当温散之。

附子理中汤 治五脏中寒，口噤，四肢强直，失音不语。○昔有武士守边，大雪，出帐外观瞻，忽然晕倒。时林继作随行医官，灌以此药两剂遂醒。

大附子炮，去皮、脐　人参去芦　干姜炮　白术去芦　甘草各等分。炙

右为㕮咀。每服四钱，水一盏半，煎至一盏，去渣即服。口噤则灌之。

干姜附子汤 治中寒，阴证伤寒，霍乱，呕厥，下利，中风湿，中寒湿，口噤，四肢强直，失音不语，或卒然晕倒，口吐涎沫，状如暗风，手足厥冷，或复烦躁。兼治阴证伤寒，大便自利而不渴者，并宜服之。

干姜炮　附子各二两。炮，去皮、脐

右为㕮咀。每服四钱，水二盏，煎至一盏半，去渣温服。尝虑此药太燥，即以附子理中汤相继服饵。姜、附本治伤寒经下之后又复发汗，内外俱虚。身无大热，昼躁夜静，不呕不渴，六脉沉伏，并宜服之。不知脉者，更须详审。兼治中脘虚寒，久积痰水，心腹冷痛，霍乱转筋，四肢厥逆。○一方，附子用生者，名白通汤，治伤寒下利。○一方，用白通汤加白术倍之，甘草减半，名曰生附白术汤。治中风湿，昏闷恍惚，腹满身重，手足缓纵，漐漐自汗，失音不语，便利不禁。○一方，用姜附汤加麻黄、白术、甘草、人参等分，名附子麻黄汤。治中寒湿，昏晕缓弱，腰背强急，口眼㖞斜，语声浑浊，心腹䐜胀，气上喘急。不能动转，更宜审而用之。○《三因方》云：寒入肝，加干木瓜。○寒入心，加白茯苓。○寒入脾，加白术。○寒入肺，加桑白皮。○《济生方》有甘草，共三味。挟风不仁，加防风半两。○兼湿肿满，加白术半两。○筋脉拘挛急，加干木瓜半两。○肢节疼痛，加桂心半两。

大橘皮丸 治中寒，气痞，饮食不下，并宜服之。

陈橘皮去白　生姜各四两　丁香　人参去芦　甘草各二两。炙　神曲炒　麦蘖各一两。炒

右为细末，炼蜜为丸，每一两分作十丸。每服一丸，煎生姜橘皮汤化下，空心、食前服。

熨法　治三阴中寒，一切虚冷厥逆呕哕，阴盛阳虚之证，及阴毒伤寒，四肢厥冷，脐腹痛，咽喉疼，呕吐下利，身背强，自汗，脉沉细，或唇青面黑，诸虚冷证，皆宜用之。

肥葱细切　小麦麸各三大升　沧盐二两

右三件，入水一盏，同和拌匀湿。分作二次，于铛锅内同炒极热，用重绢缝作二包，囊裹熨病人脐下，连阴部前后，两股阴间往来，不住熨之。一包将冷，更换一包。葱包既冷，再用盐水拌湿炒焦热，依前用之，至煤烂不用。别取葱麸日夜不住相续用之，至身体温热，脉壮，阳气复来而止，守气养之。

肾风冷气方三道

论一首

论曰：夫人脏腑虚损，肾气不足，则内生于寒，风邪之气乘虚所侵入于足少阴之经，风冷相搏，伏留在脏，久而不除，攻于脐腹，胀满疼痛，故谓之风冷气也。

木香散　治肾脏风冷气，腹胁胀满，心胸壅滞，腰脚无力，脾胃虚弱，少思饮食，并宜服之。

木香三两　沉香　槟榔　诃梨勒皮各一两　青皮半两，去白　白蒺藜　茴香炒　羌活去芦　桃仁麸炒，去皮、尖　赤茯苓去皮　附子各七钱半。炮，去皮、脐

右为吹咀。每服四钱，水一中盏，生姜五片，煎至七分，去渣温服，不拘时候。

沉香散 治肾脏风冷气，腰脊相引痛，脚膝疼痹，体虚无力，并宜服之。

沉香　人参去芦　黄耆去芦　石斛各一两　桂心一两半　五味子半两　防风去芦　天雄炮，去皮、脐　杜仲剉，炒去丝　当归去芦　牛膝酒浸　萆薢酒浸　石龙芮　木香　细辛去苗　白术去芦。各七钱半

右为咬咀。每服四钱，水一中盏，入生姜五片，枣三枚，煎至七分，去渣，食前稍热服。

附子丸 治肾脏风冷气，腰脚疼痛，头目昏闷，耳鸣腹胀，四肢无力，并宜服之。

附子炮，去皮、脐　石斛　牛膝酒浸　麋角霜各一两　磁石二两，火煅通赤，醋淬[1]七遍　五加皮　丹参去芦　巴戟去心　蛇床子　川椒　桂心　海桐皮　木香　菖蒲各七钱半

右为细末，炼蜜和捣三二百下，丸如梧桐子大。每服三十丸，空心温酒送下，晚食前再服。

风冷方三道

论一首

论曰：夫风冷者，由脏腑虚弱，血气不足，因受风冷之气也。血气得温则通流，冷则凝涩。然风伤人，有冷有热。若挟冷者，冷传于气血，使人面青，心闷呕逆，吐涎，四肢冷疼，故谓之风冷也。

灸　法

灸手曲池、间使、足三里、关元。

巴戟散 治风冷，脏腑虚弱及腰脚疼痛，并宜服之。

---

[1] 淬：原作"碎"，据《太平圣惠方》卷7"附子丸"改。

巴戟去心　五加皮　萆薢酒浸　牛膝酒浸　白茯苓去皮　天麻　附子炮，去皮、脐　木香　虎胫骨醋炙　磁石各一两。醋碎　石斛一两半

右为细末。每服二钱，食前温酒调下。忌生冷、油腻物。

天麻散　治风寒气攻注肾脾，致腹胁四肢疼痛，面色青黄，腰脚无力，肌体不仁，并宜服之。

天麻　羌活去芦　附子炮，去皮、脐　白蒺藜　萆薢酒浸　木香　槟榔　硫黄各一两，研　干姜炮　桂心各七钱半　干蝎半两，炒

右为细末。每服二钱，食前温酒调下。

雄黄丸　治诸风寒入脏腑，骨节疼痛，筋脉拘急，耳内蝉鸣，并宜服之。

雄黄水飞　桂心　白僵蚕炒　干蝎各半两。炒　麝香二钱半，研　乌蛇二两，酒浸　天麻　附子炮，去皮、脐　天南星姜制　石菖蒲　牛膝各一两。酒浸　当归七钱半，去芦

右为细末，同研令匀，炼蜜和捣三二百下，丸如梧桐子大。每服十丸，空心、临晚食前温酒送下，日进二服。

肺伤风冷多涕方四道

论一首

论曰：夫脏腑虚弱，气血不足，则风寒之气伤于肺也。肺主气，气之所行，循环经络。若气虚，则外邪所侵，真气与邪气相搏，故令咳逆恶[1]寒，语声散失，目眩头旋，鼻多涕也。

桂心散　治肺脏外伤风寒，头目不利，多涕，并宜服之。

桂心　白术去芦　人参去芦　附子炮，去皮、脐　赤茯苓去皮　五味子　麻黄去节。各七钱　厚朴姜制　陈皮去白。各一两　半夏汤洗七次　干姜炮

---

[1] 恶：原脱，据《太平圣惠方》卷7"治肺脏伤风冷多涕诸方"补。

杏仁_{麸炒，去皮、尖}　甘草_炙　细辛_{去苗。各半两}

右为叹咀。每服五钱，水一中盏，生姜五片，枣二枚，同煎至七分。去渣，稍热服。忌生冷、猪、鱼、油腻之物，不拘时候。

厚朴散　治肺脏伤风寒，咳嗽，头痛不可忍及多涕，并宜服之。

厚朴_{一两半，姜制}　前胡_{去芦}　贝母　桂心　石膏　赤芍药_{各一两}　甘草_{二钱半，炙}　杏仁_{七钱，麸炒，去皮、尖}

右为叹咀。每服五钱，水一中盏，入生姜五片，枣二枚，煎至七分。去渣，稍热服，不拘时候。

当归散　治肺脏伤风寒，鼻中多涕，四肢疼痛，不思饮食，并宜服之。

当归_{去芦}　干姜_炮　甘草_炙　白术_{去芦}　白茯苓_{去皮}　细辛_{去苗}　白芍药　芎䓖_{各半两}　人参_{去芦}　桂心_{各七钱半}　陈橘皮_{去白，一两}

右为叹咀。每服五钱，水一中盏，生姜五片，枣二枚，同煎至七分。去渣，稍热服，不拘时候。

白术散　治肺脏伤风，头目昏重，常多清涕，少思饮食，并宜服之。

白术_{去芦}　肉桂_{去粗皮}　桔梗_{去芦}　甘草_炙　细辛_{去苗。各半两}　人参_{去芦}　陈皮_{去白。各一两}　厚朴_{一两半，姜制}　杏仁_{七钱半，麸炒，去皮、尖}

右为叹咀。每服五钱，水一中盏，入生姜五片，枣三枚，煎至七分。去渣，稍热服，不拘时候。

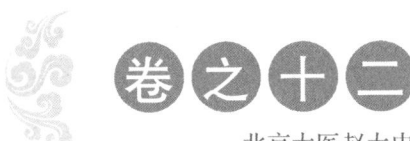

北京太医赵大中编修　覃怀儒医赵子中传习
大元国特赐皇极道院虚白处士赵素才卿补阙

中暍 重暍附[1]

张仲景《伤寒论》

云：太阳中热者，暍是也。其人汗出恶寒，身热而渴也。汗出恶寒，身热而不渴者，中风也。汗出恶寒，身热而渴者，中暍者也。白虎加人参汤主之，见《金匮要略》中方。太阳中暍者，身热疼重而脉微弱，此亦夏月伤冷水，水行皮中所致也。《经》曰：脉虚身热，得之伤暑。身热，脉微弱者，暍也。身体疼重者，水也。夏时暑热，以水灌洗而得之。一物瓜蒂散主之，见《金匮要略》中方。太阳中暍者，发热恶寒，身重而疼痛，其脉弦细芤迟，小便已，洒洒然毛耸，手足逆冷。小有劳，身即热，口开，前板齿燥。若发汗，则恶寒甚；加温针，则发热甚；数下之，则淋甚。病有在表，有在里者，有表里俱病者。此则表里俱病者也。发热恶寒，身重疼痛者，表中暍也。脉弦细芤迟者，中暑脉虚也。小便已，洒洒然毛耸，手足逆冷者，太阳经气不足也。小有劳，身即热者，谓劳动其阳而暍即发也。口开，前板齿燥者，重有热也。《内经》曰：因于暑，汗，烦则喘渴。口开，谓喘渴也。以喘渴不止，故前板齿干燥。若发汗以去表邪，则外虚阳气，故恶寒甚。若以温针助阳，则火热内攻，故发热甚。若下之以除里热，则内虚而膀胱燥，故淋甚。

《活人书》问答

问：夏月自汗恶寒，身热而渴，其脉微弱者。答曰：此名中暑也。

---

[1]重暍附：原脱，据目录补。

大抵中暑与热病外证相似。但热病者脉盛，中暑者脉虚，以此别之。《甲乙经》云：脉盛身寒，得之伤寒；脉虚身热，得之伤暑。盖寒伤形而不伤气，所以脉盛；热伤气而不伤形，所以脉虚。伤寒即身体肢节痛重，其脉洪盛，按之有力，此是冬月感寒深，至夏发耳。中暑即背寒面垢，其面如涂油。《类纂》云：面垢者，阳证也。一名面尘，若尘垢之着面。手足微冷，烦渴口燥，但觉倦怠，四肢却不痛重。其脉微弱，按之无力，白虎汤主之。痰逆恶寒者，橘皮汤主之。不恶寒者，竹叶汤主之。头疼，恶心烦躁，心下不快者，五苓散最妙。

又问：中暑何故洒洒然毛耸恶寒？答曰：《经》云，四时八风之中人也，因有寒暑。寒则皮肤急，腠理闭；暑则皮肤缓，腠理开。开则洒然寒，闭则热而闷。近人多不明中暑，或作热病法治之，复用温热药，必致发黄斑出，更为畜血，尤宜戒之。

○重暍[1]

《活人书》

问：两胫逆冷，胸腹满，多汗，头目痛，苦妄言。答曰：此名湿温也。其人尝伤于湿，因而中暑。湿热相搏，则发湿温病，苦两胫逆冷，腹满，又胸多汗，头目痛苦，妄言，其脉阳濡而弱，阴小而急。治在太阴脾，属土主湿，不可发汗。汗出必不能言，耳聋，不知痛所在，身青，面色变，名曰重暍。如此死者，医杀之耳。白虎加苍术汤主之。此方出《伤寒微旨》，亦仿《金匮》白虎加桂汤。

王硕论

王硕云：凡人盛夏于道途间为暑气所中，闷倒不省人事者，急扶在

---

[1] 重暍：目录作为"中暍"附录，正文此处与"中暍"属同一层次。然从正文内容看，"重暍"确实只一段附录而已。从目录改。

阴凉之处，切不可以冷水与之。当以布手巾衣物等蘸热汤熨脐下及丹田、气海，续以汤淋布上令彻，脐腹温暖，即渐苏醒。若是商贾及佣雇之人，仓卒无汤，掬路中热土于脐上，仍拨开作窍，令人更溺其中。并以大蒜烂研，水调灌下。○一法：用道上热土与大蒜等分烂研，冷水调服。仍以蒜少许置于鼻中，气透即苏。凡觉中暑，急嚼生姜，冷水一大碗咽下。暑气中人，谨不可与冷水，亦不宜单用冷水灌之。来复丹、消暑丸，皆可用也。

又云：中暑之证，面垢，六脉沉伏，冷汗自出，昏不知人。先以巾蘸汤熨脐腹，次用来复丹为末，冷水调灌之。仍用白虎汤、竹叶石膏汤服之，此一定之法，不可改易。多有病家，无人主病，亲故问疾，各立一说，各传一方，皆谓屡经作效。来者既众，议论纷然，不知孰是，犹豫之间，遂致困笃。莫若参以外证，一心服药，毋信浮言，以致后悔。

杨氏《拯济方》论

杨氏《拯济方》云：中暑、中暍之病，不可犯冷。若外冷，则与热气相拒，气愈不通而毙矣。

赵虚白[1]论

赵虚白云：凡人路行误至险僻去处，又值流金烁石之时，或遇池沼溪涧，裸投其中，即时寒冷疼痛，宜广煎理中汤。渴，饮五苓散，终自苏醒。大凡远行之人，姜、蒜切不可离身也。

严氏[2]论

严氏云：夫中暑所以脉虚者，盖热伤气而不伤形也。且暑者，在天为热，在地为火，在人脏为心。是以暑喜伤心，令人身热头痛，状类伤

---

[1] 赵虚白：即本书作者之赵素。此下所论，即赵素补缀的个人论说。
[2] 严氏：即南宋医家严用和。此下论说可见于《严氏济生方·诸暑门·中暑论治》。

寒，但背寒面垢，此为异耳。甚则昏倒不知人，手足微冷，烦渴口燥，或吐或泻，或喘或满，此皆暑气之所为也。大抵中暑闷乱，切不可便与冷水，及卧冷湿地，得冷则死。唯当温养，用布衣蘸汤熨脐中及气海，或掬热土至脐心，仍更溺之。候渐苏醒，以米汤续续灌之，然后随证调治。近来江浙之间，中暑多有搐搦，不省人事者，屡见之矣，医经之所不载。诊其脉浮而虚，盖浮则为风，虚则为暑，此中暑而又伤风，故有是证，俗命名谓之暑风。若作惊痫，治之多致不救。仓卒之际，宜用温热水化苏合香丸灌之，候其稍苏，却以黄连香薷散加羌活煎服，作效者多矣。

水月子论

水月子云：四时之内，惟夏一季，是人蜕精神之时，最难调摄。心旺肾衰，肾化为水，至秋渐凝，及冬始坚。当此之际，正宜温药补助，饮食亦当稍热。饮冷食生皆致病之因也。况暑毒多从口鼻而入，凝于牙颊，远行作劳，人遇止息，须漱口勿咽。如觉入咽，宁呕去之。盖夏月伏阴在内，肠胃冷滑，易于伤动，暑毒一入于五脏六腑，为病最亟。夏月小有感冒，无问风寒暑湿，头痛寒热，烦躁昏闷，霍乱疟痢，皆当先服五苓散，然后随证以他药主之。其实猪苓、茯苓能利水道，白术、肉桂有实表之功，若用以治病，无有不愈。其或士夫当隆暑之月，而以五苓散例为夏间常服之药，但知可以解暑除烦，而不知内有泽泻，最能伐人肾气。肾者，人之根本，当根本不充之时，轻进是药，将以为利，适以为害，可不谨哉？《琐碎录》云：隔年五苓散不可服。服之杀人，良以此耳。

陈自明论

陈自明云：若因盛暑在途，忽然僵仆不省人事，当作中暍治之。此疾皆由饥而感冒暑热之气而得之，宜用白虎汤，或来复丹研细，浓煎紫苏汤调灌，或以大黄龙丸，服之即省。若在荒野僻陋之处，一时无药，但以大蒜细研,用汤调灌之,亦得苏醒。切不可以冷水灌之,断不能活。宜用布蘸热汤不可大段灼人熨脐上下,必省。若偶在无人所居之境,一时无汤,可移病人安于树阴之下,却掬道上热土安于病人脐上,仍拨开一窍,以人注尿于其中,得暖即活。

论一首

论曰:中暑之脉阳弱而阴虚,微迟似芤。夫暑在天为热,在地为火,在人脏为心,故暑喜归心。中之使人噎闷,昏不知人。入肝则眩晕顽痹,入脾则昏睡不觉,入肺则喘满痿躄,入肾则消渴,利小便。凡中暍死,治之切不得用冷,唯宜温养,得冷则死。道途无汤,即以热土熨脐中,仍使更溺,概可见矣。若发其汗,则恶寒甚;加温针,则发热甚;下之,则淋甚。治之不可不谨也。然伤暑、中暍,其实一病,但轻重不同。《新校正要略》乃云:伤寒家别有暍病,非也。

白虎汤 治中暍。

石膏八两 知母三两 甘草一两,炙

右为咬咀。每服四钱,水一盏半,入粳米三十余粒,煎至一盏,去渣,食后温服。小儿量力少与之。或加人参少许同煎亦得。此药立夏后、立秋前可服,立春时及立秋后,并亡血虚者,并不可服。

○一方,于本方内加人参、甘草等分,名白虎加人参汤。

○一方,于本方内加苍术、知母,名白虎加苍术汤。

○许学士云:有人头疼身热,心烦燥渴,诊其脉大而虚,予授之以白虎汤数服,愈。仲景云:脉虚身热,得之伤暑。又云:其脉弦细芤迟,何也?《素问》云:寒伤形,热伤气。盖伤气不伤形,则气消而脉虚弱。所谓弦细芤迟者,皆虚脉也。仲景以弦为阴,朱肱亦云"中暑,脉微弱",则皆虚脉可知。

黄连香薷散 治阴阳不顺,清浊相干,气射中焦,名为霍乱。由饱食腥鲙,复啖乳酪海陆百品,无所不食,多饮寒浆,眠卧冷席,风冷之气伤于脾胃,诸食结而不消,阴阳二气壅而不返,阳气欲降,阴气欲升，阴阳交错，变成吐利不已，百脉昏乱，荣卫俱虚，冷搏于筋，并宜服之。

香薷穗一两半　厚朴去皮，姜制　黄连各二两

右为㕮咀。每服五钱，水一盏，酒半盏，同煎至一盏。去渣，用新汲水频频沉，令极冷，顿服之。冷则效速也。仍煎时不得犯铁器，慢火煎之。兼治非时吐利，霍乱腹中撮痛，大渴烦躁，四肢逆冷，冷汗自出，两脚转筋，疼痛不可忍者。须井中沉，令极冷，顿服之，乃有神效。

竹叶石膏汤　治伤时气，表里俱虚，遍身发热，心胸烦闷。

石膏一两半　半夏二钱半，汤洗七次　麦门冬五钱，去心　人参去芦　甘草各二钱。炙

右为㕮咀。每服四钱，水二盏，入青竹叶、生姜各五片，煎至一盏半。去渣，入粳米百余粒，再煎，米熟汤成，去米温服，不拘时候。

五苓散　治伤寒温热病，表里未解，头痛发热，口燥咽干，烦渴饮水，或水入即吐，或小便不利，汗出表解，烦渴不止，并宜服之。

泽泻二两半　木猪苓去皮　赤茯苓去皮　白术去芦。各三两　肉桂去粗皮，二两

右为细末。每服二钱，热汤调下，不拘时候。服毕多饮热汤，汗出即愈。

消暑丸　大治暑毒烦躁，闷乱欲死，并宜服之。

半夏八两，酸醋二升半煮干　赤茯苓去皮　生甘草各四两

右为细末，用生姜自然汁煮糊和丸如梧桐子大。每服百丸，熟水咽下，缩砂仁麦门冬汤送下尤佳。此药依方臻志修合，用之极效。中暑为患，药下即苏。夏月伤暑发热，头疼恶心，用之尤验。常服，止渴利饮，虽多饮水，亦不为害。应是暑药，皆不及此。入夏之后，不可阙此。○痰饮停节，中脘不快，头眩喜呕，生姜汤送下。

半夏丸　解一切暑毒欲死者，服之立苏。

半夏四两，醋一升半煮干　赤茯苓二两，去皮　白茯苓去皮　甘草各一两

炙　桂心半两

右为细末，用生姜汁煮面糊为丸如梧桐子大。每服五十丸，热水送下。○许学士云：夏月登途，尝蓄此药于箧中，防诸缓急。每日一服，终无伏暑之患，奇验不可尽述，甚效。

大黄龙丸　治中暑眩晕，昏不知人，或身热恶寒，头痛，状如伤寒，或往来寒热，烦燥渴甚，呕吐泄泻。常服，去暑毒，分利阴阳。

硫黄另研细　硝石各一两　滑石　雄黄通明者，水飞　白矾各半两　寒食面四两

右为细末，滴水为丸如梧桐子大。每服五丸至七丸，渐加至二十丸，新汲水下。昏塞不知人，则用水化开灌之。中暑，忌得冷，此药却用冷水下之，乃热因寒用，疑者释之。

黄龙丸　治男子、妇人伏暑，发热作渴，呕吐恶心，及年深暑毒不瘥，并宜服之。

黄连一斤　酒二升半，浸黄连稍过，用火煮干

右为细末，面糊和丸如梧桐子大。每服三十丸，热水送下，不拘时候。

治中暑方　不拘老幼，皆可服之。朱子新传。

右用无蛀皂角，不拘多少，刮去黑皮，烧烟欲尽。用盆合施地上，周回用土遮缝，勿令透烟。每一两皂角灰用甘草末六钱。每服一钱，新汲水调下。如气虚人，用温浆水调下。昏迷不省者，不过二服。○吴内翰《备急方》用皂角五斤去皮、弦，炙焦黑，存性、甘草五两。

通真子　云：治热暍心闷。

右用温汤与饮之。亦可用橘皮、甘草等分煮饮，微微咽之。勿使顿服多，但用热土及熬热灰土壅其脐上。

治热暍　欲死闷乱。

生地黄洗，捣取汁一盏

右用口嘘其心上，便将地黄汁灌之。仍灸两乳头各七壮。○一方，用地黄汁一盏旋旋灌之。

风湿方一十七道

《素问·太阴阳明论篇》引证

岐伯曰：阳受风气，阴受湿气。同气相求尔。故阴气从足上行至头，而下行循臂至指端；阳气从手上行至头，而下行至足。是所谓"更逆、更从"也。《灵枢经》曰：手之三阴，从脏走手。手之三阳，从手走头。足之三阳，从头走足。足之三阴，从足走腹。所行而异，故更逆、更从也。故曰，阳病者，上行极而下；阴病者，下行极而上。此言其大凡尔，然足少阴脉下行，则不同诸阴之气也。故伤于风者，上先受之；伤于湿者，下先受之。阳气炎上，故受风。阴气润下，故受湿。盖同气相合尔。

张仲景《伤寒论》

问：风湿相搏，一身尽疼痛，法当汗出而解，值天阴雨不止。医云：此可发汗之病，不愈者，何也？

答曰：发其汗，汗大出者，但风气去，湿气在，是故不愈也。若治风湿者，发其汗，但微微似欲汗出者，风湿俱去也。值天阴雨不止，明其湿胜也。《内经》曰：阳受风气，阴受湿气。又曰：伤于风者，上先受之；伤于湿者，下先受之。风湿相搏，则风在外而湿在内。汗大出者，其气暴，暴则外邪出而里邪不能出，故风去而湿在。汗微微而出者，其气缓缓，则内外之邪皆出，故风湿俱去也。

又云：病者一身尽疼，发热日晡所剧者，此名风湿。此病伤于汗出当风，或久伤取冷所致也。一身尽疼者，湿也。发热日晡所剧者，风也。若汗出当风而得之者，则先客湿而后感风。久伤于冷得之者，先则伤风而后中湿。可与麻黄杏仁薏苡仁甘草汤。见《金匮要略》中。

《活人书》问答

问：肢体痛重，不可转侧，额上微汗，不欲去被，或身微肿。○答曰：此名风湿也。脉浮为风湿，是风气与湿气相搏，肢体痛重，不可转侧，额上微汗，不欲去被，或身微肿。欲微汗，但絷絷身润，则风湿俱去。若大发其汗，则风气去，湿气在矣。麻黄杏子薏苡甘草汤、防己黄耆汤、桂枝附子汤、桂枝加白术汤、甘草附子汤、术附汤、杏仁汤、败毒散可选而用之。身肿者，甘草附子汤加防风。

《病源论》

云：风湿者，是风气与湿气共伤于人也。风者，八方之虚风；湿者，水湿之蒸气也。若地下卑湿，山水之气又复薰蒸，兼值天暖，腲腿之人腠理开，便受风湿。其状令人懈惰，精神昏愦。若经久，亦令人四肢缓纵不随，入脏则瘖瘂，口舌不收，或脚痹弱，变成脚气。

论一首

论曰：人或遍身麻痹，微肿，至阴下两腿之间，时或湿痒及沉重疼痛，此为风湿也。脉浮为风湿，是风气与湿气相搏，肢体重痛，不可转侧，额上微汗，不欲去被，或身微痛。若欲发汗，但絷絷直立切身润，则风湿俱去。若大发其汗，则风气去而湿气留矣。麻黄甘草薏苡仁汤、败毒散，皆可选而用之。

麻黄杏仁薏苡甘草汤 治风湿相搏，肢体重痛，并宜服之。

麻黄去根、节，煮，五钱，去沫，焙干　薏苡仁半两　杏仁十粒，麸炒，去皮、尖　甘草二钱半，炙

右为㕮咀。每服一两，用水五盏，煎至三盏，去渣，分作二次温服。以汗出为度，不拘时候，却宜避风。

防己黄耆汤 治风湿，脉浮身肿，汗出恶风，并宜服之。

防己去皮，一两　黄耆一两半　白术去芦，七钱半　甘草五钱，炙

右为㕮咀。每服五钱，水二盏，生姜五片，枣二枚，煎至一盏半，去渣温服。○若喘，加麻黄半两。胃中不和，加白芍药七钱半；气上冲，加桂枝七钱半；下有寒湿，加细辛七钱半。服后当如虫行皮中，从腰下如

冰，后坐被上，又用一被绕腰以下，温令微汗，瘥。

桂枝附子汤 治风湿相搏，身体烦疼，不能转侧，不呕不渴，脉虚浮而涩者，悉皆主之。

桂枝　赤芍药各一两半　甘草一两，炙　附子半个，炮，去皮、脐

右为㕮咀。每服五钱，水二盏，生姜五片，枣二枚，同煎至一盏半。去渣温服，不拘时候，日进二服。

《三因方》桂心附子汤 治风湿相搏，身体烦疼掣痛，不得屈伸，汗出短气，小便不利，恶风不欲去衣，或身微肿。

桂心四两　白术去芦　附子各三。炮，去皮　甘草二两，炙

右为㕮咀。每服四钱，水一盏半，生姜五片，枣二枚，煎至一盏，去渣，空心温服。〇或大便秘，则去桂；小便不利，悸气，加茯苓三两；痹，加防己四两；腹痛，加芍药四两。

甘草附子汤 治风湿相搏，四肢拘急疼痛，自汗恶风，四肢浮肿，并宜服之。

甘草炙　白术去芦。各一两　附子一枚，炮，去皮、脐　桂枝二两

右为㕮咀。每服五钱，水二盏，生姜三片，煎至一盏半。去渣，食后温服，候汗出为度。〇若小便不利，加赤茯苓一两半；身肿，加防风二两。

术附汤 治风湿相搏，身体重痛，不能转侧，不呕不渴，而大便坚硬，小便自利，及风虚头目眩重，口不知味，并宜服之。

白术去芦，四两　附子炮，去皮、脐，一两半　甘草二两，炙

右为㕮咀。每服五钱，水一盏半，生姜五片，枣一枚，同煎至一盏。去渣，食前温服，日进二服。

桂附汤 治风湿相搏，肢节疼痛，自汗恶风。

桂枝一两三钱。若大便硬，小便自利者，去桂，加白术一两三钱　附子一枚，炮，去皮、脐　甘草七钱半，炙

右为㕮咀。每服五钱，水一盏半，生姜四片，枣一枚，同煎至一盏，去渣温服，日进三服。

杏仁汤 治风湿身体疼痛，恶风微肿，并宜服之。

杏仁二十五枚，麸炒，去皮、尖　桂心二两　麻黄去节　赤芍药　天门冬去心。各一两

右为㕮咀。每服五钱，水二盏，生姜五片，煎至一盏半。去渣温服，不拘时候，日进二服。

桂枝二越婢一汤　治风湿相搏，发热恶寒，四肢拘急，脉浮微弱，并皆主之。

桂枝　赤芍药各三钱半　甘草炙　石膏各半两　麻黄去节，钱半

右为㕮咀。每服五钱，水二盏，生姜五片，枣二枚，同煎至一盏半，去渣，食后温服，日进二服。

独活散　治风湿身体疼痛，腰背拘急，并宜服之。

独活去芦　防风去芦　桂心　芎䓖　人参去芦　白术去芦　茵芋　海桐皮　枳壳麸炒，去瓤　甘草各半两。炙　附子炮，去皮、脐　牛膝酒浸　赤茯苓去皮　麻黄去节，各七钱半　薏苡仁一两

右为㕮咀。每服五钱，水二盏，生姜五片，煎至一盏半，去渣温服，不拘时候。忌食生冷、油腻、猪、鱼之物。

白术防己汤　治风湿，脉浮身重，汗出恶风，并宜服之。

白术去芦　生姜各八钱　防己去皮，一两半　黄耆一两，去芦　甘草半两，炙　大枣三枚

右为㕮咀。用水六升，煮取三升，分作三服。服药之后，微汗出而愈。

人参附子汤　治风湿，身体疼痛，如锥刀所刺，并宜服之。

人参去芦　黑附子炮，去皮、脐　干姜炮　芍药　茯苓去皮　甘草炙　桂心各一两半　白术去芦，二两

右为㕮咀。每服五钱，水一盏，煎至七分，去渣温服，不拘时候，日进三服。

黄耆六一汤　治风湿相搏，肌肉瞤动，先服渗湿汤，次服六一汤。

黄耆蜜炙　川当归酒洗。各六两　甘草一两，炙

右为咬咀。每服五钱,水一盏,枣一枚,生姜五片,同煎至七分,去渣,空心温服。

矾石散 治风湿寒,舌强不能语言,并宜用之。

矾石枯 桂心各等分

右为细末。每用一字安舌下,或用正舌散治之。〇凡失欠,颊车蹉,但开不能合,用酒饮之令大醉,睡中吹药嗒其鼻,嚏透即自正。

附子酒 祛风除湿,温经络,散寒邪。

附子一枚,慢火熟炮,去皮、脐,切作片子

右用无灰酒五升浸附子,夏三日,春秋五日,冬七日。每服温一盏,食后饮之,常令酒气不断。

生附白术汤 治中风湿,昏闷恍惚,胀满身重,手足缓纵,漐漐自汗,失音不语,大便利不禁者,并宜服之。

附子生用 干姜各半两 白术去芦,一两 甘草二钱半,炙

右为咬咀。每服四钱,水一盏半,煎至一盏,去渣,食前服。

羌附汤 治风湿相搏,身体疼痛,不能屈伸,或身微肿不仁,并宜服之。

羌活去芦 附子炮,去皮、脐 白术去芦 甘草各等分。炙

右为咬咀。每服四钱,水一盏半,生姜五片,煎至一盏,去渣温服,不拘时候。

寒湿方二道

张仲景《伤寒论》

云:湿家病身上疼痛,发热,面黄而喘,头痛,鼻塞而烦,其脉大,自能饮食,腹中和,无病。病在头中寒湿,故鼻塞,内药鼻中则愈。病有浅深,证有中外,此则湿气浅者也。何以言之?湿家不仁,关节烦疼,而云身上疼痛,是湿气不流关节,而外客肌表也。不仁发热,身似熏黄,复云发热,面黄而

喘，是湿不干于脾而薄于上焦也。阴受湿气，则湿邪为深。今头痛鼻塞而烦，是湿客于阳而不客于阴也。湿家之脉当沉细，为湿气内流。脉大者，阳也，则湿不内流而外在表也。又以自能饮食，胸腹别无满痞，为腹中和，无病，知其湿气微浅。内药鼻中，以宣泄头中寒湿。

论一首

论曰：病者身体烦疼，无汗，恶寒发热，脉浮缓细，皆寒湿相并所致也。

麻黄白术汤 治寒湿，身体烦疼，无汗，恶寒发热，并宜服之。

麻黄去节，三两　白术去芦，四两　桂心二两　甘草一两，炙　杏仁二十粒，麸炒，去皮、尖

右为㕮咀。每服八钱，水一盏半，煎至一盏，去渣，食前温服。

附子麻黄汤 治寒湿所中，昏晕缓弱，或腰背强急，口㖞，语声混浊，心腹䐜胀，气上喘，不能动转，并宜服之。

附子炮，去皮、脐　麻黄去节　白术去芦　干姜炮　甘草炙　人参去芦，各等分

右为㕮咀。每服四钱，水一盏半，煎至一盏，去渣，食前服。

中湿方七道

《活人书》问答

问：一身尽痛，发热身黄，小便不利，大便自利者。答曰：此名中湿也。风雨袭虚，山泽蒸气，人多中湿，湿流关节。须身体烦痛，其脉沉缓，为中湿，脉细者，非也。主一身尽痛，发热身黄，小便自利者，术附汤。若小便不利，大便自利，当利其小便，宜甘草附子汤、五苓散主之。《至真要论》云：治湿之法，不利小便，非其治也。《金匮要略》云：湿家身烦痛，可与麻黄汤加白术四分发其汗，慎不可以火攻之。湿家虽身体痛，不可大发汗，汗

出则作痉。大抵中湿者，水湿之蒸气及汗出当风，取凉过度，或中雾露，与风寒气合者，曰痹。皆由中于湿而后挟以异气。其寒多者为痛，为浮肿，非附子、桂、术不能去也。其风多者，为烦热，为流走，为拘急，非麻黄、薏苡、乌头荤[1]不能散也。其中气者，为坚满，为癃闭，非甘遂、葶苈、枳、术不能泄也。

论一首

论曰：中湿者，脉沉而细，微缓。以湿溢人肌肤，浮脉则沉细。夫湿者，在天为雨，在地为土，在人脏为脾。故湿喜归脾，脾虚喜中湿。故曰：湿流关节，中之多使人䐜胀，四肢关节疼痛而烦。久则浮肿喘满，昏不知人。挟风则眩晕呕哕，兼寒则挛拳掣痛。治之不得猛发汗及灼艾、泄泻，惟利小便为佳。故论云："治湿不利小便，非其治也。大汗、大下皆死。"

陈临川[2]治法

云：若遇风雨袭虚，山泽蒸气，民多中湿，亦能令人一身尽痛，气厥不省人事。当作中湿治之，宜用术附汤、异功五积散。

除湿汤 治一切中湿自汗，渐渐[3]恶风，翕翕发热。阳虚自汗，呼吸少气，风湿风温，表实里虚，表虚里实，腠理开疏，气道壅塞，虚汗盗汗，目黄身肿，小便不利，胸膈溢满，腰疼体痛，呕吐涎沫，并宜服之。

白术 去芦　白茯苓 去皮　苍术 净　藿香叶　甘草 炙　橘红 去白　厚朴 姜制　半夏各一两。洗七次　附子六钱，炮，去皮、脐　生姜二两

右先将厚朴、半夏、生姜一处捣作饼子，焙干，同众药为粗末。每服五钱，水二盏，生姜十片，煎至一盏，去渣温服，不拘时候。

---

[1] 荤：疑衍。
[2] 陈临川：即南宋医家陈自明，字良甫，临川（今属江西）人，故又人称之为"陈临川"。参见前陈良甫条。
[3] 渐渐：疑为"浙浙"之误。此方当引自《是斋百一选方》，其书现存惟一版本，原文确作"渐渐"。但据《普济方》卷118《寒暑湿门》引《是斋百一选方》"除湿汤"作"浙浙"。

除湿汤 治气虚中湿，浑身倦怠，四肢微冷，腹痛自汗，脚膝酸疼，并宜服之。

白术去芦，一两　白茯苓去皮　干姜各二两。炮　甘草半两，炙

右为㕮咀。每服水一盏，生姜三片，煎至七分，去渣温服，不拘时候。

除湿汤 附子二两，生用　苍术三两，净　白术去芦　厚朴各一。姜制　干木瓜七钱　甘草三钱，炙

右为㕮咀。每服六钱，水一盏半，姜七片，煎至一盏。去渣，分作二服，不拘时候。

渗湿汤 治坐卧湿地，或为雨露所袭，身重脚弱，关节重疼，发热恶寒，或小便秘涩，大便滑泄，或自汗出多，透湿衣被，腿膝或肿，小便自利，不渴，并宜服之。

苍术净　白术去芦　甘草各二两。炙　干姜炮　赤茯苓去皮。各四两　陈皮去白　丁香各半两

右为㕮咀。每服四钱，水一盏半，生姜五片，枣二枚，同煎至一盏，去渣温服，不拘时候。

异功五积散 古人以此疗太阴脾经伤食、伤湿之证。夫受湿之证，一身尽痛，发热身黄，小便不利，大便自利，是其证也。但依本方煎服。

苍术八两，净　桔梗去芦，四两　陈皮去白　麻黄去节　枳壳各二两。麸炒，去穰另入　半夏汤洗七次，另入　桂心另入　白芍药　川芎各一两　厚朴姜制　干姜炮　甘草炙　白芷　白茯苓去皮　当归去芦。各一两半

右为㕮咀。除桂心、枳壳[1]，慢火炒令黄色，就木盘中摊冷，或为细末。每服五钱，水一盏，生姜三片，同煎至七分，去渣温服，不拘时候。○伤湿咳嗽，加枣煎服。○感寒腰痛，加桃仁煎服。

抚芎汤 治湿流关节，臂疼手重，不能俯仰，或自汗头眩，痰逆恶

---

[1]除桂心枳壳：据上文，应该还有"半夏"。

心，并宜服之。

川芎　白术去芦　橘红去白。各一两　甘草半两，炙

右为㕮咀。每服八钱，水一盏半，生姜七片，同煎至一盏，去渣温服，不拘时候。

白术酒　治中湿口噤，不省人事，并宜服之。

白术去芦，一两

右为㕮咀。用酒三盏，同煎至一盏，顿服。不能饮酒者，用水代之，日三夜一服之。

风温方五道

张仲景《伤寒论》

云：阳脉浮滑，阴脉濡弱者，更遇于风，变为风温。此前热未歇，又感于风者也。《难经》曰：中风之脉，阳浮而滑，阴濡而弱。风来乘热，故变风温。

《活人书》问答

问：脉尺寸俱浮，头疼身热，常自汗出，体重，其息必喘，四肢不收，嘿嘿但欲眠。答曰：此名风温也。其人素伤于风，因复伤于热，风热相搏，即发风温。主四肢不收，《左传》曰：风淫末疾。头疼身热，常自汗出不解，治在少阴、厥阴。少阴火，厥阴风。不可发汗，发汗即谵言独语，内烦躁扰，不得卧，若惊痫，目乱无精。疗之者，复发其汗。如此死者，医杀之也。风温不可发汗，宜葳蕤汤；风温身灼热者，知母干葛汤；风温渴甚者，瓜蒌根汤；风温脉浮，身重汗出，汉防己汤。

论一首

论曰：夫风温者，自汗，太阳病发热而渴，不恶寒者，为温病。若

发汗已，身灼热者，名曰风温。风温为病，其脉俱浮，自汗出，身重，多睡卧，语言难，宜葳蕤汤主之。

葳蕤汤 治风温，兼疗冬温，及春月中风伤寒，发热头眩，痛咽喉干，舌强，胸内疼痛痞满，腰背拘急，并宜服之。

葳蕤七钱半　葛根　麻黄去节　甘草炙　白薇　川芎　羌活去芦　杏仁麸炒，去皮、尖。各半两　石膏一两　青木香二钱半

右为㕮咀。每服五钱，水一盏半，煎至一盏，去渣温服。青木香冬用一两，春用半两。

知母干葛汤 治风温，身体灼热甚者，并宜服之。

知母三钱　干葛八钱　石膏六钱　葳蕤五钱　麻黄去节，四钱　木香　黄芩　升麻　人参去芦　防风去芦　川芎　杏仁麸炒，去皮、尖　天南星生　羌活去芦　甘草炙。各二钱

右为㕮咀。每服五钱，水一盏半，煎至一盏，去渣温服。未瘥，再服之。

瓜蒌根汤 治风温渴甚，并宜服之。

瓜蒌根七钱半　葛根一两　石膏二两　人参去芦　防风去芦　甘草各半两。炙

右为㕮咀。每服五钱，水一盏半，煎至一盏，去渣温服，不拘时候。

汉防己汤 治风温脉浮，身重汗出，并宜服之。

汉防己去皮，四两　白术去芦　黄耆去芦　甘草各二两。炙

右为㕮咀。每服五钱，入生姜四片，大枣一枚，水一盏半，煎至一中盏。去渣温服，不拘时候。仍坐被中，汗出如虫行。

老君神明散 白术去芦　附子各二两。炮，去皮　乌头四两，炮，去皮、脐　细辛去苗　桔梗各一两。去芦

右为㕮咀，缝绢囊盛带之。所居巷间，悉皆无病。若有疫疠者，用冷酒煎方寸匕服之，或用衣覆得汗，或得吐即瘥。若病三四日，每服五七钱，用水二盏煎熟，去渣，匀分作二服，不拘时候。

气中 方一十二道

陈临川论

陈临川云：若卒然急中，不省人事，当仔细审问病家。或因气不顺而中者，当作气中。治之其说虽不见于古书，考其至理，多由喜怒过伤。暴怒伤阴，暴喜伤阳。又云：怒则气逆，喜则气缓，怒极伤肝，喜极伤心，气血交乱，经络壅遏。盖人之气象，天地之风，郁抑而生疾。其中人也，卒其眩晕也。晕倒者，痰涎昏愦不省，所以圣人以风为百病之长。若中气者，亦牙关紧急，手足搐搦，四肢不举，渐渐不知，闷绝而倒。但口中无涎者，是其证也。是斋云：治法与中风不同，宜先与苏合香丸，或麝香煎、五积散，或木香匀气散、分心气饮、参苏饮、嘉禾散、乌药顺气散，皆有效。

水月子论

水月子云：血虚生风，气瘠之状，亦类中风，世人呼曰中气。所谓热则生风，盖大纲之论。其实疼痛瘫痪，纵掣挛痹之证，因于血虚气不流行者为多。间有起居不节，为贼风所中，亦必因虚而得。故治风以温药通气为先，通则痰气不停积，风亦自瘥。小续命汤，古今治风之良方也，但无通气药，不可独用。复以人参顺气散兼而治之，功效必矣。

医林方选[1]论

气厥，世言气中，谓不见其方书。然暴喜伤阳，暴怒伤阴，忧愁不喜，气多厥逆，往往多得此疾。便觉涎潮昏塞，牙关紧急。若作中风治

---

[1] 医林方选：似乎应该是个书名，但古今书目均未检到此书。此下引文，可见于宋代许叔微《普济本事方》卷1"拒风丹"条方后注。据其他古医籍，如《女科百问》《玉机启微》《杂病广要》等引用此段引文，亦均云引自《普济方》。故暂时不将"医林选方"作为书名。

之，误矣。服药若不对证，多杀人。如中风者，口眼㖞斜，四肢不收。○气厥者，牙关噤，涎多，此是气中也。每见其证，急服苏合香丸出《局方》四五丸，灌之便醒，然后随虚实寒热而调治。又不可吐。《经》云：无故而脉不至者，不治，自以调气则顺也，气复则生。如是不服药亦可。

《究原方》治法

《究原方》云：有人忽然不省人事，身体软弱，牙关不紧，涎不潮塞。请数医，皆言中风，投雄、朱、星、附之属，病者转昏仆。诊其脉皆濡，气闭隔塞，所以脉濡。处以《局方》木香流气饮煎熟，入麝香少许，二服即痊。

独香散 治气中，目不开，四肢不收，昏沉，并宜服之。

木香不拘多少

右为细末。每服二钱，用瓜蒌子煎汤调下，不拘时候。

人参顺气散亦名通气驱风汤

治男子妇人血气虚弱，风气攻注，肌体颤掉，肩背刺痛，手脚拳挛，口眼㖞斜，半身不随，头目眩晕，痰涎壅盛，语言蹇涩，行步艰辛，心松气短，客风所凑，四肢拘急，鼻塞头疼。○脾胃不和，心腹刺痛，胸膈不快，少力多困，精神不爽，不思饮食，呕逆恶心，霍乱吐利，及胎前产后，但是气虚百病，并宜服之。○宜常服，调荣卫，进饮食，去虚风，行滞气。

天台乌药五两　枳实麸炒，去穰　麻黄去节。各一两半　人参去芦，半两　桔梗去芦　白芷　川芎　甘草炙　陈皮去白　白术去芦。各二两半　干姜七钱半，炮

右为㕮咀。每服五钱，水一盏，生姜三片，枣一枚，同煎至八分，去渣，食前服。○伤胃，鼻塞头疼，入葱白、薄荷煎。○妇人血气，入当归煎。○一方，去白术、人参，加僵蚕炒去丝，各[1]半两、干姜半两，

---

[1] 各：此字疑衍。

入生姜、薄荷煎。○治风气不顺,手足偏枯,流注经络,并湿毒进袭,腿膝挛痹,筋骨疼痛,大有神效。若用治气,去薄荷,加枣煎,名乌药顺气散。此方于[1]《局方》乌药顺气散去僵蚕,加人参、白术,与《局方》人参顺气散又不同。

木香匀气散 治气滞不调,胸膈虚痞,宿冷不消,心腹刺痛,除胀满噎塞,止呕吐恶心。常服,调顺脾胃,美进饮食。

木香　丁香　檀香　白豆蔻各一两二钱　缩砂仁四两　藿香叶去土　甘草各八两。炙

右为细末。每服二钱,入盐末二分半,沸汤点服,不拘时候。

分心气饮 治男子、妇人一切气不和,或因忧愁思虑,或酒食过伤,或临食忧烦,或事不随意,以此不足之气留滞不散,停于胸膈,不能流畅,致使心胸痞闷,胁肋胀满,噎塞不通,噫气吞酸,呕哕恶心,头目昏眩,四肢倦怠,面色痿黄,口苦舌干,饮食减少,日渐羸瘦,或大肠虚秘,并皆疗之。常服,升降阴阳,温和脾胃,调顺三焦,进益饮食。

木香　大腹子　大腹皮　桔梗去芦　人参去芦　桑白皮剉,炒　草果　麦门冬去心　陈皮去白　厚朴姜制　白术去芦。各半两　丁香皮　香附子炒　紫苏　藿香各一两半　甘草一两,炙

右为㕮咀。每服五钱,水一盏,生姜五片,枣一枚,去核,入灯心十茎,同煎至七分,去渣温服,不拘时候。

嘉禾散 亦名谷神散

治中满下虚,五噎五膈,脾胃不和,胸膈痞闷,胁肋胀满,心腹刺痛,可进饮食。或多痰逆,口苦吞酸,胸满短气,肢体怠惰,面色痿黄,心腹虚痞,不思饮食。脏气虚寒,不宜峻补,因病气弱,食不复常,禀受怯弱,不能多食,并皆治之。常服,育神养气,和补脾胃,美进饮食。

---

[1]于:原作"与",据文义改。

半夏用汤洗七遍，生姜二钱半，切作片子，与半夏同捣烂，做饼子，炙黄　神曲各二钱半。炒　谷蘖炒　五味子　白豆蔻　桑白皮剉，炒　槟榔　青橘皮去白　丁香　石斛酒拌，微炒　杜仲去皮，用姜汁和酒涂，剉，炒去丝　沉香　木香　藿香　陈橘皮去白　随风子如无，拣小诃子代之　大腹子各七钱半　枇杷叶　薏苡仁　缩砂仁　人参去芦　白茯苓去皮。各一两　甘草一两半，炙　白术去芦，二两

右二十四味为㕮咀。每服五钱，水一盏，入生姜五片，枣三枚，同煎至七分，去渣温服，不拘时候。

参苏饮　治一切发热头疼，体痛，服之皆效，不必拘其所因。小儿、室女尤得其宜，用药至和而平故也。○痰气停滞，关节不利，手足軃曳，筋脉挛急，似乎中风，食已即吐，发热头痛，百节烦疼，状似伤寒，但连日进此药，以病退为期，不可预止。盖本方乃萃集二陈汤、茯苓半夏汤、枳实半夏汤。

人参去芦　白茯苓去皮　紫苏叶　半夏汤洗七次　干葛　前胡去芦。各七钱半　枳实麸炒，去穰　陈皮去白　桔梗去芦　甘草各半两。炒　《和剂方》有木香半两

右为㕮咀。每服五钱，水一盏半，生姜七片，枣一枚，煎至一盏。去渣，稍热服，不拘时候。

十二味正气散　治风中、气中。

人参去芦　陈橘皮去白　厚朴姜制　半夏汤洗七次　藿香叶　甘草炙　白茯苓去皮　石菖蒲　木香　薏苡仁　白术去芦　远志去。各半两

右为㕮咀。每服五钱，水一盏，生姜五片，枣一枚，同煎至八分，去渣温服，不拘时候。

回阳汤　治中气脉弱，形气虚羸，并宜服之。

川乌生用　附子生用。各半两　干姜炮，二钱　青皮去白　益智仁各一两

右为㕮咀。每服五钱，水一盏半，生姜七片，枣一枚，同煎至一盏，去渣温服，不拘时候。○或加木香少许同煎，尤妙。

顺元散　治气中，脉弱痰厥，服之顺一切气。兼治风湿，手足缓

弱，及治脾冷停痰作痛。

天南星炮，一两　川乌炮，去皮、脐　附子炮，去皮、脐。各半两　木香二钱半

右为㕮咀。每服五钱，水一盏半，生姜十片，煎至一盏。去渣，稍温服，不拘时候。

八正顺气散　凡中气者服之，最得其宜。中风亦当宜服顺气散。

白术去芦　白茯苓去皮　青皮去白　香白芷　陈皮去白　天台乌药　人参去芦。各一两　甘草半两，炙

右为细末。每服五钱，水一大盏，煎至七分，温服，不拘时候。仍可用酒化苏合香丸兼服，或不能饮酒，宜用人参汤化下，或白汤嚼下亦可。

川芎散　治中风、中气，并宜先服之。

川芎　枳壳麸炒，去穰　人参去芦。各二钱半　香附子炒　沉香各二钱　木香一两

右为细末。每服三钱，用沸汤入盐点服之，不拘时候。

四磨饮子　温中下气。

沉香　乌药　木香　枳壳麸炒，去穰

右件各等分，为细末。每服二钱，白汤调下，不拘时候。剉碎水煎亦可。

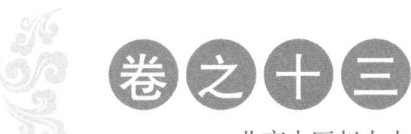

卷之十三

北京太医赵大中编修　覃怀儒医赵子中传习

大元国特赐皇极道院虚白处士赵素才卿补阙[1]

风成寒热方二道（脱）

《素问·脉要精微论》引证（脱）

《素问·生气通天论》引证（脱）

《宣明论》（脱）

解风散（脱）

人参败毒散[2]（脱）

……

桔梗去芦　枳壳各等分。麸炒，去穰

右为咬咀。每服五钱，水一盏，生姜五片，薄荷少许，同煎至七分，去渣温服，不拘时候。寒多则热服，热多则温服。○伤湿，加白术。○脚痛，加天麻。○脚气下注，焮热赤肿，加大黄煎，并二服，立效。

初虞世究得其方，知出《道藏》，乃叙云："自非异人出，志与神会，则莫之敢为，良可叹！或烟瘴之地，或疫疠时行，或人多风、多痰、多气，或处卑湿，脚气，此药不可阙也。世俗人不师，故常作新奇，蔽于俗学，故备论之。"

---

[1]补阙：此下原脱三论、二方，凡一叶阙文。今据目录补出标题。

[2]人参败毒散：据《和剂局方》卷2，此方由柴胡、甘草、人参、芎䓖、茯苓、桔梗、枳壳、前胡、羌活、独活十味，各等分组成。

风成寒中 方一道

刘守真论

刘守真云：风气与阳明入胃，循脉而上至目眦，液所生为泪也，当归汤主之。

当归汤 治风邪所伤，寒中目，泪自出，肌瘦，汗出不止，并宜服之。

当归_{去芦} 人参_{去芦} 官桂_{各三钱} 干姜_炮 白术_{去芦} 白芍药 甘草_炙 白茯苓_{去皮} 川芎 细辛_{去苗。各半两} 陈皮_{去白，一两}

右为㕮咀。每服五钱，水一盏半，生姜五片，枣二枚，煎至一盏。去渣，热并三服，不拘时候。

风成热中 方一道

刘守真论

刘守真云：风气与阳明入胃，循脉而上目眦，肥人气不外泄，为热中，青龙散主之。

青龙散 治风气，邪传入，腹内疼结而目黄，风气不得泄，为热中，烦渴引饮，并宜服之。

生地黄_{一两} 仙灵脾 何首乌_{去黑皮，米泔浸一宿，竹刀子切，焙} 防风_{去芦。各二钱半} 荆芥穗_{半两}

右为细末。每服二钱，食后沸汤点调下，日进三服。

中风发热 方九道

通真子论

通真子云：风热病，宜针不宜灸。

论一首

论曰：风之中人发热者，谓腠理闭，则热而闷。若人肥则风不能外泄，为热中而目黄。一曰：其状使人恶风寒战，目欲脱，涕唾出。七八日，微有青黄脓涕口鼻出为善也。不出则伤肺，变咳嗽而唾脓血。

大防风汤 治中风，发热无汗，肢节烦疼，心腹痞闷，大小便不利，并皆疗之。

防风去芦　当归去芦　麻黄去节　白术去芦　甘草炙。各三两　黄芩一两半　赤茯苓去皮　熟地黄　附子炮，去皮、脐　山茱萸各一两　○一方，加天门冬一两

右为咬咀。每服五钱，水二盏，生姜四片，枣二枚，同煎至一盏半。去渣，食后温服。若大小便不利，加大黄、人参各七钱。

积热汤 治中风积热，烦燥发渴，并宜服之。

地骨皮　葳蕤　丹参去芦　黄耆去芦　麦门冬去心　泽泻各三两　白砂蜜八两　地黄汁二升　生姜汁五合

右为咬咀。每服五钱，水一盏半，煎至一盏。去渣，却入地黄汁、生姜汁、白砂蜜各半两，再煎一二沸。温服，不拘时候，日进二服。

大豆饮子 治中风热毒，心中烦躁，神志恍惚不宁，并宜服之。

大豆半升　防风去芦，一两　羌活去芦　甘草炙。各半两

右为咬咀。每服五钱，水二盏，生姜五片，同煎至一盏半。去渣，食后温服。

荆沥饮子 治中风发热，神志恍惚，并宜服之。

荆沥　竹沥各半升　生姜汁三合

右三味相和得所，每日服一二盏，不拘时候，接续服之，平复即止。

孟诜疗风热方　右取竹沥和食饮，服之效。

百花汤　治男子妇人肠胃风热，五脏结燥，筋脉挛急，口眼㖞斜，一切风疾，并宜服之。

白砂蜜一两

右一味每日空心食之，久服神效。○此一方系太原台判刘君璋先生处亲传。梅花蜜为上，白砂蜜又其次也。

骨蒸汤　治中风发热，及治妇人骨蒸之疾，并宜服之。出《起死神效方》。

髑髅[1]骨如梳大，醋炙黄色

右为细末。用水五升，煎至二升，分作四服，不拘时候。

治风热单方[2]　孟诜云：牛乳寒，患热风人并宜服之。

洗风汤　治中风发热，并宜用之。

大戟　苦参各等分

右为㕮咀。用醋浆水一斗，煮至七升，适其寒温，于避风处淋洗病人身体，每日五七次。小儿有疾，亦可用。

心脏风热方四道

论一首

论曰：夫心属火，主于血，血实则生热。风邪搏于阳经，伤于血脉，荣气不行，心脏壅滞，邪热之气稽留不散，则令心胸烦乱，语错多惊，故名心脏风热也。

升麻散　治心脏风热，心烦舌涩，口干语错，并宜服之。

---

[1] 髑髅：髑（dú）髅，指干枯无肉的死人头骨或全副骨骼。
[2] 治风热单方：原脱，据目录补。

升麻　　葛根　　龙胆　　甘草炙　　防风去芦　　羌活去芦　　犀角屑各半两　　石膏一两　　麦门冬去心　　玄参去芦　　黄芩各七钱半

右为咬咀。每服五钱，水一中盏，入生姜五片，竹叶二七片，同煎至七分。去渣，食后温服。

牛黄散　　治心脏风热，口干舌涩，心神烦闷，并宜服之。

牛黄另研　　犀角屑　　川升麻　　铅霜各半两，研　　玄明粉研　　甘草各七钱半。生用

右为细末，同研令匀。每服二钱，食后，煎麦门冬汤调下。

犀角散　　治心脏久积风热，脏腑壅滞，口干舌缩，神思不安。

犀角屑　　朱砂水飞　　天竺黄研　　羚羊角屑　　防风去芦　　细辛去苗　　茯神去木　　川大黄　　羌活去芦　　麦门冬去心　　赤芍药　　栀子仁　　黄芩　　甘草炙　　僵蚕各半两。炒　　麝香另研　　龙脑各二钱半。另研　　槟榔一两

右为细末，同研令匀。每服二钱，煎竹叶汤调下，不拘时候。

牛黄丸　　治心脏风热，胸中烦满，神思不安，并宜服之。

牛黄另研　　甘草各二钱半。炙　　远志去心　　朱砂水飞　　麦门冬去心。各七钱半　　地骨皮　　白附子炮　　黄芩　　犀角屑各半两　　天竺黄一两，另研　　龙脑一钱，另研

右为细末，同研令匀，炼蜜和捣三二百下，丸如梧桐子大。每服十丸，荆芥汤化下，细嚼亦可，不拘时候。

风热方九道

论一首

论曰：夫风热者，由人肌体虚弱，则腠理开疏，风邪之气先中于皮毛，次入于手太阴之经。太阴者，肺也，为五脏之华盖，外合皮毛，居其膈上，与心脏相近。上焦风气壅滞，故令心肺烦热也。

羚羊角散　　治风热头痛，肢节烦疼，项背拘急，并宜服之。

羚羊角屑　枳壳麸炒,去穰　独活去芦　防风去芦　黄芩　细辛去苗　赤芍药　甘草炙　人参去芦。各一两　麻黄去节,二两　石膏三两

　　右为㕮咀。每服五钱，水一中盏，煎至七分。去渣温服，不拘时候。

麦门冬散　治风热攻于肝心，语涩烦躁，四肢拘急，并宜服之。

　　麦门冬去心　茯神去木。各二两　甘草炙　木通去皮,剉　川升麻　防风去芦。各一两半　酸枣仁　人参去芦　独活去芦　犀角屑各一两　朴硝三两

　　右为㕮咀。每服五钱，水一大盏，煎至七分。去渣，入荆芥半钱，煎一两沸，不拘时候温服。忌炙煿、热面之物。

牛黄散　治风热，心神烦闷，卧则多惊，口舌干燥，头目不利，并宜服之。

　　牛黄另研　甘草各二钱半。炙　栀子仁　川升麻　茯神去木　天竺黄研　人参去芦　天麻　白鲜皮　犀角屑各七钱半　龙齿半两,研

　　右为细末。同研令匀，每服二钱，煎竹叶汤调下，不拘时候。

仙术芎散　治诸风热壅盛，头目不清，并宜服之。

　　苍术　川芎　连翘　黄芩　山栀子　甘菊花　防风去芦　大黄煨　当归去芦　赤芍药　藿香叶　桔梗去芦。各半两　荆芥穗　薄荷叶　缩砂仁各三钱半　甘草炙　滑石各三两　石膏二两

　　右为㕮咀。每服五钱，水二盏，煎至一盏半。去渣，食后温服，日进二服。此药常服，聪耳明目，逐饮化痰。

神芎散　治风热上攻头目，鼻塞清涕，牙齿动摇，并宜服之。

　　川芎　郁金各二钱　荆芥穗　薄荷叶各二钱半　○旧方有红豆二钱半。

　　右为细末，入盆硝末三钱，同研匀。每用一字嗜于鼻内，日用五七次，甚妙。

旋覆花汤　治风热则生赤痱子，脑昏目疼，鼻塞声重，面上游风，状如虫行，并宜服之。

　　旋覆　人参去芦　赤茯苓去皮　黄芩　柴胡去芦　枳实麸炒　赤芍药　甘草各二两。炙

　　右为㕮咀。每服五钱，水一大盏，入生姜五片，同煎至七分。去

渣，食后服，日进三服。忌猪肉湿面之物。

搜风丸 治风热上攻头目，耳鸣鼻塞，头痛目眩，烦热上壅，胸膈不利，心腹痞闷，呕吐痰涎，大小便结滞，并宜服之。

人参 去芦　赤茯苓 去皮　天南星 姜制　半夏 汤洗七次　干生姜　寒水石　白矾 各一两。生　滑石 四两　薄荷叶 七钱　黄芩 一两半　藿香叶 二钱　黑牵牛 三两，炒　大黄　蛤粉 各二两

右为细末，滴水为丸如小豆大。每服五七十丸，食后生姜汤送下，日进二服。此药常服，清利头目，宣通气血，除湿润燥，消痰化饮，宽利胸膈，孕妇不宜服。

圣饼子 治风热不散，并宜服之。

川乌 炮，去皮、脐　防风 去芦　桔梗 去芦　苍术　荆芥穗　细辛 去苗　川芎　甘草 各等分。炙

右为细末，炼蜜为丸如弹子大。每服一丸，食后细嚼，温酒送下，日进二服。〇一方，加草乌头、赤芍药、茴香三味。

四生丸 治一切积热上攻，头目胸膈不利，肠胃燥涩。

大黄 煨　黑牵牛　皂角 去皮、子。各二两　朴硝[1]

右为细末，滴水和丸如梧桐子大。每服四五十丸，温水送下，临时用意加减服之，以微利为度。

热毒风 方一十六道

论一首

论曰：夫热毒风者，皆由脏腑风虚，外邪所中，心肺壅热，风气在于胸心。或因服热药，或饮酒过度，即头面肿热，心神烦躁，眼目昏花，或时语涩，痰涎壅滞，皮肤壮热，面赤口干，肢节不利，是其

---

[1] 朴硝：原书未出剂量。其他古医籍未能查到此方，无可补，存疑。

候也。

羚羊角散 治热毒风攻，头面赤肿，心膈烦热，肢节疼痛，并宜服之。

羚羊角屑七钱半　羌活去芦　芎䓖　葳蕤各半两　黄芩　白鲜皮　川大黄　枳壳麸炒，去穰　牛蒡子炒　甘草各一两。炙　防风去芦，半两

右为㕮咀。每服五钱，用水一中盏，煎至七分。去渣温服，不拘时候，忌炙煿、湿面之物。

前胡散 治热毒风攻，头面壅热，口干心烦，不欲饮食。

前胡去芦　黄芩　栀子仁　防风去芦　甘菊花　沙参去芦　甘草各半两。炙　麦门冬去心　枳壳麸炒，去穰　羚羊角屑各二两　石膏二两

右为㕮咀。每服五钱，用水一中盏，煎至七分。去渣温服，不拘时候。

犀角散 治热毒风攻，心腹烦闷，并宜服之。

犀角屑　石膏　白鲜皮　黄芩　玄参去芦　葳蕤　葛根　麦门冬去心　甘草各一两。炙

右为㕮咀。每服五钱，水一中盏，煎至七分。去渣，入竹沥半合，更煎一两沸。温服，不拘时候。

牛蒡子散 治热毒风攻，头面烦热，大便不利，并宜服之。

牛蒡子三两　郁李仁二两　槟榔　川大黄煨　青皮去白　羚羊角屑各一两

右为细末。每服二钱，温水调下，不拘时候，以利为度。

防风通圣散 治一切风热毒攻注壅上，并宜服之。孕妇不宜服。

防风去芦　川芎　当归去芦　赤芍药　大黄　薄荷　麻黄去节　连翘　芒硝各半两　滑石三两　石膏　黄芩　桔梗去芦　荆芥穗　山栀子　白术去芦。各一两　甘草二两，炙　○崔宣武方，有缩砂仁，无芒硝。

右为㕮咀。每服五钱，水一中盏，生姜五片，煎至七分。去渣温服，不拘时候。病甚者，服七钱，或得利更妙。后却如常服，用意加减。或无生姜亦得。或常服难为煎药，即为细末，温水调下二三钱。或

兼涎嗽，加半夏半两生切作片子，不可无生姜煎，亦不可为细末调服。凡小儿服，大人药一服分作三服。

贾同知[1]**通圣散** 治一切诸风热毒，并宜服之。

防风去芦　赤芍药　山栀子　白术去芦。各二钱半　荆芥穗三钱　甘草炙　滑石各三两　石膏　薄荷　黄芩　桔梗去芦。各一两　川芎　当归去芦　大黄　麻黄去节　连翘　芒硝各半两　〇加缩砂仁半两

右为叹咀。每服五钱，水一中盏，生姜五片，煎至六分。去渣温服，不拘时候，日进三服。

崔宣武[2]**通圣散** 治一切诸风热毒，并宜服之。

防风去芦　赤芍药　荆芥穗　当归去芦　山栀子　白术去芦。各二钱半　川芎　大黄煨　薄荷叶　麻黄去节　连翘　黄芩　桔梗去芦　缩砂仁各半两　甘草炙　石膏各一两　滑石三两　〇《直格》方有芒硝，无缩砂仁。

右为叹咀。每服五钱，水一中盏，生姜五片，煎至七分。去渣温服，不拘时候，日进一服。

刘庭瑞[3]**通圣散** 方中有缩砂，无芒硝，与此方同。缘其人亦师于河间刘守真先生，相从二年，始受此方。庭瑞准其法而用之，各随证候，临时用意加减，百用百中，无一疑者，因标姓名以显其治法之效验云。

川芎石膏汤 治一切风热上攻，头目昏眩，或痛或闷，或风痰喘嗽，或目疾时发，或生翳膜，或鼻塞口疮，烦躁多渴，或便溺淋闷，或疮癣瘙痒，并宜服之。

川芎　山栀子　荆芥穗　当归去芦　赤芍药　大黄煨　菊花　人参去芦　白术去芦。各半两　甘草三两，炙　缩砂仁二钱半　桔梗去芦　黄芩

---

[1] 贾同知：金代或金以前医家。生平履历不详。金代刘完素《宣明论方》中引有贾同知方子及方论。

[2] 崔宣武：金代或金以前医家。生平履历不详。金代刘完素《宣明论方》中引有崔宣武7个方子。

[3] 刘庭瑞：金代或金以前医家。生平履历不详。金代刘完素《宣明论方》中引有刘庭瑞4个方子。

寒水石各二两　滑石四两　石膏　防风去芦　薄荷叶　连翘各一两

右为㕮咀。每服五钱，水一盏，煎至七分。去渣，食后温服，日进二服。忌姜、醋、发热诸物。或为细末，温水调下二三钱亦得。

石膏汤　主除逐风毒时气，感冒伤人，并宜服之。

石膏三两　麻黄去节，三两　杏仁四十枚，麸炒，去皮、尖　甘草一两，炙　鸡子二枚

右为㕮咀。每服五钱，水二盏，用鸡子一枚打破，取汁同煎至一盏半，去渣温服。汗未出者，热汤投之。

木香万安丸　治一切风热怫郁，气血壅滞，头目昏眩，鼻塞耳鸣，筋脉拘倦，肢体烦疼，咽嗌不利，胸膈痞塞，腹胁痛闷，肠胃燥涩，淋闷不通，腰脚重痛，疝瘕气结，痎癖坚积，酒积食积，心腹满痛，或有时作发，或风热走注，疼痛暗风，痫病，并湿热腹胀水肿，并宜服之。

木香　拣桂　甘遂面裹煨。各二钱半　大戟浆水煮，去皮，半两　大黄煨　陈皮去白　槟榔　半夏汤洗七次　蜜各一两　牵牛炒　皂角各二两。不蛀好者，洗净，用水三盏煮三二沸，碎揉，绞取汁熬成膏，下蜜煮一二沸

右为细末，用皂角膏子丸如小豆大。每服十丸十五丸，生姜汤送下，日进三服。或取积及痫病，并水肿腹胀，初服十丸，每服加十丸，快利为度，后却常服。久积，或病甚未愈者，五七日更加取利，用意加减，病去为度。小儿服丸如麻子大。

红雪　治热毒风壅，心神烦躁，头疼目赤，并宜服之。

川朴硝　川升麻　桑白皮剉　羚羊角屑　犀角屑　朱砂水飞。各二两　诃黎勒三十个　槟榔二十枚　栀子仁三十枚　苏木六两

右件药细剉，用水一斗半浸三宿，煎取五升。去渣，下朴硝又煎，用柳木篦搅，勿住手。候稍稠，即住火，入朱砂更搅令匀，入于新瓷盆内，候冷，即成红雪。每服一枣大，噙化咽津，或为末，用温水调下一钱。

摩顶膏　治热毒风攻脑，发落，头目昏闷，白屑甚者，并宜用之。

乏铁[1]八两　黑铅四两　盆硝三两　诃黎勒皮　零陵香　连子草[2]　防风去芦　附子炮，去皮、脐。各一两

右为㕮咀，用绵包，以清油二斤于通油瓷瓶中浸，密封七日后。取摩顶上及涂头，甚妙。

摩顶膏　治热毒风攻头目，及脑中掣痛不可忍者，并宜用之。

牛蒡根汁一升

右入无灰酒半升，盐半匙，以慢火熬令成膏，用之摩顶。风毒气散，痛即自止。亦治时行头痛，甚效。

零陵香油方　治头面热风，头黄发拳，头疮目赤，悉皆治之。

零陵香　藿香　甘松香净　白檀香　马牙硝各半两　没石子五枚　乏铁一两　诃梨勒七枚　干椹子一两　莲子草二钱半　生清油二斤

右为㕮咀，用绵包，瓷瓶内清油浸。密封七日后，取用摩顶，甚效。

摩顶油方　治脑中，热风上攻，眼内生障翳，兼镇心，定魂魄。

生清油二斤　乏铁半两　硝石　寒水石　马牙硝　曾青各一两

右为细末，用绵包，入油中浸七日。可用少许于顶上及掌中摩之，并搽鼻中，甚妙。

风秘方二十一道

严子礼论

严子礼云：《素问》曰，大肠者，传导之官，变化出焉。平居之人，五脏之气，贵乎平顺。阴阳二气，贵乎不偏。然后津液流通，肠胃益

---

[1] 乏铁：此方原见于《太平圣惠方》卷21，"乏铁"原名"乏铧铁"。铧就是犁田铧，熟铁打成。据《天工开物》，"若已成废器未锈烂者，名曰劳铁"。据此"乏铧铁"，应该就是残坏的熟铁器。

[2] 连子草：当作"莲子草"。据《本草纲目》卷16，为"鳢肠"之别名，亦即旱莲草。

润，则传送如经矣。摄养乖理，三焦气涩，运掉不行，于是乎壅结于肠胃之间，遂成五秘之患。夫五秘者，风秘、气秘、湿秘、寒秘、热秘是也。更有发汗利小便，及妇人新产亡血，去耗精液，往往皆令人秘结。燥则润之，涩则滑之，秘则通之，寒则温利之，此一定之法也。

论一首

论曰：夫大便风秘，涩不通者，是五脏气不调，有阴阳偏，有虚有实，三焦不秘，冷热并结也。胃为水谷之海，化谷精之气，流行荣卫，化其糟粕，传行大肠出焉。五脏三焦既不调和，冷热壅涩，结在肠胃。其肠胃本实，而又冷热之气相并，津液枯燥，结于大肠，胃中干涩，气秘，故大便不通也。

陈临川治法

陈临川云：夫大便秘结不通者，有风、有气、有热，又有脾约等证。若因风邪热滞，壅遏肠胃，津液干燥，故闭涩不通者，可与麻仁丸。甚者，与皂角煎丸，得大肠过，住服，年高者不宜多服。若气秘不通者，与三和散。若热而秘者，与七宣丸。甚者，小三黄丸。若大便硬，小便数，其脾为约，宜与脾约、麻仁丸。若老人风秘及产后去血过多，肠胃燥涩，便闭不通，宜以四物汤加去白青皮煎服。老人风秘、冷秘者，与半硫丸。

润肠散 治大便秘涩，连日不通，并宜服之。

麻子仁 一盏半，用水浸滤，去皮，细研，取浓汁　荆芥穗 一两，捣末　芝麻 半盏水浸去皮，微炒，细研，取浓汁　桃仁 一两，麸炒，研烂

右件煎数沸，入盐少许，如煎茶，不得煎过。食前恣意饮之，以利为度。

宽气汤 利三焦，顺脏腑，治大便多秘涩，并宜服之。

香附子 六两，净，焙干　缩砂仁 一两　乌药 二两　甘草 一两二钱半，炙

右为细末。每服二钱，浓煎橘皮汤调下，不拘时候。

郁李仁饮子　治腰脚气，大小便秘涩，并宜服之。

郁李仁二两，汤浸，去皮，另研　薏苡仁四合，另研

右为细末，相和令匀。每服三钱，空心米饮调下，大有神效。

宽肠散　治大便秘结，并宜服之。

青皮去白　威灵仙各二两　大黄煨　大戟去皮，剉。各一两　牛蒡子四两，炒

右为细末。每服一钱，蜜酒调下。如人实壮，每服三钱，空心服之。

枳壳散　治肺脏风热上壅，鼻塞口干，大便秘涩，并宜服之。

枳壳麸炒，去穰　川大黄煨　朴硝各一两　郁李仁一两半　牛蒡子半两　芎䓖五钱

右为细末。每服一大钱，空心蜜水调下。忌一切热毒之物。

腻粉散　治大肠风秘，并宜服之。

腻粉半钱　黑牵牛末　大黄各二钱。煨　甘遂一钱，面裹，烧熟去面

右为细末。每服二钱，空心，浓煎米饮调下，日进二服。

蜣螂散　治大小便秘，经月欲死，并宜服之。

推车客蜣螂是也　土狗蝼蛄是也，各七枚　如男子病，推车客用头，土狗用身；如女人病，推车客用身，土狗用头。

右件新瓦上焙干，为末。只一服，用虎目树皮向南者浓煎汁调服，经验如神。

香壳散　治大肠风秘，并宜服之。

枳壳麸炒，去穰　防风去芦　甘草各一两。炙

右为细末。每服三钱，空心沸汤点服，日进二服。

枳壳丸　治肠胃气壅，风盛，大便秘实，并宜服之。

皂角一钱　枳壳麸炒，去穰　大黄煨　羌活去芦　木香　陈皮去白　桑白皮剉炒　白芷各二两

右为细末，炼蜜和丸如梧桐子大。每服七十丸，空心米饮姜汤送下。

麻子仁丸　治趺阳脉浮而涩，浮则胃气强，涩则小便数，浮涩相搏，大便则坚，其脾为约。脾约者，其人大便坚，小便利，而不渴也。

麻子仁_{二升}　杏仁_{麸炒，去皮，一升}　大黄_煨　厚朴_{姜制。各二两}　枳实_{麸炒，去穰}　赤芍药_{各半两}　〇《肘后》《外台》无杏仁。

右为细末，炼蜜和丸如梧桐子大。每服十五丸，渐加至二十丸，空心温汤送下，日进三服。

橘杏丸　治风秘结，经络虚寒。此药养胃润肺。

橘皮_{去白}　杏仁_{麸炒，去皮、尖。各一两}

右为细末，炼蜜和丸如梧桐子大。每服四十丸，加至五十丸，空心米饮送下，日进二服。〇一方，用橘皮_{二两半}、杏仁_{一两}、大黄_{一两，去粗皮，酒浸，用湿纸包火煨熟}、牵牛_{一两为末}。修合如前法。

川芎丸　治大肠风秘，并宜服之。

川芎_{一两}　甘草_炙　麻子仁_{各半两}

右为细末，炼蜜和丸如梧桐子大。每服四十丸，加至五十丸，空心米饮送下，日进二服。

宽肠丸　治大便结燥，并宜服之。

大黄_{三两}　厚朴_{姜制}　枳壳_{麸炒，去穰}　白芍药_{各半两}　杏仁_{麸炒，去皮、尖}　麻仁_{各一两半}

右为细末，炼蜜和丸如梧桐子大。每服五十丸，加至七十丸，空心温水送下。〇或用大黄、荜拨为末，生蜜为丸。腹痛，加当归，日服杏子汤三五盏。若妇人血结疼痛，亦可用之。

神仙化痰丸　亦治风秘，甚妙。

天南星　半夏_{各四两。同天南星，用生姜、皂角各四两，水五升同煮，水尽去姜及皂角不用}　陈皮_{去白，二两}　丁香_{一两}

右为细末，水煮面糊为丸如梧桐子大。每服三十丸，食后用生姜汤送下。

《三因方》神功丸　治气壅风盛，大便秘涩，后重疼痛，烦闷。此药当量虚实加减。

大黄麸炒　诃子皮各四两　人参去芦　麻仁各二两

右为细末，炼蜜和丸如梧桐子大。每服二十丸，温汤、温酒送下，食后临卧，日进三服。

神功丸　治三焦不和，心腹痞闷，六腑风热，大便不通，津液内涸，大肠干涩，里急后重，或下鲜血，涕唾稠黏，风气下注，腰疼脚肿，脐下胀满，溺赤如金，并宜服之。

大腹子　诃子肉各二两　人参去芦，半两　麻子五两

右为细末，炼蜜和丸如梧桐子大。每服五十丸，用温水送下，以利为度。产后便秘，每服二三十丸，食前温米汤送下。

南木香丸　治大便秘结，并宜服之。

南木香不见火　槟榔　麻仁　枳壳

右各等分。先将枳壳去穰，每个切作四片，用不蛀皂角三寸，生姜五片，巴豆三粒，略槌碎，不去壳，用水一盏，将枳壳同煮沸。滤去生姜、巴豆、皂角不用，只将枳壳细剉，焙干为末。入木香、槟榔、麻仁同为末，炼蜜和丸如梧桐子大。每服三四十丸，温蜜水送下，不拘时候。

威灵仙丸　治大肠风热，结涩不通，并宜服之。

威灵仙　大黄煨　牵牛各二两　独活去芦　芎藭　槟榔各一两

右为细末，炼蜜和丸如梧桐子大。每服十五丸，食前温水送下。

三仁丸　治大肠有热，里急后重，秘涩痛闷，并宜服之。

松子仁　柏子仁　麻子仁各一两

右三味研烂，炼蜜为丸如梧桐子大。每服二十丸，煎杏仁汤，食前送下。

淮南五柔丸　治秘涩及虚损不足，饮食不进，三焦不和，服之和荣卫，利脏腑，进饮食。

大黄剉，一两，纸裹煨　前胡去芦，二两　半夏汤洗七次　苁蓉　赤芍药　茯苓去皮　当归去芦　苦葶苈　细辛去苗。各一两

右为细末，炼蜜和捣千余下，为丸如梧桐子大。每服三十丸，食后

生姜汤送下，日进二服。

崔氏云：令人喜食，消谷益气。有忧虑，可食者，加松实半两，菴䕡半两。服之未效，再加丸数服之。有热者，加黄芩一两。

通秘散 治风秘，大便涩，并宜服之。

白芷不以多少，焙干

右为细末。每服二钱，入蜜少许，温米饮调下，食前连进二服即通。

老人风秘方二十一道

葱白散 治老人大便不通，并宜服之。

葱白一茎　阿胶一片

右将葱白用水煎，候葱熟不用，入阿胶熬，溶开温服。

滋肠五仁丸 治老人及气血不足，大肠闭滞，传导艰难，并宜服之。

桃仁　杏仁各一两，二味麸炒，去皮、尖　柏子仁半两　松子仁三钱半　郁李仁去皮，三钱　陈橘皮去白，四两，另为末

右件将五仁另研为膏，将橘皮末同研匀，炼蜜为丸如梧桐子大。每服三十丸至五十丸，米饮送下，食前，觑虚实加减服之。

三味威灵仙丸 治老人肠胃虚弱，津液不能内润，气涩不能运掉，大便秘结，不问风冷、气秘，皆可服之。

威灵仙　黄耆各一两　枳实麸炒，去穰，半两

右为细末，炼蜜和丸如梧桐子大。每服七十丸，空心食前米饮送下。严子礼云：但年高之人，以致秘结者，非少壮比，多服大黄，恐伤真气，此药威灵仙丸最佳。内用威灵仙，取其主诸风，宣通五脏，去腹内冷气、滞气。内用黄耆，取其补气，使气充以运掉。蜜炙，取其滑润之义。内用枳实，取其下气宽肠等。用三品，专而不杂，老人应诸秘结，大相宜也。

脾约丸 治老人津液少，大便涩，及脚弱有风，大便结燥，并宜服之。

大黄二两，煨　厚朴姜制　枳壳麸炒，去穰　白芍药各半两　麻子仁一两半　杏仁麸炒，去皮、尖，七钱半

右为细末，炼蜜和捣千下，丸如梧桐子大。每服三十丸，温水送下，不拘时候。若未利，加十丸至五十丸。利后宜用温粥补之。

麻仁丸　顺三焦，和五脏，润肠胃，除风气，治冷热壅结，津液耗少，大便秘难，或闭塞不通。若年高气弱，有风，大便秘涩，尤宜服之。

麻仁研　大黄半生半蒸　郁李仁研。各四两　白槟榔半生半煨　木香　羌活去芦。各一两　桂心　菟丝子酒浸　山茱萸　山芋　枳壳麸炒，去穰　车前子　防风去芦。各一两半

右为细末，炼蜜和丸如梧桐子大。每服三十丸至五十丸，温水送下，临卧服之。

半硫丸　治年高风秘、冷秘，心腹一切痃癖冷气，服之暖元脏，止泄泻，进饮食。

半夏捣为末　硫黄各等分。研

右件同研令匀，用生姜汁同熬，炊饼末搅匀，捣二三百下，丸如梧桐子大。每服三十丸，空心温酒，或生姜汤送下。

皂角丸　治大肠有风，大便秘结，尊年之人，并宜服之。

皂角酥炙，去皮、弦、子　枳壳各等分。麸炒，去穰

右为细末，炼蜜为丸如梧桐子大。每服四十丸，米饮送下，空心食前服。

治老人风秘方[1]　治风秘，攒宫有一老人患八九日不通，有一人授此方，只一服，便见效。

右用不蛀皂角当中取一寸，去黑皮，用沸汤半盏泡。上用盏子盖定，候，通口，服之。先办温粥，通后即食。

蜜煎导法　治老弱之人，大便秘涩，燥粪结聚，今人用此蜜导之

---

[1] 治老人风秘方：原脱，据目录补。

法，极有速效。若或宣泄不通，切忌更行攻击。攻击不止，恐烂脏腑，转肠必死，更宜慎之。

蜜二两

右用文武火熬如硬饧，捏成锭子，长不过半指，用油润之，纳谷道中。○若加盐者，号盐导煎。○又用无灰酒半升，盐三钱，炼成如上法。○若加皂角末者，号霹雳煎。○《千金方》用蜜和胡燕屎纳谷道中，即通。

葱白煎[1]　一方用葱白约三四寸，蘸油任用，号葱白煎。

治风秘五单方[2]　《千金方》治大便秘塞不通，神效。

猪羊胆汁，用筒灌三合许，令深入谷道中，即出矣。出不尽，须臾更灌。○一方，加冬葵子汁和之，亦妙。

《活人书》用大猪胆汁和醋少许，灌入谷道中。如一顿饭时，即通。

又方　用猪肪脂三合，用椒豉汤五合相和灌之佳。临时易可用之。

西方人用羊屎胞盛满马乳，用竹筒子扎安谷道中，一握而透。

玄明粉方　退膈上虚热，并三脏缩滞癥结。如老幼不堪用药，宜服之久，而大便自然如常通利。玄明粉修制法度在本草中。

右用玄明粉二钱半，或至半两，酌量加减，用桃花汤下，或用葱汤亦可。

调气散　治老人大小便不通。

生姜半两　葱一茎，和根并泥　盐一捻　豆豉三十粒

右四味捣烂，安脐中，良久即通。

老人不溲方一十一道

利气散　治老人小便秘涩不通。

---

[1] 葱白煎：原脱，据目录补。
[2] 治风秘五单方：原脱，据目录补。

绵黄耆剉　陈皮去白　甘草炙，各半两

右为呚咀。每服五钱，水二盏，煎至一盏，空心去渣温服，自然通。

治老人虚弱小便不通　右琥珀研如粉，每服一钱，人参汤调下，即止。

琥珀丸　治老人小便不通。

右琥珀研如粉，不拘多少，蜜和为丸如梧桐子大。每服十丸，煎赤茯苓汤送下。甚者加丸数，立通。如小便纯血，只为末，服二钱，煎灯草汤调下，不过三服。

治老人小便不通方　茴香二钱　活白颈地龙一条

右将茴香、地龙一同捣极烂，贴脐中即愈。

三单方[1]　一方　右用大黄、当归、马兰花各等分，烧灰，蜜丸如弹子大。每服一丸，细嚼，温酒送下。

一方　右用大黄、五灵脂各等分，为细末，用枣肉为丸如梧桐子大。每服二十丸，加至三十丸，稀饧送下。

一方　右用极肥肉煮熟，锅上面浮油撇取一二盏，服之。脏腑立通，大有神效。

槟榔散　治肠胃有湿，大便秘涩，并宜服之。

槟榔不拘多少

右为细末。每服二钱，用蜜汤点服，不拘时候。

轻粉散　治大小便秘。

右用大枣十枚，却用真轻粉一匣，每一枚入粉少许合住，用盏子盛，纸覆之，汤甑上蒸熟，细嚼，白汤下。虚者不宜服。

矾石散　治小便不通，脐腹急胀。

白矾不以多少，研令细

右用水和面条作圈子，围脐眼高一寸许，内安矾末，以冷水逐旋滴

---

[1] 三单方：原脱，据目录补。

矾末上，令湿透，更用水滴，觉内冷透，即小便通。

圣饼子 治小便不通。

黄连末　巴豆各半两。去皮、心、膜，不去油

右件同捣为膏，捻作饼子大小，厚薄如钱。先用葱汁拌盐滴在脐内，次用饼子盖之。上用大艾炷于饼上灸二七壮，再换饼子重灸，以利为度。

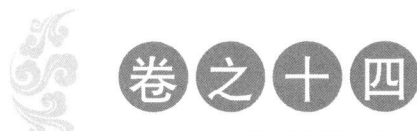

北京太医赵大中编修　覃怀儒医赵子中传习
大元国特赐皇极道院虚白处士赵素才卿补阙

风中涎潮方二十三道

论一首

论曰：夫风中涎潮者，皆由阴阳不顺，脏腑气偏，荣卫失度，气血交错，喜怒无常，饮食不节，又且恣情淫欲，遂使经道或虚或塞，体虚而腠理不密，则风邪之毒中于人也深。其状不省人事，牙关紧急，手足搐搦，涎潮昏塞，咽喉之内声如拽锯，舌根强直，不能语言。若疗此证者，宜与疏风顺气，分涎吐沫。又当视其年之老少，审其病之轻重，以意测量加减药剂，随证而治，庶免乖违，斯为善矣。

雄附省风汤　治中风涎潮，牙关紧急，不省人事，并宜服之。

附子一枚　天雄一枚　天南星[1] 已上三味，生用，去皮、脐　蝎梢炒，半两

右为㕮咀。每服三钱，水一大盏，生姜五片，煎至七分，去渣温服。

大醒风汤　治风中涎潮，痰厥神昏，语涩，并宜服之。

附子去皮、脐　南星各一两，生用　川芎　防风去芦。各二钱半　全蝎半两，炒

右为㕮咀。每服三钱，水一大盏，生姜五片，煎至七分，去渣温服。

---

[1] 天南星：原书未给出剂量。下二方，均用一两，可作参考。

星附汤 治因虚中风，痰涎壅塞，不省人事，脉来沉伏，并宜服之。

附子_{生，去皮、脐} 天南星_{各一两。生用} 木香_{半两}

右为咬咀。每服四钱，水二盏，生姜九片，煎至盏半，去渣温服，不拘时候。○兼寒者，当用熟星、附。○沉困甚，手足厥冷者，加川乌，名曰三生饮。○不效者，加天雄，名曰三建汤。○痰涎壅塞，声如拽锯，服药不下，宜于关元、丹田二穴多灸之，良。

醒风汤 治中风痰涎壅塞，口眼㖞斜，半身不随，不省人事，并宜服之。

防风_{去芦} 半夏_{生用。各一两} 白附子_{生用} 川乌_{生用，去皮、脐} 天南星_{生用} 木香 甘草_{各半两} 全蝎_{三枚}

右为咬咀。每服五钱，水二盏半，生姜十片，同煎至一盏半，去渣温服，不拘时候。

省风汤 天南星_生 防风_{去芦。各一两半} 甘草_{半两，炙}

右为咬咀。每服四钱，水二盏，生姜十片，煎至盏半，去渣热服。○气逆，加紫苏、南木香_{各二钱半}。○气虚，加生附子_{一两}，沉香_{二钱半}。○胸膈不利，有痰，加半夏_{一两}，人参_{半两}。○头晕头疼，加天麻_{半两钱}，全蝎_{二钱半}，煎熟，入麝香_{少许}。服之。

分涎散 治中风手足搐搦，涎潮作声，昏愦不省人事，并宜服之。

藿香 白附子_炮 天南星_{姜制} 蝎稍_{各半两} 丹砂_{另研，水飞} 腻粉 粉霜_{另研，各二钱半}

右为细末，同研令匀。每服一钱，病重者服二钱，茶清调下，不拘时候，以吐为度，不吐再服。

稀涎散 治中风痰厥，失音不语，不吐，牙关紧急，不省人事，并宜服之。

绿矾_{二两} 白矾 猪牙皂角_{各一两} 藜芦_{半两}

右为细末。每服半钱，加至一钱，温醋调下，不拘时候，以吐为度，不吐再服。

稀涎散 治中风昏愦，心神恍惚，四肢不收，或僵仆不省，或口噤不开，痰涎壅塞上膈，气闭不通，宜服此药，以吐为度。

白矾一两　猪牙皂角肥者四锭，去皮、弦

右为细末。每服半钱，病重者加至一钱，温水调下，不拘时候。此药不大吐，微去其痰。

救生散 治中风痰涎壅甚，并宜服之。

皂矾　天南星生用　半夏汤洗七次。各等分

右为细末。每服二钱，好酒一盏，生姜五片，煎至七分。和渣温服，不拘时候，以吐为度，不吐再服。

矾蝴蝶散 治中风不语，牙关紧急，痰涎壅盛，声如拽锯，并皆治之。

白矾　蜜陀僧各三钱

右为细末。每服半钱，加至一钱，温水调下，不拘时候。或牙关紧急，口不开者，将此药于鼻内嗜之，大有神效。

白矾散 治中风涎潮，并宜服之。

白矾三两，生碾为末　生姜一两，连皮槌碎，用水二升煎至一升

右将煎生姜汁一升滤去渣后，入白矾末搅匀，分作三服，续续饮之。须臾出痰，眼开，可以救治。若是气弱之人，不宜便用急性药吐之。

吐涎散 治中风口噤，牙关紧急，痰涎壅盛，昏愦不省人事，喉中声如拽锯，并宜服之。

桂心　发灰各一两

右为细末。每服四钱，温酒调下，不拘时候，以吐为度，不吐再服。

三圣散 治中风口噤，牙关紧急，痰涎壅盛，昏愦不省人事，及治风痫之疾发狂，弃衣而走，登高而歌，秽语不避亲疏，并宜服之。

瓜蒂一两　藜芦去苗并心，用浆水煮二三十沸　防风去芦。各三两

右为咬咀。每服五钱，用水三盏，煎至一盏半。去渣，入生姜自然

汁半盏，相和得所，温服，不拘时候，以吐为度。若未吐者，却用热水投之，自然吐矣。如或吐不止者，煎葱白汤解之，麝香汤更妙。凡用吐药，盖出于不得已而为之。三圣散，是汗下吐三法并行也。防风发汗，瓜蒂下泄，藜芦涌吐。证候小者，不可吐；血虚之人，不可吐；患者先惧，不可吐；众口议论，不可吐；主病不正，不可吐。宜戒之。

全蝎瓜蒂散 治中风口噤，牙关紧急，痰涎壅塞，昏闷不省，喉中作声，并宜服之。

全蝎一个 瓜蒂二十枚 赤小豆三十粒

右为细末。每服一钱，温米饮调下。若口不开，即斡开口灌之，不拘时候。未吐再服。若吐不止者，煎葱白汤解之。

王瓜散 治痰涎上壅。

王瓜根 黑牵牛头末 滑石各等分

右为细末。每用少许嗜于鼻内，口咬箸子，其涎自出。

瓜蒂散 治中风，痰涎壅塞，昏愦不省人事，并宜服之。

瓜蒂 赤小豆各等分

右为细末。每服一钱，用温水调下，不拘时候，以吐为度，不吐再服。

独圣散 治诸风膈实，诸痫痰涎津液涌出。

瓜蒂一两

右剉如麻豆大，炒令黄色，为细末。每服量虚实久新，或二钱药末，茶一钱，酸韭汁一盏调下。○若用吐法，天气晴明，阴晦无用。如病卒暴者，不拘于此法，吐时辰午巳前。故《内经》曰：平旦至日中，天之阳，阳中之阳也。论四时之气。仲景曰：大法春宜吐，是天气在上，人气亦在上，一日之卯辰寅候也。故宜早不宜夜也。先令病人隔夜不食，服药不吐，再用热齑水投之。如吐风痫病者，加全蝎半钱，微炒。如有虫者，加狗油五七点，雄黄末一钱，甚者，加芫花末半钱，立吐其虫。如湿肿满者，加赤小豆末一钱。故此不可常用，大要辨其虚实，实则瓜蒂散，虚则栀子豉汤，满加厚朴，不可一概用之。吐罢可服降火利气，安神定志之剂。

控涎丹 凡人忽患胸背手脚、颈项腰胯隐痛不可忍，筋骨牵引疼痛，坐卧不宁，时时走易不定，俗医不晓，谓之走注，便用风药及针灸，皆无益。又疑是风毒结聚，欲为痈疽，乱以药贴，亦非也。此乃痰涎伏在心膈上，下变为此疾。或令人头痛不可举，或神意昏倦多睡，或饮食无味，痰唾稠黏，夜间喉中如拽锯，多睡流涎，手脚沉重，冷痹，气脉不通，误认为瘫痪，亦非也。凡有此疾，但服此药不过数服，其效如神。

甘遂面裹煨熟　大戟去皮，剉　白芥子

右等分，为细末，煮面糊和丸如梧桐子大。每服五七丸，生姜汤送下，食后、临卧服。暴疾气实，渐加丸数。服之，其效如神。此药忌甘草。

牛黄铁粉丹 治中风痰盛，精神昏愦，语言謇涩，手足不随，诸药不愈，服之神效。

牛黄另研　麝香另研　犀角屑　脑子另研　腻粉研　朱砂水飞　铅白霜研　雄黄各二钱半。水飞　铁粉另研　川甜硝　天南星姜制　人参去芦。各半两　金箔　银箔各十片

右为细末，同研令匀，炼蜜和丸如鸡头大。每服二丸，食后煎薄荷汤化下，日进二服。

南星丸 治中风不语，胸膈有涎，喉中如拽锯声，并宜服之，以吐为度。

天南星一枚，中心剜一窍，满盛酽醋，用慢火逼令黄色　藜芦二钱半

右为细末，醋糊和丸如梧桐子大。每服十丸，用温酒送下，以吐为度，不吐再服。若吐不止，却用冷葱汤服之，自然不吐。

金砂丹 治中风涎潮，失音不语，半身不随，口眼㖞斜，并宜服之。

金箔　银箔各一百五十片　朱砂三两，水飞　铁粉另研　雄黄水飞　真珠末　麝香另研　牛黄另研　玳瑁屑　犀角屑　白僵蚕炒　白花蛇肉酒浸　乌蛇肉酒浸　蝎梢炒　天竺黄研　龙脑另研　人参去芦　茯神去木　甘草炙

天麻各一两

右为细末，同研令匀，用石脑油和丸，每两重分作一十丸，以朱砂为衣。上用金箔贴之，于瓷器内盛贮。每服一丸，食后煎人参汤化下，或竹叶汤，或新汲水亦得。又治刚柔二痓，及疗妇人产后中风，角弓反张，其效如神。

通顶丸 治一切痰厥，并宜用之。

芽茶一两半，为末　皂角不以多少，去皮、弦，用水浸，揉取其汁

右将皂角汁用文武火熬成膏，入茶末和丸如弹子大。每服一丸，用水磨化，灌于鼻中，令患人口咬箸一根，其涎自吐。

青龙丸 治中风痰涎壅盛，声如拽锯，头旋恶心，不省人事，一切风痰者，皆宜吐之。

铜绿不以多少

右为细末，用酽醋为丸如绿豆大。每服四五十丸，空心温醋送下。○凡用药，宜择除破之日，详其时日，封闭门户，令其人不得食夜饭，第二日寅初时分，先饮浆水一二盏，或醋亦得，然后服药。勿睡勿坐，可以倚枕而卧，用瓷盆一个，吐在其中。若未吐，以热水投之，更以长鸡翎引之，或细榆条以绵裹之，尤妙。切不可用钗箸探引，虑恐有失。吐讫以冰雪梨咽之，或新汲水少少饮之，以降心火。终日不须饮食，至晚煮稀粥汤，用冰雪沉过，服一盏。三四日间，饮食只宜淡薄，亦不须出于户外，更勿食辛燥之物。若吐不止者，用麝香汤，或煎葱白汤解之。

脾脏风壅多涎方四道

论一首

论曰：夫脾受水谷之精，化为气血，以养脏腑，溉灌身形。若其气虚弱，则气血不荣，肌肉疏泄，风邪乘之于经络，致阴阳不和，中焦壅滞，痰饮积聚，伏留脾间，故令多涎也。

前胡散　治脾脏风壅，多涎气滞，胸膈满闷，不下饮食，并宜服之。

前胡去芦　枳壳麸炒，去瓤　赤茯苓去皮　大腹皮　麦门冬去心　桔梗去芦。各一两　半夏汤洗七次　旋覆花　甘草各半两。炙

右为㕮咀。每服五钱，水一中盏，生姜五片，煎至七分。去渣温服，不拘时候。

旋覆花散　治脾脏风壅多涎，心胸不利，头目昏重。

旋覆花　细辛去苗　半夏汤洗七次　防风去芦　枳壳麸炒，去瓤　槟榔　犀角屑各半两　前胡去芦，七钱半　赤茯苓去皮，一两

右为㕮咀。每服五钱，水一中盏，生姜五片，同煎至七分。去渣温服，不拘时候。

牛黄丸　治脾脏风壅，语涩多涎，并宜服之。

牛黄另研，二钱半　犀角屑七钱半　铅霜半两，研　白附子炮　天竺黄各一两。研　天麻一两半

右为细末，同研令匀，炼蜜和捣百余下，丸如梧桐子大。每服七丸，竹沥汤送下，不拘时候。

坏涎丸　治脾脏风壅，咽喉内涎唾如胶，心胸妨闷，语声不利，并宜服之。

白矾　天竺黄研　皂角仁各半两　半夏汤洗七次　朱砂各一两。水飞　金箔五十片

右用半夏、皂角仁为末，同研令匀，用粟米饮和丸如绿豆大。每服七丸，生姜汤送下，不拘时候。

风痰方二十一道

《病源论》

云：夫风痰者，是血脉壅塞，饮水积聚而不消，故成痰也。或冷或热，或结食不消，胸膈痞满，短气头眩，呕逆者是也。

论一首

论曰：风痰之病，气脉闭塞，痰饮积聚，亦有冷热之证。至于心胸痞闷，饮食不化，风壅气滞，三焦不和，食饮停积，风能生热，壅以生痰。头目不精，神思昏愦，或有呕吐饮食，此则因冷则得。故不可一概治之也。

半夏散 治风痰呕逆，饮食不下，起则旋倒，并宜服之。

半夏_{汤洗} 汉防己_{去皮} 干姜_炮 桂心_{各半两} 防风_{去芦} 附子_{炮，去皮、脐} 芎䓖_{各七钱半} 川椒_{五十粒} 甘草_{半两，炙}

右为㕮咀。每服五钱，水一中盏，煎至七分，去渣温服，不拘时候。

茯苓半夏汤 治风热痰盛，头目昏眩，并宜服之。

赤茯苓_{去皮} 半夏_{汤洗} 陈皮_{去白} 黄芩_{各半两} 甘草_{二钱半，炙}

右为㕮咀。每服五钱，水二盏，生姜五片，煎至一盏半。去渣，食后温服，日进二服。

率痰龙胆丸 治中风痰涎壅盛，声如拽锯，并宜服之。

草龙胆_{二两} 天南星 半夏_{已上二味，用雪水煮百沸} 白矾_{各四两，枯}

右为细末，用生姜自然汁煮糊为丸如梧桐子大。每服五七十丸，温酒送下，茶清亦得，不拘时候。

铁刷汤 治风痰胃寒呕吐，并宜服之。

半夏_{汤洗} 附子_{炮，去皮、脐} 木香_{各半两}

右为㕮咀。每服三钱，水二盏，生姜五片，枣二枚，同煎至一盏半。去渣温服，不拘时候，日进二服。

雄黄散 治痰盛上壅，涌之即瘥。

雄黄_{水飞} 凤凰台 白矾_{各等分，生用}

右为细末。每服半钱，空心温水调下，病重者不过一钱。

天南星丸 治风痰头目旋晕，肢节拘急，并宜服之。

天南星_{姜制} 细辛_{去苗} 附子_{炮，去皮、脐} 防风_{去芦} 半夏_{汤洗} 白

附子炮　　旋覆花　　芎䓖各半两　　天麻一两

右为细末，炼蜜和捣三二百下，丸如绿豆大。每服二十丸，荆芥薄荷汤送下，不拘时候。

皂角丸　治风痰心胸壅闷，头目不利，并宜服之。

皂角五锭，用热汤二升浸，候软揉滤取汁，熬成膏　　枳壳麸炒，去瓤　　防风去芦　　半夏汤洗　　旋覆花各一两

右为细末，入膏内和捣百余下，丸如梧桐子大。每服二十丸，荆芥薄荷汤送下，不拘时候。

又方**皂角膏丸**　治风坠痰，疏利脏腑。

皂角一斤，肥好不蛀者，水洗去尘。用河水五升煮令软，滤汁入银锅内，用文武火熬成膏　　薄荷一两　　威灵仙用冷水淘洗净，干取末，四两

右为细末，用皂角膏搜和捣三五百下，丸如梧桐子大。每服三四十丸，荆芥汤送下，不拘时候。

半夏丸　治风痰脾胃冷气，吐逆不止，饮食不下，并宜服之。

半夏一两，汤洗　　干姜半两，炮　　白矾二两，枯

右为细末，同研令匀，用蒸饼和丸如梧桐子大。每服二十丸，生姜汤送下，不拘时候。

飞矾丹　化痰神效。

白矾通明者，二两，枯　　半夏汤洗七次　　天南星各一两。切作片子。用皂角一两半去皮、弦，用水一小碗同熬，水尽，去皂角不用，只用天南星　　白僵蚕一两半，用米醋浸一宿，炒

右为细末，姜汁糊和丸如梧桐子大，小丸亦可。每服十五丸至二十丸，生姜汤下。○兼治喉闭，用薄荷两叶，以新汲水浸，少时嚼薄荷吞药，用水送下。咽不得，即用十五丸捣细，用皂角水调灌下即开。○又治小儿急慢惊风，牙关紧急，不可开者，亦用皂角水调涂牙龈，入咽即活。

青州白丸子　又名白衣使者丸

治男子妇人中风，痰涎壅塞，及一切风证，诸药不效者，此药主之。若小儿惊风，大人头风，妇人血气，并宜服之。

半夏七两，汤洗　　天南星三两，生用　　白附子二两，生用　　川乌头一两二钱半，生，去皮、脐

右为细末，生绢袋盛之，用井花水拔浸。末出者，更用手揉令出。如有渣，更研，再入绢袋揉尽，放瓷盆中，日中晒，夜间露浥。至晓去水，别用井花水搅，又晒。至来日早晨，再换新水搅。春则五日，夏则三日，秋则七日，冬则十日。去水晒干，候如玉片，细研，用糯米粉煎粥清为丸如绿豆大。初服五丸，加至十丸、十五丸，煎生姜汤送下，不拘时候。○如是瘫痪，温酒送下，日进二服。若服三日后，四肢便能舒展，至三五日，时时呵欠，是其验也。常服，永无风痰之疾。○小儿惊风，薄荷汤送下三五丸。

祛风皂角煎丸　治痰积、风积、气积、食积，清头目，消导饮食，除热治惊，疏通经络。

槐角　黑牵牛头末各四两　白矾　半夏汤洗　威灵仙　甘菊花　天麻　枸杞子　川芎　青皮去白　草龙胆　大黄煨　薄荷叶　枳壳各一两。麸炒，去穰

右为细末，用皂角膏子为丸如梧桐子大。每服一二十丸，加至五十丸、一百丸，食后温水送下。○一方，加大黄一两。

大华紫金丹　治诸风痰热上壅，宜服之。

槐角　皂角去皮、弦、子，并酥炙　荆芥穗　薄荷叶　防风去芦　桔梗去芦　甘草炙　菊花各等分

右为细末，炼蜜和丸，每一两分作十丸。每服一丸，食后细嚼，温酒送下，茶清亦得，日进二服。

犀角搜风丸　治风下痰，宽膈顺气，并宜服之。

犀角屑　白茯苓去皮　车前子各一两　青皮去白　陈皮去白　枳实麸炒，去穰　槐角各二两　干生姜　木香各半两　木通七钱，剉　黑牵牛头末四两

右为细末，汤浸[1]蒸饼为丸如梧桐子大。每服四五十丸，渐加至

---

[1]汤浸：此后原有一"宿"字。据《御药院方》卷1"犀角搜风丸"删。

七八十丸，食后温酒送下，生姜汤亦得，日进一服。

四生丸　治风痰壅盛，胸膈不利，诸般风疾，并宜服之。

半夏八两　天南星五两　白附子四两　大附子二两

右并生用，为细末，安净乳钵内，用水一斗半浸，逐日换水。春夏三日，秋冬七日，频尝，以不麻人，即去水。于药筛内用厚纸摊药澄干，再研细，用糯米糊和丸如鸡头大，更入龙脑、麝香少许，尤佳。每服一丸，茶清或温酒送下，不拘时候。

五生丸　治头目旋晕，呕吐涎沫，消风化痰。

天南星生姜汁浸一宿，焙干　半夏汤洗　附子炮，去皮、脐　白附子　天麻　白矾枯。各一两　朱砂二钱，另研为衣

右为细末，生姜自然汁煮面糊为丸如梧桐子大，朱砂为衣。每服三五丸，食后生姜汤送下。

半天丸　治风痰。

半夏汤洗七次　天南星姜制　白附子　白矾生用。各一两　皂角炙，去弦、子，二两

右为细末，生姜汁煮面糊和丸如梧桐子大。每服三十丸，生姜汤送下，食后。

法制半夏　治痰。

半夏一斤

右用井花水洗七次，浆水煮干，用生姜自然汁煮一二沸。取出，放于砂石器内，数重纸上下铺匀，摊晒压干。食后服一二粒，永无痰疾也。

法制半夏　半夏二斤，拣净，汤洗七次　白矾一斤　升麻　缩砂仁　丁皮　草豆蔻　甘草各四两。炙

右除半夏，六味为细末，用好酒二升与药末、半夏一同入瓷器中，密封四十九日。尝半夏一枚，不搭咽喉方可。如搭咽喉，更封十日。麸炒，干黄为度。常服，化痰进食，大妙。

法制半夏　治痰嗽，并宜服之。

右用好半夏不拘多少，七洗七焙。又用浓米泔水浸一昼夜，控干，每两半夏，用白矾一两半，研细，温水化。浸半夏法，春秋七日，夏五日，冬九日。取出微焙干，用铅白霜一钱，温水化，又浸一日夜，控干。又用浆水，文武火煮熟，控干，于砂石器内放。每用一二粒，姜盐汤送下，不拘时候。

法制陈皮　陈皮八两，去白　茴香四两　净盐二两　甘草炙，一两　干姜炮　乌梅肉各半两　白檀香一钱半

右件除陈皮外，余五味为末，用水三升，药末三两，同净盐熬一二时辰，候烂软为度。再用余药末拌匀，用文武火焙干。常服，宽胸快膈，化气消饮，不拘时候服之。

风惊方七道

《病源论》

云：风惊之候，诊其脉至如数，使人暴惊，三四日自已。

论一首

论曰：夫风惊者，由体虚心气不足，为风邪所乘也。心藏神而主血脉。心气不足则血虚，虚则血乱，血乱则气乱，于血气相并，又被风邪所乘，故多惊，心神不定，名曰风惊也。

茯神散　治风惊，心神不定，常多恐怖，并宜服之。

茯神去木　生干地黄　人参去芦　石菖蒲　沙参去心。各一两　天门冬去心，两半　甘草炙　远志去心　犀角屑各半两

右为㕮咀。每服五钱，水一中盏，入赤小豆二十粒，同煎至七分。去渣温服，不拘时候。

人参散　治风惊，闷乱恍惚，并宜服之。

人参去芦　甘草炙　龙脑各二两　犀角屑　生干地黄　白茯苓去皮。

各一两　麦门冬去心，一两半

右件㕮咀。每服五钱，水一中盏，煎至七分。去渣温服，不拘时候。

金箔散　治风惊，手足颤掉，神昏错乱，并宜服之。

金箔　银箔各五十片　铁粉二两，另研　人参去芦　琥珀另研　酸枣仁　犀角屑各一两　龙齿另研　茯神去木　麦门冬去心。各一两半　防风去芦　葳蕤　玄参去芦　露蜂房各七钱半　牛黄半两，另研

右为细末，入牛黄、金银箔，更研令匀。每服一钱，薄荷酒调下，不拘时候。

铁粉散　治风惊，心神不安，并宜服之。

铁粉研　光明砂水飞　铅霜研　天竺黄各一两。研

右件药同细研如粉。每服半钱，用竹沥调下，不拘时候。

铁精丸　治惊风恍惚，寝寐不安，并宜服之。

铁精另研　龙齿研　犀角屑　麦门冬去心　人参去芦　茯神去木　防风去芦。各一两　石菖蒲　远志各七钱半。去心　生干地黄一两半

右为细末，炼蜜和捣三二百下，丸如梧桐子大。每服二十丸，粥饮送下，不拘时候。

菖蒲丸　治惊风恍惚，寝寐不安，并宜服之。

石菖蒲　远志去心　铁粉研　朱砂各一两。水飞　金箔五十片　羚羊角屑七钱半　防风去芦，七钱　白茯苓去皮　人参去芦。各一两半

右为细末，入研令匀，炼蜜和丸如梧桐子大。每服二十丸，粥汤送下，不拘时候。

雄黄丸　治五脏风虚，六腑邪热，风热相搏，令人寐即惊恐忧恚，寤即恍惚怔忪，忽悲忽喜，怕怖如狂，并宜服之。

雄黄水飞　朱砂水飞　川椒　大黄煨　沉香　防风去芦　茱萸各七钱半　人参去芦，一两　安息香二钱半　附子炮，去皮、脐　白茯苓去皮　铁粉各半两。研

右为细末，同研令匀，炼蜜和捣五七百下，丸如梧桐子大。每服二

十丸，人参茯苓汤送下，不拘时候。

风惊悸 方三道

论一首

论曰：夫风惊悸者，由体虚，心气不足故也。心之经为风邪所乘，则恐惧忧迫，令心惊不得自安。惊若不已则悸动不定，其状目睛不转，而不能言。诊其脉动而弱者，惊悸也。动则为惊，弱则为悸也。

补心汤 治男子妇人中风，奄奄忽忽，朝差暮剧，心中惊悸，恍惚不宁，饮食无味，夜多盗汗，膝胫酸痛，困乏少力，并宜服之。

茯神去木　远志去心　人参去芦　龙齿研　甘草炙　枳实麸炒，去瓤　当归去芦　白茯苓去皮　桔梗去芦。各二两　半夏汤洗七次　桂心各五两　黄耆四两

右为㕮咀。每服五钱，水二盏，生姜五片，枣二枚，去核，同煎至一盏半。去渣温服，不拘时候。

茯神散 治风惊，五脏惊悸，恍惚，神思不安，并宜服之。

茯神去木　人参去芦　天麻　酸枣仁　桂心　独活去芦　龙骨各一两　羚羊角屑七钱半　防风去芦　远志去心　甘草炙　白鲜皮各半两

右为㕮咀。每服五钱，水一中盏，生姜五片，煎至七分。去渣温服，不拘时候。

麦门冬散 治风惊悸，心气不足，汗出烦闷，喜怒不自知，觉咽喉干痛，时时吐血，五心常热，并宜服之。

麦门冬去心，一两半　紫菀　白茯苓去皮　人参去芦。各一两　桂心　甘草炙。各半两

右为㕮咀。每服五钱，水一中盏，生姜五片，入赤小豆三十粒，同煎至七分。去渣温，不拘时候。

心脏风虚惊悸方六道

论一首

论曰：夫心虚则多惊，胆虚则多恐，此皆气血不实，脏腑虚伤，风邪所干，入于经络，心既不足，胆气衰微，故令神思恐怯而多惊悸也。

白茯苓散 治心脏风虚惊悸，好忘恍惚，安定神志。

白茯苓去皮　桂心　人参去芦　熟干地黄各一两　远志去心　白芍药　防风去芦　黄耆去芦　麦门冬去心　甘草炙。各七钱半　铁粉二两，研

右为㕮咀。每服五钱，水一中盏，生姜五片，枣三枚，煎至七分。去渣温服，不拘时候。

龙齿散 治心脏风虚，惊悸失常，或喜或怒，神思不安。

龙齿研　茯神去木。各一两　远志去心　防风去芦　甘草炙。各半两　人参去芦　麦门冬去心　羚羊角屑各七钱半

右为㕮咀。每服五钱，水一中盏，生姜五片，枣三枚，同煎至七分。去渣温服，不拘时候。

紫石英散 治心脏风虚，惊悸失志，或嗔恚悲愁，志意不乐，惕惕惊怖，并宜服之。

紫石英一两半　朱砂水飞　铁精各一两。研　白鲜皮　熟干地黄　龙骨各一两　牛黄二钱半，研　羚羊角屑　防风去芦　人参去芦　细辛去苗　远志去心。各七钱半　白茯苓去皮，二两半　甘草半两，炙

右为细末，同研令匀。每服一钱，枣汤调下，不拘时候。

茯神丸 治心脏风虚，惊悸心忪，常多健忘，并宜服之。

茯神去木　人参去芦　麦门冬去心　熟干地黄　黄芩　薏苡仁　柏子仁　犀角屑各一两　龙齿研　云母粉各一两半　防风去芦　黄耆各七钱半

右为细末，入研令匀，炼蜜和捣二三百下，丸如梧桐子大。每服二十丸，温粥饮送下，不拘时候。

熟干地黄丸 治心脏风虚，多惊悸，神思昏乱，志意不定，服之能镇心。

熟干地黄五钱　白茯苓去皮　黄耆去芦　独活去芦　桂心　秦艽去土　麦门冬去心　阿胶炒胀　杏仁麸炒，去皮、尖。各七钱半　柏子仁　前胡去芦　泽泻　芎䓖　远心去心　甘草炙　防风去芦　紫石英研　牛黄各半两。研　桑螵蛸五枚　朱砂水飞　铁精研　人参去芦。各一两

右为细末，入研令匀，炼蜜和捣二三百下，丸如梧桐子大。每服十丸，温酒送下，不拘时候。

人参丸 治心脏风虚，惊悸心忪，或因忧虑之后，时有恍惚，心神不安，并宜服之。

人参去芦　熟干地黄　龙齿各一两。研　茯神去木，一两半　白术去芦　甘草炙　麦门冬去心。各半两　防风去芦，七钱半　金箔　银箔各五十片

右为细末，入研令匀，炼蜜和捣二三百下，丸如梧桐子大。每服十五丸，粥饮送下，不拘时候。

风恍惚方一十七道

《病源论》

云：夫五脏处于内，而气行于外。脏气实者，邪不能伤，虚则外气不足，风邪乘之。然五脏者，心为神，肝为魂，肺为魄，脾为意，肾为志，若风邪入经，伤于正，故令恍惚也。

论一首

论曰：中风恍惚者，由风邪入于脏，神不宁也。脏气充实，神狂则邪气胜，若脏气亏损，则邪气胜之，精神魂魄意志无所安，故恍惚不宁也。

茯神散 治风恍惚，心神烦乱，志意不安，或卧惊恐，并宜服之。

茯神去木　黄耆去芦　石菖蒲　人参去芦　熟干地黄　甘草炙　石膏　羚羊角屑各一两　麦门冬去心,一两半　防风去芦,七钱半　远志去心,半两　龙齿二两,研

右为㕮咀。每服四钱，水一中盏，生姜五片，枣三枚，同煎至七分。去渣温服，不拘时候。

大八风汤　治中风恍惚，手足瘈疭，麻木不仁，一切风疾，并皆治之。

当归去芦,二两半　升麻　五味子　川乌头炮,去皮、脐　黄芩　赤芍药　远志去心　独活去芦　防风去芦　芎䓖　麻黄去节　秦艽去土　石斛　人参去芦　赤茯苓去皮　黄耆去芦　紫苑　石膏各一两　桂心　甘草炙　干姜各八钱。炮　杏仁四十粒,麸炒,去皮、尖　大豆一合,炒,去皮

右为㕮咀。每服五钱，水二盏，煎至一盏半，去渣温服，不拘时候。

神龙汤　治中风心神恍惚，语言健忘，并宜服之。

茯神去木,五两　龙骨研　牡蛎煅　麦门冬去心　防风去芦　远志去心。各二两　甘草炙　桂心各一两

右为㕮咀。每服五钱，水二盏，枣二枚，同煎至一盏半。去渣温服，不拘时候，日进二服。

防风散　治风虚恍惚多痰，晕闷不思饮食，并宜服之。

防风去芦　芎䓖　细辛去苗　桂心　枳壳麸炒,去瓤　半夏汤洗七次　菊花　甘草炙。各半两　人参去芦　山茱萸　天麻各七钱半　龙齿研　羚羊角屑　茯神去木。各一两

右件㕮咀。每服五钱，水一中盏，生姜五片，同煎至七分。去渣温服，不拘时候，忌羊肉。

茯神汤　治中风恍惚，惊悸，语言妄语，并宜服之。

茯神去木　白茯苓去皮　石菖蒲　人参去芦。各三两　赤小豆四十粒

右为㕮咀。每服五钱，水二盏，煎至一盏半。去渣，空心温服，日进二服。

龙骨汤 治中风恍惚，惊悸不宁，并宜服之。

龙骨研　牡蛎煅　远志去心　茯神去木　防风去芦。各一两　甘草半两，炙

右为吹咀。每服四钱，水二盏，枣二枚，同煎至一盏半。去渣，空心温服，日进二服。

大定心汤 治中风神志恍惚，语言健忘，头目昏眩，不进饮食，并宜服之。

人参去芦　茯神去木　远志去心　白茯苓去皮　当归去芦　干姜炮　甘草炙　白术去芦　白芍药　桂心　紫苑　防风去芦　赤石脂研　龙骨各二两。研

右为细末。每服四钱，水二盏，枣二枚，同煎至一盏半。和渣温服，不拘时候，日进二服。

神清汤 治中风心神昏愦，哭笑不休，恍惚，惊悸不宁，并宜服之。

人参去芦　桂心　白术去芦。各二两　白芍药　甘草炙　防风去芦　黄芩　芎䓖　当归去芦。各一两　麻黄去节，三两

右为细末。每服四钱，水二盏，煎至一盏半。和渣温服，不拘时候，微汗即愈。

牛黄散 治中风恍惚，心中惊悸，痰涎壅盛，并宜服之。

牛黄二钱半，研　犀角屑　朱砂水飞　防风去芦　川升麻　黄连　玄参去芦。各七钱半　天门冬去心，一两　龙脑一钱，另研　天竺黄研　远志去心　白僵蚕各半两。炒

右为细末，入龙脑、朱砂末，同研令匀。每服一钱，加至二钱，煎竹沥汤调服，不拘时候，日进二服。忌食羊血、猪肉、鲤鱼之物。

龙齿丹 治心血虚寒，怔忡不已，恍惚多痰，并宜服之。

龙齿研　附子炮，姜汁浸一宿　远志甘草浸，去心　酸枣仁炒，另研　当归去芦，酒浸　官桂不见火　琥珀另研　天南星刨，姜汁浸一宿。各一两　木香刨　沉香刨　熟地黄酒蒸，焙　紫石英煅，醋淬。各半两

右为细末，炼蜜和丸如梧桐子大，朱砂为衣。每服五十丸，用枣汤送下，不拘时候。

铁粉丸 治风邪经五脏，令人恍惚，坐卧不安，并宜服之。

铁粉研 朱砂水飞 茯神去木 熟干地黄 人参去芦 龙齿各一两。水飞 桑螵蛸 羚羊角屑 防风去芦。各七钱半 远志去心，半两 麦门冬去心，一两半

右为细末，同研令匀，炼蜜和捣三五百下，丸如梧桐子大。每服二十丸，清粥饮送下，不拘时候。忌食生血等物。

定志丸 治中风恍惚，惊悸不宁，悲忧不乐，匆匆喜忘，并宜服之。

石菖蒲 远志去心 白茯苓去皮 人参去芦。各三两

右为细末，炼蜜和丸如梧桐子大。每服十五丸，空心用米饮送下，日进二服。

治风 心烦恍惚，腹中疼痛，或时闷绝而复苏，并宜服之。

伏龙肝三两

右捣碎，用水二大盏浸。取清汁，每服二合，温服，不拘时候。

治心虚风邪 精神恍惚，健忘，并宜服之。

右用经使铧铁四斤于炭火内烧令通赤，投于醋中，如此七遍，却打碎如棋子大，用水二斗浸，经二七日。每服一小盏，食后服。

荆沥汤 治中风多热，恍惚不宁，心忪惊悸，并宜服之。

新荆杖不拘多少，取汁

右温一二盏，频频服之，不拘时候。

羚羊角散 治中风恍惚，惊悸，并宜服之。

羚羊角屑不以多少

右为细末。每服二钱，温酒调下，不拘时候，日进二服。○《圣惠方》用羖羊角屑。

鹿角散 治中风恍惚，神志不宁，并宜服之。

鹿角屑不以多少

右为细末。每服二钱，温酒调下，不拘时候，日进二服。

心风恍惚方五道

论一首

论曰：夫心脏者，神之所也。安静则神爽，烦乱则病生。是以虚损之人，血气不足，风邪所乘入于手少阴之经，则神思不安，志意错乱，故令恍惚也。

龙齿散 治心风恍惚，惊恐，心气不安，并宜服之。

龙齿研　汉防己去皮　麦门冬去心　黄耆去芦　桂心　细辛去苗　甘草炙　远志去心。各七钱半　人参去芦　独活去芦　生干地黄　白茯苓去皮　羚羊角屑各半两　杏仁四十九粒，麸炒，去皮、尖

右为粗散。先用水一大盏，入银一两，煎至七分。去银，次入散药五钱，煎至四分。去渣，入竹沥半合，更煎一二沸。温服，不拘时候。

沙参散 治心风虚悸，恍惚多忘，惊恐，并宜服之。

沙参去芦　白茯苓去皮。各七钱半　防风去芦　远志去心　甘草炙　犀角屑各半两　龙齿研　天门冬去心　生干地黄各一两

右为㕮咀。每服五钱，水一中盏，生姜五片，枣二枚，同煎至七分。去渣温服，不拘时候。

大定心散 治心风虚悸，恍惚多忘，或梦寐惊厌，并宜服之。

人参去芦　茯神去木　远志去心　熟干地黄　白术去芦　白芍药　紫菀　防风去芦　琥珀另研　赤石脂研　龙齿各一两。研　甘草半两，炙　柏子仁七钱半

右为㕮咀。每服四钱，水一中盏，入枣三枚，煎至七分。去渣温服，不拘时候。

茯神散 治心风，恍惚妄语，有所见闻，心悸，志意不定，并宜服之。

茯神去木　人参去芦　龙角研　犀角屑各一两　赤小豆　铁粉各半两。研　石菖蒲七钱半　金箔三十片

右为细末，入研令匀。每服一钱，用金银汤调下，不拘时候。

镇心丸　治心风恍惚，惊恐失常，或嗔恚悲愁，情意不乐，并宜服之。

紫石英研　白石英研　朱砂水飞　龙齿研　犀角屑　人参去芦　细辛去苗　赤箭　天门冬去心　白茯苓去皮　沙参去芦　熟干地黄　石菖蒲　防风去芦。各一两　远志去心，半两

右为细末，入研令匀，炼蜜和捣二三百下，丸如梧桐子大。每服三十丸，温酒送下，不拘时候。

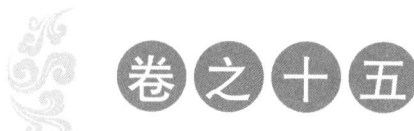

卷之十五

北京太医赵大中编修　覃怀儒医赵子中传习
大元国特赐皇极道院虚白处士赵素才卿补阙

风怔忡方一十二道

陈鹤溪[1]论

陈鹤溪云：夫怔忡者，盖因汲汲富贵，戚戚贫贱，久思所爱，遂邅失所重，触事不意，气郁涎聚，遂成怔忡。或冒风寒暑湿，闭塞诸经，令人忽忽，若有所失，恐恐如人将捕之。

论一首

论曰：风怔忡者，其状乍惊乍喜，举止失常。心虚则身因风邪乘虚而入，故令怔忡惊恐也。

大远志汤　治中风心气不足，怔忡不宁，并宜服之。

远志去心　人参去芦　麦门冬去心　白茯苓去皮　白芍药　桂心　甘草炙　黄耆去芦　当归去芦。各二两　独活去芦，四两

右为㕮咀。每服五钱，水二盏，生姜五片，同煎至一盏半。去渣温服，不拘时候，日进二服。

小远志汤　治中风怔忡，恍惚不宁，及治妇人产后血虚劳倦，不进饮食，并宜服之。

远志去心　人参去芦　麦门冬去心　桂心　白芍药　甘草炙　芎藭各

---

[1]陈鹤溪：即宋代医家陈言（1131—1189），字无择，以字行，原籍宋青田鹤溪（今浙江景宁县鹤溪镇）人。号鹤溪道人，故人称陈鹤溪。长期居住温州，行医济世，著《三因极一病证方论》。

二两　白茯苓去皮，五两

右为㕮咀。每服五钱，水二盏，生姜五片，枣二枚，同煎至一盏半。去渣温服，不拘时候，日进二服。〇虚弱之人，可服三钱。

小定心汤　治中风怔忡，虚羸少力，不欲饮食，此药并宜服之。

白茯苓四两，去皮　桂心三两　远志去心　人参去芦　白芍药　甘草炙　干姜炮，各二两

右为㕮咀。每服五钱，水二盏，枣二枚，同煎至一盏半。去渣温服，不拘时候，日进二服。

茯神散　治中风心怔忡，神思不宁，并宜服之。

茯神去木　远志去心　人参去芦　防风去芦　独活去芦　甘草炙　桂心　龙骨各二两　细辛去苗　干姜炮。各六钱　白术去芦，一两　酸枣仁一合

右为㕮咀。每服五钱，水二盏，煎至一盏半。去渣温服，不拘时候，日进二服。

茯神汤　治中风心中怔忡，恍惚不宁，言语交错，及治妇人产后血虚之疾，并宜服之。

茯神去木，四两　人参去芦　白茯苓去皮。各三两　白芍药　甘草炙　当归去芦　桂心各一两

右为㕮咀。每服五钱，水二盏，生姜四片，枣二枚，煎至一盏半。去渣温服，不拘时候，日进二服。

紫石英汤　治中风心中怔忡，神思不安，语言健忘，并皆治之。

紫石英研　白茯苓去皮　人参去芦　紫苏叶　远志去心　茯神去木　当归去芦　甘草各二两。炙　麦门冬去心，五合　赤小豆三合

右为㕮咀。每服五钱，水二盏，枣二枚，同煎至一盏半。去渣温服，不拘时候，日进二服。

荆沥汤　治心怔忡惊悸，恍惚不宁，并宜服之。

荆沥二升　白鲜皮　茯神去木　人参去芦。各二两　白敛十两

右为㕮咀。每服五钱，水二盏，煎至一盏半。去渣温服，不拘时候，再进一服。

寒水石散 治因惊心气不宁，郁而生涎，涎结为痰，遂成大疾，怔悸损怀，不自胜持。幼小遇惊，尤宜服之。但中寒不宜服。

寒水石　滑石各一两。水飞　甘草二钱半，炙

右为细末。每服二钱，热则新汲水下，祛寒则煎姜枣汤下，放入龙脑少许尤佳。

大补心丹 治忧愁思虑过多，致神志不宁，魂魄失守，虚阳外泄，则自汗呕吐，泻利频数，诸阴不生，则语言错乱，怔悸眩晕。兼治大病后虚烦不得睡，羸瘦困乏，及妇人胎前产后心神恍惚，并宜服之。常服，安心神，调血脉，镇惊补虚。

黄耆去芦　茯神去木　人参去芦　酸枣仁　熟地黄各一两　远志去心　五味子　柏子仁各半两

右为细末，炼蜜和丸如梧桐子大，辰砂为衣。每服三十丸，温酒送下。盗汗不止，麦麸汤下；乱梦失精，人参龙骨汤下；卒暴心痛，乳香汤下；肌热虚烦，麦门冬汤下；吐血，人参卷柏汤下；大便下血，当归地榆汤下；小便尿血，赤茯苓汤下；中风不语，薄荷牛黄汤下；风痫涎潮，防风汤下。

镇心丹 治心气不足，恍惚怔悸，烦闷短气，喜怒悲忧，并不自知，亡魂失魄。及治男子遗泄，女人带下，并宜服之。

光明辰砂水飞　白矾各等分。生用

右为细末，水丸如鸡头大。每服一丸，煎人参汤下，食后服。

惊气丸 治惊忧积气，心受风邪，发则牙关紧急，涎潮昏塞，精神如痴，并宜服之。

附子炮，去皮、脐　木香　天麻　麻黄去节　橘红去白　白僵蚕炒　白花蛇各半两　干蝎二钱半，炒　紫苏子一两　天南星半两　朱砂二钱半，水飞为衣

右为细末，入脑、麝少许，同研令匀，炼蜜和丸如樱桃大。每服一丸，金银薄荷汤化下，温酒亦得。

人参南星丸 治心虚，为惊气所触，风邪乘虚而入，或因气触，或

因惊触，或因微热流入心经，则神志昏乱，涎潮，手足搐搦，如风之状，并宜服之。

人参_{去芦} 天南星_生 白附子_生 白茯苓_{去皮} 天麻 远志_{去心} 酸枣仁_{已上各等分}

右为细末，面糊为丸如梧桐子大，朱砂为衣。每服三五十丸，食后或卧，生姜汤送下，日进二服。忌一切诸肉、鸡、鹅、湿面、辛热之物。

风好忘方二十道

《素问·调经论》引证

岐伯曰：血并于下，气并于上，乱而喜忘。上谓膈上，下谓膈下。

严子礼论

严子礼云：夫健忘者，常常喜忘是也。盖脾主意，意亦主思，思虑过度，意舍不清，神宫不职，使人健忘。治之之法，当理心脾，使神意宁静，思得之矣。

论一首

论曰：夫人受风而好忘者，盖由心虚也。心主血脉而藏于神，若风邪乘于血气，使阴阳不和，乍虚乍实，血气相乱，致心神虚损而多忘也。

失志汤 治中风恍惚，语言健忘，并宜服之。

茯神_{去木，五两} 龙骨_研 牡蛎_烧 远志_{去心} 麦门冬_{去心} 防风_{去芦。各二两} 桂心 甘草_{各一两。炙}

右为细末。每服五钱，水二盏，枣二枚，同煎至一盏半。和渣温服，不拘时候。

归脾汤 治思虑过多，劳伤心脾，健忘怔忡，并宜服之。

白术去芦　茯神去木　黄耆去芦　龙眼肉焙　酸枣仁　人参去芦　木香各半两　甘草二钱半，炙

右为㕮咀。每服五钱，水一盏半，生姜五片，枣一枚，同煎至七分。去渣温服，不拘时候。

谷神汤　治风心虚满闷，神志不定，语言健忘，痰涎壅盛，不欲饮食，并皆治之。

茯神去木　麦门冬去心。各四两　人参去芦　羌活去芦　远志去心　甘草炙　当归去芦　五味子　紫石英各二两　半夏汤洗七次　防风去芦　黄耆去芦。各三两　酸枣仁一合

右为㕮咀。每服五钱，水二盏，生姜五片，煎至一盏半。去渣温服，不拘时候，日进二服。

秦艽散　治风中，心神恍惚，语言健忘，痰涎壅盛，并宜服之。

秦艽去土　人参去芦　甘草炙　羚羊角屑各一两　常山酒浸，一两半

右为㕮咀。每服五钱，水二中盏，入麻子五十粒，同煎至一盏半。去渣，空心温服，良久当吐。未吐再服。

八味散　治中风恍惚，神志不宁，语言健忘，并宜服之。

天门冬去心，一两半　熟地黄一两　桂心　白茯苓去皮。各二钱半　石菖蒲　五味子　远志去心　石韦各七钱半

右为细末。每服一钱，食后米饮调下，日进二服。久服，轻身明目。

大益智散　治心志不宁，语言健忘，并宜服之。

熟地黄　人参去芦　白茯苓去皮　肉苁蓉酒浸。各三两　菟丝子酒浸　远志去心。各七钱半　蛇床子二钱半

右为细末。每服一钱，食后米饮调下，日进二服。忌食猪肉。

不忘散　治好忘。

石菖蒲　白茯苓去皮　茯神去木　人参去芦。各一两二钱半　远志去心，一两七钱半

右为细末。每服一钱，食后温酒调下。

开心散　治好忘。

石菖蒲一两　白茯苓去皮，二两　人参去芦，各二钱半[1]

右为细末。每服一钱，食后米饮调下。

苁蓉散　治至老不忘，并宜服之。

肉苁蓉酒浸　续断各二钱半　远志去心　石菖蒲　白茯苓去皮。各七钱半

右为细末。每服二钱，食后温酒调下。

龙骨散　治好忘，并宜服之。○一名孔子大圣知枕中方。

龙骨研　龟甲醋炙　石菖蒲　远志去心。各等分

右为细末。每服一钱，食后温酒调下。久服，令人聪明。

益智散　治中风好忘，并宜服之。

龙骨　虎骨酥炙　远志去心。各等分

右为细末。每服一钱，食后温酒调下，日进二服。久服，益智安神。

菖蒲益智丸　治中风，心神恍惚，语言健忘，并宜服之。

石菖蒲　远志去心　人参去芦　桔梗去芦　牛膝酒浸。各五两　桂心各七钱半　白茯苓去皮，一两七钱半　附子一两，去皮、脐

右为细末，炼蜜和丸如梧桐子大。每服四五十丸，食后温酒送下，米汤亦得。久服，安神定志，聪明耳目。

健志丸　天门冬去心　远志去心　白茯苓去皮　熟地黄各等分

右为细末，炼蜜和丸如梧桐子大。每服四五十丸，空心米饮送下，日进二服。久服，令人不忘，耳目聪明，身轻体健。

治好忘七[2]**单方**　一方：甲子日，取石菖蒲阴干为末，酒调服之，令人耳目聪明。

一方：七月七日，取石菖蒲末，每服一钱，温酒调服，以后令人饮

---

[1] 人参去芦各二钱半：此处当有误，人参一味，不当用"各"字。《千金要方》卷14"开心散，治好忘方"，由菖蒲一两、茯苓二两、远志、人参各十分组成。据此，"人参"之前当脱"远志"一味。人参剂量也与前二味相差太大。

[2] 治好忘七：原脱，据目录补。

酒不醉。

一方　丁酉日，自至市买远志裹着衣服中，角头带之，令人不忘。

一方　七月七日，取麻花一斗，人参二两，碾为细末，蒸令气遍。每日用酒调服。服此药既尽之后，周知四方之事。

一方　戊子日，取东边桃枝缚着卧床中枕之，令人不忘。

一方　五月五日早晨，取向东桃枝三寸作木人，着衣带中，令人不忘。

一方　七月七日，取蜘蛛网着衣领中，勿令人知，久而不忘。

风邪 方六道

论一首

论曰：夫风邪者，谓风气伤于人者。人以身内血气为正，以身外风气为邪。若居处失宜，饮食不节，致脏腑内损，血气外虚，则为风邪所伤也。风邪者，发则不自觉知，狂惑妄言，悲喜无定是也。

桂心散　治风邪入心，心痛连背，或上或下，腹满闷乱，神思不定，面色青黄，并宜服之。

桂心　麻黄去节。各一两　桔梗去芦，七钱半[1]　防风去芦　附子炮，去皮、脐　细辛去苗　人参去芦　芎䓖　枳壳麸炒，去瓤　木香　赤芍药　甘草各半两。炙

右为㕮咀。每服五钱，水一中盏，生姜五片，同煎至七分。去渣，稍热服，不拘时候。

人参散　治风邪入心，神思恍惚，悲愁不乐，喜怒无常，并宜服之。

人参去芦　茯神去木。各七钱半　莽草　桑上寄生各一两　防风去芦　桂心　细辛去苗　石菖蒲　附子炮，去皮、脐　干姜炮　鬼箭　甘草各半两。炙

---

[1] 七钱半：此前原衍一"各"字。此"桂心散"原载《太平圣惠方》卷20《治风邪诸方》，主治症及方组药物均相同。说明"桔梗"之前并无药物脱漏，故删除"各"字。

右为㕮咀。每服五钱，水一中盏，煎至七分。去渣温服，不拘时候。

杨上寄生散 治风邪所攻，志意不乐，身体拘急，并宜服之。

杨上寄生 白术_{去芦。各一两} 桂心 茵芋 防风_{去芦} 柏子仁 石菖蒲 细辛_{去苗} 附子_{炮，去皮、脐} 干姜_炮 羌活_{去芦} 甘草_{各半两。炙}

右为㕮咀。每服五钱，水一中盏，煎至七分。去渣，稍热服，不拘时候。

金箔丸 治风邪狂乱，失心。服之，安神定志。

金箔 银箔_{各五十片} 石膏 铁粉_研 朱砂_{水飞} 人参_{去芦} 茯神_{去木} 远志_{去心} 防风_{去芦} 黄芩 生熟地黄 川升麻 玄参_{去芦} 地骨皮 犀角屑 龙齿_{各一两。研} 虎睛_{一对} 牛黄_{另研} 枳壳_{麸炒，去穰} 甘草_{各半两。炙} 麦门冬_{去心，一两半}

右为细末，同研令匀，炼蜜和捣三五百下，如梧桐子大。每服二十丸，薄荷汤送下，不拘时候。

治风邪单方 商陆_{三十斤，去皮，细切}

右用水八斗，于东向灶煎减半，滤去渣，更熬令成膏，丸如梧桐子大。每服二十丸，竹沥送下，不拘时候。

一方 右用虾蟆烧灰，细研为末。每服一钱，水调下，日进四五服。

心脏风邪_{方八道}

论一首

论曰：夫心为帝，主神之所舍，诸脏之主，不受外邪。若人动止失节，脏腑内损，气血外伤，风邪乘虚入于心经，则令人心神不定，性识失常，乍喜乍惊，或歌或笑，精神离散，故名心脏风邪也。

人参散 治心脏风邪，有如鬼语，闷乱恍惚，并宜服之。

人参_{去芦} 赤茯苓_{去皮} 石菖蒲 鬼箭 犀角屑_{各七钱半} 龙齿一

两，研

右为㕮咀。每服四钱，水一中盏，煎至七分。去渣温服，不拘时候。

茯神散 治心脏风邪，见鬼妄语，有所见闻，心悸恍惚，并宜服之。

茯神去木，一两　远志去心　黄连　沙参去芦。各半两　人参去芦　石菖蒲　羚羊角屑各七钱半　赤小豆四十九粒　甘草二钱半，炙

右为㕮咀。每服五钱，水一中盏，煎至七分。去渣温服，不拘时候。

石菖蒲散 治心脏风虚，邪气恍惚，悲泣狂走，如有神鬼之状，身体强直或疼痛，口噤喉痹，水浆不下，面目变色，不识人者，并宜服之。

石菖蒲　秦艽去土　桂心　当归去芦　蔓荆子　人参去芦　附子炮，去皮、脐　黄芩　甘草炙　远志去心　防风去芦。各半两　汉防己去皮　芎䓖　白芍药　白茯苓去皮　赤石脂研　龙骨各七钱半

右为㕮咀。每服五钱，水一中盏，煎至七分。去渣温服，不拘时候。

虎睛散 治心脏风邪，发时无常，惊悸叫唤，并宜服之。

虎睛一对　赤茯苓去皮　桂心　防风去芦　人参去芦　独活去芦　甘草炙　天雄炮，去皮、脐。各一两　石长生　桑寄生　露蜂房各二两　鸱头一枚，烧存性

右为细末。每服一钱，煎金银汤调下，不拘时候。

牛黄散 治心脏风邪，神魂恍惚，心烦语涩，并宜服之。

牛黄研　麝香研　朱砂水飞　雄黄水飞　龙脑各二钱半。研　天竺黄研　沙参去芦　独活去芦　防风去芦　柏子仁　细辛去苗　麦门冬去心　人参去芦　蝉壳　犀埚屑　羚羊角屑　乌蛇肉酒浸。各一两

右为细末，入研药牛黄等六味，同研令匀。每服一钱，煎金银汤调下，不拘时候。

禹余粮散 治心脏风邪，神思不安，悲啼歌笑，志意不定，精神

恍惚。

禹余粮石　石膏　牡蛎研　白芍药　秦艽去土。各一两半　防风去芦　人参去芦　远志去心　麦门冬去心　独活去芦　甘草炙　桂心　石菖蒲　茯神去木　铁粉研　朱砂水飞　雄黄水飞。各一两　蛇蜕皮一尺

右为细末，同研令匀。每服一钱，麦门冬汤调下，不拘时候。

真珠丸　治心脏风邪，恍惚，夜卧惊恐，不得眠睡，并宜服之。

真珠研　玳瑁屑　朱砂水飞。各一两　雄黄水飞　铁粉研　马牙硝　牛黄研　犀角屑　远志去心　胡黄连各半两　龙脑研　麝香研。各一钱　虎睛一对

右为细末，入真珠、麝香等末，同研令匀，炼蜜和捣二三百下，丸如绿豆大。每服十丸，温酒送下，不拘时候。

金箔丸　治心脏风邪，恍惚狂言，意志不定，并宜服之。

金箔二百片　腻粉半两

右件药用新小铛子中，先布金箔，逐一重用粉隔之，然后下牛乳一小盏，用文火煎至乳尽。金箔如泥，即便用火上焙干，研为末，蒸饼和丸如小豆大。每服五丸，食后用新汲水送下。

风痫方二十八道

《素问·大奇论》引证

《素问·大奇论篇》云：心脉满大，痫瘛筋挛；心脉满大，则肝气下流，热气内薄，筋干血涸，故痫瘛而筋挛。肝脉小急，痫瘛筋挛。肝养筋，内藏血，肝气受寒，故痫瘛而筋挛，脉小急者，寒也。又二阴急为痫厥，二阳急为惊。二阴，少阴也；二阳，少阳也。

陈无择论五痫证

陈无择云：夫痫病皆由惊动使脏气不平，郁而生涎，闭塞诸经，厥

而乃成。或在母胎中受惊，或幼小感风寒暑湿，或饮食不节，逆于脏气。详而推之，三因备具，风寒暑湿得之外，惊恐震慑得之内，饮食饥饱属不内外。三因不同，忤气则一，传变五脏，散及六腑，溢诸络脉。但一脏不平，诸经皆闭，随其脏气证候殊分，所谓象六畜，分五声，气色脉证各随本脏所感所成而生。诸证古方有三痫、五脏痫、六腑痫，乃至一百二十种痫。以其禀赋不同，脏腑强弱，性理躁静，故诸证风起。推其所因，无越三条，病由都尽矣。又论五痫证治，今录于左。

○病者旋晕颠倒，吐涎沫，搐搦腾踊，作马嘶鸣。多因挟热着惊，心动胆慑郁涎，涎入心之所致也，名曰马痫。以马属在午，手少阴君火主之，故其病生于心经。

○病者晕眩，四肢烦疼，昏闷颠倒，掣纵吐沫，作羊叫[1]声。多因幼小脐疮未愈，数洗浴，湿袭脾经之所致也，名曰羊痫。以羊属未坤位，足太阴经湿土主之，故其病生于脾经。

○病者昏晕颠倒，两手频伸，叫作鸡声，须臾即醒，醒后复发。多因幼小燥气伤胃，烦毒内作，郁涎入胃之所致也，名曰鸡痫。以鸡属酉，足阳明燥金主之，故其病生于胃经。

○病者眩晕颠倒，眼目相引，牵纵急强，作猪叫鸣，吐涎沫，食顷方已。多因幼小吐利挟风之所致也，名曰猪痫。以猪属亥，手厥阴心胞风木主之，故其病生于右肾经。

○病者眩晕颠倒，目反口噤，瘈纵吐沫，作牛吼声。多因幼小湿热伤肺，涎留肺系，遇燥热则发动，名曰牛痫。以牛属丑，手太阴湿土主之，故其病生于肺经。

盖五痫合属五脏，而无肾有胃者，以肾属鼠，非畜养物，神无主治，故不作痫。胃属鸡，系六畜物，故有象。兼胃为五脏海，非余腑比。又大属戌，手少阳小肠经主之，虽属六畜，初无犬痫者，以辰戌为

---

[1] 叫：原脱，据《三因方》卷9"癫痫证治"补。

魅罡，四杀没处，不兴[1]痫象。古方类例，未之究也，学者宜加之。

治法杂论

云：大凡风痫病发，项强直视，不省人事，此乃肝经有热也。或有咬牙者，先用葶苈苦酒汤吐之，吐后可服泻青丸下之，次服加减通圣散。显咬牙证，用导赤散治之则愈。如病发者，可用轻粉、白矾、代赭石，发过米饮调下。《经》云"重剂以镇之"。

论一首

论曰：夫风痫病者，皆由脏腑壅热，风邪干于心也。心主于血，故血壅而不行，则荣卫气涩，血脉既乱，神气不定，故发痫也。凡幼小有斯病者，亦由五脉下流，六气逆行，饮食不调，风邪所中，或先身热瘛疭惊啼，而后发作。其脉浮洪者，病在于六腑及肌肤中，则易治之。若身冷不啼，掣不惊叫，病发时脉沉者，病在于五脏。若入于骨髓，则难疗也。其候口鼻干燥，大小便不利，眼视不明，耳后青色，眠卧不安，腰直目斜，时时作声，口不噤，吐白沫，浑身烦热，头上汗出，心多惊悸，手足颤掉，梦中叫唤，目瞳子大，是发痫之状也。

妙功丸 治诸痫无不愈者，并宜服之。

丁香　木香　沉香各半两　乳香研　麝香另研　熊胆各二钱半　白丁香三百粒　轻粉四钱半　雄黄研　青皮去白　黄芩　胡黄连各半两　黄连　黑牵牛炒　荆三棱煨　甘草炙　蓬莪茂　陈皮去白　雷丸　鹤虱各一两　大黄一两半　赤小豆三百粒　巴豆七粒，去皮、心、膜、油

右为细末，荞面一两半作糊，搜和得所，每两作十丸，朱砂水飞一两为衣，阴干。每服一丸，用温水浸一宿，去水，再用温水化开，空心服之。小儿加减服。十年病，一服即愈。若未愈，三五日再服。病重者，不过三服。昔有一人好酒，得痫病二十年，用药一服，取下一虫，

---

[1] 兴：原作"輿"，为"興"字之形误。据《三因方》卷9《癫痫证治》改。

约四五寸长，其虫有鳞，其病遂愈。

龙脑安神丸 治男子、妇人、小儿五积癫痫，无问远年日近，发作无时。服诸药不效，但服此药无不痊愈。

龙脑研　麝香研　牛黄各三钱。研　犀角屑　茯神去木　人参去芦　麦门冬去心　朱砂水飞。各二两　马牙硝二钱　金箔三十五片　甘草炙　地骨皮　桑白皮各一两。炒

右为细末，炼蜜和丸如弹子大，金箔为衣。如有风痫病多岁，冬月用温水化下，夏月用凉水化下，不拘时候。如病二三年，日进三服。小儿一丸分作二服。又治男子妇人虚劳，发热喘嗽，新汲水一盏化开服，其喘满痰嗽立止。又治男子妇人语涩舌强，食后温凉水化下，日进三服。

银箔丸 治风痫积年不瘥，风痰渐多，得热即发，并宜服之。

银箔三十片　铁粉研　防风去芦　人参去芦　川升麻　生地黄　犀角屑　龙脑研　熊胆各一两　乌蛇肉酒浸　麦门冬去心。各一两半

右为细末，炼蜜和捣三五百下，丸如梧桐子大。每服二三十丸，食后温水送下，日进二服，大有神效。

龙齿丹 治因惊神志恍惚，久而成痫，时发时止，并宜服之。

龙齿研　白僵蚕炒　白花蛇肉酒浸　朱砂水飞　铁粉研　石菖蒲　远志去心　木香　橘红去白　麻黄去节　天麻　天南星姜制　人参去芦。各半两　紫苏子一两　龙脑研，半钱　全蝎二钱半，炒　麝香一钱，另研

右为细末，次入研药和匀，炼蜜为丸，每一两作十五丸。每服一丸，空心薄荷汤化下。

牛黄丸 治风痫病，精神不全，常有痰涎在胸膈，呕吐不出，烦闷气壅，并宜服之。

牛黄研　麝香各半两。研　虎睛一对　蜈蚣去头、足、翅　犀角屑　安息香　独活去芦　茯神去木　远志去心　甘草各一两。炙　防风去芦，一两半　人参去芦　铁粉研　朱砂水飞　龙齿各二两。研

右为细末，同研令匀，炼蜜和捣五七百下，丸如梧桐子大。每服三

十丸，荆芥汤送下，不拘时候。

胜金丸 治风痫有惊骇，不时眩晕潮搐，口吐痰沫，忽然仆地，不省人事，并宜服之。

天南星姜制 皂角去皮、弦、子 川乌头生用 细辛去苗 桔梗去芦 威灵仙 何首乌 白矾枯 白僵蚕炒 乌蛇酒浸。各一两 荆芥穗 川芎各二两

右为细末，酒糊为丸如梧桐子大。每服二十丸，食后温酒送下，日进二服。

五痫丸 治癫痫潮发，不问新久，并宜服之。

白附子半两 半夏二两，汤洗 皂角二两，槌碎，用水半升揉汁，去渣，与白矾一处熬干为度，研 天南星姜制 白矾生 乌蛇酒浸。各一两 全蝎炒，二钱 蜈蚣半条 白僵蚕一两半，炒 麝香三字，研 朱砂二钱半，水飞 雄黄水飞，一钱半

右为细末，生姜汁煮面糊为丸如梧桐子大。每服三丸，温生姜汤送下，食后服。

雌雄丸 又名六珍丹

治风痫失性，颠倒欲死，或作牛吼、马嘶、鸡鸣、羊叫、猪声，脏腑相引气争，瘈纵吐沫，并宜服之。

雌黄叶子者 雄黄水飞 真珠各一两 铅二两，熬成屑 朱砂半两，水飞 水银一两半

右为细末，同研极匀，炼蜜和丸如梧桐子大。每服三丸至五丸，姜枣汤送下。

虎睛丸 治痫疾潮搐，精神恍惚，烦乱不宁，口干喜水，或时谵语，并宜服之。

虎睛一对 犀角屑 远志去心 栀子仁 大黄各一两

右为细末，炼蜜和丸如绿豆大。每服二十丸，温酒送下，食后服。

控涎丸 治诸痫久不愈，顽涎聚散无时，变生诸证，悉皆疗之。

川乌生用 半夏汤洗 白僵蚕炒。各半两。剉碎，生姜汁浸一宿 全蝎七

枚，炒　铁粉三钱，研　甘遂二钱半，面裹煨

右为细末，生姜自然汁打糊为丸如绿豆大，朱砂为衣。每服十五丸，食后生姜汤送下。忌食甘草。

蛇黄丹　治风痫瘈纵，吐涎沫，不识人，及小儿急慢惊风。

蛇含[1]四枚，瓷盏内煨红，用楮树汁一碗，淬干　朱砂水飞　麝香另研　天南星姜制　白附子各半两

右为细末，同研令匀，糯米糊和丸如梧桐子大。每服三五丸，细嚼，温酒米汤任下。小儿温汤磨化一丸，量大小与服，不拘时候。

祛风丸　治风痫。

荆三棱三两，煨，为末　巴豆五十个，去皮、心、膜、油　金铃子　铜青各半两。研　轻粉一钱

右件除铜青外，三味同炒褐色，去巴豆，加轻粉，再研令匀，醋糊和丸如梧桐子大。每服二三十丸，食后茶清送下。

五生丸　治风痫。

川乌头　附子各生用，去皮、脐　天南星生用　半夏生用　干生姜各半两

右为细末，醋煮大豆汁作糊和丸如梧桐子大。每服五丸，冷酒送下，不拘时候。

半夏丸　治风痫。

半夏汤洗　川乌去皮、脐　白附子炮　天南星炮　黑豆各一两

右为细末，滴水为丸如梧桐子大。每服三四十丸，食后生姜汤送下，日进二服。○一方，有草乌头，无半夏。

半夏丸　治风痫。

半夏五两　白矾生用，三两　铅丹　朱砂各一两。水飞

右为细末，搜米饮和丸如梧桐子大。每服二十丸，食后生姜汤送下，日进二服。

---

[1]蛇含：此当指蛇含石，而非蛇含草。

神圣丸 治风痫。

雌黄　铅丹各一两　枳实二两，麸炒，去穰，捣为末

右用雌黄、铅丹与醋熬成膏子，入枳实末，和丸如梧桐子大。每服十丸，枳实汤送下，不拘时候。

鸱头丸 治风痫，不问长幼，发作呕吐涎沫，并宜服之。

飞鸱头一枚，烧灰　皂角五锭，去皮、弦、子，酥炙　虢丹五钱

右为细末，用糯米糊为丸如绿豆大。每服十五丸，加至二十丸，粥饮送下，不拘时候。

矾丹丸 治诸痫痰涎潮搐，瘛疭抽掣，并宜服之。

白矾　黄丹各等分

右件研如粉，用砖一片，上剜一窍，可熔二两许。内先铺黄丹，后下白矾，用炭火煅汁尽。取出放冷，研细，用猪心血就和为丸如梧桐子大。每服一二十丸，陈皮汤送下，不拘时候。

黄丹丸 治风痫发作潮搐，呕吐痰涎，并宜服之。

黄丹五两　皂角五锭，去皮、弦、子，酥炙

右为细末，糯米粥和丸如梧桐子大。每服一二十丸，食后温米饮汤送下，日进二服。

朱粉丸 治五种痫疾。

朱砂五两，另研，水飞　轻粉一钱

右件用大鲇鱼一尾，将轻粉涂在鲇鱼身上。少时，刮取鲇鱼身上涎，用朱砂末和丸如绿豆大。每服二丸，食后温熟水送下。

神应丹 治诸痫。一名朱砂丸。

朱砂一两，细研，水飞

右用猪心血和之得所，以蒸饼剂裹，蒸熟为度。取出就热研匀，丸如梧桐子大。每服一丸，食后、临卧温人参汤送下。不过十服，取效如神。

蛇黄丸 治五痫，因积风热，风痰攻心所致，并宜服之。

蛇黄小者，二十枚，用蟹汁拌入，火煅通红，取出地上，出火毒，研，令细如粉

右用狗胆一枚，取汁和粟米饭丸如绿豆大。每服十五丸，温酒送下，不拘时候，吐涎乃效。长幼皆可服之。

万安丸 治一切风痫发搐，多时不较，并宜服之。

白僵蚕三两，直者，炒令微黄

右为细末，每服二钱，生姜自然汁调下。或姜汁为丸如绿豆大，每服二十丸，生姜汤送下，不拘时候。常服，治一切风。如缠喉风，灌前件姜汁调药，便得出气。

青谷散 治一切风痫之疾，痰涎潮搐，急吐之。

青葙子　谷精草　瓜蒂各一钱　猪牙皂角一两　凤凰台蒸熟，减半

右为细末。每服一钱，空心茶清调下。

四圣散 治心经蕴蓄，惊热成痫，潮作热盛，膈实涎多，大便秘涩，并宜服之。

白矾　川甜硝　寒水石　盆硝各等分

右件入甘锅子内，揭口，用炭火煅，令烟尽。取出候冷，研为细末。每服一钱，新汲水调下，食后日进三服。此药非特治痫，寻常上焦壅盛，膈热痰多，亦可服之。

紫石英散 治大人风引，小儿惊痫瘛疭，日数十发，医所不疗，并宜服之。

紫石英研　滑石　白石脂　赤石脂煅　凝水石　石膏各六两　桂心　甘草炙　牡蛎煅。各五两　龙骨　大黄　干姜各四两。炮

右为粗散，用绢囊悬于高凉处。欲用，取三指撮，以新汲井水三升，煮取一升二合。大人频服，未百日儿服一合。未能者，绵沾着口中。热多者，四五服。

○深师方只用滑石、白石脂、龙骨、牡蛎、干姜五味。

治暗风痫方[1]　痫病涎作，晕闷欲倒，并宜服之。

芭蕉油取之用竹筒插皮中，如取漆法

---

[1]痫方：原脱，据目录补。

右件不拘时候饮之,但频频饮一两口。重者,服及五升。得吐便瘥,极有奇效。

独圣散 治大人小儿久患风痫,缠喉风,急中涎潮等证。此药吐逆为妙。

瓜蒂 不拘多少

右为细末。壮年服一字;十五已下、老怯,半字。早晨井花水下。食顷,含砂糖一块。良久,涎如水出。年深涎尽,食粥一两日。如吐多困甚,即服麝香汤一盏,即止矣。一方,加全蝎半钱,微炒。

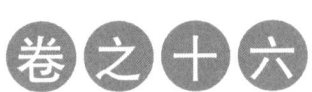

北京太医赵大中编修　覃怀儒医赵子中传习
大元国特赐皇极道院虚白处士赵素才卿补阙

风狂方一十五道

《素问·生气通天论篇》引证

岐伯曰：阴不胜其阳，则脉流薄疾，并乃狂。薄疾，谓极虚而急数也。并，谓盛实也。狂，谓狂走，或妄攀登也。阳并于四肢则狂。《阳明脉解》曰：四肢者，诸阳之本也。阳盛则四肢实，实则能登高而歌也。热盛于身，故弃衣欲走也。夫如是者，皆为阴不胜其阳也。

《素问·宣明五气篇》引证

又《宣明五气篇》云：五邪所乱，邪入于阳，则狂。邪居于阳脉之中，则四肢热盛，故为狂。

《素问·调经论》引证

又《调经论》岐伯曰：血并于阴，气并于阳，故为惊狂。气并于阳，则阳气外盛，故为惊狂。

《素问·阳明脉解篇》引证

又《阳明脉解篇》黄帝曰：病甚则弃衣而走，登高而歌，或至不食数日，逾垣上屋，所上之处，皆非其素所能也。病反能者，何也？素，本也。逾垣，谓墓墙也，怪其稍异于常。岐伯曰：四肢者，诸阳之本也。阳盛则四肢实，实则登高也。阳受气于四肢，故四肢为诸阳之本也。帝曰：其弃衣而走者，何也？弃，不用也。岐伯曰：热盛于身，故弃衣欲走也。帝曰：其妄言骂詈，不避亲疏而歌者，何也？岐伯曰：阳盛则使人妄言骂詈，不避亲疏而不欲食。不欲食，故妄走也。足阳明胃脉下膈，属胃络脾。足太阴脾脉，入腹属脾，络胃上膈，侠咽，连舌本，散舌下，故病如是。

《难经》引证

《难经·二十难》曰：重阳者狂。丁德用曰：重阳者狂，谓脉浮滑而长，加于实数，所以狂言大事，自高自贤，狂越弃衣。虞庶曰：寸口曰阳，又今重见阳脉，三倍以上，故曰重阳。其病狂，或自高贤智，登高而歌，弃衣而走，骂詈不避亲疏，故曰狂也。杨玄操曰：重阳者，阳气并于上也，谓关以前既浮滑，而畏兼实强，复喘数，是谓重阳也。

又《五十九难》曰：狂癫之病，何以别之？然狂之始发，少卧不饥，而自高贤也，自辩智也，自贵倨也，妄笑好歌乐也，妄行不休是也。丁德用曰：狂病者，病在手三阳而反汗者，故阳盛即发狂也。病在足三阴而反下，故阴发癫也。○杨玄操曰：狂病之候，观其人初发之时，不欲眠睡，又不肯饮食，自言贤智尊贵，歌笑行走不休，皆阳气盛所为。故《经》言"重阳者狂"，此之谓也。今人以为癫疾，谬矣。

狂病者，由风邪入并于阳所为也。风邪入血，使人阴阳二气虚实不调，若一实一虚，则令血气相并。气并于阳，则为狂发，或欲走，或自高贤，称神圣是也。又肝藏魂，悲哀动中则伤魂，魂伤则狂忘不精明，不敢正当人，阴缩而挛筋，两胁骨不举。毛瘁色夭，死于秋。皆由血气虚，受风邪，致令阴阳气相并所致，故名风狂。

《病源论》

云：风狂者，由风邪入于阳之所为也。风邪入血，使人阴阳二气虚实不调。若一实一虚，则令血气相并，气并于阳则为狂发，或欲走，或自高贤，称神圣是也。又肝藏魂，悲哀动中则伤魂，魂伤则狂忘不识人，精神昏愦而筋挛，两胁骨不举，毛瘁色夭[1]，遇秋死。皆由血气

---

[1] 两胁骨不举毛瘁色夭：原作"两胁毛不举瘁色"，据《诸病源候论》卷2"风狂病候"改。

虚，虚则受风邪，虚受风邪，阴阳二气相并所致，故名风狂。

论一首

论曰：风狂之为病，乃血气相并之证，自饱而强食，由阴不胜阳，阳邪入于阴，及阴附于阳，《经》云"重阳者狂"。发动之时，少卧不饥，自高自贤，自贵自笑，行走不休，登高而歌，弃衣而走，逾墙上屋，骂詈上下，不避亲疏，自称神圣，锁于空屋，夺食少愈。宜先服生大黄、黄连。气实者，加朴、硝泻其心火。后服活命金丹、至宝、安神、铅霜、铁粉、龙脑、朱砂以镇其心，以凉其内。嚏越、砭焫，十治其八九。此治风狂之大法也。更备诸灸，乃得永瘥。

《千金方》论脉　《千金方》云：心脉缓甚为狂笑。

《灵枢经》针灸法　狂始生，先自悲也，喜忘苦怒。善恐者，得之忧饥。治之取手太阴、阳明，血变而止，及取足太阴、阳明。○狂始发，少卧不饥，自高贤也，自辩智也，自尊贵也，善骂詈，日夜不休。治之取手阳明、太阳、太阴，舌下少阴，视之盛者皆取之，不盛者释之也。○狂，善惊善笑，好歌乐，妄行不休者，得之大恐。治之取手阳明、太阳、太阴。○狂，目妄见，耳妄闻，善呼者，少气之所生也。治之取手太阳、太阴、阳明，足太阴，头两顑。○狂者多食，善见鬼神，善笑而不发于外者，得之有所大喜。治之取足太阴、太阳、阳明，后取手太阴、太阳、阳明。○狂而新发未应。如此者，先取曲泉，左右动脉，及盛者见血，有顷已，不已以法取之，灸骨骶二十壮。

仓公针灸法　○狂痫不识人，癫病眩乱，灸百会九壮。

○狂痫哭泣，灸手逆注三十壮。穴在左右手腕外六寸。

○狂癫，风痫吐舌，灸胃脘百壮，不针。

○狂癫惊走，风恍惚，瞋喜骂笑，歌哭鬼语，悉灸脑户、风池，手阳明、太阳、太阴，足阳明，阳跷、少阳、太阴，阴跷，足踝，随年壮。惊怖，心忪，少力，灸太横五十壮。

○狂癫风惊，厥逆心烦，灸巨阳五十壮。

○狂癫痫易疾，灸足少阳，随年壮。

○狂走癫厥如死人，灸足大趾三毛中九壮。翼云：灸大敦穴。

○狂走癫疾，灸大幽百壮。

○狂走癫疾，灸顶后二寸十二壮。

○狂走癫痫，灸季肋端三十壮。

○狂走惊痫，灸河口五十壮。穴在腕后陷中动脉，是此与阳明同也。

○狂走瘈疭，灸玉枕上三寸，一法：顶后一寸。灸百壮。

○狂走，喜怒悲泣，灸臣觉一作巨搅，随年壮。穴在背上甲内侧。反手所不及者，骨芒穴上捻之痛者是也。

○狂走，惊恍惚，灸足阳明三十壮。

○狂走易骂，灸八会，随年壮。穴在阳明下五分。

○狂走刺人，或欲自死，骂詈不息，称神鬼语，灸口吻头赤白际一壮。○又灸两肘内屈中五壮。○又灸背胛中间三壮，报灸之。仓公法，神效。

○狂言恍惚，灸天枢百壮。

○狂风骂詈，呼毁人名，为热阳风，灸口两吻边处各一壮。○又灸阴囊缝三十壮。令人立，以笔正注当下。已卧，核卵上灸之，勿令近前中卵核，恐害阳气也。

○狂邪发无常，披发大叫，欲杀人，不避水火，及狂言妄语，灸间使三十壮。穴在腕后二寸，臂上两骨间，亦灸惊恐歌哭。

○狂邪惊痫病，灸承命三十壮。穴在内踝后上行三寸，动脉上，亦灸惊狂走。

○狂邪鬼语，灸伏兔百壮。○又灸天窗九壮。

○卒狂言鬼语，针其足大拇趾爪甲下，入少许即止。又以带缚两手大指，便灸左右胁下，对屈肋头，两处齐下火，各七壮。须臾鬼自道姓名，乞去。徐徐问之，乃解其手。

○卒中邪魅，恍惚振噤，灸鼻下人中，及两手足大指爪甲，令艾半在爪上，半在肉上，各七壮。不止，十四壮。炷如麦粒大。

○风邪，灸间使，随年壮。○又灸承浆七壮。○又灸心腧七壮。○又灸三里七壮。

○狂癫鬼语，灸足太阳四十壮。

○悲泣鬼语，灸天府五十壮。

○悲泣邪语，鬼歌哭，灸慈门五十壮。

○鬼魅，灸入发一寸百壮。○又灸间使、手心，各五十壮。

○狐魅，合手大指，缚指，灸合间三七壮。当狐鸣即瘥。

《千金方》治诸横邪针灸图诀　孙真人论云：凡诸百邪之病，源起多途。其有种种形相示表癫邪之端，而见其病，或有默默而不声，或复多言而漫说，或歌或哭，或吟或笑，或卧或坐，啖食粪秽，或裸形露体，或昼夜游走，或嗔骂无度，或是蛊精灵，手乱目斜，如此种类癫狂之人，今针灸方药并主治之。凡占风之家，亦以风为鬼断。

扁鹊针灸法[1]　扁鹊曰：百邪所病者，针有十三穴也。凡针之体，先从鬼宫起，次针鬼信，便至鬼垒，又至鬼心，未必须并针，止五六穴，即可知矣。若是邪蛊之精，便自言说，论其由来，往验有实，立得其精邪，必须尽其命，求去。治之，男从左起针，女从右起针。若数处不言，便遍穴针也。依诀而行针灸等处，并宜主之。仍须依法治之，万不失一。黄帝常诀，别是术家秘要，缚鬼禁劫，五岳四渎，山精鬼魅，并悉禁之，有在人两手中十指节间。

○第一针人中，名鬼宫。从左边下针，右边出之。

○第二针手大指爪甲下，名鬼信。入内三分。

○第三针足大趾爪甲下，名鬼垒。入内二分。

○第四针掌后横纹，名鬼心。针入半寸，即太渊穴。

○第五针外踝下白肉际，足太阳，名鬼路。火针七锃[2]三下，即申脉

---

[1] 扁鹊针灸法：原脱，据目录补。此下内容见于《千金要方》卷14"治诸横邪针灸图诀"，并无"扁鹊针灸法"一目，唯有"扁鹊曰"。

[2] 锃：《千金要方》卷14"针灸法"作"针"，义长。下各"锃"字同。

穴也是。

○第六针大椎上入发际一寸，名鬼枕。火针七锃二下。

○第七针耳前发际宛宛中，耳垂下五分，名鬼床。火针七锃三下。

○第八针承浆，名鬼市，从左出右。

○第九针手横纹上三寸，两筋间，名鬼路。即劳宫穴也。

○第十针直鼻上发际一寸，名鬼堂。即上星穴也，火针七锃三下。

○第十一针阴下缝，灸三壮，女人即玉门头，名鬼藏。

○第十二针足泽横纹外头接白肉际，名鬼臣。即曲池穴也，火针七锃三下。

○十三针舌头一寸，当舌中下缝刺，贯出舌上，名鬼封，仍以一板横口吻，安针头，令舌不得动。已前若是手足皆相对，针两穴。若是孤穴，即单针之。

○邪鬼妄语，灸悬命十四壮，穴在口唇里中央，弦弦者是也。一名鬼禄。又用刚刀决断弦弦者，乃佳。

○邪病，卧瞑瞑不自知，风府主之。一名鬼穴。

○邪病大唤，骂詈走，灸十指端去爪一寸。一名鬼城。

○邪病大唤骂，走远，三里主之。一名鬼邪。

○邪病鬼癫，四肢重，囟上主之。一名鬼门。

○邪病四肢重痛，诸杂候，尺泽主之。尺中动脉，一名鬼受。

○邪病语不止，及诸杂候，人中主之。一名曰鬼客厅。凡人中恶，先押鼻下是也。

张太医灸[1]**法**　灸背上天柱、神道二穴，多灸间使则差。

《梁氏总要[2]**》治法**　《梁氏总要》云：有人病狂言，诸医欲下。一医云：当用附子，后服十全汤。次日脉大，服排风汤而愈。

犀角散　治风狂，妄有所见，恍惚不定，发即欲走，并宜服之。

---

[1] 灸：原作"治"，据目录改。

[2] 梁氏总要：医方书。南宋梁氏撰，佚名，撰书年代及卷数不明。原书佚，南宋朱佐《朱氏集验方》引此书，全名《梁氏总要方》。

犀角屑　龙齿　白鲜皮　桑上寄生　茯神去木　人参去芦　麦门冬去心。各一两　防风去芦,七钱半　甘草半两,炙

右为粗散。每服五钱,水一中盏,煎至七分。去渣温服,不拘时候。

石膏汤　治风狂乱走,不可禁止,并宜服之。

石膏三两　生铁二十斤,用水二斗煮取一斗,去铁　龙齿研　白茯苓去皮　防风去芦。各一两半　玄参去芦　秦艽去土。各一两　竹沥一升

右为粗散。入铁汁中,煮取五升。去渣,入竹沥和匀。温服二合,不拘时候,日进五服。

竹沥汤　治风热气盛,烦躁如狂,并宜服之。

竹沥二合　熟黄瓜一枚,水五合研取汁　川朴硝二两　蜜二合

右件药相和令匀。温服二合,不拘时候。

祛风一醉散　治阳厥气逆,多怒而狂,并宜服之。

朱砂水飞,半两　曼陀罗花二钱半

右为细末,每服二钱,温酒调下。若醉便卧,勿令惊觉为佳。有痰者,先服胜金丸一方,加乳香二钱,依前法服之。

羚羊角汤　治阳厥气逆,多怒而狂,并宜服之。

羚羊角屑　人参去芦。各二两　赤茯苓去皮,二两　远志去心　大黄各半两　甘草二钱半,炙

右为㕮咀。每服四钱,水二盏,煎至一盏半。去渣温服,不拘时候,日进二服。

防葵煮散　治狂。

防葵　人参去芦　贯众各五两　防风去芦　桂心各三两

右为㕮咀。水一斗,煮取三升,分四服。

真珠散　治风狂乱语,心热狂走,并宜服之。

真珠研　犀角屑　羚羊角屑　牛黄研　朱砂水飞　防风去芦　远志去心　白鲜皮各半两　天竺黄研　人参去芦　茯神去木　甘草炙　胡黄连　甘菊花　白附子炮　铁粉研　龙齿研。各七钱半　麝香一钱,另研　麦门冬

去心，一两　黄芩七钱半　银箔　金箔各五十片

右为细末，入研令匀。每服一钱，薄荷温水调下，或取消梨汁调服。忌生血。

秘方半夏丸　治心风狂张。德明傅其妻失心狂数年，服此药而愈。后再作，服后药人参琥珀丸，遂安。

半夏一两，用生姜汁煮三五十沸，取出作块子切，更煮令熟，焙干，捣为细末　水银半两　麝香一钱，研　生薄荷一大握，和水银研如泥

右件药末，入在薄荷泥内。更研千百下，丸如芥子大。每服十五丸，金银汤送下，临卧服，三日再服。

人参琥珀丸　人参去芦　琥珀另研　茯神去木　白茯苓去皮　石菖蒲节密小者　远志各半两。酒浸半日，去心　乳香另研　酸枣仁温酒浸半日，去壳，纸上炒，令香熟　朱砂另研，水飞。各二钱半

右为细末，炼蜜和丸如梧桐子大。每服二十丸，食后温酒送下，日再服。如不能饮酒，枣汤下。可常服。

黄石散　治心风发狂。

黄丹　硝石各一钱半　狗肝一具

右件黄丹、硝石研匀，将狗肝批开，掺药在内，用麻缠缚，用水一升煮熟。去麻，将肝药一顿细嚼，用煮肝药汁送下，不拘时候。

五胆丸　治心风狂走，癫痫，并宜服之。

鲤胆　鸡胆　狗胆　猪胆　羊胆各一枚，五胆汁和为一处　蛇黄五两，蘸五胆汁火煅，胆汁尽为度

右为细末，另用雄狗胆为丸如绿豆大，朱砂为衣。每服一十五丸，磨刀水送下，空心服。或只作细末，每服一钱，用磨刀水调下亦得。

引神归舍丹　治心气，亦治心风，并宜服之。

天南星生用，去皮，取心　朱砂各一两。细研，水飞　附子一枚，炮，去皮、脐

右为细末，用猪心血为丸如梧桐子大。每服十五丸，煎麦门冬汤下。子午之交，各一服。如不稠黏，入面糊少许。

治卒发狂方 令患人仰卧在地，冷水终日淋其面，效。

《千金翼》治狂癫不识人 用水服伏龙肝[1]二钱，日进三服。

又方 人屎烧灰，酒服。忌生冷、猪、鸡、鱼、蒜等物。

邪气鬼魅方一十六道

鼍甲汤 治邪气梦寐，寤时涕泣，不欲闻人声，体中酸疼，乍寒乍热，腰脊强痛，腹中拘急，不进饮食。或因疾病之后劳动，或触犯忌讳，妇人产后月经不调，时下赤白，肌体不生，肉虚羸瘦，小便不利，或头痛发热，旋复解散，或一度交接，弥日困极，悉皆主之。

鼍甲 甘草炙 白薇 贝母 黄芩各五钱 麻黄去节 芍药 白术去芦。各二两半 防风去芦，三两 桂心 茯苓去皮 知母 凝水石各四两 石膏六两

右为㕮咀。水二斗，煮取四升。去渣，温服一升，日三夜一服之。

人参汤 治阴邪鬼气，往来发作，不治阳狂，治阴癫。

人参去芦 防风去芦 乌头炮，去皮、脐 干姜炮 泽泻 狗脊 远志去心 瓜蒌根《千金翼》作桔梗 附子炮，去皮、脐 黄芩 独活各一两 秦艽去芦、土 牡蛎煅 五味子 山茱萸 前胡去芦 细辛去苗 石膏 芎䓖 川椒 牛膝酒浸 甘草炙 石南 桑白皮剉，炒 桂心 麻黄去节 竹皮 白术去芦 橘皮去白 鬼箭《千金翼》作泽兰 茯苓去皮。各三钱 大枣十六枚

右为㕮咀。每服一两，水、酒各二大盏，煎至一盏半分。作二服，日三夜一服之。

五邪汤 治中风神思昏愦，五邪所侵，或歌或哭或笑，或喜或怒，发则无时，并宜服之。

防风去芦 桂心 白芍药 远志去心 独活去芦 甘草炙 白术去芦

---

[1] 肝：原脱，据《千金要方》卷14"治风邪方"补。今本《千金翼方》无此方。

人参去芦　秦艽去芦、土　牡蛎煅　石膏　禹余粮石醋淬。各二两　雄黄水飞　防己去皮　石菖蒲　茯神去木　蛇退皮各一两。炒

右为哎咀。每服四钱，水二盏，煎至一盏半。去渣温服，不拘时候，日进二服。

别离散　治男女风邪，男梦女，女梦男，悲愁忧恚，怒喜无常，或数月一发动者，并宜服之。

桂心　茵芋　天雄炮，去皮、脐　石菖蒲　细辛去苗　茜根　附子炮，去皮、脐　干姜各一两。炮　白术去芦　桑上寄生各三两

右为细末。酒服一钱，日进三服。凡修合时，勿令妇人、鸡、犬及病人见，令邪气不去，禁之为验。

十黄散　治五脏六腑血气，亡魂失魄，五脏觉不安，忽忽喜悲，心中恐怖，如有鬼邪。此皆发于大惊及当风，从高堕下，落水所致，并皆主之。

雄黄水飞　人参去芦。各五钱　细辛去苗　桂心　黄芩　大黄　黄蘖　黄耆去芦，各七钱半　黄连　蒲黄　麻黄去节。各二钱半　山茱萸肉　泽泻各五钱

右为细末。每服二钱，温酒调下，食前，日进三服。羸劣者，更加人参五钱。○一方，有生地黄五钱。崔氏有川椒五钱，干姜四钱。

四物鸢头散[1]　治鬼魅。

东海鸢头即由跋根　莨菪子　防葵　黄牙石一名金芽

右为细末。每服一钱，温酒调服。欲令病人见鬼，加防葵二钱半。欲令知鬼主者，复增二钱半，立有验。防葵、莨菪并令人迷惑，恍惚如狂，不可多服。

辰砂一醉散　治风邪诸痫，狂言妄走，恍惚迷乱，歌哭失常，僵仆吐沫，魂魄不守，并宜服之。

辰砂一两，水飞　乳香另研　酸枣仁各半两

---

[1] 四物鸢头散：原四物均无剂量。此方出自《千金要方》卷14《风癫第五》，原作四物"各一分"。

右为细末。分作四服，量病人酒量多少用酒调服，勿令吐出。于静室中睡一二日，勿令惊觉。若未效，加川乌头、木鳖子各二钱半，依前服之。

虎睛汤 治狂邪发无常，披发，大叫唤，欲杀人，不避水火，并宜服之。

虎睛一对 露蜂房一个 鸱头一枚 枫上寄生一两二钱半 石长生二两半 茯苓去皮 桂心 防风去芦。各三两 独活去芦 甘草炙 人参去芦 天雄各一两。炮，去皮、脐

右为㕮咀。用水一斗二升，煮取三升，分四服，日三夜一。服之神效。

生铁饮子 治邪入肝经，神离心舍，遂致风狂，并宜服之。

碎铁屑一十斤 石菖蒲五两，为末

右烧红铁屑作浆。每用一盏，调石菖蒲末三钱服之，不拘时候，日进二服。

九物牛黄丸 治男子沾鬼魅欲死，所见惊怖，欲走，时无休止，邪气不能自绝，并宜服之。

牛黄土精，一云火精，研 龙骨水精，研 荆实人精 玄参玄武精，去芦 赤石脂朱雀精 玉屑白虎精 曾青苍龙精，研 空青天精，研 雄黄地精，无石妙，研

右九味名曰九精，上通九天，下通九地。各一两为细末，炼蜜和丸如小豆大。食后先服一丸，日三服，以知为度。○《千金翼》云：凡邪病，当先服五邪汤、九精丸，瘥。

治风邪方 商陆三十斤，去皮，细切

右件用水八斗向东灶煎减半。去渣更煎，令可丸如梧桐子大，每服一丸。合时勿令人见。莨菪方及大豆紫汤皆可服，汗出佳。

治百邪鬼魅方 服头垢如小豆大。

治风邪方 虾蟆烧灰 朱砂水飞

右件各等分，为细末。每服一钱，水调下，日进三四服。

治邪魅方 右用鹿角末，每服一钱，水调服，日进三服。

又方 右用獭肝为细末，每服一钱，水调下，日进三服。

治狂邪雄黄油方[1] 治狐狸诸色精魅作种种恶怪，令人恐怖，狂癫风邪方。

雄黄六斤　清油一斗二升

右二味，破雄黄如棋子大，铛中用盆合作灶，微火煎九日九夜，不得少时火绝，亦不得火冷，须火热微微不绝，神验。《千金方》。

心风狂言 方五道

论一首

论曰：夫风热搏于阳经，入于血脉，血实则生热，荣气溢塞，不能通流，遂使心神烦乱。心主于神，候于舌。神是心主，舌是心官，语言机关皆由心出。今心既壅热，又风邪相攻，故令真性错乱，精神不守，遂则狂言也。

茯神散 治心风狂言，恍惚恐惧，并宜服之。

茯神去木　杏仁麸炒，去皮、尖　沙参去芦　川升麻　白鲜皮各半两　远志去心　龙脑研　犀角屑各一两　石膏二两

右为㕮咀。每服五钱，水一中盏，生姜五片，煎至七分。去渣，食后温服。

朱砂散 治心风，烦躁狂言，胸膈壅滞，神思不安，并宜服之。

朱砂水飞　真珠末研　犀角屑　羚羊角屑　天竺黄另研　人参去芦　茯神去木　防风去芦　麦门冬去心　黄芩　玄参去芦　甘菊花　川升麻各一两　甘草半两，炙　龙脑另研　麝香研　牛黄研　铅霜各二钱半。研

---

[1] 治狂邪雄黄油方：原脱，据目录补。

右为细末，入研朱砂、牛黄等，再研令匀。每服一钱，煎金银汤调下，不拘时候。

真珠散 治心风狂语，神思不安，如见鬼神，并宜服之。

真珠另研　牛黄研　水精为末，研细　铅霜研　琥珀研。各二钱半　人参去芦，为末　朱砂各一两。水飞　雄黄半两，研　金箔　银箔各五十片

右件药更研令匀。每服半钱，煎薄荷调下，食后服。

镇心丸 治心风，狂言多惊，迷闷恍惚，并宜服之。

牛黄研　铅霜各七钱半。研　朱砂水飞　龙齿研　龙胆草　天竺黄研　远志去心　生干地黄各半两　金箔五十片　人参去芦　茯神去木　犀角屑各一两　铁粉七钱半，研

右为细末，入另研药和匀，炼蜜和丸如小豆大。每服七丸，煎竹叶汤送下，不拘时候。

七宝镇心丸 治心风，狂语错乱，如见鬼神，狂言歌哭，发作无时。服之，安镇心神，祛邪鬼魅，并宜服之。

玉屑　金屑　银屑　铁精如无，铁粉亦可　黄丹火飞　朱砂水飞　远志去心　人参去芦　鬼臼　茯神去木　麦门冬去心　虎头骨酥炙。各为末　犀角屑　龙齿各一两。研　羚羊角屑　真珠另取末　琥珀研　雄黄水飞　龙胆草　白鲜皮　牡丹皮　防风去芦。各半两　牛黄研　麝香各二钱半。另研　虎睛一对

右为细末，入研令匀，炼蜜和捣三五百下，丸如梧桐子大。每服五丸，温水送下，不拘时候。

风癫方二十道

《素问·通评虚实论》引证

黄帝曰：癫疾何如？岐伯曰：脉搏大滑，久自已。脉小坚急，死不治。脉小坚急为阴，阳病而见阴脉，故死不治。〇按：巢元方云，脉沉小急实，死。

小牢急，亦不可治。帝曰：癫疾虚实，何如？岐伯曰：虚则可治，实则死。以反证故。

《素问·厥论》引证

又《厥论篇》岐伯曰：阳明之厥则癫疾，欲走呼，腹满不得卧，面赤而热，妄见而妄言。足阳明脉起于鼻，交頞中，下循鼻，外入上齿中，还出挟口环唇，下交承浆，却循颐后下廉出大迎，循颊车上耳前，过客主人，循发际至额颅。其支别者，从大迎前下人迎，循喉咙入缺盆，下膈，属胃络脾。其直行者，从缺盆下乳内廉，下挟脐入气街中。其支别者，起胃下口，循腹里下至气街中，而合以下髀，抵伏兔，下入膝膑中，下循胻外廉，下足跗，入中指内间。其支别者，下膝三寸，而别以下入中指外间。其支别者，跗上入大指间。其端故厥如是也。

《灵枢·癫狂第二十二》引证

癫疾始生，先不乐，头重痛，视举目赤，甚作极已而烦心，候之于颜，取手太阳、阳明、太阴，血变而止。〇癫疾始作，而引口啼呼，喘悸者，候之手阳明、太阳。左强者，攻其右。右强者，攻其左，血变而止。〇癫疾始作，先反僵，因而脊痛。候之足太阳、阳明、太阴，手太阳，血变而止。〇治癫疾者，常与之居，察其所当取之处。病至，视之有过者，写之，置其血于瓠壶之中。至其发时，血独动矣。不动，灸穷骨二十壮。穷骨者，骶骨也。

〇骨癫疾者，颔齿诸腧分肉皆满，而骨居汗出，烦悗，呕多沃沫，气下泄，不治。

〇筋癫疾者，身倦挛急，大刺项大经之大杼脉，呕多沃沫，气下泄，不治。

〇脉癫疾者，暴仆，四肢之脉皆胀[1]而纵。脉满，尽刺之，出血。不满，灸之挟项太阳，灸带脉于腰相去三寸，诸分肉本腧。呕多沃沫，气下泄，不治。

---

[1] 胀：原作"张"，据《灵枢·癫狂第二十二》改。

○癫疾者，疾发如狂，死不治。

《灵枢·九针论》引证

又《九针论第七十八》岐伯曰："邪入于阳，转则为癫疾。"

《难经》引证

《难经·二十难》曰：重阴者癫。丁德用曰：重阴者癫，癫者，蹶也。○虞庶曰：尺中曰阴，而尺脉重见阴，故曰"重阴"。其为病也，名曰癫疾，谓僵仆于地，闭目不惺，阴极阳复，良久却惺，故云癫也，今天吊之类是也。○杨玄操曰：重阴者，谓尺中溉沉短而涩，而又盛实，是谓重阴。

又《五十九难》曰：癫疾始发，意不乐，直视僵仆，其脉阴阳三部俱盛是也。丁德用曰：《经》言"重阳者狂，重阴者癫"，今三部阴阳俱盛者，寸为阳，尺为阴，寸尺俱盛，亟而沉也。○杨玄操曰：癫，颠也，发则僵仆焉，故有颠蹶之言也。阴气大盛，故不得行立而倒仆也。今人以为痫病，误矣。

《病源论》

云：诊其脉，心脉微涩，并脾脉紧而疾者，为癫脉也。急甚为骨癫疾。脉洪大而长者，癫疾。脉浮大附阴者，及脉来牢者，亦癫疾也。三部脉紧急，可治。发则仆地，吐沫无知。若僵仆起如狂，及遗粪者，难治。脉虚则可治，实则死。脉紧弦实牢者，生；脉沉细小者，死。脉搏大滑，久久自已。脉若沉小急，疾不治。脉小牢急，亦不可治。

《千金方》论五癫

《千金方》云：癫病有五。一曰阳癫，发时如死人，遗溺，有顷乃解；二曰阴癫，坐初生小时脐疮未愈，数洗浴，因此得之；三曰风癫，发时眼目相引牵，纵反急强，羊鸣，食顷方解，由执作汗出当风，因以房室过度，醉饮饱满行事，令心气逼迫，短气脉悸得之；四曰湿癫，眉头痛，身重，坐热沐发湿结脑，汗未止得之；五曰马癫，发时反目口噤，手足相引，身皆热，坐小时风[1]气脑热不和得之。

《千金方》论癫病死证

《千金方》治癫者病发而狂，面皮厚敦敦者，死不疗。

凡癫发则卧地，吐涎沫，无知。若强掠起，如狂及遗粪者，难疗。

癫疾脉大滑，久自已。脉沉小急实，死不疗。小牢急，亦不可治。脉虚可疗，实则死矣。

《古今录验》论[2]五癫

云：牛癫则牛鸣，马癫则马鸣，狗癫则狗鸣，羊癫则羊鸣，鸡癫则鸡鸣。病五癫狂病者，腑脏相引，盈气起寒厥，不识人，气争瘛疭[3]吐沫，久而得苏。

论一首

论曰：夫风癫者，由血气虚，风邪入于阴经故也。人有血气少，则心气虚，而精神离散，魂魄妄行，因为风邪伤入于阴经，则为癫疾。又人在胎之时，其母卒大惊，邪气并居，令子发癫。其发则仆地吐涎沫，无所觉是也。元其癫病，皆由风邪故。

《千金》灸法　大人癫，小儿惊痫，灸背第二椎及下穷骨两处，以绳度中折，绳端一处，是脊骨上也。凡三处，毕复断绳，作三折，令各等而参合如"△"字，以一角注中央，灸下二角，侠脊两边，便灸之。凡五处也。故书图注以丹注，所灸五处各百壮。削竹皮为度，胜绳也。

卒癫，灸阴茎上宛宛中三壮，得小便通即瘥。《千金翼》云：当尿孔上是穴。○又灸阴茎头三壮。○又灸足大趾上聚毛中七壮。○又灸囊下缝

---

[1] 风：原作"膏"，据《千金要方》卷14《风癫第五》改。
[2] 论：原作"疗"，据目录改。
[3] 瘛疭：原作"言方"，文义不通，据《外台秘要》卷15引《古今录验》"疗五癫"改。

二七壮。○又灸两乳头三壮。○又灸督脉三十壮，三报穴在直鼻中上入发际。○又灸天窗、百会二穴，各渐灸三百壮。炷惟小作。○又灸耳上、发际各五十壮。

续命风引汤 治中风癫眩不知人，狂言舌肿，并宜服之。

麻黄去节　芎䓖　石膏　人参去芦　防风去芦。各三两　桂心　甘草炙　独活去芦。各二两　防己去皮　附子炮，去皮、脐　当归去芦。各一两　杏仁三十枚，麸炒，去皮、尖　干姜炮，五钱　○一方，有赤芍药。

右十三味为㕮咀。每服五钱，水一盏，酒一盏，同煎至一盏。去渣，日三夜一服之。

人参防葵散 治癫痫厥，时常发作，并宜服之。

人参去芦　防葵　钩藤　茯神去木　远志去心　桂心　防风去芦　雷丸　虎骨醋炙　白僵蚕炒　生猪齿醋炙　代赭石　铅霜各一两半　朱砂水飞　卷柏　䓐茹子　升麻　附子炮，去皮、脐　牡丹　龙齿各二钱半。研　牛黄半两，研　蚱蝉十四枚　蛇蜕皮一条　白马眼睛一对　白敛一两

右为细末。每服二钱，温酒调下，日进二服。或亦为丸，良。

紫石英汤 治百二十种风，癫痫惊狂，发即吐沫，不识人，四月五月，并宜服之。

紫石英　芍药　龙骨一本用黄芩　青石脂　白鲜皮　麻黄去节　当归去芦　甘草炙　瓜蒌根　桂心　人参去芦。各二两　牡蛎二两，煅　大黄二两，酒浸，煨

右为㕮咀。分作七服，每一服，水二升，入枣一十枚，熬至一升，去渣温服。后七日，再依前法煎熬，服之依法。服尽一料即瘥。

秦艽汤 治风癫，口吐涎沫，发作无时，并宜服之。

秦艽去芦、土　人参去芦　防风去芦　茯神去木　甘草各三两。炙　贯众一枚　铅霜一两

右为㕮咀。每服五钱，水二盏，煎至一盏半，去渣，食后温服。

石菖蒲散 治风癫，心气不全，大小便遗失，并宜服之。

石菖蒲　萹蓄　防风去芦　茵芋　商陆　附子各一两。炮，去皮、脐

右为细末。每服一钱，温酒调下，不拘时候。

铁粉散 治风癫心神不定，狂走无时，并宜服之。

铁粉研　马牙硝　朱砂各一两，水飞　铅霜半两，研　金箔五十片

右件同研为细末。每服二钱，用生地黄自然汁调下，不拘时候。忌生冷、诸血之物。

芎䓖汤 治风癫发作，则吐涎狂走，恍惚不知人事，并宜服之。

芎䓖　藁本去芦　菖蒲各一两

右为咬咀。每服五钱，水一中盏，煎至七分，去渣温服，不拘时候。

虎睛丸 治湿癫瘛疭，口眼张大，口出白沫，或作声，或死，不知人事，并宜服之。《千金翼》名大镇心丸，主诸痫所不疗者。

虎睛一对　鬼箭　露蜂房　独活去芦　远志去心　细辛去苗　贯众各半两　麝香另研，一钱　白敛　升麻　白鲜皮各五钱　防风去芦　秦艽去土　黄芩　山茱萸肉　干地黄　防己去皮　茯苓去皮　鬼臼　人参去芦　牛黄研　龙齿研　雄黄水飞　铁粉研。各二钱半　银箔五十片　寒水石四钱　石膏　茯神去木　天雄炮，去皮、脐。各五钱　蛇蜕皮一尺　大黄一钱，煨

右为细末，炼蜜和丸如梧桐子大。每服十五丸，温酒送下，日渐加至二十五丸。神良。

大金箔丸 治大人小儿癫痫，无时发动，口吐涎沫，项背强直，神志昏愦，并宜服之。

金箔　银箔各一百片　辰砂一两，水飞　鹏砂研　雄黄水飞　牛黄研　犀角屑　真珠末　麝香研　蝎梢　白僵蚕炒　乌蛇肉　琥珀研　龙脑研　丁香　沉香　木香　白附子炮　附子炮，去皮、脐　天南星姜制　天麻　防风去芦　甘草各二钱半。炙　细松烟墨烧，半两

右为细末，将金银箔入研药和匀，炼蜜为丸如绿豆大。每服五丸，薄荷酒送下，不拘时候。

铜青丸 治五癫。

铜青研　雄黄研　空青　鸡头各一两。烧存性　茯苓去皮　猪苓去皮　人参去芦　白芷　白敛　白薇　石长生各二两　卷柏　川乌头各半两。炮，去皮、脐　硫黄一两半，研

右为细末，用牛胆和，著铜器中，于甑中五斗大豆上蒸之，药成丸如麻子大。每服三十丸，温酒送下，日进二服。

鸱头丸　治风癫。

鸱头一枚　葶苈苦妙　瓜蒌根　乌头炮，去皮、脐　虎掌　铅霜各七钱半　铁粉研　茵茹各一两　天雄炮，去皮、脐　川椒　甘遂面裹煨　大戟各半两　白术去芦，二钱半

右为细末，炼蜜和丸如梧桐子大。每服三丸，温酒送下，日进二服。

地黄煎　治风癫。

地黄三十斤　天门冬十斤，去心

右件二味，捣取汁，作煎服之，瘥。

抱胆丸　主疗癫痫之疾。兼治产妇血虚，因惊入心。又治室女惊邪蕴结，并宜服之。

黑锡一两半　水银二两　朱砂水飞　滴乳各一两。研

右先将黑锡安于砂石器内，次入水银，用文武火结成砂。放温，却将乳香、朱砂末就热用柳木槌研，丸如鸡头子大。每服一丸，空心用井花水化下。若病人得睡，不得惊觉。此药服之[1]一丸，可除根本，大有神效。

神保丸　治中风癫疾。

金箔十五片　腻粉半两　人参去芦，七钱半，为末

右先将金箔于银石器内，逐一重用腻粉掺傅，下用文武火逼之，粉尽再用牛乳五合淋溉。讫，将瓷器盒密密盖定。候成膏子，却用人参末搜和为丸如绿豆大。每服三五丸，空心用新汲水送下，每日进二服。凡

---

[1]此药服之：抱胆丸来自宋代王璆《百一选方》卷1，其书此处作"再进"。

风癫之疾，皆因受胎母惊，令子发癫，与痫相似，或因惊变成癫。如牛黄丸、麻黄饮子、莨菪丸之类，并可选而用之。

大镇心丹 治一百二十种癫痫惊狂，谵妄，昏不知人事，喷吐涎沫，及治心惊胆寒，不睡，并宜服之。

辰砂用黄松节酒浸　龙齿用远志苗醋煮

右取辰砂、龙齿各等分为细末，猪心血为丸如鸡头大。每服一丸，麦门冬、绿豆、灯心、生姜、白蜜，水煎豆熟为度，临卧咽下。小儿磨化半丸，量岁数与之。

莨菪丸 治风癫疾证，每月数次而发，并宜服之。

莨菪不以多少，洗净

右先将莨菪子研烂如泥，入酒一升，滤汁再研如泥。又入酒一升，搅滤其汁。如此三次，取药酒汁三升，重滤极净，安于银石器内，熬成膏。却将莨菪子渣微炒焦，碾为细末，就膏搜和为丸如梧桐子大。每服二十丸，渐加至四十丸，空心温酒送下，日进二服。服药之后，手中纹理有赤色者，是其验也。

定神丸 治阳厥气暴折，郁结不散，怒多则气上，少睡则遗精，并宜服之。

白茯苓去皮　远志去心　防风去芦　人参去芦　柏子仁　甘草各一两。炙　枣二十枚，煮熟，去核、皮　龙骨研　牡蛎各二两。煅

右为细末，炼蜜为丸如梧桐子大。每服三五十丸，温酒送下，空心、食前日进二服。此药安魂定魄。

天门冬酒 治五脏六腑大风洞泄，五劳七伤，癥结滞气，冷热诸风，癫痫恶疾，耳聋头风，四肢拘挛，猥腿历节。久服，延年轻身，齿落再生，变白更黑。

天门冬与百部相似。天门冬味甘，两头方。百部细长而味苦，令人利

右捣绞取汁二斗，浸曲二升。曲发，用糯米二斗准家醖法造酒。春夏极冷下饭，秋冬温如人肌投之。酒熟取清，服一盏，常令酒气相接，勿至醉吐。忌生冷、酢、滑、鸡、猪、鱼、蒜、鲤鱼，亦忌油

腻。此是二[1]斗汁法。余一石二斗，亦准此以为大率。服药十日，觉身体瘾疹大痒；二十日，更大痒；三十日乃渐止，此皆是风气出去故也。四十日，即觉身心朗然大快，似有所得。五十日，更觉大快，当风坐卧，觉风不著人身，中诸风悉尽。用米法：先净淘米，曝炕令干，临欲用时，更别取天门冬汁浸米，干漉炊之，余汁拌饭甚宜，密封。

取天门冬汁法：天门冬净洗，去心、皮，干漉去水，切[2]，压取汁三四遍，令渣干如草乃止。此酒初熟味酸，仍作臭泔腥[3]气，但依式服之，久停则香美，余酒皆不及也。封四七日佳。凡八月、九月，即少少合，至十月，多合。拟到来年五月三十日，相续服之。春三月，亦得合。入四月，不得合。服酒时，若得散服，得力更倍，述散方于左。

天门冬散　天门冬不以多少，洗净，去心、皮

右为细末，每服二钱，温酒调下。日进三服，久服长生。

○孙真人枕中记云：无问山中、人间，恒勿废，久服利益。若酿酒服之，去癥瘕积聚，风痰癫狂，三虫伏尸，除瘟痹，轻身益气，令人不饥。

天门冬煎　治风癫之疾。

天门冬七斤，汤浸二日，去心　　生地黄三十斤，肥净者

右件二味，安木臼内捣一二千杵。取其汁，再入温汤，更捣，又取其汁。不论几次，直待二药无味则不用。却以文武火熬成膏子，盛于瓷器内。每服一匙，温酒化下，不拘时候，日进二服。

---

[1] 二：原作"一"，与上文不符，据《千金要方》卷14"天门冬酒"改。
[2] 切：此后原衍"去"字，据《千金要方》卷14"天门冬酒"删。
[3] 腥：原作"醒"，据《千金要方》卷14"天门冬酒"改。

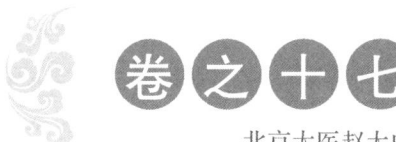

北京太医赵大中编修　覃怀儒医赵子中传习
大元国特赐皇极道院虚白处士赵素才卿补阙

尸厥方八道

《素问·本病论篇》五尸厥引证[1]

黄帝曰：人气不足，天气如虚，人神失守，神光不聚，邪鬼干人，致有夭亡，可得闻乎？人气与天气同失守，即鬼邪干人致死也。岐伯曰：人之五脏，一脏不足，又会天虚，感邪之至也。其不足之脏，与天气同声虚也。

○人愁忧思虑即伤心，又或遇少阴司天，天数不及，太阴作接间至，即谓天虚也。此即人气、天气同虚也。又遇惊而夺精，汗出于心。大惊，汗出于心，即心中精脉减少，故神失守心也。故而三虚，神明失守。失，有劳神之病，又遇少阴，天数不及也，又更惊而夺精，此三会而神明失守也。心为君主之官，神明出焉。心先有病，又遇天虚，而感天重虚也。心者，任治于物，故为君主之官。清静栖灵，故曰"神明出焉"。神失守位，即神游上丹田，在太一帝君泥丸君下。太一帝君在头，曰泥丸君，总众神。地君主之，官神明，失守其位，游于此处，不守心位。神既失守，神光不聚。神光即飞圆光也。圆光不洁，即圆光缺矣，即鬼邪阴尸干人。却遇火不及之岁，有黑尸鬼见之，令人暴亡。其火运不及，非只癸年，戊年失守亦然，火司天数不及亦然也。黑尸鬼形如黑犬，头似妇人，发蓬不髻，目大，人见之吸人神魂，皆作大声，卒然而亡。

○人饮食劳倦即伤脾。即饮食饱房事，即气滞于脾，以劳役气满闷，脾脏有病也。又或遇太阴司天，天数不及，即少阳作接间至，即谓之虚也。人

---

[1] 五尸厥引证：五字原脱，据目录补。

气与天气不及，即感天人气，及又虚也。此即人气虚而天气虚也。又遇饮食饱甚，汗出于胃，醉饱行房，汗出于脾。脾胃汗出，即精血减少，感天虚而作三虚，脾神失守其位。因而三虚，脾神失守。先有病于脾，次遇天虚，脾感天重虚，又遇汗出，而减其精血，乃故名三虚也。脾为谏议之官，智周出焉。脾者，心之子，心有所忆谓之意，中所出谓之智，智周万物谓之神。即脾胃神意智乃故失守其位者也。神即失守，神光失位而不聚也。神光不聚，鬼乃干之。却遇土不及之年，或己年，或甲年失守，或太阴天虚，有青尸鬼见之，令人卒亡。

〇人久坐湿地，强力入水，即伤肾。汗出于肾，即精血减少，故作三虚。即精血心神失守其位也。肾为作强之官，伎巧出焉，因而是三虚。肾神失守，神志失位，神光不聚。神精志三神虚，失位游于黄庭司命君之下，乃即圆光缺矣。却遇水不及之年，或辛不会符，或丙年失守，或太阳司天虚，有黄尸鬼至，见之令人暴亡。有此三虚，又遇水下，及即黄尸鬼干人，牛头身黄。见之时吸人神魂，皆暴亡也。

〇人或恚怒，气逆上而不下，即伤肝也。又遇厥阴司天，天数不及，即少阴作接间至，是谓天虚也。肝先病，又遇天虚，而感重虚也。此谓天虚，人虚也。又遇疾走恐惧，汗出于肝。肝为将军之官，谋虑出焉。神位失守，神光不聚。神光不聚，即圆光缺而不周，尸鬼乃干人也。又遇木不及年，或丁年不符，或壬年失守，或厥阴司天虚也，有白尸鬼见之，令人暴亡也。有此三虚者，即神游失守，白尸鬼干人，头如鸡，身白，有白毛。见之吸人神魂，皆卒然而亡也。

已上五失守者，天虚而人虚也。神游失守其位，即有五尸鬼干人，令人暴亡也，谓之曰"尸厥"。但卒然而亡，口中无涎者，舌不短缩，尸厥也。若涎而舌短者，盛厥也。

论一首

论曰：夫尸厥者，是阴阳气逆也。此由阳脉卒下坠，阴脉卒上升，阴阳离居，荣卫不通，真气厥乱，客邪乘之，其状如死。犹微有息而不常，脉尚动而形无知也。听其耳内啾啾有如蝉声，而股间暖者是也。耳内虽无蝉声而脉动者，故当以尸厥治之。诊其寸口脉沉大而滑，沉即为实，滑即为气。实气相搏，身温而汗，此为入腑，虽卒厥不知人，气复则自愈。若唇面青身冷，此为入脏，亦卒厥不知人，即死候。其左手关上脉阴阳俱虚者，足厥阴、手少阴俱虚也。病若恍惚尸厥，不知人事，是其证也。

针灸法 大敦、隐白，主尸厥，死不知人，脉动如故。

金门，主尸厥暴死。

中极，主恍惚，尸厥，烦。

针百会，补之，熨两胁下。○针足中趾头，去甲如韭叶。○又针足大趾头，去甲三分。或不能针，亦可各灸五七壮，以知为度。

治法 右用竹管，令人更互吹两耳中，良久即活。

又法 右用竹管，数人更互[1]吹下部，气满即活。

《中藏经》**治尸厥卒痛方** 尸厥者，谓忽如醉状，四肢厥而不省人事也。卒痛者，谓心腹之间，或左右胁下痛不可忍，俗谓之鬼箭者是也。并宜服之。

雄黄 另研，水飞　朱砂 另研，水飞。各二两

右二味再同研令匀。用大蒜一颗，湿纸裹煨，去纸，杵为丸如樱桃大。每服一丸，热酒化下。

礜石丸 治卒中恶忤，并宜服之。

礜石 泥裹，煅研　雄黄 细研，水飞　附子 炮，去皮、脐　巴豆 去皮、心、膜、油，研　藜芦　真珠 细研　犀角屑 各半两　蜈蚣 一条，炙　麝香 二钱半，研　班猫 七个，去头、足、翅，糯米微炒　细辛 七钱半，去苗

右为细末，入研药令匀，炼蜜和捣三五百下，丸如小豆大。每服一丸，温酒送下，不拘时候，日进二服。蛇、蜂、蝎所伤，用药摩之，立效。

朱砂丸 治尸厥脉动而无气，气闭不通，故静如死。听其耳中啾啾有如蝉声，而股内暖者是也。不治，三日当死。

---

[1] 互：原作"牙"，文义不通。今据上条改。

朱砂研，水飞　雄黄研，水飞　附子炮，去皮、脐。各七钱半　桂心一两半　巴豆三十枚，去皮、心、膜、油

右为细末，入研药令匀，炼蜜和丸如麻子大。每服五丸，粥饮送下，不拘时候。不知，更下二丸。若利多，即止，不宜再服。

返魂丹　治尸厥不语，并宜服之。

朱砂水飞　雄黄另研，水飞　生玳瑁屑　麝香另研　白芥子各二钱半

右件药同研如粉，于瓷器中镕安息香，和丸如绿豆大。或冲恶不语，每服五丸，用童子小便化下。小儿热风，只服一丸。

治中风暴死　菖蒲二两

右为细末，取半钱著舌底，又吹入两鼻孔中，及下部中，更吹入两耳内，即活矣。

又方　桂心不以多少

右件用酒磨灌之，即活。

又方　皂角不以多少

右为细末，用少许吹入鼻中，令嚏即活。

又方　麝香一钱，另研

右件研细，醋和灌之，即活。

诸尸 方一十一道

论一首

论曰：夫人身内有三尸虫与人俱生，而主忌恶，能与鬼灵相通，常接引外邪。为此患害，其发作之状，或沉沉默默，不的知所苦而无处不恶，或腹痛胀急，或硬块肿起，或牵引腰脊，或精神变色多端。其病大体略同，而有少异，以一方共治之者，故名诸尸也。

川椒丸　治诸尸，寒热疰气流行皮中，久病着床，肌肉枯尽，四肢烦热，呕逆不食。伤寒时气，恶疰忤，口噤不开，心痛，并宜

服之。

川椒炒　川大黄剉,炒　川乌头炮,去皮、脐。各一两　人参去芦　赤茯苓去皮　细辛去苗　桂心各七钱半　紫苑　附子炮,去皮、脐　甘草炙。各半两　巴豆三十枚,去皮、心、膜、油　鬼臼　野葛　干姜炮　朱砂另研,水飞　雄黄研,水飞　真珠研　麝香研。各二钱半　蜈蚣一条,炙

右为细末,入研药及巴豆,同研令匀,炼蜜和捣五七百下,丸如绿豆大。每服三丸,温酒送下,不拘时候。

牛黄丸　治诸尸,及中恶疰客忤,不测之病,并宜服之。

牛黄研　真珠研　朱砂研,水飞　雄黄研,水飞　附子炮,去皮、脐　甘草炙　细辛去苗　人参去芦　川乌炮,去皮、脐　鬼臼　莽草炙　野葛各二钱半　大黄剉,煨　干姜炮。各七钱半　桂心　川椒炒　紫苑洗　赤茯苓去皮　鬼箭　麝香研　樗鸡炒。各半两　地胆五个　芫青五个,二味各去头、足　蜥蜴一枚,炙　巴豆三十粒,去皮、心、膜、油

右为细末,入巴豆同研令匀,炼蜜和捣五七百下,丸如绿豆大。每服三丸,温酒送下,不拘时候。

犀角丸　治诸尸,百病恶气,腹内疼痛,毒肿,并宜服之。

犀角屑　羚羊角屑　真珠研　雄黄研,水飞　天雄炮,去皮、脐　鬼臼　桂心　莽草炙　大黄剉,炒　川乌炮,去皮、脐。各半两　巴豆十五粒,去皮、心、膜、油　蜈蚣五节,炙　龙齿五枚,烧赤　麝香二钱半,.研

右为细末,入巴豆同研令匀,炼蜜和捣五七百下,丸如梧桐子大。每服一丸,空心米饮下,渐加至二丸。○卒腹痛飞尸,服二丸。○若恶气肿,醋和涂之甚良。用囊盛之,男左女右,系之臂上,祛邪辟恶,不可尽述。

朱砂丸　治诸尸蛊疰,中恶客忤,心腹刺痛,并宜服之。

朱砂水飞　赤芍药　桂心各一两　干姜炮　芎䓖　野葛各半两　芫花醋炒　川乌头炮,去皮、脐。各七钱半　吴茱萸二钱半,浸,炒　巴豆二十粒,去皮、心、膜、油

右为细末,入巴豆、朱砂同研令匀,炼蜜和捣五七百下,丸如梧桐

子大。每服三丸，温酒送下，粥饮服之亦得，不拘时候。

雄黄丸 治诸尸癥积，及中恶心痛，蛊疰鬼气，宜服之。

雄黄水飞 白矾枯 牡丹皮 附子炮，去皮、脐 藜芦炙 桂心 真珠研。各一两 蜈蚣一条，炙 巴豆半两，去皮、心、膜、油

右为细末，入巴豆霜同研令匀，炼蜜和捣五七百下，丸如梧桐子大。每服三丸，用温米饮汤送下，温酒送下亦可，不拘时候。

玉壶丸 治诸尸。

朱砂一两，研，水飞 雄黄研，水飞 礜石煅，研 附子炮，去皮、脐 藜芦炮，炙 巴豆各半两。去皮、心、膜、油

右件药以王相日天晴明时，令童子斋戒合之。捣罗为细末，入研药并巴豆令匀，炼蜜和捣一二千下，丸如绿豆大。瓷盒盛，安于清净处收之。每服三丸，温酒送下，不拘时候。

治诸尸方[1] 治诸尸蛊疰，中恶客忤，心腹刺痛，并宜服之。

雄黄研，水飞 大蒜各一两，煨熟

右件同研，和丸如弹子大。每服一丸，用热酒一合化下，须臾即瘥。未瘥，再服之。

一方 治诸尸鬼疰，中恶心痛，并宜服之。

雄黄研，水飞 酥各一两

右件相和丸如弹子大。每服一丸，热酒化下，须臾再服即瘥。

一方 乌臼根皮一斤，剉 朱砂二两，研，水飞

右件药用水三升，先煮乌臼根令浓。去渣，用汁一合调朱砂一钱服之，不拘时候。

又方 掘地作坑子，可深五七寸，内水满中热，搅取汁服之。

桂心散 桂心 干姜炮。各半两 盐炒，一钱

右为细末。每服一钱，用新汲水调下，不拘时候。

---

[1] 治诸尸方：原作"一方"，不明主治。目录此方及下三方并为一处，冠以"治诸尸方四"。今取目录之方名，此下三方仍其旧。

五尸 方六道

孙真人灸法

孙真人云：五尸者，飞尸、遁尸、风尸、沉尸、尸疰也。今皆取一方兼治之，其状腹痛胀急，不得气息，上冲心胸，傍攻两胁，或累块踊起，或挛引腰背。治之之法，灸乳后三寸男左女右，可二七壮。不止者，多其壮数，取愈止。○又灸乳下一寸，随病左右，多灸壮数。○又以细绳量患人两乳头内，即裁断，中屈之，又从乳头向外量，使当肋上，于绳头灸三壮或七壮男左女右。○又灸心下三寸十壮，即建里穴。又灸两手大拇指头各七壮。即少商穴，在手大指侧约一薤叶白肉际是也。

许学士治五尸方

许学士云：凡飞尸者，游走皮肤，穿脏腑，每发刺痛，变作无常。遁尸者，附骨入肉，攻凿血脉，凡发不可当，若见尸丧，闻哀哭，便发。风尸者，淫濯四肢，不知痛之所在，凡发，昏沉，得风雪便作。沉尸者，缠骨结脏，冲心胁，凡发绞切，遇寒冷便作。注尸者，举身沉重，精神错杂，常觉昏愦，凡节气改变，辄成大恶。并宜用之。

忍冬叶剉数斛，煮令浓，取汁稠[1]煎之，服如鸡子大一枚，日进三服。太乙神精丹、苏合香丸，治此疾第一。

桃奴汤 治五尸，及心腹暴痛，并宜服之。

桃奴　当归去芦　人参去芦　干姜炮　芎䓖　甘草炙　桂心各三两　鬼箭　犀角屑各一两　麝香半钱，研

右为㕮咀。每服四钱，水二盏，煎至一盏半。去渣温服，不拘时候，日进二服。若腹胀者，加大黄一两。

---

[1] 稠：原脱，据《普济本事方》卷7"诸虫飞尸鬼疰"补。

太一备急散 治卒暴中恶客忤，五尸入腹，鬼刺鬼痱，及中蛊疰吐血，心腹痛满，并阴毒伤寒六七日不瘥，并皆治之。〇《圣惠方》亦名雄黄散。

雄黄研，水飞　朱砂各二两。研，水飞　川椒　桂心　芫花各半两。醋拌炒　巴豆去皮、心、膜、油　藜芦各二钱半　附子炮，去皮、脐　野葛七钱半

右为细末，盛于瓷器内封之，勿令泄气。若有急疾者，每服一钱，温水调下，不拘时候。老幼减半服之。病在头，自衄；病在膈，自吐；病在腹，自利。此药如汤泡雪，随手而应，不可不知。

乌头汤 治八风五尸，恶气游走，腹中绞痛，流入四肢，来往不定，并宜服之。

川乌头生用，去皮、脐　赤茯苓　干葛炮　桂心　细辛去苗　熟地黄　当归去芦　吴茱萸各一两　甘草炙，二两

右为㕮咀。每服三钱，水一盏半，煎至一盏。去渣，空心温服，日进二服。

大乌头汤 治寒疝入腹，内攻五脏，腹中绞痛，浑身拘急，不得转侧，叫呼，发作无时，使人阴缩，手足厥冷，呕逆恶心，大便自利，口噤不开，欲死，悉皆治之。

川乌头一个，炮，去皮、脐　白芍药四两　甘草炙　干姜炮。各二两

右为㕮咀。每服五钱，水二盏，生姜五片，大枣二枚，同煎至一盏半。去渣，入蜜一匙，再煎一沸。温服，不拘时候，日进二服。若口噤不开，斡开灌之。

张仲景三物备急丸 主心腹，治诸卒暴病，若中恶客忤，心腹胀满卒痛，如刀锥刺痛，口噤气急，停尸卒死。

大黄煨　干姜炮。各一两　巴豆三十个，去皮、心、膜、油，研泥

右件皆须精新[1]，先捣大黄、干姜为细末，将研巴豆入药中，合

---

[1] 精新：此后原衍"多少随意"四字。此方三药剂量明确，多少本不随意，据《金匮要略》卷下"三物备急丸"删。

捣千下，或用炼蜜和丸如小豆大。温水苦酒服之，每服三丸送下喉。未醒，更服三丸。腹中鸣转，得利便活。若口噤，斡齿灌之。如药入喉中，即瘥。

太一神精丹 治客忤霍乱，腹痛胀满，尸疰恶风，癫狂鬼语，蛊毒妖魅，瘟疟，一切恶毒，无所不治。

雄黄_{油煎七日} 雌黄 朱砂_{光莹者} 磁石 曾青_{各一两} 金牙石_{六钱}

右各研细，将雄雌二黄、朱砂醋浸三日，曾青用好酒于铜器中浸，纸封，曝百日。急用，七日亦得。如天阴，用火焙干。六味同研匀，用砂合盛，令药满得三分许，以此准合子大小。先以赤石脂末固缝，外用六一泥固济，讫须候透干。以晴明六合吉日合。别用泥作三个柱子，高五寸，令平稳如鼎足状，安合子下。置炭火三斤，逐旋添炭，常令及五斤，只在合底，不得过口，煅五日为度。放冷水中浸合子，候泥透，剥去泥，将合子轻手取开。其药精英五色，尽在盖上，亦有三色者，纯白为上。研细，枣肉丸如粟米大。每服一丸，米饮服之。如口噤牙紧，斡前两齿，灌下即苏。

六一泥法

礜石_{黄泥裹，众火烧一伏时，研细} 黄矾_{远看如金丝，色精明，其色本绿，以黄泥裹，火烧通赤如血，取出研细} 蚯蚓粪 咸土 盐_{各一两} 黄泥_{一斤}

同为末，以纸一处捣和成泥。

飞尸_{方七道}

论一首

论曰：夫飞尸者，发无由渐，忽然而至，若飞走之急疾，故谓之飞尸。其状心腹刺痛，气息喘急胀满，上冲心胸也。

针灸飞尸鬼疰法

天府：主卒中恶风邪气，飞尸恶疰，鬼语遁尸。穴在腋下三寸。

○凡飞尸恶疰，旁廷主之。穴在腋下四肋间，高下与两乳相对。○乳后二寸陷中，俗名注市。举腋取之，刺入五分，灸五十壮。主卒中恶，飞尸遁尸，胸胁满闷。○又一法：灸乳后三寸，男左女右，可灸二七壮。如不差者，多灸取愈。○又灸两手大拇指头各七壮。○又灸心下三寸六十壮。○又灸乳下一寸，随病左右。

细辛散 治飞尸在人皮中，又名恶脉，又名贼风。发时头痛，不在一处，针灸则移发。时一日半日乃微瘥，须臾复发，并宜之。

细辛去苗　附子炮，去皮、脐　川乌炮，去皮、脐　干姜炮。各一两　天雄炮，去皮、脐　桂心各七钱半　莽草二钱半　真珠研　雄黄研，水飞，各半两

右为细末，同研令匀。每服一钱，温酒调下，不拘时候。

大岩蜜汤 治飞尸遁尸，发作无时，抢心胀满，胁如刀刺，并寒气入腹，腹中绞痛，及治阴毒伤寒之证，并服之。

栀子十五枚　甘草炙　熟地黄　细辛去苗　赤茯苓去皮　吴茱萸　赤芍药　干姜炮　当归去芦　桂心　青羊脂各一两

右为哎咀。每服三钱，水一盏半，煎至一盏，去渣，食后温服。○若大便不通，加大黄五钱。

小岩蜜汤 治飞尸入腹，闷绝绞痛，及治中风，角弓反张，口噤下利，不省人事，并宜服之。

大黄二两　甘草炙　熟地黄　细辛去苗　赤芍药　干姜炮　当归去芦　桂心　雄黄研，水飞　青羊脂各一两　吴茱萸五钱

右为哎咀。每服三钱，水一盏半，煎至一盏。去渣温服，不拘时候。

茵芋散 治飞尸鬼疰，及治男子妇人风邪相搏，忧愁思虑，喜怒无常，或半年，或三四月之内复发，皆可治之。

茵芋　桂心　天雄炮，去皮、脐　附子炮，去皮、脐　菖蒲　茜根　干姜炮　细辛去苗。各一两　桑寄生　白术去芦。各三两

右为细末。每服二钱，温酒调下，不拘时候，日进二服。合药时勿令人见。

瓜蒂散 治飞尸，其状心腹刺痛，气息喘急，胀满，上冲心胸，并宜服之。

瓜蒂 赤小豆炒。各二钱半 雄黄研，水飞，半两

右为细末。每服半钱，用温酒调下，不拘时候。吐之勿疑。

秘传方治卒暴飞尸 遁尸，风肿，毒气流入四肢，及头面浮肿，并皆治之。

右用芥子一升蒸熟，入黄丹二两，用布袋盛之。更蒸，乘热于暴痛处熨之三五次，其肿自消，神效。

蜥蜴丸 治飞尸遁尸，百疰恶气，鬼忤蛊毒，邪气往来，留饮结积，妇人邪鬼忤之。

蜥蜴一个，微炙 地胆二十五个，炒 䗪虫二十个，炒 虻虫十五个。已上诸虫去头、足 蜣螂七个，炒 赤芍药 甘草炙 款冬花 干姜炮 巴豆去皮、心、膜、油 甘遂面裹煨 虎头骨各半两。酥炙 犀角屑 桑赤鸡[1]炙 鬼督邮 干漆炒，烟尽 桃仁炒。各二钱半 杏仁七枚，麸炒，去皮 川朴硝七钱半

右为细末，炼蜜和捣三五百下，丸如梧桐子大。每服三丸，空心温酒送下。

遁尸方四道

论一首

论曰：夫遁尸者，言其停遁在人肌肉血脉之间。若卒有犯触，即发动，令心腹胀满，刺痛喘息，急偏攻两胁，上冲心胸，其候停遁者也。

木香散 治初得遁尸鬼疰，心腹中刺痛不可忍，并宜服之。

木香 丁香 桃仁各七钱半，炒 鬼箭 桔梗去芦 陈橘皮去白 槟

---

[1] 桑赤鸡：《本草纲目·木耳》言桑耳又名"桑鸡"。赤色者为赤鸡，即桑树所生赤色菌类植物。

榔　紫苏叶　当归去芦。各一两

右为㕮咀。每服四钱，水一中盏，生姜五片，同煎至七分。去渣温服，不拘时候。

鹤脑骨丸　治遁尸飞尸，积聚，胁痛连背，走无常处，或在脏，或在腹中，忽然而痛，并宜服之。

鹤脑骨七钱半，酥炙　蜈蚣一条，炙　芫青十四个，炒　斑猫十四个，炒，去头、足、翅　牡蛎烧为粉　雄黄研，水飞　朱砂研，水飞　莽草各一两　野葛　藜芦炙　桂心各半两　巴豆二十八个，去皮、心、膜、油

右为细末，入研令匀，炼蜜和捣三五百下，丸如小豆大。每服三丸，温酒送下，不拘时候。

治遁尸方　心腹疼痛，服热药不效，但觉气息急者。宜先服甘草汁一升，停息少时后，贴此药，其痛立止。并治癥瘕气块疼痛，及治女人血痛，发作无时。

桂心　干姜炮。各一两　巴豆二粒，去皮、心、膜、油

右为细末，用醋调和如泥。熬于患处，干即换之，功效如神。

乌头煎　治卒中遁尸，心腹刺痛，并宜服之。

乌头五枚，生，去皮、脐　桂心四两　甘草炙。各三两　赤芍药　当归去芦。各二两

右为㕮咀。每服四钱，水二盏，生姜五片，煎至一盏。去渣，入蜜半两，再煎一二沸。温服，不拘时候，日进二服。

风尸 方三道

论一首

论曰：夫风尸者，在人四肢，循环经络，其状淫跃去来，沉沉默默，不知痛处。若冲风则发，故名风尸也。

甘草散　治风尸及中恶，贼风寒气入腹疼痛，飞尸遁尸，发作无

时，抢心胁如刀刺，口噤，并宜服之。

甘草炙　防风去芦　桂心　细辛去苗　赤芍药　赤茯苓去皮　当归炒，去芦　生干地黄　吴茱萸微炒　干姜炮。各一两　栀子仁十五枚

右为呚咀。每服四钱，水一中盏，煎至七分。去渣温服，不拘时候。

金牙散　治风尸，痊忤鬼气，心腹刺痛，并宜服之。

金牙石研　由跋　黄芩　犀角屑　麝香研　牛黄研。各二钱半　细辛去苗　黄连各七钱半　川椒一两，微炒　干姜炮　天雄炮，去皮、脐　桂心　真珠研　雄黄研。各半两　蜈蚣一条，炙

右为细末，入研令匀。每服一钱，用温酒调下，不拘时候。

万病散　治风尸，及飞尸鬼疰，风痹身痛，如针刀所刺，呕逆痰癖，除五劳七伤，并宜服之。

附子炮，去皮、脐　干姜炮　川椒炒，去汗　川乌头炮，去皮、脐　人参去芦　细辛去苗　莽草炒　鬼臼　雄黄研，水飞　朱砂研，水飞　芫青炒。各半两　蜈蚣炙　蜥蜴炙。各一枚

右为细末。每服半钱，温酒调下，不拘时候。

沉尸方三道

论一首

论曰：夫沉尸者，发时亦心腹绞痛，胀满喘急，冲刺心胸，攻击胁肋，虽歇之后，犹沉痼在人脏腑，令人四肢无处不恶，故谓之沉尸也。

雄黄丸　治沉尸入腹，胸膈急痛垂死，及诸疰，鬼击客忤。药入喉中，即愈。

雄黄研，水飞　朱砂研，水飞　附子炮，去皮、脐。各一两　甘遂半两，煨　巴豆二钱半，去心、油　豉六十粒

右为细末，入研令匀，炼蜜和捣三二百下，丸如小豆大。每服三

丸，米饮送下，不拘时候。

治卒客忤停尸二单方 治卒客忤停尸，不能言。

右用细辛、桂心等分为末，每服一钱，入口中愈。

治卒忤停尸，不能言，口噤不开。

右用生附子末置管中，吹入舌下，即瘥。

尸疰方四道

论一首

论曰：夫尸疰者，则是五尸内之尸疰，而挟外鬼邪之气，流注身体，令人寒热淋沥，沉沉默默，不知所苦，而无处不恶。或腹痛胀满，喘急不得，气息上冲心胸，傍攻两胁，或累块踊起，或挛引腰脊，或举身沉重，精神杂错，常觉昏愦，遇节改变，辄致大恶。积月累年，渐渐涩滞，以至于死。死后复易傍人，乃至灭门。以其尸病注易傍人，故为尸疰也。

朱砂丸 治尸疰鬼邪，毒气流注身体，令人寒热淋沥，腹痛胀满，精神错乱，并宜服之。

朱砂水飞　雄黄各一两。研，水飞　鬼臼　莽草炙。各半两　巴豆十四枚，去皮、心、膜、油　蜈蚣一条，炙

右为细末，同研令匀，炼蜜和捣三二百下，丸如小豆大。每服三丸，温酒送下，不拘时候。

鹤骨丸 治尸注，邪气流注，闷绝，时复发作，寒热淋沥，或腹痛胀满，并宜服之。

鹤骨酥炙　雄黄各一两。研，水飞　朱砂二钱半，研，水飞　川大黄剉，炒　桂心各七钱半　麝香研，半两　蜈蚣一条，炙

右为细末，炼蜜和捣三五百下，丸如梧桐子大。每服二十丸，煎桃枝汤送下，不拘时候。

艾饼子 治遁尸尸疰，心腹胀满，及身体疼痛者，并宜用之。

右用艾不以多少，捏成饼子，放于病人痛处约一寸厚，用器物盛热汤或热灰置于艾饼上熨之。微温即换熨，至三五次，其痛自止，大有神效。

又方

桃仁五十粒，研

右用水一大盏半，煎至一盏，分作三服。服后当吐，为效。不吐，即非疰也。

诸疰方六道

《释名》

曰：疰，人死，一人复得，气相灌注也。

论一首

论曰：凡疰者，言住也，谓邪气住人身内，故名为疰。此由阴阳失守，经络空虚，风寒暑湿，饮食劳倦之所致也。其伤寒不时发汗，或发汗不得真汗，三阳传于诸阴，入于五脏，不时除差，留滞宿食，或冷热不调，邪气流注，或感生死之气，卒犯鬼物之精，皆成此病。其变状多端，乃至三十六种，而方皆不显其名也。

灸法 治卒疰忤攻心胸，灸第七椎，随年壮。〇又灸心下一寸三壮。〇又灸手肘文，随年壮。

治一切病食疰，灸小指头，随年壮，男左女右。

治五毒疰，不能饮食，百病，灸心下三寸，胃脘十壮。

治水疰口中涌水：《经》云，肺来乘肾，食后吐水，灸肺腧。〇又灸三阴交。〇又灸期门穴，在乳下二肋间，泻肺补肾也，各随年壮。

治一切疰，无新久。先仰卧，灸两乳边邪下三寸，第三肋间，随年壮，可至三百壮。又治诸气，神良。一名注市。

牛黄丸 治诸疰在人身体，寒热短气，两胁下痛引背腰，少力不能行立，饮食全少，面痿黄，小便涩，项强不得俛仰，腹中坚癖，脐下疼痛，并宜服之。

牛黄研 麝香研 雄黄研，水飞 朱砂研，水飞 硝石研 芒硝研 川椒炒 川大黄剉，炒 当归去芦 人参去芦 桂心 细辛去苗 干姜炮。各二钱半 天雄炮，去皮、脐 川乌头炮，去皮、脐。各五钱 巴豆五十粒，去心、油 蜥蜴一个，炙

右为细末，同研令匀，炼蜜和捣三二百下，丸如小豆大。每服三丸，温酒送下，不拘时候。

雄黄丸 治诸疰病，及中恶鬼邪客忤，及一切不测之病，并宜服之。

雄黄研，水飞 麦门冬去心。各一两 人参去芦 甘草炙 桔梗去芦 藁本去芦、土 附子炮，去皮、脐 川椒炒 巴豆各半两。去皮、心、膜、油

右为细末，同研令匀，炼蜜和捣三五百下，丸如小豆大。每服二丸，温酒送下，不拘时候。

朱砂丸 治诸疰鬼击，客忤心痛，上气梦魇，蛊毒，并宜服之。

朱砂研，水飞 雄黄研，水飞 白矾枯 藜芦 附子炮，去皮、脐。各半两 巴豆二钱半，去皮、油 蜈蚣一条，炙

右为细末，同研令匀，炼蜜和捣三二百下，丸如小豆大。每服二丸，温酒送下，不拘时候。

藜芦丸 治诸疰，及冷痰痰饮，宿酒癖疰，宜服之。

藜芦一两 皂角去皮、弦，酥炙 附子炮，去皮、脐 桔梗去芦。各半两 巴豆二钱半，去皮、心、膜、油

右为细末，炼蜜和捣三二百下，丸如小豆大。每服二丸，温酒送下，空心服之。利下恶物，即住服。

十疰丸 治肿疰、气疰、劳疰、生人疰、死人疰、尸疰、食疰、毒疰、鬼疰、蛊疰等病。

雄黄研，水飞　巴豆各二钱。去皮、心、膜、油　人参去芦　甘草炙　细辛去苗　桔梗去芦　附子炮，去皮、脐　皂角去皮、弦，酥炙　川椒炒　麦门冬去心。各半两

右为细末，炼蜜和丸如梧桐子大。每服五七丸，食后温水送下，不拘时候。日进二服，神效。

又方治十疰　右用桃根白皮一斤，细剉，用水二斗煮至一斗。去渣，分作八九服，续续服之。

风痓方二道

论一首

论曰：夫风痓者，住也，其言连滞停住之状。皮肤游易往来，痛无常处是也。由体虚受风，邪气客于荣卫，随气行游，故为风痓也。

细辛散　治风痓走入皮肤中，如虫行，腰脊强直，五缓六急，手足拘挛，瘾疹搔之作疮，风尸身痒，卒风，面目肿起，口噤不能语，并宜服之。

细辛去苗　人参去芦　干姜炮　黄芩　甘草炙　石南叶各一两　桂心　麻黄去节　当归去芦　芎䓖各一两半　生干地黄　食茱萸各七钱半

右为㕮咀。每服五钱，水一中盏，煎至七分，去渣温服，不拘时候。

石南汤　治六十四种风痓走入皮肤中，有若虫行，腰脊强直，五缓六急，手足拘挛，瘾疹搔之则作疮，风尸身痒，卒风，面目肿起，口噤不言，并宜服之。

石南叶　干姜炮　黄芩　细辛去苗　人参去芦。各一两　桂心　麻黄去节　当归去芦　芎䓖各一两半

右为㕮咀。每服五钱，水一盏半，煎至一盏。去渣，食后热服，以汗出为度。

鬼疰方七道

论一首

论曰：夫人先无他痛，忽被鬼邪所击，当时心腹刺痛，或闪绝倒地，如中恶之类。其得瘥之后，余气不息，停住积久，有时发动，连滞停住，乃至于死。死后疰易傍人，故谓之鬼疰也。

木香散 治鬼疰心腹痛，闷乱欲绝，并宜服之。

木香　鬼箭　桔梗去芦　陈皮去白　当归去芦，炒　紫苏叶各半两　丁香　槟榔各一两　桃仁五枚，去皮、尖

右为㕮咀。每服三钱，水一中盏，生姜五片，煎至七分。去渣温服，不拘时候。

犀角散 治鬼疰中恶，并宜服之。

犀角屑　川升麻　槟榔各七钱半　木香半两　桃仁二七枚，麸炒，去皮、尖　川大黄剉碎，微炒　桑白皮各一两。剉　麝香一钱，细研

右为㕮咀。每服三钱，水一中盏，煎至七分。去渣温服，不拘时候。

鲛鱼皮散 治鬼疰蛊毒气，变化无常，并宜服之。

鲛鱼皮炙　犀角屑　朱砂研，水飞　雄黄研，水飞　丁香　蘘荷根　川椒炒　干姜炮　龙骨煅研　鹿角屑各二钱半　贝齿十枚，烧赤　蜈蚣一条，炙　麝香二钱半，研

右为细末，入研药同[1]令匀。每服一钱，温酒调下，不拘时候。

血余丸 治卒暴鬼疰之毒，其痛往来，并宜服之。

乱发灰　杏仁去皮、尖。各半两

右为细末，用羊脂和丸如梧桐子大。每服三五丸，温酒送下，不拘

---

[1] 药同：原作"同药"，据本书其他各同类方乙正。

时候，日进二服。

太一神明陷冰丸 治诸疾，破积聚，心下支满，寒热鬼痊，久病咳嗽，辟除诸恶，杀鬼，逐邪气鬼击，客忤中恶，胸中结气，咽中闭塞，绕脐侧侧，随上下按之挑手，心中愠愠如有虫状[1]，毒痊相传，并宜服之。

雄黄研，水飞　杏仁麸炒，去皮、尖　巴豆各二钱半。去皮、心、膜、油　真珠研　樗鸡各七钱半。炒　芫青七个，去头、足、翅　蜈蚣一条，炙　蜥蜴一个，炙，去头、足　斑猫七个，去头、足、翅　地胆七个，去头、足、翅　麝香研　犀角屑　牛黄研　人参去芦　鬼臼　川乌头炮，去皮、脐。各半两　附子炮，去皮、脐，七钱半　桂心　当归去芦　大黄剉，炒　藜芦　礜石黄泥裹，烧半日，细研　朱砂各一两。研，水飞

右为细末，入研令匀，炼蜜和捣三五百下，丸如小豆大。每服三丸，食前温酒送下。

大麝香丸 治鬼痊，飞尸万病，并宜服之。

麝香研　牛黄研　犀角屑　真珠研　獭肝　附子炮，去皮、脐　鬼臼　莽草　细辛去苗　藜芦　桂心　礜石　矾石各五钱　雄黄一两，水飞　朱砂二两，水飞　巴豆去皮、心、膜、油　杏仁各十五粒。麸炒，去皮、尖　蜥蜴一个，酥炙　蜈蚣一条，炙　地胆　红娘子　斑猫　芫青各七个，去头、足、翅

右为细末，炼蜜和捣二三千下，丸如小豆大。每服一丸，温米饮汤送下。加至三丸。虫毒蛇螫摩之，以效为度。若欲入毒疫疠之乡，死丧病处，及恶鬼冢墓，盛绛袋中，男左女右，肘后带之，又用少许傅鼻下人中，及卧不魇。

小麝香丸 麝香研　犀角屑　雄黄研，水飞　朱砂水飞　莽草　栀子仁　当归去芦。各一两，《外台》不用　干姜炮　桂心　芍药　细辛去苗。各一两二钱半　附子炮，去皮、脐　乌头各五个。炮，去皮、脐　巴豆五十粒，去皮、心、膜、油　蜈蚣一条

[1] 绕脐……有虫状：凡19字，原作"有痰侧侧随上下手心中愠愠有如血状"，语义似有不通。"太一神明陷冰丸"方出《千金要方》，据其书卷11同名方改。

右为细末，入研令匀，炼蜜和捣千余下，丸如小豆大。每服三丸，温米饮汤送下。加至五丸，一切尸疰悉皆治之。

转疰方三道

论一首

论曰：夫转疰者，言死，又易傍人。转疰之状，与诸疰略同，以其在于身内移转无常，故以为转疰也。

牛黄散 治鬼物前亡，转相染易，梦寐气氲，肌体羸瘦，往来寒热，嘿嘿烦闷欲寐，手足热，不能食，或欲向壁悲啼，或喜笑无常，并宜服之。

牛黄研　代赭石研　鬼箭　王不留行　徐长卿　远志　干姜炮　附子炮，去皮、脐　五味子　赤茯苓　石韦　黄芩各半两　桂心二钱半　石菖蒲　麦门冬去心。各一两，焙

右为细末。每服一钱，用酒一小盏，入生姜汁少许，地黄汁一合，令温服下，不拘时候。

雄黄丸 治转疰绝门，宗族尽，转逐中外，复易亲友。

雄黄研　皂角酥炙，去皮、弦　莽草炙　鬼臼各半两　巴豆二钱半，去皮、心、膜、油　麦门冬去心　天门冬去心，焙。各一两

右为细末，炼蜜和捣三二百下，丸如小豆大。每服三丸，温服送下，空心服之。

獭肝丸 治万病转疰相染，或霍乱中恶，客忤病证，并宜服之。

獭肝炙　犀角屑　麝香研　雄黄研，水飞　朱砂研，水飞　莽草炙　鬼臼　大黄剉，炒。各半两　巴豆二钱半，去皮、心、膜、油　蜈蚣一条，炙　牛黄研，二钱半

右为细末，入研令匀，炼蜜和捣三五百下，丸如绿豆大。每服三丸，空心温酒送下。若重病，日进二服。

恶疰方三道

论一首

论曰：夫恶疰者，是恶毒之气也，人体虚而受之，毒气入于经络，遂流移入心腹。其状往来击痛，痛无定处，故名恶疰也。

当归散 治恶疰，胁肋连心痛，并宜服之。

当归去芦　槟榔各二两　木香一两　麝香一钱，研

右为细末。每服二钱，煎童子小便调下，不拘时候。

治卒得恶疰 腹胀，并宜服之。

釜底墨一合　盐半两

右件药用水一大盏，煎至七分。去渣，分温二服。

又方 独颗蒜四颗　伏龙肝一两，研

右为细末，滴水和丸如梧桐子大。每服二十丸，温酒送下，不拘时候。

走疰[1]方四道

论一首

论曰：夫走注者，由体虚之人受于邪气，随血而行，或淫奕皮肤，来往疼痛，游走无有定处，故名为走注也。

雄黄丸 治恶走注疼痛，并宜服之。

雄黄三两，研，水飞　干漆一两，炒，烟尽　米醋九升

右件药五月五日用糠火煎一伏时，候可丸，即丸如小豆大。每服一丸，温酒送下，不拘时候。兼治蛇蝎螫，涂之立验。

治走疰 风毒疼痛，并宜熨之。

---

[1] 疰：原作"注"，据目录改，下同。

狼毒　附子生,去皮、脐　川椒　吴茱萸　桂心　芸薹子　芎䓖　生干地黄　当归去芦　川大黄各半两

右件药并生用，为细末，以酒糟三斤同炒令热，用绢包，蒸熨痛处，以效为度。

一方　治凡人皮肤中痛，是谓癜疰。

右用酽醋调和燕巢土，涂于患处，立效。

治产疰　右刮取梳齿间垢腻，不以多少，用新汲水浸服，不拘时候。

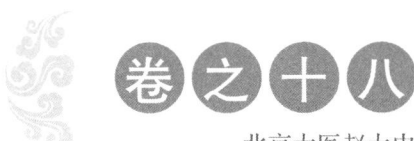

北京太医赵大中编修　覃怀儒医赵子中传习
大元国特赐皇极道院虚白处士赵素才卿补阙

疠风恶疾 方六十三道

《素问·脉要精微论》引证

岐伯曰：脉风成为疠。经《风论》曰：风寒客于脉而不去，名曰疠风。又曰：疠者，有荣气热胕，其气不清，故使其鼻柱坏而色败，皮肤疡溃。然此则癞也，夫如是者，皆脉风成结，变而为也。

《素问·风论》引证

又《风论》岐伯曰：疠者，有荣气热胕，其气不清，故使其鼻柱坏而色败，皮肤疡溃。此则风入于经脉之中也。荣行脉中，故风入脉中，内攻于血，与荣气合，合热而胕坏也。其气不清，言溃乱也。然血脉溃乱，荣复挟风，阳脉尽上于头鼻，为呼吸之所，故鼻柱坏而色恶，皮肤破而溃烂也。○《脉要精微论》曰：脉风成为疠。风寒客于脉而不去，名曰疠风，或名曰寒热。始为寒热，热成曰疠风。

《素问·长刺节论》引证

又《长刺节论篇》云：病大风骨节重，须眉堕，名曰大风。刺肌肉为故，汗出百日，泄卫气之怫热。刺骨髓，汗出百日。泄荣气之怫热。凡二百日，须眉生而止针。怫热屏退，阴气内履，故多汗出，须眉生也。

《病源论》八方风证

《病源》云：大风病者，皆从风湿冷得之，或因汗出入水得之，或冷水入肌体得之，或饮酒卧湿地得之，或当风冲坐卧树下及湿草上得之，或体痒搔之，渐渐生疮，经年不瘥，即成风疾。八方之风，皆能为邪。邪客于经络，久而不去，与血气相干，则使荣卫不和，淫邪散溢，故面色败，皮肤伤，鼻柱坏，须眉落也。

○东方震为长男，名曰青风。一曰终风，二曰冲风，三曰行龙风。其状似疾。此风脚手生疮，来去有时，朝发夕发，已经五年，眉睫堕落。

○东南方巽为长女，名曰角风。一曰因风，二曰历节风，三曰膀胱风。其状似疾。此风有虫，三色，头赤腹白尾黑，已经三年，眉睫堕落。

○南方离为中女，名曰赤风。一曰水风，二曰摇风，三曰奸风。其状似疾。此风身体游游奕奕，心不肯定，肉色变异，以经十年，眉睫堕落。

○西南方坤为老母，名曰穴风，一曰吟风，二曰胪风，三曰脑风。其状似疾。不觉痛痒，体不生疮，真似白癞，以经十年，眉睫堕落。

○西方兑为少女，名曰淫风。一曰缺风，二曰明风，三曰清风。其状似疾。此风已经百日，体热，眉睫堕落。

○西北方乾为老公，名曰金风。一曰黑风，二曰旋风，三曰惕风。其状似疾。此风奄奄忽忽，不觉得时，以经七年，眉睫堕落。

○北方坎为中男，名曰水风。一曰面风，二曰瓦风，三曰敖风。其状似疾。春秋生疮，淫淫习习，类如虫行，走作无常，以经十年，眉睫堕落。

○东北方艮为小男，名曰石风。一曰春风，二曰游风，三曰乱风。其状似疾。此风体肉顽斑，白如癞，以经十年，眉睫堕落。

《病源论》疠风

《病源》云：疠风之证，若虫乘风走于皮肉，犹若外有虫行，复有食人皮肉彻外，从头面即起，为疱肉如桃核、小枣。从头面起者，名曰顺风。从两脚起者，名曰逆风。令人多疮，犹如癣疥，或如鱼鳞，或痒或痛，黄水流出。初起之时，或如榆荚，或如钱孔，或青或白，或黑或黄，或起或灭，变异无定。此皆疠疾之兆也。

《病源》云：大风起发之由，皆是冷热交通，流于五脏，彻入骨中，虚风因湿和合生虫，便即作患。论其所犯，多因用力过度，饮食相违，房劳不节，毛孔即开，冷热风入五脏，蕴积寒热，寒热之风，交过通彻，流行诸脉。急者即病，缓者稍远。所食秽杂之肉，遂致虫生。经日即久，冷热至甚，暴虫积多，食人五脏骨髓，及于皮肉筋节，久久皆令坏散，名曰癞风。治之宜与雷丸等散服之。虫出，见其虫形，青赤黄白黑诸色之虫，以药医治，无有不差。

孙真人论

孙真人云：恶疾疠风者，有多种不同。初得虽遍体无异，而眉须已落。有遍体已坏而眉须俨然；有诸疠风异于他病，能坏人四肢腹背；有顽处重者，手足十指已有堕落；有患大寒而重衣不暖；有寻常患热，不能暂凉；有身体枯槁者；有津汗常不止者；有身体干痒彻骨，搔[1]之白皮如麸者，手[2]下作疮者；有疮痍余毒重迭而生，昼夜苦痛不已者；有置顽痹不知痛痒者。其色亦有多种，有青、黄、赤、白、黑，光明枯暗。此候虽种种状貌不同，而难疗易疗皆在患人，不由医者。何？此病一着，无问贤愚，皆难劝语。何则？口顺就中心违，不受医教。直希望药力而不能求己，故难疗也。易疗者，只在患人，二者[3]医药。予尝治疗数百余人，瘥者十分，未瘥者有其一二，劝良言不听，即不须疗，终有触犯，病既不瘥，乃劳而无功也。又神仙传有数十人皆因恶疾而致仙道，何者？皆由割弃尘俗，怀颍阳之风，所以非止瘥病，乃因祸以取

---

[1] 搔：原作"瘙"，据《千金要方》卷23"恶疾大风第五"改。后同不注。
[2] 手：原脱，据《千金要方》卷23"恶疾大风第五"补。
[3] 二者：《千金要方》卷23"恶疾大风第五"作"不关"。此段文字，与今本《千金要方》有出入。

福也。故予所观病者，其中颇有士大夫，乃至有异种名人。及遇此患，皆爱恋妻奴，系着心髓，不能割舍，直望药力，未肯近求诸身。若能绝其嗜欲，断其所好，非但愈疾，因兹亦可自致神仙。余尝问诸病人，皆云：自作不仁之行久久，并为极猥之业，于中仍欲更作云。为虽有悔言而无悔心，但能自新受师教命，食进松脂，何病不除？余以贞观年间将一病人入山，教服松脂，服[1]至百日，须眉皆生。由此观之，惟须求之于己，不可只倚医药者也。然患人绝欲戒慎为良也。有一人数年患，身体损坏，羞见妻子，不告令知，其后病成，状貌分明，乃云入山服药，此皆自误。然后服松脂百余日，亦可即瘥。此疾一得，远者不过十年皆死，近者五六岁而亡。然病人者，自忌俗事，百年不死，深可取焉。一遇此疾，即须断盐，常服松脂，一切公私，释然皆弃。犹再脱屣，凡百口味，特须断除，渐渐断谷，不交俗事，绝乎庆吊，幽隐岩谷，周年乃瘥，瘥后终身慎绝房事。犯之，复还。此疾有吉凶，二义得之，修善即吉。若还同俗类，必是死矣。今略述其由，致以示后之学者，可览而思焉。

陈无择论

陈无择云：凡治疠风者，须推其所因。凡因风寒湿热，劳逸饮食，与夫传染，不可混滥。散寒湿风温，清热，调和气血，迥然不同。若例以泻风药治之，则失其机要矣。昔见一僧得病，状如白癞，肌不成疮，每旦起白皮一升许，如蛇蜕。医者断谓多啖炙煿所致，与《局方》解毒雄黄丸三四服而愈。岂非得其因治之邪？

刘守真论

刘守真云：《内经》曰，疠风者，有荣气热胕，其气不清，故使鼻柱坏而色败，皮肤疡溃。故先风寒客于脉而不去，名曰疠风。又曰：脉

---

[1]服：原作"欲"，据《千金要方》卷23"恶疾大风第五"改。

风成为疠，俗云癞病也。故治法云：大风骨节重，须眉堕，名曰大风。刺肌肉，病故汗出百日；王注曰：泄卫气之怫热。刺骨髓，汗出百日。泄荣气之怫热。凡二百日，须眉生而止针。怫热屏退，阴气内复，故多汗出，须眉生也。先桦皮散从少至多，服五七日，后灸承浆穴七壮，灸疮轻再灸。后服二圣散泄热，祛血之风邪，戒房室三年。针灸药止，述类象形。此治肺风之法也。然非止肺脏有之，俗云"鼻属肺，而病发于肺端，而言之不然"。如此者，既鼻准肿赤胀，但为疮之类，乃谓血随气化，既气不施化，则血聚矣。血既聚，使肉腐烂而生虫也。谓"厥阴主生五虫。厥阴为风木，故木主生五虫"。盖三焦相火热甚而制金，金衰故木来克侮。《经》曰：侮，胜也。宣泻火热，利气之剂，虫自不生也。法云"流水不腐，户枢不蠹"，此之类也。故此疾血热明矣。当以药缓疏泄之，煎《局方》内升麻汤，下钱氏方内泻青丸，余各随经言之。故病风者，阳气先受上也。

论一首

论曰：夫风病者，有四百四种。总而言之，不出五种，即是五风所摄。一曰黄风，二曰青风，三曰赤风，四曰白风，五曰黑风。人身中有八万尸虫，若无，即人身不成不立，复有诸恶横病，诸风害于人身，所谓五种风作，便有五种虫生，能害于人。黄风生于黄虫，青风生于青虫，赤风生于赤虫，白风生于白虫，黑风生于黑虫。此五种风，皆是恶风，能坏人身，名曰疾风。或入五脏，即与脏合，故虫生也。其虫无量，在人身中，乃入骨髓，来去无碍。若蚀人肝，则眉睫堕落；若蚀人肺，则鼻柱崩倒；若蚀人脾，则语声变散；若蚀人肾，则耳鸣啾啾，或如雷声。其脉来迟去疾，上虚下实，为恶风也。

疠风散 治诸癞。服此药时，当在净室中住一月，必效。勿令病人见风日。

蝉壳 地龙炒,去土 白僵蚕炒,去丝 全蝎各七钱,炒 凌霄花半两

右为细末。每服三钱，温酒调下，不拘时候。日进二服，宜服后

药，夺命还真丹、八仙丹皆可服之。

夺命还真丹 治中风癫病，将死不救，及诸筋骨节疼痛。

天麻　人参去芦　木香　菟丝子酒浸　白术去芦　藁本　川芎　独活去芦。各一两半　白僵蚕炒　全蝎炒　半夏汤洗　黄芩　熟地黄　蔓荆子　桂心　甘草炙　生地黄　地骨皮　薄荷叶　黄连　菊花各一两　茴香炒　防风去芦　知母　杜仲去皮，剉，炒，去丝　茯苓去皮　柴胡去芦　桔梗去芦　陈皮去白　枳壳麸炒，去瓤　当归去芦　石膏各二两　白芍药　麻黄去节。各二两半　羌活三两，去芦　细辛去苗，半两　蛤蚧一对，酥炙　金箔四十片，为衣

右为细末，炼蜜和丸，每两作十丸。细嚼，热酒或热茶送下，不拘时候。

八仙丹 治癫病。

白附子炮　天麻　赤箭　升麻　丹参去芦　威灵仙　细辛去苗。各一两　蜈蚣一对

右为细末，用胡麻子一升淘净，炒令黄色香熟，为末，与前药相和得匀，炼蜜为丸如弹子大。每服一丸，细嚼，温米汤送下，日进三服。或十日，或三日之内，觉身体疼痛，是其验也。

白花蛇散 白花蛇三两　乌蛇一两半，二味酒浸　薄荷四两　荆芥穗　天麻各五两

右为细末，每药一两，用白砂蜜四两和匀，再用好酒二升半，更入冷酒一升搅匀，器内盛之。任意续续饮之。不得用浸蛇酒调药。可用蒸饼五七个，切作片子，于清油内煎熟，下酒。候饮尽，酒入四肢遍，却入浴堂令出汗。汗出多者，为效。更宜洗肌汤洗五七遍。病轻者，至二三服可瘥。病重者，五七服见效。此酒引入皮肤间，有小细虫自随汗出为效。未入浴室时，宜先服九虫散一服。

九虫散 雷丸　地龙去土，炒　白僵蚕炒，去丝　蝉壳　全蝎各七个，炒

右为细末。只作一服，用猪肉汤调下。浴时其虫自出。后用蒴藋散

涂贴遍身疮上。

蔄茹散 蔄茹 狼毒 黑狗脊 金毛狗脊 海桐皮 蛇床子 五倍子 黄耆去芦 五加皮 吴茱萸 乳香另研 没药另研 血蝎研 水银 腻粉 舶上硫黄 雄黄研，水飞 黄丹飞 白矾枯 密陀僧研 乌贼鱼骨 龙骨研 红娘子 芫青各二钱，二味各去头、足、翅

右为细末，研水银直至无星子。用清油调涂遍身，一日涂二次。疮湿者，干贴尤佳。

六香散 淋渫癞病，其效如神。

甘松去土 零陵香 香白芷 茅香去土，剉 香附子炒 藿香 川芎各二两 三奈子半两

右除三奈子，另研余七味，同为㕮咀。分作四剂，每用一剂以水六大碗，煎至三碗。去渣，却入三奈子末搅匀，乘热洗疮。若疮不破，用镵针于疙瘩疮上刺破，令恶血出尽，然后淋洗。一伏时，洗一番。浴室毋令透风，卧处须要暖和得所。一月之间，不可出外，水火亦就其中洗了拭干，用八金散点。若热，不可饮冷水。

八金散 治疠风疮。

金精石 银精石 阳起石 玄精石 磁石 石膏 滑石 禹余粮石

右件各等分，碾末，入金银坩锅子内盛之，用盐泥固济口。以文武火煅炼红透，放冷，研如粉。入水银半两，轻粉一钱，研令不见星子。却入余药，再研匀。令患人先洗疮，拭干，便用小油调稠硬作剂子，于有疮处擦上药，兼治疙瘩。擦药之后，大忌饮水。宜禁身静坐，至三日，口中涎出为度。二次药了，用贯众汤漱其口，不可咽下药汁，两手便洗净，不可近口鼻耳目。第四日，一伏时，依前上药。第七日，不可更用，见效即止。

贯众汤 漱口安牙。

贯众四两

右为㕮咀，用净黑豆半升，水三碗煮软。若用前药毕，将此药急漱其口，以去其毒，恐伤牙齿也。一方，加黄连。

金国大长公主石碑方　治大风疠疾。

寒水石　水银各四两　腻粉一两

右为细末，用水随稀稠调药，涂于遍身上，除耳、项、心不涂。次日，依前将药再涂一次。第三日，用温水洗之。大便下恶物为效。次服地龙散。

地龙散　地龙去土　苦参去芦，各等分，剉

右为细末。每服四钱，蜜酒调下，日进二服，不拘时候。

二圣散　治疠风癞疾。

大黄半两　皂角刺五钱，烧灰

右将皂角刺一二斤烧灰研细，煎大黄半两汤调下三钱。早服桦皮散，中煎升麻汤下泻青丸，晚服二圣散。此数等药，皆为疏缓泄血中之风热也。

泻青丸又名泻肝丸　治肝热。

当归去芦　龙胆　川芎　山栀子　川大黄　羌活去芦　防风去芦。各等分

右为细末，炼蜜和丸如鸡头大。每服半丸至一丸，煎竹叶汤，同砂糖，温水化下。

杏仁丸　治疠风，疾初觉，未生疮肿，头面皮肤顽黑瘙痒。

杏仁麸炒，去皮、尖　羌活去芦　附子炮，去皮、脐　白术去芦　诃黎勒皮各一两半　雷丸　贯众　木香　鸡头实　桂心　栀子仁　石斛　安息香熬膏　羚羊角屑各一两

右为细末，炼蜜与安息香膏子和捣二三百下，丸如梧桐子大。每服二十丸，空心温酒送下。

柳枝煎　治疠风，体生疮肿，瘙痒出脓，风毒极甚。

倒垂柳枝　桑枝　槐枝　天蓼木枝　仙灵脾叶

右各剉取二斤，用水七斗，于银砂石器内煎取一斗。滤去渣，用晚蚕砂一升炒为末，入药汁中相和再煎，稀稠得所。取出，用罐子盛。每用酒调，下防风丸。

防风丸　防风去芦　羌活去芦　人参去芦　五味子　五加皮　白蒺藜　赤茯苓去皮　白鲜皮　甘菊花　松子仁另研泥　露蜂房各一两　乌蛇酒浸，去皮、骨，二两

右为细末，炼蜜和捣三二百下，丸如梧桐子大。每服三十丸，食前温酒调柳枝煎送下。

乌蛇丸　治疠风，皮肤生疮肿瘙痒，肢节疼痛，心膈痰壅。

乌蛇肉　败龟酥炙　虎胫骨酥炙　羚羊角屑　天麻　防风去芦　人参去芦　沙参去芦　五加皮　苦参去芦　玄参去芦。各一两

右为细末，用皂角十锭，以水二升揉取浓汁，去渣，熬至稀稠得所，搜和为丸如梧桐子大。每服三十丸，食后温酒送下，日进二服。

天蓼散　治疠风疾。

天蓼叶半斤，干者　天麻二两　何首乌　王不留行各一两

右为细末。每服二钱，用热浆水调下，不拘时候。

桂枝酒　治疠风疾。

桂枝　芎䓖　独活去芦　甘草炙　牛膝　茱萸　附子炮，去皮、脐　干姜炮　踯躅各一两　防风去芦　茵芋　天雄炮，去皮、脐　杜仲去皮，剉，炒，去丝　白术去芦。各一两　萆薢根　椒根皮各二两

右为哎咀。用生绢袋盛，以清酒二斗浸七日满后，每日空心、临卧温一小盏服之。

茵芋酒　治疠风疾。

茵芋　乌头生，去皮、脐　天雄生，去皮、脐　附子生，去皮、脐　川椒　踯躅花　干姜　桂心　防风去芦　石南叶　甘草炙　莽草

右件药各一两，细剉。用生绢袋盛，清酒一斗五升，浸七日后，每日空心及临睡温一小盏饮之。

乳香丸　治疠风，神验。

乳香二十两，通明者　苦参去芦，四两，肥好者，剉

右先用好酒五升浸苦参于瓶内，以重汤煮一伏时。常用文武火慢

熬，令小沸为候。一伏时取出，滤去渣，将酒浸乳香于银砂石器内煎如饧[1]。入天麻四两，为末、大麻仁二两，另研如膏入于乳香膏内，搅令匀，慢火熬之，可丸如梧桐子大。每服二十丸，用大麻仁酒送下，空心及晚食前服之。

○大麻仁酒法：大麻仁三升，水淘令净，候干，以酒一斗浸一宿，和酒研取白汁，用生绢滤过，却入瓷瓶中，重汤煮数沸即止。每服一小盏，温过下药。仍兼用紫茄子根散相间服之。

紫茄子根散　紫茄子一斤，细切，曝干，捣罗为末　白芍药二两，为末　甘草炙，一两，为末

右件药末相和令匀。每服二钱，温水调下，日进三服。自早至晚，常令均匀服之。

百花煎　治疠风疾。

白蜜二十[2]两　酸石榴七颗　生姜八两

右二味同捣绞取汁，更滤令净，入蜜中相和令匀。用一瓷瓶先称知斤两，然后入药。蜜汁用三重蜡纸密封瓶口，置釜中重汤煮一伏时。后时时称，除瓶斤两外，得二十两，便住。每服一匙，空心温酒调下，晚食前再服。

松脂丸　治疠风疾，神效。

松脂炼成为末　水银各二两　硫黄一两，细研

右件药同入铫子内，火上结成砂子。用大乌鸦不损者一只，以湿纸裹七重，又以泥裹作毬子，候干，大火煅令通赤。候冷取出研，入砂子及松脂末同研令细，炼蜜和丸如梧桐子大。每服五丸，温酒送下，晚食前再服。

松脂酒　治疠风疾。

炼成松脂二两　杏仁一升

---

[1] 饧：原作"锡"，据文义改。
[2] 十：此字原脱，与下文"得二十两"不符。此方来自宋《太平圣惠方》卷24《治大风疾诸方》，据补。

右件药先将杏仁捣碎，渐入水研，绞取汁五升。入松脂煎五七沸，乘热滤去渣，内瓷瓶中。更入酒五升，同封一宿。每服一小盏，食前温服之。

松脂散 治疠风癞疾，肌肉顽痹，手足拘挛。久服，轻身延年，颜色不老。

炼成松脂二斤

右研细如粉，用夹绢袋盛。每服二钱，空心及晚食前温无灰酒调下。

皂角丸 治疠风疾，先宜服此药宣泄，神效。

皂角二十锭，先取十锭，去黑皮，涂酥，炙令黄焦，去子，捣罗为末。余十锭，去子，槌碎，煎膏

右用水五升煎碎皂角至一升后，用生布滤去渣，再熬成膏子。和皂角末为丸如梧桐子大。每服二十丸，空心用温酒送下。得利后，方可别服治疠风丸散，即早见效。

《三因方》治疠风十方

第一浴法[1]

麻黄根　地骨皮　草乌头各二两

右为㕮咀，研朴硝二两和匀。每用药二两，水一桶，椒一合，葱三十茎，艾叶一两，同煎十沸。入米醋一中盏，调匀，去渣。坐温室中，且用手巾搭四肢，候汤可浴。即浴令汗透，面上如珠流，更坐室中，或睡片时，尤佳。候汗解，方着衣避风而出。五日再浴，如此两遍浴，便服换骨丹。

换骨丹

九肋鳖甲去裙　海蜈蚣各半两

右用盐泥固济，候干，火煅存二分性，为末。巴豆半两，去皮、心、膜、油，研，枣七枚，去皮、核，入巴豆膏在枣中，火烧微焦，存巴豆五分性。烂研，入前二味末，同研匀，以醋煮面糊和丸如绿豆大。

---

[1] 第一浴法：原置于上行之末，据目录下移。

每服七丸，虚者四五丸，用温蔍汁送下，候利恶物如脓血烂鱼肠，即住。服此三两服，未利，更加一二丸。次服遇仙丹。

遇仙丹　人参去芦　紫参各一两　苦参去芦　白僵蚕各二两。炒

右为细末，白面糊和丸如梧桐子大。每服三十丸，食前温盐汤送下，日进二服。后服疏风散。

疏风散　山栀子仁一两半　大黄　熟地黄　白滑石　悬豆[1]酥炙焦黄。各二两

右为细末，入朴硝半两令匀。每服一钱，食后淡茶清调下。次以佛手膏上疮。

佛手膏　去黑紫疮核。

硫黄　黄丹各三钱　砒霜一钱，另研　腻粉五钱　盆硝　韶粉　沥青　黄腊各半两　斑猫十枚　红娘子十四个　乱发一两　巴豆七粒，去皮　杏仁十四粒　槐角三锭　绿豆一合　清油四两

右用油煎令发化，次下红娘子，次下巴豆、槐角等，逐味下。焦者漉出，方可下硫黄、盆硝及丹粉等。用篦子不住手搅令匀，滴水成珠为度。用时先将针轻手刺疮核，用药一粟米大放针处。次日疮口有黑白脓血出，三两日血渐少，次服去毒丹。

去毒丹　赤芍药　甘草炙　滑石各半两　朴硝二钱半　大黄二钱半　巴豆七个，去皮、心、油　黑牵牛一两，半生半炒

右为细末，面糊丸如绿豆大。每服十五丸，薄荷汤送下。临卧时服之。加至二十丸。次服甘草散。

甘草散　甘草炙　滑石各半两　山豆根一两生　大黄二钱半，生

右为细末。每服一钱，蜜熟水调下，日进二服。次服解毒丸。

解毒丸　瓜蒌根三两　甘草半两，炙　大黄生　朴硝各二钱半。另研

---

[1]悬豆：首见《三因方》卷15"大风治法·疏风散"，药名下注"酥炙焦黄"，在该方中用量折合每服0.625克。本草未见此药名，道家炼丹书提及"悬豆龙芽"为皂角、槐角。金代刘完素《素问病机气宜保命集》有治中风有"悬豆膏"，但药方组成不明。综合分析，"悬豆"当为豆类或豆形药物，具有解毒疗疮作用。《三因方》治大风方13方，明确用巴豆者3方，故此"悬豆"或为巴豆的隐名。

右为细末，面糊和丸如绿豆大。每服二十丸至三十丸，白汤送下。次服福神丹。

福神丹 诃子四枚　巴戟炒，去心　黑牵牛各半两，生　甘遂生用，三钱　赤小豆四十九粒，生用

右为细末，面糊和丸如绿豆大。每服十丸至十五丸，薄荷汤送下。次用水膏药。

水膏药 傅贴破处，及面脚上疮，令生好肉。

陈皮去白，半斤，炒令紫色　陈麦米半升，炒紫　藿香　马蹄香各一两　麝香一钱，另研

右为细末，入麝香。用冷水调，扫傅疮上有脓处。如损破，即煎槐枝汤洗，再上药。此十方乃倪处士秘传，曾用有验。病人大忌房劳，将息慎口，敬而信之。

通天再造散 治疠风恶疾。

郁金半两，生　大黄一两，炮　白牵牛六钱，半生半炒　皂角刺一两，炮

右为细末，每服五钱。日未出面东，用无灰酒调下，尽量[1]为度，晚利黑头小虫。病稍轻者，止利如鱼肠臭秽物。忌毒半月，但食稠粥软饭，渐生眉毛，皮肤如常。甚者，不过三两次，须将理，不可劳动，及终身不得食牛、马、骡、驴等肉。犯者，死不救。

三济丸 治疠风恶疾。

当归去芦　熟地黄　川芎　荆芥穗各二两　防风去芦　细辛去苗。各一两　桂心二钱半

右为吹咀，先用醋一升浸一宿。漉出焙干，再用生地黄一斤，捣汁，浸一宿，焙干。又用酒一升浸一宿，焙干。旋入乳香半两，用余酒、醋、地黄汁释蒸饼，为丸如梧桐子大。用好川乌头一个炮裂，剉，荆芥穗半两，浸酒三升，旋温送下五十丸，不拘时候服之。

八叶汤 淋渫大风疮。

---

[1] 尽量：原脱，据《三因方》卷15《大风治法》"通天再造散"补。

桑叶　荷叶　地黄叶　皂角叶　荊叶　苍耳叶　菖蒲叶　何首乌叶

右等分晒干，烧存性，为末如面药，洗手面身体。

防风天麻丸　治疗风癫病。此方料是神仙所传。一年中常医二三人，初服药有呕吐者，不可怪，服药得安如故，其效如神。

防风_{去芦}　天麻　升麻　白附子_炮　定风草　细辛_{去苗}　川芎　人参_{去芦}　丹参_{去芦}　苦参_{去芦}　玄参_{去芦}　紫参_{去芦}　蔓荆子　威灵仙　穿山甲_炒　何首乌_{各一两。另捣为末}　蜈蚣_{一对}

右为细末，与何首乌末拌匀。每药末二两，胡麻一斤，淘净晒干，炒香熟，另碾为极细末，与药末一处拌匀。炼蜜和丸，共作九十丸。每服一丸，细嚼，温浆水送下，不拘时候，日进三服。宜食淡白粥一百二十日。病人大忌房劳，将息慎口。

苦参大丸　治疗风癞疾，肌肉疮溃，鼻柱蚀烂，并宜服之。

苦参_{去芦}　防风_{去芦}　苍耳子　何首乌　石菖蒲　桑白皮_{剉炒}　白蒺藜　细辛_{去苗}　黄荆子　蔓荆子　枸杞子　牛蒡子_炒　禹余粮_{各一两，生用}　胡麻_{二斤，炒至三分熟，旋滴水炒令黑色}

右为细末，炼蜜和丸，每一两作十丸。每服一丸，细嚼，荆芥汤送下，不拘时候，日进三服。忌食鱼、肉、面、油、盐等物，切忌房事。

歙墨丸　治疗风疾，其效如神。

歙墨_{烧存性}　两头尖　甘草_炙　香白芷　防风_{去芦。各二两}　乳香_{三钱，另研}　川芎_{一两}　五灵脂_{三两，净}　麝香_{三钱，另研}

右为细末，酒糊为丸，每两作十丸。每服一丸，食后细嚼，温酒送下，茶清亦得，日进二服。

透肌丹　治疗风疾，鼻柱塌崩，眼断白仁，身体麻痛。

天麻　牛膝_{酒浸}　白附子_炮　白芷　白僵蚕_{各一两。炒}　白花蛇_{二两，酒浸}　蝉蜕_{半两}　麝香_{二钱半，另研}

右为细末，炼蜜和丸如梧桐子大。每服二十丸至三十丸，食前温酒送下，日进三服。

神仙退风丹　治疗风疾。

知母　贝母　乌梅肉　海桐皮　金毛狗脊

右各等分，为细末，炼蜜和丸如梧桐子大。每日空心、日中、临睡各服三十丸。又每夜第一次睡觉时，急于头边取三十丸便服。并用羊蹄根自然汁下。大忌酒及房事，一切发风之物，只吃淡粥一百日，皮肉渐皆复旧。半年后，更须忌房事。服药时，须每夜专用一二勤谨人就病人睡处坐守，等候第一次睡觉时，便扶起吃药一服。华宫使亲见林承务服之取效。治疠风如此神妙。若不禁忌，恐无益也。

松脂丸　治疠风癞疾，肌肉顽痹，并宜服之。

炼成松脂_{白色者，不拘多少，煮投冷水中二十遍}

右为细末，炼蜜和丸如梧桐子大。每服二丸，食前蜜汤送下。○孙真人云：鼻柱断离者，二百日服之瘥。忌盐及杂食、房室。又天门冬酒服，百日愈。

又方　成炼雄黄、松脂各等分，蜜和为丸如梧桐子大。每服十丸，米饮送下，日进三服，百日愈。慎酒肉盐豉等物。

羚羊角饮子　治疠风癞疾，面部浮肿，并宜服之。

羚羊角屑　甘草_{炙。各七钱半}　独活_{去芦}　山栀子_{各一两半}　防风_{去芦，一两}　枳壳_{麸炒，去穰}　黄耆_{去芦}　蒺藜　丹参_{去芦}　玄参_{去芦}　木香_{各一两二钱半}

右为㕮咀。每服五钱，水二盏，煎至一盏半，去渣，食后温服，日进二服。

柏叶散　治疠风。

柏叶　麻黄_{去节}　山栀子　枳壳_{麸炒，去穰}　羌活_{去芦}　羊肝石_{另研}　白蒺藜　升麻　黄芩　防风_{去芦}　牛蒡子_炒　荆芥　茺蔚子　大黄_{各半两}　苦参_{去芦，一两}　乌蛇_{一条，酒浸}

右为细末。每服二钱，温水调下，日进三服。

天麻散　治一切疠风癞疾，并宜服之。

天麻_{二两}　何首乌　胡麻子_{各三两}　蔓荆子　威灵仙　菖蒲　荆芥穗　地骨皮　苦参_{去芦}　白蒺藜　甘菊花　牛蒡子_{各一两。炒}　薄荷_{半两}

右为细末。每服三钱,温酒调下,茶清亦得,日进二服。先食前服半月,次食后服半月,大有神效。

蔓荆子散 治肺脏蕴热,风毒如癞,变成恶风,并宜服之。

蔓荆子_{生用} 甘菊花 枸杞子 苦参_{去芦。各四两} 天麻_{二两} 天南星_{姜制} 胡麻_{各一两。炒熟,捣末}

右为细末。每服二钱,煎荆芥汤调下,茶清亦可。日进二服,不拘时候。

白花蛇散 治疠风疾,并宜服之。

白花蛇_{酒浸} 乌蛇_{酒浸} 天麻 荆芥穗 当归_{去芦} 官桂 桂花 桂心 缩砂仁 枸杞子 川乌_{炮,去皮、脐} 黑附子_{炮,去皮、脐} 荆三棱_煨 麻黄_{去节} 甘菊花 野芝麻 定风草 麦门冬_{去心。各半两}

右为细末。每服二钱,茶清调下。忌热物。

活血散 治疠风疾,并诸风浑身顽麻,瘙痒成疮,并宜服之。

白花蛇 川乌_{各二两半} 草乌头_{四两} 防风_{去芦,一两半}

已上四味,用水煮香熟为度。漉出,先去防风不用,次将白花蛇去皮、骨,焙干,次将草乌头去皮、脐,焙干,称取二两,又次将川乌头去皮、脐,焙干,称取一两半。外别入草乌头,生,去皮、尖,称一两。又入川乌头,生,去皮、脐,称一两,一处为细末,入后药二味。

血竭_{一两,另研} 麝香_{二钱,另研}

右件和匀,临服药时,先于食后将真小油一钱,并麝香少许,用茶清或温酒调下。续将活血散服二钱半。浓煎贯众汤,点茶清调下,更觑轻重加减服。忌鸡肉。

苦参散 治疠风。

苦参_{取头、末,称二两} 猪肚_{一具,去脂}

右用苦参末掺猪肚用线缝合,隔宿煮软,取出,洗去元药。先不吃饭一日,至第二日,先饮新水一盏,后将猪肚食之。如吐了,再食之。食罢,待一二时,用肉汤调无忧散五七钱,取出小虫一二万为效。后用皂角一斤,不蛀者,去皮、弦及子,槌碎,用水四碗,煮至一碗,用生绢滤去渣。再入苦参末搅熟稀面糊膏子相似，取出放冷，再入后药相和。

何首乌_{去皮，二两} 防风_{去芦，一两半} 当归_{去芦，一两} 芍药_{五钱} 人参_{去芦，三钱}

右为细末，入皂角膏子，为丸如梧桐子大。每服三五十丸，温酒或茶清送下，不拘时候，日进三服。后用苦参、荆芥、麻黄煎汤洗浴。

追命散 川大黄 皂角刺_{各半斤} 川郁金_{五两}

右为细末，每服三大钱。用真好小油入无灰温酒调药末，觑虚实加减服之。取下虫，多年者，其虫色黑，日近者，其虫色赤。隔三两日，再服，直候无虫，方是病瘥。即止其药，后只服平常风药，及诸补药。此药大有功效，下药切不可许病人知，恐虫藏匿，则病难愈。六十日内用清斋，戒房色欲，却一切俗念。亦不可嗔[1]怒，常净口念"孝敬善言，救苦救难，观世音菩萨"名号万千百声最好，心绝一切恶念。此疾易疗，故发善心戒劝，伏幸听信。

何首乌散 治疠风癞疾。

何首乌_{一斤，入白米泔浸一七日，夏月逐日换水，用竹刀子刮令碎，九蒸九曝} 胡麻子_{四两，九蒸九曝}

右为细末。每服二钱，食前温酒或薄荷汤调下。

苦参丸 治癞疾热毒，风瘸疥癣，并宜服之。

苦参_{去芦，一斤} 枳壳_{六两，麸炒，去穰}

右为细末，炼蜜和丸如梧桐子大。每服三十丸，温酒送下，不拘时候，日进二服。

狼毒散 治疠风恶疾，并宜服之。

狼毒_{半两，与芝麻同炒令黄色，即去芝麻} 秦艽_{去土，七钱半}

右为细末。每服一钱，温酒调下，空心及晚食前服之。

黑神散_{又名千针散} 治疠风恶疾，并宜服之。

皂角针_{不拘多少，九蒸九曝，烧灰，亦蒸九遍}

---

[1] 嗔：原作"瞋"，据《普济本事方后集》卷二同名方改。

右为细末。每服五钱，或煎六参散、黑神散、大黄汤调下。久服，除其根本。

治大风 乌梢蛇三条，令净，蒸煮熟，去骨取肉，焙干，为细末，用宿蒸饼为丸如米粒大，以喂乌鸡。食尽丸子，然后烹鸡，取肉为末，或丸或散，酒服之。丸时仍用宿蒸饼为丸如梧桐子大，每服五十丸。甚者，不过三鸡即瘥。

治疠风方 治疠风身痒，用蛇床子煎汤洗浴，神效。

治恶疾《千金方》 乌豆黑豆是也，炒去皮，取三月、四月天雄乌头苗及根，净去土，勿洗，捣绞取汁，浸豆一宿，漉出曝干。如此七遍，始堪服食。初服三粒，渐渐加至六七粒，日进一服。禁房室，忌猪、鸡、鱼、蒜等物，必眉毛再生。若不禁忌，服药无效。

陶隐居方 陶隐居云：蚺蛇膏能治伯牛疾。

疠风须眉脱落方一十三道

论一首

论曰：夫疠风病，须眉脱落者，皆从风湿冷得之。或因汗出入水得之，或冷水入肌体得之，或饮酒卧湿地得之，或当风坐卧树下，卧湿草上得之，或体痒搔之，渐渐生疮，经年不瘥，即为风疾。八方之风，皆能为患。客于经络，久而不去，与血气相反，则使荣卫不利，淫邪散逸，故面色败，皮肤伤，鼻柱坏，须眉落也。

雷丸散 治疠风疾神验方。其风有五种，象五行金木水火土。黑虫者，是业报之病，不可治也。余四般虫，但服此药，无不瘥者。此方是圣人之法，非凡俗所解。凡青、黄、赤、白、黑虫在人骨髓之中，往来无碍。若食人肝，则眉须先脱；若蚀人肺，鼻柱崩折，不闻香臭；若蚀人脾，语声嘶嗄；若蚀人肾，则耳鸣啾啾；心不受病，故不言之。若蚀人筋，肢节急堕。若蚀人肌，则顽痹不知痛痒，身上似有虫行，或有疮肉起，似桃李小枣，或多生疮癣，或状如鱼鳞，或形如榆荚。青、黄、赤、白、黑变化不定，从头起者名曰顺风，从足起者名曰逆风。由皆因冷热交通，流于五脏，彻入于骨髓，气血内虚，风湿相搏，即便生虫。又因用力过度，食饮相违，酒后行房，汗入骨髓，亦患此疾。若欲治者，先服此散，出虫为验，见青、黄、赤、白，便可治之，皆得除愈。若黑虫出者，此病难治也。其四般虫，肌肉欲坏，眉毛脱落，皆可服之。

雷丸　朱砂细研，水飞　阿魏各一两　硝石五两，一两细研，四两浸酒用　雄黄细研，水飞　雌黄细研。各七钱半　紫石英细研，水飞　犀角屑　藜芦各半两　斑猫　芫青各二十个，去头、足、翅，芝麻一合同炒芝麻熟，只用斑、芫二味

右为细末，取苦参五两同硝石捣碎，用生绢袋盛入瓷瓶中。用无灰酒一斗浸七日，密封。每服一中盏，温过，食前调雷丸散二钱。

莽草散　治十年疠风，毛发脱落，瘾疹生疮，气脉不通，抓搔不觉痛痒，并宜服之。

莽草三两　附子　天雄　乌头三味，各炮，去皮、脐　干姜炮　石斛　桂心　踯躅花　石南叶各一两　细辛去苗　白敛　川椒各一两

右为细末。每服三钱，温酒调下，不拘时候。服药日勿太饱食。

岐伯神圣散　治疠风百节疼痛，眉毛发落，身体淫淫，跃跃痛痒，目痛眦烂，耳聋口疮，并宜服之。又名千金散。

天雄　乌头　附子三味，炮，去皮、脐　石南叶　干姜炮　细辛去苗　茵芋　踯躅各一两　川椒　防风去芦　菖蒲各二两　白术去芦　独活去芦。各三两

右为细末。每服二钱，空心、食前温酒调下，日进三服。○《神巧万全方》用莽草，无附子、踯躅、川椒，只十味。

胡麻散　治疠风五癞，毛发脱落，一身臭秽，并治癣疥。

胡麻　何首乌各三两　威灵仙　苦参去芦。各二两　蔓荆子　荆芥穗　甘菊花　九节菖蒲　白蒺藜　鼠粘子各一两

右为细末。每服三钱，煎薄荷汤调下，食后日进二服。

○一方，用苦参、蔓荆子、何首乌、荆芥、威灵仙，各等分为末，服依前法，大有神效。

白花蛇散 治疠风癞疾，皮肉色变，眉须脱落，并皆治之。

白花蛇_{五两，酒浸} 露蜂房 山茱萸_{各二两} 苦参_{去芦} 防风_{去芦} 丹参_{去芦} 栀子仁 白蒺藜 独活_{去芦} 秦艽_{去土、芦} 玄参_{去芦。各一两}

右为细末。每服三钱，空心温酒调下，日进二服。

何首乌丸 治恶风癞疾，皮肤不仁，须眉脱落，并宜服之。

何首乌_{去黑皮，十二两} 白牵牛 薄荷_{各三两} 皂角_{三斤，肥者}

右用皂角去皮、弦、子，用酒二斗浸三宿，揉浓汁，安于银石器内，慢火熬成膏。将前三味研为细末，用皂角膏和丸如梧桐子大。每服五丸，加至十丸，温酒送下，不拘时候，日进二服。

侧柏叶丸 治疠风癞疾，令眉须再生。

侧柏叶_{不拘多少}

右件药九蒸九曝，为细末，炼蜜和丸如梧桐子大。每服五十丸，熟水送下，日三夜一服之。

治疠风眉须已落 却令再生。

乌芝麻油_{一升} 丁香_{一两} 生姜汁 铁生末_{各一合} 附子 木香 诃黎勒皮 垣衣_{各七钱半} 羊粪_{三十枚}

右为细末，入油及生姜汁中，以不津器盛，于马粪中埋三七日，药成。○涂药法：用中指点于生铁器内，摩三七下，即涂要生处熟揩之，以干为度。十五日内，眉发皆生。

生眉膏 治眉脱落。

白花蛇 乌蛇 羊粪_{炒黑} 土马鬃 半夏_{各等分。炒黑色}

右为细末，用生姜自然汁调匀，擦在眉上，一日涂一次为佳。

治疠风沐浴方 治疠风疾，头面生疮，眉发髭须脱落，并宜沐浴，神效。

桑柴灰_{热汤淋，取汁}

右用灰水洗头面。又用大豆半升，水三升同研成稀浆，洗泽头面，解灰水毒为佳。次用热水入绿豆粉搅匀，再洗之，甚良。十度大效。三日一沐头，一日一洗面，效速。

石灰酒 主生毛发眉须，去疠风疾。

石灰一石，拌水和湿，蒸令气足　松脂成炼十斤，为末　上曲一斗二升　黍米一石

右将石灰先于大锅内，炒石灰，用木札插灰中，火出为度。用以枸杞根剉，五斗，水一石五斗，煮取九斗。去渣，以[1]淋石灰三遍，澄清，以石灰汁和浸曲。将黍米一石炊，蒸作饭，极冷，摊开，将松脂末均掺饭上，投酿酒。密封三七日，开服，常令酒气相续为度，百无所忌。其米泔及饭糟不得人、六畜、犬、鼠食之，皆令深埋。此酒九月宜造，二月住造，恐热膈上。如热甚者，后吃冷饭三五口压之。如妇人不能饮食，肌肤黄瘦，积年血风、蓐风，不过一石即瘥。

松叶浸酒 治疠风疾。

松叶二斤　麻黄五两，去根、节

右件细剉，用生绢袋盛，以清酒二斗浸，秋冬七日，春夏五日。日满开取，每服温一小盏，不拘时候。服之常令醺醺，以效为度。

百灵藤粥 治疠风疾。

百灵藤四两

右用水一斗煎至二升。去渣，入粳米四合煮作粥。先于温室中澡浴罢，服之，衣覆出汗，汗后皮肤风退如麸片。每隔日一服，五六十日后，渐愈，毛发即生。

---

[1] 以：原作"更用灰水"，此处当用枸杞根汁水，而不是灰水。石灰酒方来自《千金要方》卷23《大风恶疾第五》，今据改。

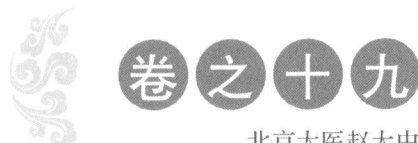

北京太医赵大中编修　覃怀儒医赵子中传习
大元国特赐皇极道院虚白处士赵素才卿补阙

疠风诸恶疾方六道

论一首

论曰：夫疠风癞病者，皆是恶风及犯触忌害之所为也。初得病时，觉皮肤不仁，或淫淫苦痒，有似虫行；或瘾疹赤黑，此皆为病之始起也。断米谷毒鱼之类，食胡麻、松、术之辈最为善也。大病之生，多从风起。初染之时，不将为害。风毒入于皮肤，不能自觉。或流通四肢，或在五脏，则令毛孔腠理壅塞不通，因兹血气乖离，遂致皮肤顽痹。初起之状，如钱大，或如手掌，渐渐引阔，犹同朽木，针刺不痛。或在头面，或上胸颈，习习奕奕，状若虫行。流移无常，身体痛痒，搔之成疮，久久则皮肤肢节坏散，故名曰癞。其间变状多端，癞名非一。今举其数种，录之于后。

○木癞者，初得之先，当落眉睫，面目痒，或复生疮。三年成大患。急治可愈，不治者死。

○火癞者，如火烧疮，或断人肢节，七年落眉睫。急治可瘥。八年成疾，难治。

○金癞者，是天所为也。负功德祟，初得眉落，三年，虫食鼻，鼻柱崩倒，不可治。良医能愈。

○土癞者，身体块磊如鸡子、弹丸许。此病宜急治之。六年便成大患，十五年不可治。

○水癞者，先得水病，因即留停。风触发动，落人须眉。不急治之，经年成癞病。

○面癞者，虫如面，举体如艾白，难疗。熏药可愈。年深亦不可治。

○雨癞者，斑驳，或白或赤，眉须脱落。

○麻癞者，状似癣癗，身体狂痒。十年成大患，急治之愈。风从体入，或手脚刺疮，风冷痹痴，不治。

○酒癞者，酒醉卧黍穰上，因汗体虚，风从外入，落人须眉，令人惶惧。小治大愈。

○蚵癞者，得之身体沉重，状似风癞。积久成大患，速治之愈。

○蟋蟀癞者，虫如蟋蟀在人身体内，百节疼，皆欲血出。三年不可治。

○黑癞者，皆是恶风。盖由不避禁忌所得。初觉皮毛苦痒，有类虫行。或目见物，有类悬丝。言语无定，心常惊恐。皮肉中或如桃李之实，瘾疹赤黑，手足顽麻，针刺不痛。脚下不得踏地。凡食之时，开口而鸣，语亦如是。身体疮痛，两肘如绳缚，此名黑癞。

○白癞者，语声嘶破，目视不明，四肢顽痹，肢节烦疼，心重懊热，手脚俱缓。背膂至急，肉如遭劈。身体手足，瘾疹俱起。往往白在肉里，鼻有息肉，目生白珠，蔽却瞳子，视无所见，此名白癞。

大凡癞病，皆是恶风及触犯忌害得之。初觉皮肤不仁，或淫淫苦痒，有如虫行；或眼前见物如垂丝，或起瘾疹，其色赤黑。此皆为疾始起，宜急治之。暂断米谷，专食胡麻、松脂、白术等药，最为善也。

雷丸散 治疠风，出五虫。癞四色可治，惟黑色不可治，宜先服之。

雷丸　雄黄水飞，研　朱砂水飞　滑石　紫石英研　犀角屑　牛黄各半两。研　斑猫去头、足、翅　芫青各二十个，去头、足、翅，并用糯米炒　白敛　阿魏各二钱半

右为细末，入研令匀。每服一钱，空心清酒调下。饥即食小豆羹饭

为良。切忌多食，食饱虫即出迟。日西腹空，更服一钱。若觉小便似淋痛，不问早晚，更服一钱。若觉欲小便，如似痛涩，即就一瓷器中尿，尿出看之，其虫或如烂筋，各逐其脏，辨虫之颜色。○一方，有石胆二钱半　硝石半两　共十三味，服如前法。

乳香散　治疠风，诸癞顽麻，紫点白癜，并宜服之。

乳香黄明者，炒令软，冷捣　白胶香光明好者　松脂上好者。各五两　龙脑二钱半，研

右件药，先将前三味同研，入于银锅或石锅中，用水一斗五升，煮药二十沸。专看火候，勿使溢出。即时入冷水中漉取药，又依前用水一斗五升，又炼。一依前法。如此三十遍，投入冷水中，漉出曝干，研如粉，入龙脑同研令匀。每日空心及晚食前，用冷酒调下二钱。

朱砂丸　治疠风癫疾，并宜服之。

朱砂水飞　水银　桂心　干姜炮　乌头　石菖蒲　柏子仁　川椒　藜芦各半两

右为细末，入朱砂、水银，研令匀。取酒二升，先煎取五合，停温，入淳漆五合，熬搅令匀。后下诸药，可丸，即丸如梧桐子大。每服二丸，用荆芥槐白皮汤送下，每日空心及晚食前服之。

何首乌散　治男子妇人诸疠风恶疾，鼻塌，眼断白人，眉毛脱落。患轻者克日见效。

何首乌　川芎　防风去芦　防己去皮　独活去芦　天麻　芎䓖　人参去芦　苦参去芦　玄参去芦　定风草各半两　天蓼　白花蛇酒浸　乌蛇各一两。酒浸　蜈蚣一对

右为细末。每服二三钱，茶清或温酒调下，不拘时候。

桃枝汤　浸浴方。治疠风赤白，诸癞毒疮，遍身疼痛。

桃枝　枫枝　槐枝　柳枝　杉枝　松枝　桑枝各一斤　苦参去芦　丹参去芦　秦艽去土　莽草　蒴藋　牛蒡根　枸杞根各半斤

右件细剉、和匀，分为四度，每度用东流水一石，煎至七斗。去

渣，看冷热于暖室内浸洗后，厚衣盖卧，避风。

商陆酒 治疠风赤白，诸癞病。

商陆根二十五斤，切之　曲二十五斤

右二味合于瓮中，水一斛浸之。炊黍米一石，酿如酝法，使曲米相淹，三酘毕，密封，三七日开视之。曲浮酒熟，澄清，温服三升，轻者二升。酒发吐下为佳。宜食粥饭，牛、羊、鹿肉羹，忌生冷、醋、滑及猪、犬、鸡、鱼等物。

疠风出虫 方六道

论一首

论曰：夫五脏生五虫，则生五癞。其虫各随五脏之色，四虫可疗，一虫黑者不可疗。亦有专心医治，时有差者。令以药出其虫，以验可疗不可疗也。

朱砂散 治疠风肌肤不仁，头面身上生疮，颜色肿黑，腹内生虫，鼻柱崩倒。并宜服之。

朱砂水飞　紫石英水飞　石膏细研，水飞　雄黄细研，水飞　紫檀剉　漏芦去芦　白敛　犀角屑　龙骨各一两　牛黄细研，二钱半　阿魏生用　石胆细研　雌黄各半两。水飞　硝石一两半

右为细末，入研令匀。每服一钱，食前用温酒调下。如饥，即宜吃小豆饭及枣汤。食勿令过饱，饱则其虫难出。服药后小便似淋，即用盆子盛看，当有虫出。或当日便出，或三五日方出者。如虫出，更宜服药，候虫出尽便瘥。

水银雷丸散 治疠风癞疾，眉须脱落，鼻柱崩倒，肌肉变坏。宜服此药。或下黑虫，不可疗。余四色虫并可治也。

水银与雄黄、硫黄，点醋，用乳钵，木槌同研，令星尽　雄黄水飞　硫黄研　雷丸为末　草薢为末　阿魏生研　麝香细研。各一钱

右件为末,同研令匀。每服一钱,食前用温酒调下,晚食前再服。或有虫下,看其颜色,惟黑不可治。

通神散 治癞疾,服之虫出。

皂角去皮、弦并子,生用 大黄去粗皮。各等分

右为细末。每服二钱,冷酒调服。次日令人于厕中觑,虫出,三五日再服,以虫出尽为度。慎勿令病人知,知之无验。

治疠风癞熏出虫 猪牙皂角一斤,为末 艾叶为末 阿魏 附子去皮脐,为末 水银 腻粉 硫黄研 雄黄研 朱砂研 砒霜各半两 麝香半两,细研

右件药并生用,为末,同研令匀。用纸四张,先布艾,次下掺皂角末,次掺诸药末,卷却,用刀子切饼子。安火碗内烧,安曲膝下熏,以衣被遮盖定,不令透出气。热闷即虫出。

五仙汤 淋浴大风毒气,杀五虫,敛疮口。

雄黄另研,一两 朴硝 荆芥 何首乌 苦参各二两

右件为粗末,用水五斗,先浸药三日;次煎数十沸,用如浴汤法。其虫洗下,将药汤泼弃无人处,却换新衣服着。切忌房室。如已肉坏生疮者,炒槐花为末,干掺疮口,其疮自然长肉也。

苦参酿酒方[1] 治遍身白屑,搔之则痛,变作疠风癞疾。

苦参去芦,五斤 露蜂房五两 猬皮一枚 曲三斤

右件细剉,用水五斗,合药浸四日;炊米五斗,并药曲同酿酒如常法。熟即每日温一中盏,日服三盏。

乌癞方六道

论一首

论曰:夫癞疾皆是恶风及犯触忌害所得。初觉皮毛变黑,或淫淫苦

---

[1] 方:原脱,据目录补。后同不注。

痒如虫行，或眼前见物如垂丝，言语无定，心常惊恐。皮肉之中，或如桃李，瘾疹赤黑，手足顽麻，针刺不觉痛，脚下痛顽，不得踏地。凡食之时，开口出气而鸣，语亦如是。身体生疮痛痒，而时如虫行；或两肘如绳缚。此名乌癞，又有黑癞，凡二癞之证，大同小异，故不别录也。

猬皮丸 治乌癞。

猬皮烧存性　蚺蛇头烧存性　魁蛤各一枚　蜈蚣一条半　虻虫去头、足、翅　蛴螬焙干　红娘子去头、足、翅　水蛭糯米炒熟　斑猫去头、足、翅　蜘蛛各三个，焙　鲮鲤甲三片　龙骨研　川椒炒　川大黄　黄连　麝香研　桂心　水银各半两　石膏细研　川芒硝各一两　白矾枯　滑石研，水飞　甘遂各二钱半，与胡麻同炒，以胡麻熟为度　附子二个，炮，去皮、脐　巴豆去皮、膜、心、油　雷丸各十五粒

右为细末，入研令匀，炼蜜和丸如小豆大。每服一丸，温水送下，空心、临卧各一服。未觉，每服加一丸。如小便茎中痛，即有虫下，皆死也，细观形状。痛多即减一丸，痛少则加至二丸，以瘥为度。

治乌癞雄黄涂药 皮肤变黑，生疮肿痛，杀虫，雄黄药涂之。

雄黄水飞　金星石　银星石　紫石英　白石英　太阴玄精　马牙硝　白矾各一两

右为细末，入瓷合中，用白土泥固济。候干，用炭火五斤，煅通赤即止。以土盖罨药合，候来日取出。于湿地上，纸衬盆盖，出火毒三伏时，再研如粉。取枫树胶煮汁和调，每日用涂之，以瘥即止。

硫黄散 治乌癞疮久不瘥。

硫黄　雄黄　雌黄　金星石　银星石　握雪石　水浮石　寒水石　白矾　密陀僧　马牙硝　不灰木　槐白皮　蝉蜕　乱发灰　蜂窠灰　蜗牛子　牡蛎　麝香

右件各一钱，唯白矾五钱，研为末。用水银半两，以津唾杀，研如泥。另入腻粉二钱半，用生清油四两调匀。每于患处遍涂之，立效。

大黑神膏 治乌癞及诸癞，遍身生疮，及多脓血，并宜用之。

川芎　芎䓖　川升麻　防己去皮　黄檗　藜芦　黄连　白矾细研

雄黄 细研　雌黄 细研　胡粉 研。各半两　巴豆　杏仁 各十四粒　松脂　乱发 各如鸡子大

右剉如大豆粒，用猪脂二升，并药同煎，以乱发消尽为度。绵滤去渣，后入雄黄、雌黄、胡粉、白矾，搅匀，收入瓷器中。每用涂于疮上，一日至夜，三度涂之。每度以热盐汤洗过，然后更涂之。药勿令入口、眼。

治乌癞杀虫　雌黄 不拘多少

右件研如粉，用醋和鸡子黄搅匀，涂于疮上。干即再涂。

蜂房酿酒　治乌癞。

露蜂房 五两　苦参 四斤

右件细剉，用水三斗，煮取一斗二升。去渣，浸曲四斤，半炊糯米三斗，入曲药搜拌，如常酝法。酒熟，压去糟，每温一小盏，食前服之。

白癞 方六道

论一首

论曰：夫白癞病者，其语声嘶嗄，目视不明，四肢顽疼，身体大热，心中懊恼，手脚缓纵，背膂拘急，内如针刺，或生瘾疹而起，往往正白在皮肉里，鼻有息肉，目生白珠当于瞳子，视无所见，名白癞也。

白花蛇散　治癞病语声嘶嗄者，并宜服之。

白花蛇 酒浸　晚蚕蛾 去头、足、翅　天麻　槐子　羌活 去芦　防风 去芦　蔓荆子　威灵仙　白鲜皮　枳壳 麸炒，去穰。各一两　甘草 半两，炙

右为细末。每服二钱，温酒调服，不拘时候，日进二服。

鲮鲤甲丸　治白癞。

鲮鲤甲 三片　蝮蛇 半条　魁蛤 半枚　水蛭 生用　蜘蛛 生用　斑猫 去头、足、翅　虻虫 去足、翅。各二个　蛴螬 生用，三个　蜈蚣 一条　龙骨 半两，研

石膏一两，细研，水飞　白矾枯　滑石　川芒硝　硝石　水银与硝石点楮汁，研令星尽　川大黄　黄连　桂心各半两　附子炮，去皮、脐，二枚　雷丸十枚　巴豆十二粒，去皮、心、膜、油　川椒二钱半

右为细末，炼蜜和丸如梧桐子大。每服二丸，空心、临卧，温水送下，日进二服。

天麻煎　治白癜。

天麻一斤　天蓼木三斤

右件剉如大豆粒。用水三斗入银锅或石锅中，熬至一斗二升。滤去渣，却于慢火上熬如稀锡。每服半匙，食前，用荆芥薄荷酒调下。

又方治白癜　马鞭草不以多少

右为细末。每服一钱，食前，用荆芥薄荷汤调下。

治白癜　斑猫十四枚　大蝮蛇一条，干者，首尾全

右件用酒七升入瓷瓶中，用糠火煨酒及一升。滤去渣，收瓷合中。每用，薄涂于白癜上。

苦参酒　治周身白点如脂、如榆荚，搔之白屑落，或痒或痛，色白渐展，世呼为白癜，并宜服之。

苦参五斤　露蜂房五两　猬皮一具

右剉研，用水三斗煮取一斗。去渣，浸细曲五斤，炊黍米三斗，拌如常酝法。酒熟压去糟，每于食前温饮一小盏。

白癜风方一十六道

论一首

论曰：夫肺有壅热，又风气外伤于肌肉，热与风交，并邪毒之气伏留于腠理，与卫气相搏，不能消散，令皮肤皱起生白斑点，故名白癜风也。

乌蛇散　治身体顽麻，及生白癜风，并宜服之。

乌蛇三两，酒浸　白僵蚕炒　独活去芦　天麻　胡麻仁各二两　天南星二钱半　白附子炮　川乌头炮，去皮、脐　桂心　防风去芦　细辛去苗　枳实麸炒，去穰　蝉壳各半两

右为细末。每服二钱，温酒调下，不拘时候。

防风汤　治白癜风。

防风去芦　地骨皮　山栀子　王不留行　荆芥穗　恶实　人参去芦　生干地黄各一两　甘草七钱半，炙

右为㕮咀。每服五钱，水二盏，入恶实根少许，煎至一盏半。去渣温服，不拘时候，日进二服。大有神效。

苦参散　治肺脏久积风毒，皮肤间生白癣不止，并宜服之。

苦参三两，去芦　松脂　附子去皮、脐　栀子仁　木兰皮　露蜂房各一两　乌蛇二两，酒浸

右为细末。每服二钱，温酒调下，不拘时候。

摩风膏　治白癜风。

附子　川乌头　防风各二两　凌霄花　踯躅花　露蜂房各一两

右件细剉，用猪脂三斤煎炼，看药黄焦，去渣候冷，收于瓷合中。用摩风癜上，以瘥为度。

治白癜风涂方[1]　治白癜风。

硫黄另研　密陀僧另研　腻粉另研　乳香另研　杏仁　白僵蚕炒

右为细末，酥调成膏。用浆水洗疮，以生布擦破涂之，日夜四五次，甚妙。

治白癜风　红灰藋草　苍耳根茎各五斤　茄子根茎三斤

右件并晒干，一处烧灰。用水一斗，煎汤淋取汁，却于铛内熬成膏，以瓷合盛。用好乳香半两研，又入铅霜、腻粉各二钱半，相和入于膏内。用炼成黄牛脂二两入于膏内，调搅令匀。每服涂摩所患处，一日涂三上，夜涂一次。

---

[1] 治白癜风涂方：原作"又方"，据目录改。

治白癜风 胡桃涂之。

胡桃初生青者，五枚　硫黄半两，细研　白矾二钱半，细研

右件和研为膏，日三两次，涂之瘥。

治白癜风 附子一个，生用　硫黄半两，研　鸡子三个，用米醋浸，经七日，看壳软取出，用白调药

右为细末，用米粉二钱半更研令匀，鸡子白调涂之。

玉粉膏 治白癜风。

白矾　硫黄各半两

右件同研如粉，用醋调涂之，即瘥。

治白癜风如雪色 硫黄　香墨各一两半

右件同研如粉。用生布揩癜上，微伤，用醋和如膏涂之。作疮未差，更涂。

三圣膏 治白癜风。

硫黄生，研　黄丹各半两，研

右件用生绢袋盛紧缚定，蘸生姜自然汁于白癜上搽之，日夜十次，其疾自愈。

治白癜风 草乌半两　巴豆二钱半

右为细末，以醋和为剂，用绢布裹定，浴后擦之，其药力自下矣。

紫桂散 治白点渐长如癣。

桂不以多少，去粗皮

右为细末。唾津和傅，每日三四次涂傅之，甚妙。

涂搽方 又方　萝卜白汁　生白矾三钱

右先用生布揩令微破，调之，不过三上，瘥。

又方 楸木白皮

右件细剉，用水五斗煎取五升。滤去渣，于慢火上再熬如稠膏，用不津器收。每用膏，以手摩涂所患处，日三五次上，效。

治白癜风淋洗方 桑柴灰三斗

右件于大甑内蒸，使气溜下釜中。取汤淋汁热洗，不过五六度，瘥。

紫癜风方六道

论一首

论曰：夫紫癜风者，由皮肤生紫点，搔之皮起而不痒痛者是也。此皆风湿邪气客于腠理，与气血相搏，致荣卫否涩，风冷在于肌肉之间，故令色紫也。

白花蛇散　治紫癜风。

白花蛇 二两　晚蚕蛾 二钱半　白僵蚕 炒　乌犀角屑　麻黄 去节　天麻　何首乌　天南星 姜制　白附子 炮　桂心　萆薢 酒浸　白鲜皮　羌活 去芦　蔓荆子　防风 去芦。各半两　磁石 一两，醋碎为末，研

右为细末，入研令匀。每服二钱，食前温酒调下。忌热面、猪、鱼、蒜等物。

酸石榴丸　治紫癜风，其效如神。

酸石榴 七枚，去皮，瓷盆内盛，随炊饭甑上蒸烂，绞取汁　羌活 去芦　防风 去芦　薄荷叶　人参 去芦。各一两　荛蔚子　白附子 炮　苦参 去芦　乌喙　犀角屑 各半两　冬消梨 二十枚，去皮、核，捣，绞取汁

右件为末，取前二味汁煎如膏，和丸如梧桐子大。每服二十丸，温酒送下，不拘时候。

桑枝煎　治紫癜风。

桑枝 十斤　益母草 三斤

右件用水五斗，慢火煮至五升，滤去渣，入小铛内熬为膏。每夜临卧服半合，温酒调下。

硫黄膏　治紫癜风。

硫黄 细研　白矾 细研。各一两　硇砂 细研　白附子 各半两　附子　雄黄 细研。各七钱半　蛇蜕 一条

右为细末，入研令匀。用清油四两，黄蜡二两，先煎油三五沸，下

蜡后，入药末，煎成膏。每取涂所患处，日三度用之。

灰藋膏 治紫癜风。

灰藋草_{不以多少，烧作灰，用重纸榇水，淋取汁熬膏} 虾蟆灰 白矾灰 硫黄_{各半两} 雄黄_{二钱} 朱砂_{七钱半，水飞} 腻粉_研 麝香_{各一钱。研}

右件药末研令匀。用灰藋膏调涂所患处，干即再涂之。

治紫癜风单方[1] 硫黄_{二两，细研}

右先用粗布擦患处令伤，用面油调药末如膏，一日三度涂之。

紫白癜风方六道

何首乌散 治白癜、紫癜诸风，筋骨疼痛，遍身疥癣，手足擘裂，睡卧不稳，行步艰难。兼疗疠疾，眼断白仁，鼻梁崩塌，并宜服之。

何首乌 蔓荆子 石菖蒲 荆芥穗 甘菊花 枸杞子 苦参_{去芦} 威灵仙_{各半两}

右为细末。每服三五钱，食后温酒调下，或茶清，或蜜水亦得，日进二服。

当归散 治皮风，紫白癜风。

当归_{去芦} 赤芍药 苦参_{去芦，各半两} 赤土_{一两}

右为细末，生猪脂二两熬油，去渣，同蜜一两，作一处调药，隔一宿。每服一大匙，热酒调下，空心、食后各一服。〇此方并后方忌鸡、鸭、无鳞鱼、豆腐等物。_{系张仲友传。}

治紫白癜风涂药 白矾 绿矾 生砒霜_{各一钱}

右件研极细如粉。用生茄子蒂蘸，擦患处，先浴后擦。

三黄膏 治紫白癜，风疮癣疥。

雄黄_{另研} 雌黄_{另研} 砒霜_{另研。各半钱} 白矾_{另研} 黄丹_{另研} 蛇床子_{为末} 菌茹_{各一两} 白胶香_{另研} 轻粉_{各一钱}

---

[1] 单方：原脱，据目录补。

右件同清油四两，入巴豆四粒，煎黄色。去巴豆，入诸药，又入黄蜡少许，熬成膏子。先用荆芥汤洗，后用药擦。神效。

四神散 治紫白癜风。

雄黄　雌黄　硫黄　白矾

右各等分，研为细末。每用时先浴，令通身汗出，次用生姜蘸药擦患处。良久，热汤洗，当日色淡，五日除根。

治紫白癜诗 又方　诗曰：

紫癜白癜两般风，附子雄黄最有功。

姜汁调匀茄蒂蘸，擦来两度更无踪。

风白驳 方一十道

《病源论》

云：风白驳者，面及颈项身体皮肉色变白，与肉色不同，亦不痒痛，谓之白驳。此亦是风邪搏于皮肤，血气不和所生也。

论一首

论曰：夫白驳者，是肺风流注皮肤之间，久而不去之所致也。多生于项面，点点斑白，但无疮及不瘙痒。不能早疗，即便浸淫也。

治面上风白驳　弊帛　蝉头　蛇蜕皮　故麻鞋底　苕萚　瓠带各一两

右件药以月蚀之夜盛蚀时，合烧灰，研为末。每服一钱，温酒调下，日进三服。更用此散醋调，涂之，甚妙。忌鸡、猪、鱼肉、大蒜等物。

治白驳　硫黄研细　草决明　半夏生用　槲树皮烧灰。各一两　蛇蜕皮一条，烧灰

右件为末，用清漆和之，薄涂白处。欲涂药时，先用巴豆中截摩白

处，令皮微起，却敷药二三遍，即愈。

又方 雄黄细研 硫黄细研 附子各一两。生用

右为细末，醋调涂之。

又方 雌黄 硫黄各二钱半 蛇蜕皮二条，烧灰

右件同研为末，用醋调如膏。先以巴豆中截揩白处，令皮起，然后熬药三二遍，瘥。

又方 硫黄研 川乌头各一两

右为细末，醋调涂之。

治白驳单方 又方 用桂心为末，以唾调涂驳上。日再涂，即愈。

又方 取树孔中水温热洗之，然后捣桂心、牡蛎等分为末，用面油调，熬白驳上，日三夜一次。

又方 先用新布擦令赤，用醋摩巴豆涂之，效。

又方 鳗鲡鱼脂

右先洗拭驳上，令微痛，用鱼脂涂之，一上便愈。

治白驳 右用蛇蜕烧末，醋调熬上，神效。

疬疡风方一十三道

论一首

论曰：夫风邪积热，居于肺腑，久而不散，流溢皮肤，令人颈边胸前腋下自然斑驳，点点相连，色微白而圆，亦有紫色者，亦无痛痒，谓之疬疡风也。此皆风之与热伏留肌腠之间，气血不和，乃生此疾也。

乌蛇散 治疬疡风，斑驳如白癜，并宜服之。

乌蛇三两 犀角屑一两 防风去芦 羌活去芦 黄芩 苦参去芦。各二两 人参去芦 丹参去芦 玄参去芦 海参去芦 桂心 秦艽去芦、土 当归各一两 麝香一钱，另研

右件剉碎，用猪脂一斤合煎诸药焦黄。去渣，候冷，入麝香搅令

匀，于瓷合中盛。先擦微破，敷涂之。

苍耳丸 治疬疡风。

苍耳叶不计多少，阴干　葳蕤子

右件为细末。每用五两，取粟米二合，煮作粥，即研如膏。却用葳蕤子，淘去浮者，炒令黄黑色，捣为末，用一两相和令匀，丸如绿豆大。每服二十丸，空心温酒送下，晚食前再服。

治疬疡方[1]　附子　硫黄各半两，研　苍耳一握，阴干

右件为细末，用醋调。先用生布揩擦微赤破，敷涂之。干即更涂。○一方，加铁精，无苍耳。

又方　蒴藋二斤　防己半斤

右件药并烧灰，用水淋取酽汁，洗疬疡。讫后，别用醋研防己涂之，即愈。

又方　羊蹄草根蘸醋于生铁上磨，旋旋刮取，涂于患处。未瘥，更入硫黄少许同磨，涂之。

又方　青胡桃皮三枚　硫黄二钱半，细研　芎䓖　栀子仁　白鲜皮　川升麻　通草　白蒺藜　枳壳各一两。麸炒，去穰

右为细末。每服二钱，温酒调下，食后良久服之。忌鸡、猪、鱼、蒜、热面等物。

炊帚散　治面及项忽生白驳，状如白癣，名曰疬疡。

故炊帚　甑带　鞋底　蛇蜕皮各半两

右件四味，以月蚀夜伺候月正蚀时，都烧之成灰，研令细。每服二钱，温酒调下，不拘时候。仍用醋调药如膏，涂敷驳上，即消。

又方　乌蛇一条

右为细末。每服二钱，用热豆淋酒调下，日进三服。

女萎膏　治身体疬疡斑驳。

女萎　附子　鸡舌香　木香　白芷各半两　麝香一钱，研

---

[1] 治疬疡方：原作"又方"，据目录改。

右件细剉，用腊月猪膏半斤煎药。看黄焦，便去渣，入麝香搅令匀。放凝，用粗布擦斑驳上，微疼，涂敷之，即瘥。

蜀水花膏　治疬疡。

蜀水花　鹰粪白　白附子　白敛

右件烂捣，入酱少许，烂研令匀。先用泔清洗之，然后涂于患处。

治疬疡单方[1]　乌贼鱼骨用三年醋研磨如糊。先用生布擦令肉赤，即涂其上。

又方　五月收赤脚蜈蚣，烧灰，醋调涂之。

又方　用自死蜣螂为末，先用布揩擦患处令热，敷之一宿，即瘥。

风癣

《病源论》

云：癣发之状，皮肉隐疹有如钱文，渐渐长胤，或圆或斜，痒痛，有匡阑，癣内生虫，搔之有水。此由风湿邪气客于腠理，复值寒湿与血气相搏，血气闭涩，则发此疾。

论风癣证

〇风癣者，是恶风冷气客于皮，折于血气所生，亦作圆文匡阑。但抓搔顽痹，不知痛痒，内亦有虫。〇又有逸风疮，生则遍体，状如鳞疥而痒。此由风气逸于皮肤，因名为逸风疮也。

论干癣证

〇干癣者，但有匡栏，皮枯索痒，搔之白屑起是也。皆是风湿邪气客于腠理，复值寒湿与血气相搏所生。若风毒气多，湿气少，故风沉入

---

[1] 治疬疡单方：原作"又方"，据目录补改。

深，故无水而为干癣，中亦有虫。○又云：白癣之状白色然而痒。此由腠理虚而受风，风与气并，血涩而不能荣肌肉故也。

论湿癣证

○湿癣者，亦有匡栏，如虫行，浸淫赤湿，遇痒搔之，多水成疮。盖风毒气浅，湿气偏多，而为湿癣，中亦生虫。

论一首

论曰：夫癣之为病，肿状不同，古方有所谓干癣、湿癣、风癣、苔癣这类。瘾疹如钱，渐渐增胤，或痒或痛，或圆或斜，其中生虫，搔之则水出。盖因风湿毒气与气血相搏，凝滞而为此疾也。

灸法 日中时灸病处，影上三姓灸之，咒曰：癣中虫，毛戎戎，或欲治，待日中。

八月八日日出时，令病人正向东面，户内长跪，平举两手，持胸两边，取肩头小垂际骨解宛宛中灸之。两火俱下，各三壮，若七壮，十日愈。

○风癣方六道

白花蛇丸 治风癣疮，皮肤瘙痒，久不瘥，并宜服之。

白花蛇三两，酒浸　苦参去芦，二两　麦门冬一两半，去心　黄芩　防风去芦　白鲜皮　甘草炙　枳壳麸炒，去穰　栀子仁　赤芍药　川大黄　苍耳子　羌活去芦　黄耆去芦，剉　白蒺藜各一两

右件为细末，炼蜜和捣三五百下，丸如梧桐子大。每服三十丸，食后薄荷酒送下。

雄黄膏 治风毒疥癣，并宜用之。

雄黄细研　腻粉研　白矾枯　藜芦　川椒各二钱半　附子半两，炮，去皮、脐

右为细末，入乳钵内再研如粉。用炼了腊月猪脂半斤，黄蜡二两，净铛内慢火煎。候蜡消，倾于瓷合内，入雄黄等末，搅令匀。每日四五度，取少许敷涂之。

硫黄散 治风毒癣遍身，皆生瘙痒。

硫黄研 雄黄研 朱砂细研 麝香细研 吴茱萸 附子生用。各二钱半 巴豆去皮、油 川椒各一钱

右为细末，同研令匀。先用新布擦癣，令水出，便用醋调涂之，不过三两上，即瘥。

涂风癣 治风癣及寒热疮疥。

韭根收多年者 藜芦 瓜蒂 白矾 雄黄 水银 胡粉各二钱半

右先将雄黄、白矾、胡粉研极细，却入水银，用柳木槌研匀。用猪脂一斤，将韭根、藜芦、瓜蒂煮数沸。去渣，放温，调前药涂疮，大有神效。

丹参汤 治风癣瘙痒，洗浴。

丹参去芦 蛇床子各三两 苦参五两 白矾二两，研细

右件除白矾外，筛为粗散。用水三斗，煎取二斗。滤去渣，入白矾搅令匀。乘热于避风处洗浴，用水冷为度，拭干了。用藜芦末粉之，相次用之，以瘥为度。

孙真人治风癣 温酒用蜜和搅之，饮一盏，瘥。

○干癣方六道

治干癣方 治干癣痒痛不止。

草乌头 狼毒各二钱半 斑猫七个，去头、足、翅

右件生用，为细末。用唾津调，用竹篦子刮破，涂药，热擦入肉，候出黄水，三两日即瘥。

又方 斑猫五月五日取十枚 麝香半钱

右件同研为末。用醋调涂在癣上，出少黄水，瘥。

又方 川乌头二枚，生用　干蝎五个

右为细末。用面、油调作膏，涂之。

治干癣三单方　治干癣积年生痂，搔之黄水出。每遇阴雨，即痒。

巴豆十粒

右件于炭火烧之，令油出尽，即于乳钵内用少许酥和研如膏。薄涂之，不过一两度，愈。

又方　右用狼毒，醋磨涂之。

又方　斑猫半两，微炒

右为细末，蜜调薄敷，即瘥。

○湿癣方六道

硫黄散　治湿癣痒痛不可忍。

硫黄半两　腻粉二钱半，研　龙脑一钱　斑猫半两

右件药同研细如粉，用面、油调如泥。痒痛时，抓破后，用药擦之，即瘥。

又方　乌梅十四枚，用肉　大蒜十四颗　梁上尘二合

右件相和，入盐三合，熟捣。用酽醋一升浸一宿，涂于癣上即瘥。

黄连散　治癣湿痒不可忍。

黄连　黄蘗　胡粉各一两。研细　雄黄半两，研细

右为细末，同研令匀。先用温浆水洗疮，然后取药敷之。不过四五度即瘥。

芦荟散　治湿癣搔之有黄水者，并宜服之。

芦荟　甘草各半两

右为细末。先用浆水洗癣上，次用帛揩干，便用药敷之，日三五上即瘥。

治湿癣二单方　治湿癣白秃。

右取马齿苋膏涂之。若烧灰敷之，亦瘥。

孟诜[1]云　芜荑和蜜，治湿癣。

○一切癣

白蒺藜散　治一切癣及疥风痒、瘑疮等疾，并宜服之。

白蒺藜　秦艽去芦、土　枳壳麸炒，去穰　独活去芦　防风各二两。去芦　人参去芦　苦参去芦　玄参去芦　丹参去芦　沙参去芦　甘菊花　栀子仁　黄芩　茯神去木　茱萸　细辛去苗　麻黄去节。各二两　乌蛇四两，酒浸取肉

右为细末。每服二钱，食前温酒调下。

苦参丸　治一切癣，皮肤瘙痒。

苦参去芦，一斤半，剉　菖蒲四两　乌蛇八两，酒浸取肉

右为细末，炼蜜和捣三五百下，丸如梧桐子大。每服三十丸，热水送下，不拘时候。

鲫鱼膏　治诸癣疮，或干或湿，痛痒不可忍。

鲫鱼中者一头　乱发如鸡子大，二枚　猪脂半斤　雄黄一两半　硫黄一两

右件药先煎猪脂令沸，即下鱼煎，令烟尽。次下发，令销。滤去渣，下雄黄、硫黄末，搅令匀，盛于瓷器中。不拘时候涂之，以瘥为度。

胡粉散　治一切癣，神效。

胡粉研　雄黄研　硫黄各二钱。研　砒霜半钱，研　草乌一枚，生用　斑猫一个　蝎梢七个　麝香少许，研

右为细末。先用羊蹄根蘸醋擦动，次用药少许擦患处，立效。

凌霄花散　治风湿兼热，生诸癣，久不愈。

凌霄花　黄连　白矾各二钱半　雄黄半钱　天南星　羊蹄根各半两

---

[1]　孟诜：唐代官员、养生家。汝州梁（今河南临汝）人。举进士。幼好方药，上元元年（674）师事名医孙思邈。曾任同州刺史，故人称孟同州。80余岁时退居伊阳山养老，研究医药与养生。著《必效方》3卷、《补养方》3卷。《旧唐书》有传。后张鼎将孟氏《补养方》改编增补而成《食疗本草》3卷。

右为细末。抓破，用生姜调药擦之。如癣不痒，只用清油调药，立效。

昨叶荷草散 治一切癣，无问风湿气血，与夫相染而生，并宜用之。

昨叶荷草即瓦上晒干，一两　枯白矾一钱　雄黄半钱

右为细末。用羊蹄菜根先蘸醋擦癣上，令痒破，即用药末乘湿涂敷。不过两三次即愈。

是斋治诸癣 贯众　吴茱萸　官桂各等分

右为细末。先用手抓破，用药擦之，米醋调敷亦得。

砒霜散 治诸癣，不问干湿，积年不瘥，并宜用之。

砒霜二钱半，研　硫黄研　蜜佗僧研　腻粉各七钱半，研

右件同研令匀。如癣干，即用生油调涂；若癣湿，即用药末掺之。

治癣疥方 治癣疥疮，痒不可忍，并宜用之。

皂角三锭，煨，去皮、子　黄连半两，为末　腻粉三钱半

右将皂角为末，用米醋二大盏同煎如稀饧。用绵滤去渣，入黄连末、腻粉调令匀。候癣发时，恶水出，便可先用构树白皮搔破，后涂药，三两上便瘥。

治疮癣 山豆根为末，用腊月猪脂调，涂之。

治疮癣 用松胶者研细，约入轻粉和匀。凡疥癣上，先用油涂了，错末一日便干。顽者，三两度。

治癣疮 取蟾蜍烧灰为末，用猪脂和，敷之。

虫风方一十道

巢氏《病源论》

巢氏《病源》云：虫风者，由体虚受风，其风在于皮肤，淫淫跃跃，若划若刺，一身尽痛，侵伤气血，其状如虫行，故名虫风。

论一首

论曰：夫人身体虚者，即风邪中于荣卫，溢于皮肤之间，与虚热相并，故游奕遍体，状若虫行也。

四白散 治虫风，一身尽痛，如物划刺，并宜服之。

白花蛇一两半，酒浸　白僵蚕炒　白附子炮　白蒺藜各两

右为细末。每服二钱，温酒调下，不拘时候，日进二服。

莽草散 治风，身体状如虫行，并宜服之。

莽草　防风去芦　黄耆去芦　杏仁各一两。麸炒，去皮、尖　天麻半两　麻黄去节，半两　细辛去苗　人参去芦　芎䓖　凌霄花　白蒺藜　甘草炙　当归去芦。各七钱半

右件㕮咀。每服三钱，水一大盏，煎至三分。去渣温服，不拘时候。又用此药二两，用苦参、白矾、桃枝、柳枝各五两，用水一石二斗，同煎至七斗。去渣，于密室中洗浴，浴后宜服前莽草散。

柏子仁散 治风，遍身如虫行，并宜服之。

柏子仁　草薢酒浸　赤芍药　防风去芦　桂心　山茱萸　细辛去苗　白术去芦　芎䓖　羌活去芦。各半两　附子炮，去皮、脐　莽草　石斛　牛膝酒浸　天麻　麻黄去节　甘草各一两。炙

右为细末。每服二钱，食前温酒调下。

白蒺藜丸 治风毒冲头面，瘙痒如虫行，身上时有风疹，心神烦闷，并宜服之。

白蒺藜　枳实麸炒，去瓤　黄连各一两　白芷　防风去芦　葳蕤　地骨皮　桂心各半两　黄耆去芦　独活去芦　茱萸　人参去芦。各七钱半

右为细末，炼蜜和捣二三百下，丸如梧桐子大。每服三十丸，温酒送下，不拘时候。

枳实丸 治热毒风冲头面，痒如虫行，并宜服之。

枳实麸炒，去瓤　天门冬各一两半　独活　黄连　防风去芦　白蒺藜　苦参各一两　好桂二钱半　乌蛇肉各二钱半

右为细末,炼蜜和捣二三百下,丸如梧桐子大。每服三十丸,温水送下,不拘时候。

雄黄丸 治风,身体如虫行,并宜服之。

雄黄水飞,一两　松脂三两,炼成者

右件同研如粉,炼蜜和丸如梧桐子大。每服十丸,空心及晚食前薄荷汤送下,槐胶汤亦得。

浴汤方[1] 治身体痒瘑,或生瘾疹,如虫行,并宜浴之。

茺蔚子　白蒺藜　羊蹄根　苦参去芦,剉　漏芦各五两　蒴藋　苍耳叶各一斤　柳蚛末半斤

右件药剉,用水一硕,入盐三合,煎取七斗,去渣。饱食,看冷暖浴浸之,当汗出。水稍冷便出,宜避风,不过三上效。

治风皮肤瘑痒 状如虫行,并宜用之。

蒺藜子　踯躅花　白矾各三两　蛇床子　蒴藋根　凌霄花　苦参　大戟　川大黄　茺蔚子各二两

右件药剉,用水五升,酒三升相和,煎取三升。去渣,次入白矾末,更煎三五沸,用瓷器盛之。旋用涂于痒处。

《外台秘要》单方 疗风,身体如虫行。

右用盐一斗,水一石,煎减半。澄清,温洗浴三四度。

《药性论》单方 云:取恶实汁,夏月多浴,去皮间习习如虫行风。洗了,避风少时。又能搨一切肿毒。用根叶,入少许盐花捣。

---

[1]浴汤方:原脱,据目录补。

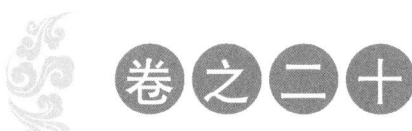

北京太医赵大中编修　覃怀儒医赵子中传习
大元国特赐皇极道院虚白处士赵素才卿补阙

风瘾疹_{上音隐，下音轸，方三十三道}

巢氏《病源》《千金》论

谨按：巢氏《病源》《千金方》并作"隐轸"。或作"䟽"。《圣惠方》作"瘾疹"。或作"胗"。

孙真人论

曰：《素问》云，风邪客于肌中则肌虚，真气发散，又被寒搏皮肤，外发腠理，开毫毛，淫气妄行之，则为痒也。所以有风疹瘙痒，皆由于此。又有赤疹者，忽然起，如蚊虫咬，烦痒极者，重抓疹起，搔之逐手起。又有白疹者发冷，亦有赤疹，盖赤疹者发热[1]。

论一首

论曰：夫风瘾疹者，由邪气客于皮肤，后遇风寒相搏则为瘾疹。若赤疹者，由冷湿搏于肌中，风热结成赤疹也。遇热则极，若冷则瘥也。白疹者，由风气搏于肌中，风冷结为白疹也。遇冷则极，或风中亦极。得晴明则瘥，着厚暖衣亦瘥也。其脉浮而洪，浮则为风，洪则为气，风气相搏则成瘾疹，致身体为痒也。

---

[1] 又有……发热：此段引时多有出入。《千金要方》卷22作："又有白轸者，亦如此。赤轸热时即发，冷即止。"

《千金方》治法 白疹宜煮矾石汁拭之，或煮蒴藋和少酒以浴之良。姚氏以治赤疹。或煮石南汁拭之良，或水煮鸡屎汁拭之良。余一切如治丹方法，俗呼为风屎，亦名风尸。盛者，石南汤主之。

石南汤《神巧方》亦名石南根饮子 治风瘾疹，搔之则作疮，风尸身痒。卒风面目肿起，并宜服之。

石南叶《神巧》用根　干姜炮　黄芩　细辛去苗　人参去芦。各一两　桂心　麻黄去节　当归去芦　芎䓖各一两半　甘草二两，炙　干地黄七钱半　食茱萸一两二钱半

右为㕮咀。每服四大钱，水一大盏，好酒二合，同煎至八分。去渣热服，不拘时候，衣盖令出汗。

加味羌活饮 治风寒暑湿外搏肌肤，发为瘾疹，憎寒发热，遍身瘙痒，随脏气虚实，或赤或白，心迷闷乱，口苦咽干，并宜服之。

羌活去芦　前胡去芦。各一两　人参去芦　桔梗去芦　甘草炙　枳壳麸炒，去瓤　川芎　天麻　茯苓去皮。各半两　薄荷　蝉蜕去头。各三钱

右为细末。每服三大钱，水一盏，生姜三片，煎至七分，去渣温服，不拘时候。

羚羊角散 治风瘾疹，遍身痒痛，心胸满闷，并宜服之。

羚羊角屑　白鲜皮　白蒺藜　防风去芦　麻黄去节　甘草炙　羌活去芦。各一两　枳壳半两，麸炒，去瓤　人参去芦　杏仁麸炒，去皮、尖　黄芩　生干地黄各七钱半[1]

右为㕮咀。每服四钱，水一中盏，煎至五分。去渣，入酒一合，更煎一二沸，温服，不拘时候。

桦皮散 治肺脏风毒，遍身疮疥，及风瘾疹，并宜服之。

桦皮烧灰　枳壳各四两。去瓤，用炭火烧存性　甘草半两，炙　荆芥穗　杏仁各二两。麸炒，去皮、尖

---

[1] 各七钱半：原位于"黄芩"后，则"生干地黄"无剂量。《太平圣惠方》卷24"羚羊角散"中生干地黄剂量同前几味药，今据乙正。

右件除杏仁用水一碗，于银器内熬去水一半已来，放令干，另研令细。次用诸药末同研匀，于瓷合内收之。每服三钱，食后温酒调下。

犀角散 治风瘾疹，心闷。

犀角屑　川升麻　人参 去芦　玄参 去芦　沙参 去芦　防风 去芦　白鲜皮　白蒺藜 各一两　甘草 炙　马牙硝 各半两。研　牛黄 二钱半，研细

右为细末，入牛黄末同研令匀。每服二钱，用竹叶汤调下，不拘时候。

鬼箭羽散 治风瘾疹，累医不效，并宜服之。

鬼箭羽　白蒺藜　防风 去芦　白敛　甘草 炙　白矾 枯。各一两

右为细末。先用粟米粉五合拭身了，每服二钱，温水调下，不拘时候。

漏芦丸 治风瘾疹，并宜服之。

漏芦 一两　枳壳 麸炒，去穰　苦参 各三两　防风 去芦　川大黄 煨　乌蛇 各二两。酒浸

右为细末，炼蜜和捣三二百下，丸如梧桐子大。每服三十丸，用温浆水送下，食后服。

枫香丸 治风瘾疹，痒不可忍，宜服之。

枫香　白鲜皮　白蒺藜　蛇床子　羚羊角屑 各一两　川乌 炮，去皮、脐　藁本 去芦　仙灵脾　蔓荆子　莽草　赤箭 各半两

右为细末，炼蜜和捣三二百下，丸如梧桐子大。每服三十丸，熬温浆水送下，食后服。

乌蛇膏 治风瘾疹，结肿攻冲，遍身发热痒痛，及治筋脉挛急，并宜用之。

乌蛇　当归 去芦　木鳖子 去壳　枳壳 去穰　大黄 各一两　天麻　附子　乌喙　天南星　桂心　细辛 去苗　吴茱萸　羌活 去芦　苍术 去粗皮　防风 去芦　牛膝　川椒　白芷　白僵蚕　干蝎 各半两

右件药并生用，剉碎，用头醋半升拌浸一宿。用腊月炼成猪脂二斤于铛中，入药，以慢火煎，看白芷变成黄紫色，下火。滤去渣，令净，

入于瓷合内盛之。用摩涂于所患处，立效。

蒴藋膏 治风瘙瘾疹，皮肤中苦痒，搔之血出。

蒴藋根 蔷薇根各二两 白蒺藜 附子 独活去芦 白芷 防风去芦 苦参去芦 川升麻 漏芦 汉防己 川椒 木香 蛇衔草 芫蔚子 枳壳一方作枳实 莽草 犀角屑各一两

右件药并生用，细剉，以头醋浸一宿。明旦用铜、石、银锅中盛，于慢火上用腊月炼成猪脂二斤半与药同煎，令白芷赤色，膏成。滤去渣，盛于瓷合中。每取涂摩所患处，累用即瘥。○一方无蔷薇根，有白芷[1]。

加味乌荆丸 治瘾疹上攻头面，赤肿瘙痒，抓之皮脱落，作疮、作痒，或痛，淫液走注，有如虫行，并宜服之。

川乌汤洗浸三五次，去皮、尖，焙干 荆芥穗各半两 当归水浸三日，洗，焙干，秤一两 薄荷五钱

右为细末，醋煮糊和丸如梧桐子大。每服五十丸，温酒或茶清送下。

莽草膏 治身体赤瘾疹而痒，搔之随手肿起，并宜服之。

莽草七钱半 当归 芎䓖 大戟 细辛 芍药 芫花 川椒 踯躅花 附子 蒴藋根各一两 苦参二两 猪膏成炼者，三斤

右件细剉，用酒浸一宿，猪膏煎之，候附子色黄，膏成。去渣，以敷病上，日三用之。

青羊脂膏 治风热赤疹，搔之遂手作疮。

青羊脂四两 甘草 芍药各三两 白芷 白及 黄芩 防风去芦 黄耆去芦 升麻 寒水石各一两 石膏 竹叶切，各一升

右为㕮咀，先用水八升煮石膏、竹叶，取四升，去渣，浸诸药。猪脂二斤，合煎膏成，敷病处效。

蒴藋煎 治赤白风瘾疹。

---

[1] 一方……有白芷：本方中原有白芷。

菵藋根　白蒺藜　兔藿　细辛　虎杖各三两　辛夷　白矾　盐各二两

右件药剉，并生用，拌匀。每用药五两，水一斗，煮取二升，去渣，再煎至半升。每用绵蘸药涂于患处，频涂之即效。

治风肿及瘾疹方　白矾　石灰各一两

右件为末，用生姜自然汁调如稀糊，薄涂患处，日用一上，效。

枫香洗汤[1]　治风瘾疹，枫香汤洗之。

枫香半斤　芎䓖　川大黄　黄芩　当归　川升麻　甘草　射干各二两　苦参三两　蛇床子一两

右件药并生用，为㕮咀。每用五两，水一斗，煮取五升。去渣，看冷热洗病上，日三五度。

菵藋根汤[2]　治风身体生瘾疹，菵藋根汤洗之。

菵藋根　蒺藜苗　当归各五两　蛇床子　细辛各二两

右件细剉，用水一斗五升，煮取一斗。去渣，看冷热洗患处，日用三五度。药水冷再温用之。

地骨皮汤　治风瘾疹，宜用拭之。

地骨皮半斤　当归四两　白矾末一两　盐二两

右件细剉，每用药五两。水九升，煎取二升，去渣，再煎至一升，收瓷器中。用绵蘸拭患处五七度，瘥。

淋洗方　治风瘾疹，淋洗，神效。

菵藋　白蒺藜　白矾细研，后入　茵芋　马蔺子　茺蔚子　细辛　扁竹各二两

右件剉，用醋浆水一斗，煮取五升。去渣，入白矾，洗之。

神效方　治风瘾疹百治不瘥，神效。

白矾五两

右为末，用酒三合，小便一升，煎如稀膏。以绵蘸药于上，轻手揩

---

[1] 枫香洗汤：原脱，据目录补。
[2] 菵藋根汤：原方前无方名，据目录补。后同不注。

之，令热彻入皮肤。其风疹须臾消散。○一方，只用白矾末酒浸令消，帛染病处。

治十种瘾疹 右用石灰不拘多少，研极细，和醋浆水涂疹上，随手即减。○《千金方》用石灰淋取汁洗之，良。

治风疹疼痒不可忍 并宜服之。

赤土_{不拘多少}

细研。每服一钱，空心温酒调下。

治遍体疹风 并宜服之。

侧子作末，冷酒调服。

又方 用蒴藋煮汤和少酒涂之，无不瘥。亦可作汤浴。

治瘾疹痒 用茺蔚子茎作汤，浴之，良。

治风瘾疹痒不止 枳壳_{麸炒，去穰，三两}

右为细末。每服三钱，水一中盏，煎至七分，去渣温服，不拘时候。

一方 用水煮枳壳为煎涂之。

苦参丸 治遍身风热细疹，痒痛不可忍，连胸颈脐腹，及近瘾皆然，涎痰亦多，夜不得睡，并宜服之。

苦参_{一两，为末}

右先取皂角二两，水一升揉滤取汁，以银石器熬成膏，和苦参末为丸如梧桐子大。每服三十丸，温水送下，食后服，次日便愈。○《圣惠方》苦参一味为末，炼蜜为丸，服如前法。

治风疹入腹 身体肿，舌强干燥，并宜服之。

蔓菁子_{三两}

右为细末。每服二钱，温酒调下。

治风疹痒不止 芸薹菜_{三握}

右捣取汁，于疹上熟揩，时时取少药揩令热彻，又续煎椒汤洗之。

又方 白蜜_{一合} 酒_{二合}

右二味调和，空心温服之。

又方 蛇蜕皮一条

右水一升，煎取半升。用鸡翎一茎，汤热时蘸药涂上，即瘥。

又方 白僵蚕不拘多少，焙令黄色

右为细末，用酒调服之，立瘥。

风瘙瘾疹生疮方五道

论一首

论曰：夫风邪客热在于皮肤，遇风寒所伤，则起瘾疹。热多则色赤，风多则色白。甚者痒痛，搔之则成疮也。

卷柏散 治风皮肤瘾疹，及风热生毒疮，并宜服之。

卷柏　枳壳麸炒，去瓤　羌活去芦　麻黄去节　五加皮各一两　赤箭　天竺黄　藁本去芦　防风去芦　芎䓖　黄耆去芦　桑耳　犀角屑各半两　乌蛇二两，酒浸

右为细末。每服二钱，食前薄荷汤调下。忌热面、鸡、猪、鱼、蒜等物。

丹参散 治风瘙，皮肤赤瘾疹，瘙痒生疮，并宜服之。

丹参去芦，一两半[1]　人参去芦　苦参去芦　雷丸　牛膝酒浸　防风去芦　白附子炮。各一两[2]　白花蛇二两，酒浸

右为细末。每服二钱，食前，煎甘草酒，放温调下。

升麻膏 治诸热风毒气，攻冲皮肤，搔生瘾疹，赤起生疮，兼有黄水，结为脓疱痛，并皆治之。

川升麻　白蔹　漏芦　枳壳　连翘　蓝叶　黄芩　栀子仁　萹蓄根　玄参去芦　大黄　蛇衔草　川芒硝　犀角屑各一两

---

[1]一两半：原脱，据《太平圣惠方》卷24《治风瘙瘾疹生疮诸方》"丹参散"补。
[2]各一两：原脱，据《太平圣惠方》卷24《治风瘙瘾疹生疮诸方》"丹参散"补。

右件细剉，用竹沥三升，拌令匀。经一宿，用成炼猪脂二斤同煎，候白敛色焦黄，绞去渣，令凝。用摩涂患处，日六度，瘥。

揩瘾疹疮 治风瘙瘾疹，遍身皆痒，搔之成疮，并皆治之。

茵陈 生用　苦参 各五两

右件细剉，用水一斗煮取二升。温热得所，蘸绵拭之，日五七度，瘥。

洗瘾疹方 蚕砂 一升

右用水二斗，煮取一斗二升。去渣，温热得所，洗之。宜避风处。

肺脏风毒皮肤生疮瘙痒方八道

论一首

论曰：夫肺主于表，荣于皮毛。若热毒结伏在于脏腑，积蓄日久，不能宣通，则攻于表也。或触冒风冷，腠理开疏，风邪客于肌肉，真气散失，邪气与卫气并行，风热相搏，流走皮肤之间，则生疮而多痒也。

牛黄散 治肺风皮肤瘙痒，搔之成疮，心神虚烦，头目不利，并宜服之。

牛黄 研细　犀角屑　白僵蚕 炒　羚羊角屑　杏仁 麸炒，去瓤　防风 去芦　细辛 去苗　赤茯苓 去皮　白鲜皮　川大黄　羌活 去芦　黄芩　麦门冬 去心　甘草 炙　槟榔　天竺黄 各半两。研　麝香 研，二钱半

右为细末，入牛黄、麝香同研令匀。每服一钱，荆芥汤调下。忌热面、鸡、猪、鱼、蒜之物。

羚羊角散 治肺脏风毒攻皮肤，生疮肿疼痛，心神烦热，并宜服之。

羚羊角屑　犀角屑　赤茯苓 去皮　防风 去芦　麦门冬 去心　白蒺藜　苦参 去芦　秦艽 去芦、土　黄芩　川升麻　地骨皮　牛蒡子 炒　桑白皮 剉　枳壳 麸炒，去瓤　黄耆 去芦　柴胡 去芦　川大黄　玄参 去芦　栀子仁　甘草

各半两。炙

右为细末。每服二钱，温浆水调下，不拘时候。忌鸡、猪、毒滑之物。

五参散 治肺脏风毒，皮肤生疮，欲似大风，并宜服之。

人参去芦　沙参去芦　甘参去芦，剉　丹参去芦。各一两　玄参去芦，半两　甘草半两，炙　赤箭　白蒺藜各一两　乌蛇三两，酒浸

○已上九味，为细末。

桑白皮　白杨皮　地骨皮　槐白皮各一两

右件桑白皮等四味，并细剉，用生姜汁煮三二十沸，取出焙干为末，与前九味末相和令匀。每服一钱，温酒调下，不拘时候。

枫香散 治肺脏风毒壅滞，皮肤及面上瘥疱，或如麻豆，瘙痒，搔之即疼痛，或破为疮，并宜服之。

枫香　荠苨　贝母　甘草炙　天麻　防风去芦　细辛去苗　蔓荆子　甘菊花　羌活去芦　川升麻　藁本去芦、土　白鲜皮　荷叶　紫苑茸　枳实麸炒　石膏各半两。研

右为细末。每服一钱，温浆水调下，不拘时候。

白花蛇散 治肺脏风毒，遍身生疮，或生白癜，或生斑点，及皮肤皱裂，并宜服之。

白花蛇二两，酒浸　晚蚕沙　天麻　槐子　羌活去芦　防风去芦　蔓荆子　白鲜皮　威灵仙　枳壳麸炒，去穰。各一两　甘草半两，炙

右为细末。每服二钱，温酒调下，不拘时候。

枳实散 治肺脏风毒壅热，鼻塞干燥，大肠秘涩，并宜服之。

枳实一两，麸炒　川大黄　川朴硝　郁李仁各一两半　牛蒡子炒　苇劳各七钱半

右为细末。每服二钱，蜜水调下，不拘时候。

犀角丸 治肺脏风毒，皮肤遍生疮疱，颈颔生结核。

犀角屑　黄芩　川大黄　栀子仁各半两　连翘　麦门冬去心　川升麻　防风去芦　牛蒡子炒　枳壳各七钱半。麸炒　地骨皮　秦艽去芦、土

白蒺藜　苦参去芦　漏芦各二钱半　乌蛇二两，酒浸

右为细末，炼蜜和捣二三百下，丸如梧桐子大。每服二十丸，温浆水送下，不拘时候。

白花蛇丸　治肺脏风毒，皮肤瘙痒，疮疥瘾疹，并宜服之。

白花蛇二两，酒浸　人参去芦　沙参去芦　苦参去芦　玄参去芦　丹参去芦，各一两　枳壳麸炒，去瓤　黄芩　防风去芦　漏芦　白蒺藜　川大黄　秦艽去芦、土　白鲜皮　甘草各半两。炙

右为细末，炼蜜和捣二三百下，丸如梧桐子大。每服三十丸，温服送下，不拘时候。

风瘙痒方六道

论一首

论曰：夫风瘙痒者，由风邪气客于肌肉，则令肌肉虚，真气散，寒气搏于皮肤，外发腠理，淫邪与卫气相搏。阳胜则热，阴胜则寒。寒则表虚，虚则邪气往来，故多瘙痒也。

防风汤　治风毒攻皮肤，瘙痒，并宜服之。

防风去芦　枳壳麸炒，去瓤　黄耆去芦　白蒺藜　漏芦　秦艽去芦、土　川芒硝　犀角屑各二两　乌蛇三两，酒浸

右件㕮咀。每服五钱，水一大盏，煎至七分，去渣，食后温服。

天麻散　治风瘙遍身痒，搔之生疮，并宜服之。

天麻　防风去芦　凌霄花　踯躅花　白僵蚕各半两。炒　枳壳麸炒，去瓤　茺蔚子各七钱半　白蒺藜一两

右为细末。每服二钱，食前荆芥汤调下。

乌蛇散　治风热客于皮肤，遍身瘙痒，并宜服之。

乌蛇二两，酒浸　玄参去芦　秦艽去芦、土　赤箭各一两　干蝎炒　麻黄去节　猪牙皂角　枳壳各半两。麸炒，去瓤

右为细末。每服二钱，温酒调下，不拘时候。

苦参散 治遍身风瘙痒，不可当之。

苦参去芦　苍耳苗　蔓荆子各一两　乳香半两，另研　白蒺藜　玄参去芦　胡麻子　蛇床子　天麻　晚蚕沙各一两　晚蚕蛾去头、足、翅，半两[1]

右为细末。每服二钱，茶牙汤调下，不拘时候。

乌金丸 治风毒攻注皮肤，遍身瘙痒，烦热多汗。

乌蛇一条，酒浸　腊月鸦一只　腊月狐肝一具　槐蛾半斤　皂角三十锭，肥者　天麻三两　白附子炮　羌活去节。各二两　枳壳麸炒，去穰　踯躅花　胡桃　麻黄去节。各一两

右件药细剉，用泥固济了瓷瓶。先内[2]乌蛇、鸦、狐肝等，歇口烧欲熟。过后下诸药，用大火煅，令存性。待冷取出，入麝香半两同研令细。用槐胶烂煮，和捣为丸如梧桐子大。每服三十丸，荆芥汤送下，食后服。

防风浴汤[3] 治风瘙痒不可止，宜用。

防风　细辛　苦参各三两　石楠叶　秦艽　川升麻　茵芋　白蒺藜　蛇床子　枳壳　白矾各一两　蒴藋切，一升

右件细剉，用水七斗，煎至五斗。去渣，于暖室中洗浴，令汗出，避风冷。

风痦瘟方一十五道

论一首

论曰：夫人阳气外虚则多汗。汗出当风，风气搏于肌肉，与热气并，则生痦瘟，状如麻豆，甚者渐大，搔之则成疮也。

---

[1] 半两：此前原衍"各"字。以免歧义，据文义删。
[2] 内：原作"将"。意思不明确。今据《太平圣惠方》卷24"乌金丸"改。
[3] 防风浴汤：原在下句末，据目录提前作为方名标题。

羚羊角散 治风热，皮肤生瘑瘤痒痛，并宜服之。

羚羊角屑　乌蛇肉_{酒浸}　川大黄　玄参_{去芦。各一两}　枳壳_{麸炒，去瓤}　白蒺藜　甘草_{炙。各半两}　秦艽_{去芦、土}　防风_{去芦。各七钱半}

右件㕮咀。每服五钱，水一中盏，煎至七分。去渣，入牛蒡根汁半合，更煎一两沸。温服，不拘时候。

秦艽汤 治风热毒气客于皮肤，遍身生瘑瘤，状如麻豆。

秦艽_{去芦，一两}　防风_{去芦}　黄芩　麻黄_{去节}　玄参_{去芦}　甘草_炙　犀角屑　牛蒡子　枳壳_{麸炒，去瓤}　川升麻_{各七钱半}

右件㕮咀。每服五钱，水一中盏，煎至七分。去渣温服，不拘时候。

当归饮子 治心血凝滞，内蕴风热，发见皮肤遍身疮疥，或痒或痛，或脓水浸淫，或发赤疹瘑瘤，并宜服之。

当归_{去芦}　白芍药　川芎　生地黄　白蒺藜　防风_{去芦}　荆芥穗_{各一两}　何首乌_{去芦}　黄耆_{去芦}　甘草_{炙。各半两}

右件㕮咀。每服四钱，水一盏半，姜五片，煎至八分。去渣温服，不拘时候。

乌蛇散 治风热遍身生瘑瘤，瘙痒，并宜服之。

乌蛇肉_{二两，酒浸}　羌活_{去芦}　白鲜皮　桂心　甘草_炙　枳壳_{麸炒，去瓤}　蒲黄_炒　蔓荆子　芎䓖　当归_{去芦。各半两}　天麻　麻黄_{去节}　秦艽_{去芦}　牛蒡子_炒　藁本_{去芦}　白僵蚕_{各七钱半}

右为细末。每服二钱，温酒调下，不拘时候。

荆芥散 治风热皮肤瘙痒，生瘑瘤，并宜服之。

荆芥　赤茯苓_{去皮}　苦参_{去芦。各一两}　蔓荆子　天麻　人参_{去芦}　防风_{去芦}　独活_{去芦}　枳壳_{麸炒。各半两}　牛蒡子_炒　黄芩_{各七钱半}　乌蛇肉_{二两，酒浸}

右为细末。每服二钱，温酒调下，不拘时候。

防风散 治风瘑瘤，并宜服之。

防风_{去芦}　杏仁_{麸炒，另研为泥}　白僵蚕_{各二两。炒}　甘草_{一两，炙}

右为细末。每服三钱，空心蜜水调下，或温酒调服亦得，日进二服。

牛膝散 治风瘖瘤，并宜服之。

右用牛漆酒浸，捣为末。每服二钱，食前温酒调下。兼治骨疽风癫，皆效。

蒺藜丸 治风瘙痒生瘖瘤，并宜服之。

白蒺藜　秦艽去芦　赤茯苓各一两，去皮　羌活去芦　苦参去芦　黄芩　细辛去苗。各半两　枳壳七钱半，麸炒，去穰　乌蛇肉三两，酒浸

右为细末，炼蜜和丸如梧桐子大。每服三十丸，温蜜汤送下，不拘时候。

黑龙丸 治风毒上攻头面，多生瘖瘤，并宜服之。

羌活去芦　独活去芦　蔓荆子　细松烟墨　薄荷叶各一两　川芎　白附子炮　甘草炙　山栀子　香白芷　防风去芦　荆芥穗　天南星姜制　草乌头生　白僵蚕炒　川乌头炮，去皮、脐。各半两

右件为细末，炼蜜和丸，每一两作十丸。每服一丸，细嚼，茶汤或温酒送下，食后服。

莽草膏 治风瘙痒，皮肤生瘖瘤，体肿疼痛。

莽草一两　当归去芦　芎䓖　大戟去皮　川椒　附子　细辛去苗　赤芍药　芫花　踯躅花　萹蓄各二两

右件细剉，用醋三升浸一宿。用猪脂三斤同煎，令附子色黄为度。绵滤去渣，每涂摩病处，日三五上。

治风瘙痒 皮肤生瘖瘤，搔之生疮，宜用此粉，身即瘥。

芎䓖　麻黄根剉　白芷各三两　雷丸五两　藿香二两　藜芦一两半

右为细末，入英粉五两，相和令匀。逐日粉身上。

治风热皮肤瘙痒 搔之生瘖瘤，粉身。

麻黄根五两　蛇床子四两　白蒺藜　白矾各二两　白米粉二升

右为细末。用疏生绢袋盛，痒即粉身。

柳枝汤[1]　治风瘙皮肤生瘖瘤，搔之肿痒，洗之。

---

[1] 柳枝汤：原在下句末"洗之"二字前。据目录提前作为方名标题。下二方同，不另注。

嫩柳枝　桃枝　葫藋　苦参各五两　槐白皮四两　茵陈　狼毒　青蒻叶　麻黄各三两

右件细剉和匀，每取一斤，用水五斗煮取四斗。去渣，更入盐及朴硝各二两，搅匀，看冷热于温室中洗浴。洗罢，衣覆出汗，瘥。切慎外风。

丹参汤　治风热皮肤生痦㿋，苦痒成疥，洗之。

丹参　苦参各四两　蛇床子生用，三两

右件药用水一斗五升，煎至七升。去渣，乘热洗之。

垂柳汤　治皮肤风热生疮痦㿋，或痒痛，宜用洗之。

垂杨柳一斤　杏仁三两　白矾生用，二两

右件用水一斗五升煎至一斗。去渣，于无风处洗浴，极妙。

风瘑疥方一十二道

严子礼论

严子礼云：夫瘑疥之为病，虽苦，不害人，然而至难可者多矣。《素问》云：诸痛痒疮，皆属于心。多由心气郁滞，或饮食不节，毒蕴于肠胃，发见于皮肤。古方有所谓马疥、水疥、干疥、湿疥，种类不一。生于手足，乃至遍体，或痒或痛，或焮或肿，或皮肉隐嶙，或抓之凸起，或脓水浸淫。治之内则当理心血，祛散风热，外则加以敷洗，理无不愈。

论一首

论曰：夫瘑疥者，皆由风热而生，遍体瘙痒，搔之皮起，或血出，或水出，结作干瘑。其中有虫，人往往以针头挑得，状如水内瘑虫。此盖由肌肉之间深受风邪热气之所致也。

升麻和气饮　治疮疥发于四肢，臀髀痛痒不常，甚致憎寒发热，攻刺疼痛，浸淫浮肿，及癞风入脏，阴下湿痒，耳鸣眼痛，并宜服之。

苍术二两　桔梗去芦　升麻　干葛各一两　陈皮去白，六钱　甘草炙　芍药各七钱半　半夏洗，七次　当归去芦　白芷　茯苓去皮。各二钱　枳壳麸炒，去穰　厚朴姜制　干姜各半钱。炮　大黄半两，蒸

右为咬咀。每服四大钱，水一盏半，生煎三片，灯心十五茎，煎至七分。去渣，食前服。

枳壳散　治瘾疹瘙痒麻痹，并宜服之。

枳壳二两，麸炒，去穰　白蒺藜　苦参去芦　蔓荆子各一两

右为细末。每服三钱，温酒调下，不拘时候，日进二服。

枳壳丸　治一切风热生疮疥，并宜服之。

枳壳四两，麸炒，去穰　苦参去芦，八两

右为细末，炼蜜和捣三二百下，丸如梧桐子大。每服三十丸，食后温酒送下。

苦参丸　治瘾疹瘙痒，并宜服之。

苦参一斤，末　皂角二斤

右用皂角，将水一斗浸揉浓汁。滤去渣，用清汁熬成膏子，和苦参末为丸如梧桐子大。每服三五十丸，煎荆芥酒送下，或薄荷酒亦得，不拘时候。

丹砂膏　治一切恶疮疥，瘙痒不止，宜用此药杀虫。

朱砂研细　雄黄研细　雌黄研细　乱发　松脂研细　白蜡各一两　茛菪二两，为末　巴豆十粒　猪脂二斤

右件药先以猪脂煎乱发，令消尽。次下巴豆、蜡、松脂煎十余沸。用绵滤去渣，候稠，即入雄黄、朱砂等末搅令匀，瓷合内盛。不拘时候，用少许摩涂之，以瘥为度。

巴豆膏　治一切疥疮有虫，时作瘙痒。

巴豆七粒　芜荑　硫黄研细　白矾枯。各半两　猪脂三两

右为细末，炼猪脂成油，入前药末，调和令匀。每用莲子大，于手掌内搓，涂之。

神异膏 治一切疮疥。

雄黄_{研细} 蛇床子_{三钱} 巴豆_{七粒} 皂角_{一锭} 轻粉_{半字} 全蝎_{七个} 黄蜡_{半两} 清油_{一两}

右先用皂角、全蝎、巴豆煎油变色，去了三味，入黄蜡化开，取出冷。入雄黄、蛇床子末、轻粉和匀成膏。先用苦参汤温洗，却以药擦疮疥上，神效。

白矾散 治一切疥。

白矾_{枯，细研} 硫黄_{细研} 雌黄_{细研} 胡粉 黄连_{各一两} 蛇床子_{七钱半}

右为细末，研令匀，以猪膏和如稀面糊。每以盐浆水洗，拭干，涂之。

苦参散 治一切疥，及风瘙痒，搔之成疮。

苦参 丹参_{各四两} 蛇床子_{半斤}

右为细末。先以温水洗疮，拭干后敷之。

涂痂疥方[1] 治诸疮着白痂复发。

大蒜_{另研} 鼠粪

右为细末，以研蒜和研如膏。涂疮上，日二三次，甚妙。

苦参汤 苦参 蛇床子 荆芥穗 白矾_{各等分}

右为咬咀。煎汤，放温洗。

淋洗方[2] 治疮疥因风致肿。

苦参 蛇床子 白矾_{各二两}

右以水三斗浓煮汁，却入盐一把渍之。淋洗其疮肿，日夜数次为妙。

干疥_{方三道}

论一首

论曰：夫干疥者，但痒，瘙之皮起，作干痂。此风热气深在肌肉间

---

[1] 涂痂疥方：原脱，据目录补。
[2] 淋洗方：原脱，据目录补。

故也。

秦艽丸 治遍身生疥干痒，搔之皮起。

秦艽去芦、土　黄耆去芦　苦参去芦　大黄各二两　漏芦去芦　防风去芦　黄连各一两半　乌蛇肉四两

右为细末，炼蜜和捣三二百下，丸如梧桐子大。每服三十丸，食后温酒送下。

皂角膏 治皮肤风热生疥干痒。

猪牙皂角　巴豆去皮　乌头生用　吴茱萸　硫黄　腻粉　白矾枯　黄腊

右件各二钱半，为细末，研令匀。先入清油三二合，以慢火消蜡了，搅和令匀，日用二三涂之。

涂干疥方[1]　治疥疮生干痂，瘙痒不止。

硫黄二钱半，为末　巴豆　黄蜡各半两　猪脂一斤

右件先煎猪脂令沸，入巴豆煎候黄，次下蜡令镕开，下硫黄末搅令匀，盛于瓷合内，日三五度涂之。

湿疥方四道

论一首

论曰：夫湿疥者，起小疮，皮薄，常有黄水出。此风热毒气入皮肤间故也。

乌头散 治湿疥常有黄水，瘙痒不绝。

川乌头　藜芦　马蔺根　石菖蒲　杏仁　苦参　硫黄研细　腻粉　白矾各半两。枯

右为细末，研令匀。用时先以桃汤洗，拭干后，用油浆水和，涂

---

[1] 治干疥方：原脱，据目录补。

之，三日一涂。不过三两上，差。

黄连散 治湿疥有黄水，皮肤瘙痒。

黄连二两 蛇床子半两 赤小豆 糯米 胡粉各一两 水银一两半

右件为细末，以生清油和研。候水银星尽如膏，旋取涂之。

治湿疥遍身 黄檗 绿矾 腻粉 硫黄细研，各等分

右为细末，令匀，生油涂之。

又方 皂角 硫黄各二两

右为细末，以醋二升熬为膏，涂之。

风湿瘑疮方五道

论一首

论曰：夫瘑疮者，由腠理虚，风湿之气入于血，气结聚所生也。多著手足，递相对如新生茱萸子，痛痒，爬抓成疮，黄汁出，浸淫生长，拆裂，时差时发，变化生虫，故名瘑疮也。

漏芦散 治风瘑疮热肿。

漏芦去芦 川升麻 木通去皮 赤芍药 甘草炙 防风去芦。各一两 羌活去芦 枳壳麸炒，去瓤 川朴硝各二两

右为㕮咀。每服五钱，水一大盏，煎至六分。去渣，食后温服。

涂瘑疥方[1] 治热毒风生瘑疥。

螺壳一两，烂者 乱发烧灰 龙胆末 胡粉各半两

右件药为细末，研令匀。用清油脚调，涂之。

治瘑疮三单方 治湿瘑疮。

胡燕窠一枚，取最大者，用抱儿子处，余处不用

右为细末，先以水煎甘草，及入盐少许。净洗，干便以窠末敷之。

---

[1]涂瘑疥方：原脱，据目录补。后同不注。

三两上，便差。若患恶刺，以醋调成膏敷贴，日用二度。

又方 生韭一握，切，研

右用温醋五合浸良久，以布绞取汁，涂揩疮上，日三四度用之。

治干𤻤、湿𤻤、疥癣。

右取连根生葱白，猪脂和捣，涂之。

风𤻤久不差方三道

论一首

论曰：夫𤻤疮积久不差者，由肤腠虚则风湿之气停滞，虫在肌肉之间生长，则常痒痛，故经久不差也。

藜芦膏 治诸𤻤疮经久则生虫。

藜芦　松脂细研　苦参　雄黄细研　白矾枯。各用二两，研

右件先捣藜芦、苦参为粗末，入猪脂一斤相和，煎十余沸。绵滤去渣，次入松脂、雄黄、白矾等末，搅令匀。待冷，收于瓷合。旋取涂之，以差为度。

涂风𤻤方[1] 治𤻤疮经年久不差，宜用之。

薰陆香　杏仁各半两　硫黄细研　腻粉各二钱半　黄蜡一两　油二合

右件细研如粉，先熬清油沸，下蜡令消。次入诸药末同煎如稀膏。候冷，收于瓷器中，旋取涂之。

苦参汤 洗。

地榆　桃皮　苦参各五两

右件药并细剉，以水二斗滤去渣。稍温，每日一度，洗之甚妙。

---

[1] 涂风𤻤方：原脱，据目录补。

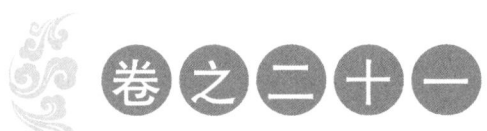

北京太医赵大中编修　覃怀儒医赵子中传习
大元国特赐皇极道院虚白处士赵素才卿补阙

漏风方四道

《素问·风论篇》引证

岐伯曰：饮酒中风则为漏风。热郁腠疏，中风汗出，多如液漏，故曰漏风。《经》具名曰酒风。又云：漏风之状，或多汗，常不可单衣，食则汗出。甚则身汗喘息，恶风，衣常濡，口干善渴，不能劳事。肺胃风热，故不可单衣。腠理开疏，食则汗出甚，则风薄于肺，故身汗喘息，恶风，衣裳濡，口干善渴也。形劳则喘息，故不能劳事。

论一首

论曰：夫漏风者，饮酒中风则为漏风。其状恶风多汗，少气，口干喜渴，近衣则身如烧，临食则汗流如雨，骨节懈惰，不欲自劳，亦名酒风。夫酒以养阳，酒入于胃，与谷气相搏，热盛于中，其气慓悍，与阳气俱泄，使人腠理虚而中风。故其证自汗畏风，不可单衣，喘息短气。热熏于肺，风客于皮毛则咽干善渴，汗出多而津液亡，形神怠堕而不任劳事，精气耗竭不能荣其四肢，是为漏风。以汗不止如液之漏，久而不治，则转为消渴也。

麋衔汤　治因醉中风，恶风多汗，少气，口干善渴，近衣则身热如火，临食则汗流如浴，骨节懈堕，不欲自劳，名曰漏风。

麋衔半两　泽泻　白术各一两

右为细末。每服二钱，温酒调下，食前服之。

牡蛎白术散　治漏风久虚，食则汗多如浴，少气痿弱。

牡蛎三钱，煅　白术一两二钱半　防风半两，去芦

右为细末。每服二钱，温水调下，不拘时候，日进二服。〇若恶风，倍加防风、白术。〇若多汗面肿，倍加牡蛎。《圣惠方》三味各等分。

治漏风方　兼治鼠漏。

牡蛎煅　黄耆去芦　赤小豆炒　白敛各等分

右为细末。每服二钱，温酒调下，不拘时候，日进二服。忌房劳。

牡蛎散　治漏风，虚汗不止。

牡蛎二两，炒　麻黄根三两

右为细末，用新绢袋子盛。周身扑之，日二三次，无汗即止。〇又方，去麻黄根，加杜仲，各等分，为细末。每服五钱，临卧用温水调下，其汗即止。

内风方一道

《素问·风论篇》引证

岐伯曰：入房汗出中风，则为内风。内耗其精，外开腠理，因内风袭，故曰内风。《经》具名曰劳风。

孙真人论

孙真人云：新房室竟取风为内风。其状恶风，汗流沾衣。

论一首

论曰：凡人入房，汗出中风者，由精气内耗，腠理外开，为风所袭，名曰内风。又曰劳风。治之亦有其方也。

附子汤　治新房室竟取风，其状恶风多汗，汗出沾衣，口干上喘，不能劳事，身体尽疼。

附子炮，去皮、脐　人参去芦。各半两　茴香炒　白茯苓去皮　山药各二

钱半　干姜炮　甘草炙。各七钱半

右为㕮咀。每服五钱，水二盏，生姜五片，盐少许，煎至一盏半。去渣，空心温服，日进二服。大有神效。

劳风方一道

孙真人论

孙真人云：劳风之为病，发在肺下，使人僵上而目脱，唾出而涕，恶风而振寒，候之三日及五日，目不精明者是也。七八日，微有青黄脓涕如弹丸大。从口鼻出为轻。若不出，则伤肺。

论一首

论曰：发在肺下，病强上冥视，唾涕恶风。肾脉入肺中，振慄，故俛仰成劳风。

芎枳丸　治劳风强上[1]冥视，肺热上壅，唾稠，喉中不利，头目昏眩。

川芎　枳壳麸炒，去穰。各等分

右为细末，炼蜜为丸如梧桐子大。每服三十丸，温水送下，食后日进三服。

泄风方一十七道

《素问·风论篇》引证

岐伯曰：外在腠理则为泄风。风居腠理，则玄府开通，风薄汗泄，故云泄

---

[1] 强上：强，读作jiāng，指背反强直。劳风之论，"芎枳丸"出《圣济总录》卷13《劳风》，其论曰："其为病也，使人强上冥视，唾出若涕，恶风而振寒。夫劳风之病，肾劳则根虚于下，《经》所谓'根弱则茎叶枯'矣。故目视不明，而背反强也。"

风。又曰：泄风之状，多汗，汗出湿衣上，口中干，上渍其风，不能劳事，身体尽痛则寒。上渍，谓皮上湿如水渍也，以多汗出故尔。汗多则津液涸，故口中干。形劳则汗出，其故不能劳事。身体尽痛，以其汗多，汗多则亡阳，故寒也。

论一首

论曰：夫人腯[1]肉不牢而无分理，理粗而皮不致者，腠理疏也。此则易生于风，风入于阳，虚则汗出也。

麻黄汤 治泄风，汗出不止。

麻黄根一两 甘草炙，半两 鬼箭二尺 石膏如鸡子大，煅

右为细末。用东流水三升，煎至二升。和渣，频频服尽，不拘时候。

防风散 治风虚多汗，恶风寒衰。

防风去芦 泽泻 苍术去皮 牡蛎煅。各一两 桂心七钱半

右为细末。每服三钱，温粥饮调下，不拘时候。忌炙煿、热面。

秦艽散 治风虚汗出不止，恶风头痛。

秦艽去芦，七钱半[2] 附子炮，去皮、脐 桂心 菖蒲 石膏各一两 麻黄根 苍术去皮 防风去芦，各二两

右为细末。每服二钱，温水调下，不拘时候。

小秦艽散 治风虚，汗出不止。

秦艽去芦 附子炮，去皮、脐 白术去芦 桂心 石斛各等分 ○《圣惠方》有黄耆，名石斛散

右为细末。每服三钱，温水调下，不拘时候，日进二服。

石膏散 治风虚，汗出不止。

石膏煅 甘草炙 苍术去皮 麻黄根各一两

右为细末。每服二钱，温浆水调下，不拘时候，日进二服。忌房劳。

人参散 治风虚汗出，热闷甚者。

---

[1] 腯：音 hùn，义肥。
[2] 七钱半：此前原衍"各"字。此秦艽散出《太平圣惠方》卷23《治风虚多汗诸方》，据删。另，《外台秘要》也有"秦艽散"方，方组与此不同。

人参去芦，二两　甘草炙，一两　牡蛎煅，一两半　石膏水飞，三两

右为细末。每服三钱，温水调下，不拘时候，日进二服。

麻黄散　治风虚，汗出不止。

麻黄根一两　破蒲扇烧灰，半两

右为细末。每服三钱，食后牛乳调下，日进三服。

麻黄根散　治风虚，汗不止，宜敷之。

麻黄根二两　附子炮，一两　牡蛎煅粉用，二两

右为细末。以药末一两，和白米粉一升拌令匀，以粉汗上，即止。

天花粉散　治虚汗不止。

天花粉　半夏各一钱　麻黄根半两

右为细末。用酽醋调，敷两乳下。

牡蛎散　治风虚盗汗，头痛。止汗之验，无出乎此。

牡蛎煅　白术去芦　黄耆去芦　防风去芦。各三两

右为细末。每服二钱，温酒调下，不拘时候，日进二服。

椒目散　治盗汗不止。

椒目　麻黄根各等分

右为细末。每服一钱，醋调，涂两乳。

神效散　止盗汗。

麻黄根　雷丸　牡蛎煅。各三两　干姜炮　甘草炙。各二钱半　米粉三升，炒

右为细末，随汗出处敷之。

粉汗散　治盗汗不止。

麻黄根　牡蛎煅。各一两　龙骨煅　赤石脂煅。各半两

右为细末。以袋盛贮，周身扑之。

治盗汗不止四单[1]方

一方　防风不以多少，焦炒为细末，煎浮麦汤调服。

---

[1] 单：原脱，据目录补。

一方　韭四十九茎，水二升，煮取一升，频频服之。

一方　豆豉一升，酒二升，浸三日，服至三剂即瘥。

一方　牛羊脂不以多少，炒浮麦煎饮之。

风消 方二道

《素问·阴阳别论篇》引证

岐伯曰：二阳之病发心脾，有不得隐曲，女子不月。二阳，谓阳明、太阳及胃之脉也。隐曲，谓隐蔽委曲之事也。夫肠胃发病，心脾受之。心受之则血不流，脾受之则味不化。血不流，故女子不月。味不化，则男子少精，是以隐蔽委曲之事，不能为也。《阴阳应象大论》曰：精不足者，补之以味。由是则味不化而精气少也。《奇病论》曰：胞胎系于肾。又《评热病论》曰：月事不来者，胞脉闭。胞脉者，属于心而络于胞中，人气上迫肺，心气不得下通，故月事不来，则其义也。又《上古天真论》曰：女子二七天癸至，任脉通，太冲脉盛，月事以时下。丈夫二八，天癸至，精气溢写。由此则在女子为不月，男子为少精。其传于风消，其传者为息贲者[1]，死不治。言其深久者也。胃病深久，传入于脾，故为风热，以消剥大肠。病甚传入于肺，为喘息而上贲。然肠胃脾肺兼及于心，三脏三腑互相克薄，故死不治。

论一首

论曰：二阳之病，心脾不得隐曲，女子月水病，血不流脾，病食不化，风胜真气消也。

黄耆羌活汤　治心脾受病，精血虚少，气力乘乏，日益消矣。

黄耆去芦　羌活去芦　石斛去芦　防风去芦　枳壳麸炒，去瓤　人参去芦　生地黄　附子炮，去皮、脐　白茯苓　五味子　牛膝酒浸　牡蛎煅。各一两　地骨皮　续断各七钱半

右为㕮咀。每服五钱，水二盏，生姜五片，同煎至一盏。去渣，食

---

[1] 其传于风消其传者为息贲者：《素问·阴阳别论》作"其传为风消，其传为息贲者"，义长。

后温服，日进二服。

五补人参丸 治风消，有不得隐曲，女子不月，并宜服之。

人参去芦　白茯苓去皮　黄耆去芦　地骨皮　熟地黄各一两

右为细末，炼蜜为丸如梧桐子大。每服三十丸，温酒送下，临卧服。

首风方五道

《素问·风论篇》引证

岐伯曰：新沐中风则为首风。注：沐发中风，舍于头，故曰首风。

孙真人论

孙真人云：新沐浴竟取风为首风。其状恶风而汗多头痛。

论一首

论曰：新沐中风，则为首风。其状头面多汗，恶风。先伤风一日甚，头痛不可当。盖头者，诸阳之会。风客之则腠理疏，故头面多汗。夫人阳气外虚，伤于风，故先一日则病甚。是以至其室内则病少愈，内谓室屋之内也。不可以出室屋之外者，以头痛甚而不喜外也。

附子摩头散 治因沐头中风，多汗恶风。当先风一日而病甚，头痛不可以出，至日则少愈，名曰首风。

大附子一枚　盐各等分

右为细末。沐了用二三钱摩头上，令药力行，痛止。

细辛散 治洗头伤风，项背拘急，甚者发搐。

细辛去苗　防风去芦。各半两　地龙半钱，去土　川乌头尖七枚，生用

右为细末。每服二钱，水一盏，入酒少许，槐白皮一寸，煎至七分。温服，不拘时候。

黑散子　治首风，头疼不可忍。

天南星一枚，重一两　皂角二锭，去皮、弦并子，虫不蛀者，寸截之　芎䓖末二钱半　荆芥末半两

右先将天南星、皂角同炒赤，放冷研细，却入芎䓖、荆芥末再研令匀。每服一钱，食后温茶调下，或蜜水亦得，日进二服。

附子汤　治因入浴晕倒，口眼㖞斜，手足弹曳[1]，皆风湿、风温之类也。

附子炮，去皮、脐　赤茯苓去皮　白术去芦　干姜炮　泽泻　桂心各等分

右为㕮咀。每服四钱，水二盏，煎至盏半。去渣，食前温服，日进二服。

大川芎丸　治首风旋晕眩急，外合阳气，风寒相搏，胃膈痰饮，偏正头疼，身体拘倦。

川芎一斤　天麻四两

右为细末，炼蜜为丸，每两作十丸。每服一丸，细嚼，茶、酒送下，食后服之。

脑风目眩方一十五道

《素问·风论篇》引证

岐伯曰：风气循风府而上，则为脑风。风府穴各正入项发际一寸，大筋内宛宛中，督脉、阳维之会。自风府而上，则脑户也。脑户者，足太阳之会，故循风府而上，则为脑风也。

《素问·至真要大论篇》引证

岐伯曰：诸风掉眩，皆属于肝。风性动，木性同之。

---

[1] 曳：原作"拽"，据文义改。

《素问·脉要精微论篇》引证

岐伯曰：脉浮而散者为眴仆。脉浮为虚，散为不足。气虚而血不足，故为头眩而仆倒也。

论一首

论曰：夫脑风目眩者，由气虚风邪入脑，而牵引目系故也。五脏六腑之精气皆上注于目，血气与脉并上目系，系属于脑，后出于顶中。血脉若虚，则为风邪所伤。入脑则脑转而目系急，目系急故成眩也。诊其脉洪大而长者，风眩也。又得阳经浮者，暂起目眩也。风眩久不差，则变为痫也。

针风眩法　攒竹、承光、百会、风池等穴主头风。

灸风眩法　上星、风门、天牖、神庭、前顶、后顶等穴并主。

风眩偏头痛

○先以绳横度口正两边，既得口度寸数。便以绳一头更度鼻，尽其两边，两孔间也。待鼻度之寸数中屈之，取半合。于口之全度合中屈之，先觅头上回发，当回发灸之，以度度四边左右前后，当绳端而灸前，以面为正。并依年壮多少，一年凡三灸，皆疮差后又乃灸壮数如。若连灸，连火气引上前。其数处回发者，则灸其近当鼻也。若回发近额，亦宜灸。若指面为瘢，则阙其面处。然病重者，亦不得计此也。

杜若散　治脑风目眩，心胸痰壅，不下饮食，及四肢不利者，宜服之。

杜若　防风去芦　赤茯苓去皮　山茱萸　石膏各一两　蔓荆子　茵芋　天雄炮，去皮、脐　飞廉各七钱半　芎䓖　藁本去芦　甘草炙。各半两

右为咬咀。每服五钱，水一中盏，生姜五片，煎至六分，去渣温服，不拘时候。

芎䓖散　治脑风目眩，心腹满闷，不下饮食，并宜服之。

芎䓖　杜若　天雄　陈橘皮去白　人参去芦。各七钱半　半夏汤洗七次

防风去芦　白术去芦。各半两　赤茯苓去皮，五钱　甘草炙。二钱半

右为叹咀。每服五钱，水一中盏，生姜五片，煎至六分，去渣温服，不拘时候。

甘菊花散　治脑风目眩痛，宜服之。

甘菊花　升麻　犀角屑各一钱半　石膏二两　茯神去木　防风去芦　牡荆子　葛根各一两　白芷　芎䓖　枳壳麸炒，去瓤　甘草炙。各五钱

右为叹咀。每服七钱，以水二中盏，生姜五片，竹叶二七片，煎至六分，去渣温服，不拘时候。

人参汤　治脑风目眩，眼不能开。

人参去芦　当归去芦　防风去芦　黄耆去芦　白芍药　麦门冬去心。各二钱　独活去芦　白术　桂心各三两

右为叹咀。每服五钱，水二盏，煎至一盏半，去渣，食后温服，日进二服。

芎䓖散　治脑风，清涕不止。

芎䓖　细辛去苗　黄芩各一两　荆芥穗二两　甘草炙，半两

右为叹咀。每服五钱，水二盏，以薄荷少许，同煎至一盏半。去渣温服，不拘时候，日进二服。

四圣散　治脑风目眩。

独活去芦，六两　麻黄去节　枳壳麸炒。各二两　石膏四两

右为叹咀。每服五钱，水二盏，煎至一盏半，去渣温服，不拘时候。

芎辛汤　治风寒邪在脑，或感风湿，头重头痛，眩晕欲倒，呕吐不止，并宜服之。

川芎一两　细辛去苗　白术去芦　甘草炙。各半两

右为叹咀。每服四钱，水一盏半，生姜一片，茶芽少许，煎至七分。去渣温服，不拘时候。

入顶散　治脑风目眩，手足麻木，皮肤瘙痒，面变青色，并皆治之。

山茱萸　芎藭　防风去芦　独活去芦　川乌头　通草糯过为末　附子炮，去皮、脐　石菖蒲　麻黄去节　天雄炮，去皮、脐　川椒　桔梗去芦。各一两五钱　细辛去苗　茵草　白术去芦　吴茱萸　牛膝酒浸　石南叶　甘草炙。各一两

右为细末。每服二钱，温酒调下，不拘时候，日进二服。

大三五七散　治阳虚，风寒入脑，头痛目眩，运转如在舟车之上，耳内蝉鸣，或如风雨之声，风寒湿痹，脚气缓弱等疾，并皆治之。

天雄炮，去皮、脐　细辛去苗。各三两　干姜炮　白芷各五两　防风去芦　川芎各七钱

右为细末。每服二钱，用茶清调下。沐浴风寒，荆芥汤调下，不拘时候，日进二服。〇《千金方》用温酒调服。

清神散　治脑昏目眩，心忪面赤，风热脑痛。此药消风壅，化痰涎。

薄荷　荆芥穗　甘草炙。各二两　防风去芦　人参去芦　檀香各一两　细辛去苗　羌活去芦。各半两

右为细末。每服三钱，食后沸汤点服，或茶清点服亦得，日进二服。

消风散　治头风上攻，脑昏目眩，项背拘急，肢体烦痛，肌肉瞤动，耳内蝉鸣，眼涩好睡，鼻塞多涕，皮肤瘙痹，瘾痒瘾疹。又治妇人血风，头疼肿痒，眉棱骨痛，旋晕欲倒，痰逆恶心，并皆治之。

川芎　羌活去芦　防风去芦　人参去芦　白茯苓去皮　荆芥穗　甘草炙　白僵蚕炒　蝉蜕　藿香各二两　厚朴姜制　陈皮去白。各半两

右为细末。每服二钱，温茶清调下。如久患头风，每日三服，便觉轻减。如沐浴之间冒感风寒，头痛声重，寒热倦疼，用荆芥汤调下，或茶清，或酒亦得。

神圣散　治夹脑风，及洗头后伤风，头痛甚者。

麻黄去节　细辛去苗　干蝎半生半炒　藿香各半两

右为细末。每服二钱，用荆芥汤，或薄荷酒调下。不拘时候，日进

二服。

芎天丸 治脑旋目晕。

芎䓖一斤，剉　天麻四两

右为细末，炼蜜为丸，每丸重一钱。每服一丸，食后细嚼，茶清送下，日进二服。

神砂丸 治脑风。

硫黄　盐各等分

右为细末，水调生面和丸如梧桐子大。每服十五丸，用薄荷茶清送下，荆芥酒亦得，食前。

清莲摩顶膏 治脑风目眩，风毒上冲，脑户留热，及脑中诸疾，或脑脂流入目中，致令皆暗。往往头痛旋闷，脑疼，风注于目，兼眼诸疾，及发不生，白屑，目中风泪。宜用生发明目，去诸疾。

生清油一斤　莲子草汁一斤　真酥三两　川朴硝　盐花各二两　长理石　曾青　吴蓝　大青　葳蕤　山栀子　槐子仁各一两　淡竹叶一握。已上吴蓝六味细剉，绵袋裹

右件药先取油、酥、莲子草汁三味于铜锅中以慢火熬，令如鱼眼沸，即入绵袋内药，煎之半日。去药，别用绵滤过。又净铛，却入药油煎令微沸，即下长理石等四味，以柳篦轻搅。十余沸，膏成，收于不津器中。每用涂顶，及无发处匀涂，以铁匙摩之，令膏入脑即止。亦不须频，每二三夜一摩之。摩膏后头稍垢腻，仍依寻常洗之。用桑柴灰洗头，更益眼矣。

风头旋方一十三道

论一首

论曰：夫风头旋者，良由体虚风邪乘于阳脉。诸阳之经皆上注于头面，风邪随入于脑，遂成头旋，变因痰水，在于胸膈之上。犯大寒使阳

气不行，令痰水结聚而阴气逆上，风与痰相结，上冲于头，则令头旋也。

蔓荆子散 治风头旋运闷，起则欲倒，宜服之。

蔓荆子 黄芩 防风去芦 枳壳麸炒，去瓤 芎䓖 茯神去木 甘菊花 半夏汤洗七次 羚羊角屑各七钱半 麦门冬去心 石膏各一两 赤箭 细辛去苗 地骨皮 甘草炙。各半两

右为㕮咀。每服五钱，水一中盏，生姜五片，煎至六分，去渣温服，不拘时候。忌热面、饴糖、羊肉。

羚羊角散 治风头旋，上膈多痰，宜服之。

羚羊角屑 茯神去木。各一两 防风去芦 白芷 半夏汤洗七次 芎䓖 甘草炙。各半两 枳壳麸炒，去瓤 附子炮，去皮、脐。各七钱半

右为㕮咀。每服五钱，以水一中盏，生姜五片，煎至六分。去渣温服，不拘时候。

芎䓖散 治风头旋，发则心腹满急，眼运欲倒。

芎䓖 赤茯苓去皮 枳壳麸炒，去瓤。各七钱半 独活去芦 防风去芦 杏仁麸炒，去皮、尖 白术去芦 黄芩 羚羊角屑各半两

右为㕮咀。每服五钱，以水二中盏，生姜五片，煎至六分。去渣温服，不拘时候。

芎䓖散 治头风旋转。

芎䓖 防风去芦 葛根 白蒺藜 枳壳麸炒，去瓤。各一两 甘菊花 旋覆花 甘草炙。各半两 石膏二两

右为㕮咀。每服五钱，水二盏，煎至一盏半。去渣温服，不拘时候，日进二服。

独活散 治风头旋，手足厥逆，身体疼痛，心乱，反倒如癫[1]，呕逆恶心[2]。

---

[1] 如癫：此后原衍"发倒"二字，据《太平圣惠方》卷22"独活散"删。
[2] 呕逆恶心：《太平圣惠方》卷22"独活散"作"发歇无时"。

独活去芦，一两　细辛去苗　干姜炮　人参各半两　白术去芦　防风去芦　瓜蒌根各七钱半　天雄炮，去皮、脐　桂心各二钱半

右为细末。每服二钱，温酒调下，不拘时候。

治头风旋晕方　甘菊花　芎劳各一两

右为细末。每服二钱，温酒调下，不拘时候，日进二服。

蝉壳散　治风，头旋脑转。

蝉壳二两

右为细末。每服一钱，温酒调下，不拘时候。

祛痰丸　治头风，旋晕痰壅，恶心呕逆。

天南星姜制　半夏姜制　赤茯苓去皮　干姜炮　陈皮去白。各等分

右为细末，面糊为丸如梧桐子大。每服五十丸，食后用温姜汤送下，日进二服。

鸱头丸　治风头旋，每发眩冒。

鸱头一枚　莴茹　白术去芦　川椒各一两

右为细末，炼蜜和捣五七百下，丸如梧桐子大。每服二十丸，食前温酒送下。

祛风丸　治风虚痰厥，头疼旋晕，如在舟车之上。

天南星炮　半夏汤洗，焙。各二两　细辛去苗　防风去芦　羌活去芦　独活去芦　川芎各一两

右为细末，浓姜汁煮面糊为丸如梧桐子大。每服三十丸，食后生姜汤送下。

细辛膏　治风旋，宜用摩顶。

细辛去苗　当归去芦。各三两　桂心　天雄生用，去皮、脐　乌头生。各二两　白芷　芎劳各一两半　干姜　朱砂研。各一两　松叶　柏叶各四两　生地黄五斤，取自然汁　猪肪三斤

右件药十味，捣筛如麻子大，以地黄汁浸一宿。先煎猪肪令消，去筋膜，停冷，再下地黄汁并浸者药同煎，令白芷黄色。去渣，入朱砂末，用柳木篦不住手搅，令凝，收于瓷器内。用摩头顶，甚效。

菊花酝酒 治风头旋。

甘菊花_{开者}

右件药九月九日采取，曝干为细末。以糯米馈中蒸熟。每一斗米用五两菊花末拌匀，如常酝法，多用细曲为良。候酒熟，即压去渣，每服一小盏服之。

松花浸酒 治风头旋，脑皮肿痹。

松花_{并台}

右件药春三月取五六寸如鼠尾者，不计多少，蒸，细切一升，用生绢囊贮。以酒三升浸五日。每服空腹温饮五合，晚食前再服。

风头痛方一十六道

论一首

论曰：夫风头痛者，由人体虚外伤风邪，流入阳经，行于六腑。或腠理开张，风毒攻注于风府，故心膈烦热，头面虚汗，上焦壅滞，故令头重疼痛。诊其脉左右寸口浮紧者是也。又偏头痛者，由风邪入于阳经，因头偏虚，邪气痹于额角，故令偏头痛也。

石膏散 治风头痛，心烦体热，并宜服之。

石膏_{二两} 荆芥 防风_{去芦} 甘菊花 独活_{去芦} 芎䓖 甘草_{炙。各半两} 枳壳_{麸炒，去穰} 黄芩_{各七钱半}

右为㕮咀。每服五钱，水一中盏，生姜五片，煎至七分。去渣温服，不拘时候。忌炙煿、热面。

雄朱蝎附散 治一切风邪，头疼夹脑，风气痰涎壅盛，呕逆恶心，口吐清水，暗风旋晕，眼见黑花，牙关紧急，口眼㖞斜，面目瞤动，头项拘急，肩背引疼，耳痒目昏，四肢麻木。及沐浴出，暴感风邪，头目昏痛，两太阳穴疼，远年头风，经隔岁月，服诸药不效者，并皆治之。

雄黄_{水飞} 朱砂_{水飞，并研细} 蝎梢_{炒。各二钱半} 白附子_炮 防风_去

芦。各五钱　天南星炮，三两　川乌炮，去皮、脐　麻黄去节　白芷　藁本去芦　白僵蚕炮。各一两

右为细末。每服半钱，煎葱茶调下，食后服之。孕妇不可服。○一方，有川芎、细辛、旋覆花、乳香、麝香，亦妙。

荆芥散　治头风疼痛，面上虚汗。

荆芥穗半两　乌头尖　雄黄水飞，另研　白僵蚕炒。各二钱半

右为细末。每服一钱，食后茶清调下，日进二服。

白牛散　治夹脑风，头痛鼻塞。

白蒺藜　牛蒡子炒　旋覆花　川芎　石膏煅。各等分

右为细末。每服三钱，食后茶清调下，温服亦得，日进二服。

三香散　治头风目晕，太阳穴疼，不思饮食。

藿香　零陵香　香附子炒。各一两

右为细末。服二钱，茶清调下，日进三服。

上清散　治头风痛，眉痛眼痛。

川芎　郁金　赤芍药　荆芥穗　薄荷叶　芒硝各半两　乳香另研　没药另研。各一钱　脑子另研，半钱

右为细末。每用一字，鼻内嗜之，甚妙。

定头疼方出《本事方》　杨梅青　硝石　地龙各等分。去土

右为细末。嗜鼻，立效。

黑虎散　治头风。

黑虎皂角烧存性，取其色黑而性猛，故名黑虎　两头尖　石膏　荆芥　藿香　薄荷　天麻　羌活去芦　细辛去苗　独活去芦，各等分

右为细末。每服一钱，食后茶清、酒任下。

槐实散　治头风。

槐实炮，八两　荆芥穗四两　防风去芦，三两　甘草炙，一两

右为细末。每服二钱，以生葱三寸，薄荷三四叶煎汤，食后调服，临卧日进二服。

治一切头风方　防风去芦　川芎各半两　附子一个，炮，去皮、脐

右为细末。每服一钱,荆芥薄荷茶调下。

治八般头风方　草乌尖　细辛去苗。各等分　黄丹少许

右为细末。苇管嗒入鼻中,立效。

治头风　香附子一斤,炒熟　乌头炮,去皮、脐一两　甘草炙,半两

右为细末,炼蜜和丸如弹子大。每服一丸,葱茶嚼下。

治风头痛二单方[1]　治风头痛,每欲天阴,风即先发。

桂心一两

右为细末。以酒调如膏,用敷顶上并额角。

又方　川乌头一两

右为细末,以醋调如膏,涂于顶上、额角、太阳穴、风府之上,须臾痛止。

乌金煎　治诸风头痛,语涩健忘。

黑豆一升　荆芥　黄芩各一两　独活去芦,三两　石膏二两

右为哎咀。以水四升,煎至二升,入无灰酒一升,再煎三四沸,搅匀去渣,熬成膏子,用瓷器盛之。每日食后,温酒调下一大匙,服之。

枕头方[2]　治风头痛,诸医不差。

食茱萸叶

右件药细剉,洒洒拌匀,以绢袋盛之,于甑中蒸熟。乘热分两苞子,更换枕之,取差为度。

偏正头疼方一十六道

追风散　治日近年深,偏正头痛,肝脏久虚,血气衰弱,风毒之气上攻,头目旋眩,心忪烦热,百节酸疼,鼻塞声重,项背拘急,皮肤瘙痒,面上游风,状若虫行,及一切头风。兼治妇人血风攻注,头目昏

---

[1]治风头痛二单方:原脱,据目录补。
[2]枕头方:三字原在下句之末,据目录方名标题前移。

痛，并皆治之。

川乌头炮，去皮、脐　防风去芦　川芎　甘草炙　荆芥穗　石膏　白僵蚕炒。各一两　全蝎炒　地龙去土　白附子炮　白芷　天麻　羌活去芦　天南星炮。各半两　没药另研　草乌头生用　乳香另研　雄黄研，水飞。各二钱半

右为细末。每服一钱，食后、临卧用茶清调下。常服，清头目，利咽膈，消风壅，化痰涎。

乳香消风散　治诸风偏正头疼，项背拘急，肢体烦疼，肌肉瘾疹，巨阳风虚，耳作蝉鸣，目涩多睡，鼻塞声重，清涕不止。

乳香另研　细辛去苗。各一两　川芎半两　白芷二两　天南星一两，捣为细末，以生姜一两，去皮，细切，与南星一处捣如泥，焙干，如此制三次讫，焙干，杵碎，炒令微黄色为度

右为细末。每服一钱，或加二钱，煎生姜，热点服。

王瓜散　治偏正头疼。

王瓜灯心炒令黄色　木香　川芎　天麻　防风去芦　麻黄去节　细辛去苗　甘草炙。各半两　荆芥穗一两半

右为细末。每服二钱，食后热茶清调下，日进二服。

芎黄汤　治偏正头痛，及伤风，鼻塞声重，清涕不已。

川芎半两　雄黄另研，一钱　全蝎五个，炒　荆芥穗三钱　细辛一钱半　大川乌二枚，炮，去皮、脐，切碎，用炒令黄

右为细末。每服半钱，温茶清点服，不拘时候，日进二服。

茶调散　治偏正头疼。

甘菊花　细辛去苗　香附子炒　石膏各等分

右为细末。每服三钱，茶清调服。○一方，加甘草、荆芥。

地龙散　治偏正头疼，兼治产后头风。

地龙去土　赤茯苓去皮　半夏曲各半两

右为细末。每服一钱或二钱，食后煎荆芥汤调下，生姜汤亦得，日进二服。

香芎散 治偏正头风。

川芎　香附子炒　石膏　白芷　甘草炒　薄荷各一两　川乌头炮,去皮、脐,半两

右为细末。每服二钱,温酒或茶清调下。

芎辛汤 治偏正头疼不可忍。但发热者不可服。及治一切头痛、痰厥、饮厥、气厥等证。

川芎　细辛去苗　附子生用　乌头生用　南星姜制。各一两　甘草炙,七钱半　干姜炮,一两

右为㕮咀。每服四钱,水二盏,姜五片,茶芽少许,同煎至六分,空心服。

透顶散 治偏正头风,夹脑风,并一切头风,不问年深日近,克日取效。

瓜蒂七个　细辛一字　丁香三粒　脑子另研　麝香另研。各一字　糯米七粒

右四味为末,再加脑、麝末研匀,用瓷罐子盛之,密封罐口。患人随左右鼻内嗜之药[1],良久出冷涎一升许,即安。

二芎饼子 治气厥,上盛下虚,痰饮风寒伏留阳经,偏正头疼,吐逆恶心,目瞑耳聋。常服,清头目,化风痰。

川芎　防风去芦　天南星姜制　干姜炮　藁本去土　苍耳　甘草炙。已上各等分

右为细末,生姜汁浸蒸饼为丸如鸡头子[2]大,捏作饼子,晒干。每服五饼,细嚼,茶酒任下,不拘时候。

神仙通顶散 治偏正头疼。

藜芦半钱　川芎　细辛去苗　熖硝各半两　石膏一两　地龙去土,三钱　苦丁香剉,二钱　乳香另研,一钱半

---

[1] 鼻内嗜之药:透顶散出宋代许叔微《普济本事方续集》。其书卷2"透顶散"作"搐之一大豆许"。

[2] 鸡头子:即芡实。《证类本草》有"鸡头实"条,《本草纲目》命名为"芡实"。

右为细末。用一字，鼻内嗜之。

瓜蒂神妙散 治偏正头疼，头目昏眩。

瓜蒂剉　川芎　藜芦　薄荷叶　道人头[1]　焰硝另研　雄黄另研，水飞。各二钱半　天竺黄一钱半，如无，以郁金代之

右为细末。口噙水，每用一字，嗜于鼻内，神验。

至灵散 治偏正头疼。

雄黄另研，水飞　细辛去苗，各等分

右为细末。每用一字，如左疼，于右鼻嗜之；右疼，于左鼻嗜之。甚妙。

二圣散 治偏正头疼，上焦壅滞，心膈烦热。

硝石另研　细辛去苗。各二钱半

右为细末。每用半字，遇发时嗜鼻内。如痛，不用嗜鼻内，或用纸捻子嗜鼻中。

荜拨散 治偏头疼，绝妙。

荜拨

右为细末。令患人鼻内嗜之，左疼嗜左，右疼嗜右，大有神效。

治偏头风单方[2]　生萝卜不以多少

右件捣取自然汁，每用以一蚬壳盛。令患人仰卧，右疼注左鼻，左疼注右鼻，或两边疼，左右皆注之。

雷头风方五道

刘守真论

刘守真云：夫雷头病者，是阳明邪热太甚，资实少阳相火而为之

---

[1] 道人头：即苍耳子。《证类本草·葈耳实》引"唐本注"名"苍耳"，引《图经》名"道人头"。

[2] 单方：原脱，据目录补。

也。多在少阳，或在阳明，或传太阳，视其肿热在何部分，随经取之。湿热为肿，木盛为痛。此邪见于头，多在两耳前后先出，皆主其病也。治之大不宜药速，速则过其病。所谓上热未除，中寒复生，必伤人命。此病是自外而之内者，是血病。况头部分受邪，见于无形迹之部，当先缓而后急。先缓者，谓邪气在上，着无形之部分。即着无形，无所不至。若用重剂速下，过其病难已。虽用缓药，若急服之，或食前，或顿服，皆失缓体，则药不能得除病，当徐徐浸渍无形之邪也。凡药性味形体据象，皆要不离缓体是也。且后急者，谓缓剂已泻，邪气入于中，是到阴部，染于有形质之所，若不速去则损阴也。此终治却为客邪，当急去之，是治客以急也。且治主当缓者，谓阳邪在上，阴邪在下，各本家病也。若急治之，不能解纷而益乱也，此故治主[1]当缓。治客以急者，谓阳分受阴邪，阴分受阳邪，此客气，急除去之也。假令少阳、阳明为病，少阳为邪，出于耳之前后也。阳明为邪者，首大肿是也。先以黄芩黄连甘草汤通炒过，剉，煎，少少不住服。或剂毕再用大黄、煨鼠粘子新瓦上炒香，煎药成，去渣，内芒硝，俱各等分，亦时时呷之，无令饮食在前，得微利及邪气已除。服前药如不已，再同前次第服之，取大便利，邪气即止。如阳明渴者，加石膏；如少阳渴者，加瓜蒌根。阳明行经，升麻、芍药、葛根、甘草；太阳行经，羌活、防风之类也。

论一首

论曰：凡治雷头风，诸药不效者，为与证不相对也。夫雷头者，震卦主之。震仰盆，故药内加荷叶，谓象其震之形，其色又青，乃述类象形也。当煎《局方》中升麻汤主之。

加味升麻汤 治雷头风。

升麻—两　苍术—两　荷叶—个，全者

---

[1] 治主：原作"主主"，据刘完素《素问病机气宜保命集》卷下《大头论第三十》改。

右为细末。每服五钱，水一盏，煎至七分，温服。食后或烧全荷叶一个，研细，调前药服。○《局方》升麻汤方，升麻、葛根、白芍药、甘草等四味，全料修合，各等分，十两为率，服食如前。

治病百法论

云：夫雷头懒干，乃俗之缪名也。此疾是胸中有寒痰多沫之致然也。可以茶调散吐之，吐讫冷痰三二升；次用神芎丸下三五行；然后服愈风饼子则愈矣。雷头者，是头上有赤肿核，或如生姜片、酸枣之状，可用鈚针刺而出血，永除根本也。

茶调散 一名二仙散　细茶　瓜蒂 不以多少，各等分

右为细末。每服二钱，齑汁调之，空心服。

神芎丸 大黄　黄芩　黑牵牛　滑石 各四两，名藏用丸　川芎　薄荷　黄连 各五钱

右七味为细末，滴水丸如梧桐子大。每服五七十丸，温水送下，食后服。

愈风饼子 川乌 炮，去皮、脐　天麻　细辛 去苗　防风 去芦　川芎　羌活 去芦　甘草 炙　甘菊　白芷　荆芥　薄荷 各一两

右为细末，水浸蒸饼为剂，捏作饼子。每服三五饼子，细嚼，茶酒送下，不拘时候。

《普济方》[1] 蝉壳散 治雷头风痒痛，及风气皮肤瘙痒，头旋目晕欲倒，并宜服之。

蝉蜕壳　川芎　薄荷 各半两

右为细末。每服三五钱，好酒一大盏调下，不拘时候。

---

[1] 普济方：约为北宋或南宋初之方书。据日本冈西为人著，郭秀梅整理《宋以前医籍考》，《通志·艺文略·方书》："《普济方》五卷，宋朝王守愚撰。"《宋史·艺文志·医书类》也记载了"《普济方》五卷"。今佚。

头面风方八道

论一首

论曰：夫头面风者，由体虚之人阳脉为风所乘也，诸阳之经皆上走于头面。若运动劳役，阳脉发泄，腠理开疏，而受风邪，谓之游风。又夏月露卧，露堕面上，令面皮厚，喜成疮癣，乃作面风也。

山茱萸散 治头面风，皮肤瘙痒，心膈烦闷，目眩头疼。

山茱萸　甘菊花　荆芥穗　山栀子　汉防己_{去皮}　甘草_炙　羚羊角屑_{各半两}　芎䓖_{一两}　秦艽_{去芦}　茯神_{去木}　蔓荆子　藁本_{去芦。各七钱半}

右为㕮咀。每服五钱，水一中盏，入薄荷三十叶，煎至六分。去渣温服，不拘时候。忌湿面、油腻。

乌蛇散 治毒风上冲，头面赤热，或生细疮，皮肤瘙痒，心神烦躁。

乌蛇肉_{二两}　羚羊角屑　人参_{去芦}　赤茯苓_{去皮}　沙参_{去芦}　防风_{去芦}　白蒺藜　白鲜皮　川升麻　川大黄　黄芩_{各七钱半}　牛蒡子_{半两}　麻黄　独活_{去芦}　秦艽_{去芦。各一两}

右为细末。每服二钱，温浆水调下，不拘时候。

茱萸散 治头面风，目眩耳聋。

茱萸　防风_{去芦。各一两}　细辛_{去苗}　山茱萸_{去核}　川升麻　甘菊花　蔓荆子　藁本_{去芦。各半两}

右为细末。每服二钱，温酒调下，不拘时候。

知母汤 治游风攻头面，或四肢，作肿块。

知母_{一两}　麻黄_{去节}　黄耆_{去芦}　甘草_炙　羌活_{去芦}　白术_{去芦}　枳壳_{麸炒，去穰}

右为㕮咀。每服四钱，水一盏半，牛蒡子百粒研碎，煎至七分，去渣温服，日三服。觉冷，去牛蒡子。○昔有一达官，其母年七十，中风手拘挛，平日止是附子之类扶养。一日面浮肿，手背亦肿，寻常有一国医供药，胗之是水病，欲下大戟、牵牛以导之。其家大惊，忧惶召予议之。予曰：《素问》称"面肿曰风，足胫肿曰水"。此服附子太过，正虚风生热之证，咽必噎塞，膈中不利。诚言，予乃进升麻牛蒡团[1]参汤，继以知母汤，三日即愈。

菊花散 治头面游风。

菊花一两　细辛去苗　附子炮，去皮、脐　桂心　干姜炮　巴戟去心　人参去芦　石南　天雄炮，去皮、脐　茯苓去皮　秦艽去芦　防己去皮。各二两　防风去芦　白术去芦　山茱萸　茱萸各三两　蜀椒五合

右为咬咀。每服五钱，水一大盏半，煎至一盏，去渣温服之。

《全生》白芷散 治头风多汗，恶风头疼，不可以大风治之，即头面风。

川白芷　山茱萸　山药　甘菊花　细辛去苗　天雄　甘草炙。各半两

右为细末。每服二钱，温酒调下，不拘时候。

皂角煎丸 治头面风，瘙痒如虫行，上焦痰滞，脏腑壅塞者，宜服之。

皂角一斤，不蛀者，捶碎，以浆水一升揉滤取汁，慢火熬成膏　乌蛇肉三两　枳壳麸炒，去穰　川大黄　防风去芦　苦参去芦　牛蒡子炒　天麻　荆芥各一两

右为细末，入皂角煎和丸如梧桐子大。每服三十丸，温浆水送下，不拘时候。

鸥头散 治风头眩转，面上游风。

飞鸥头酥炙焦　茯神一方无　防风去芦　芎䓖　茱萸各一两　葛根　桂心　细辛去苗　人参去芦　天雄炮，去皮、脐　干姜炮　枳实麸炒，去穰　贯众　蜀椒各五钱　独活去芦，半两　麦门冬一作天门冬　石南各一两。一作石膏　山茱萸去核，一升

---

[1] 团：原作"丸"。据《普济本事方》卷3《治肿满水气蛊胀诸病》"知母汤"方后论证改。

右十八味㕮咀，以绢袋盛，清酒四斗，浸六宿。每服一盏，日进三四服，不拘时候。

肝风热壅头目不利方五道

论一首

论曰：夫头者，诸阳之会也。眼者，肝之窍也。脏腑壅滞，阴阳不和，风热搏于诸阳之经，攻于肝脏，则上冲于目而入于脑，则头目不利也。

石膏散 治肝脏壅热上攻，头目不利，心烦口燥。

石膏二两　枳壳麸炒，去瓤　黄芩　麦门冬去心　前胡去芦　甘草炙　甘菊花　地骨皮　羚羊屑各一两

右为㕮咀。每服五钱，水一中盏，煎至六分，去渣，食后温服。忌炙煿等物。

羚羊角散 治肝脏壅热，头目不利，胸膈烦燥，体痛。

羚羊角屑　黄芩　甘草炙　柴胡去芦　赤芍药　车前子　川大黄各一两　石膏二两

右为㕮咀。每服五钱，水一中盏，煎至六分，去渣，食后温服。

前胡丸 治肝脏壅热，心胸烦燥，头目不利，多渴体热。

前胡去芦　黄芩　沙参去芦　蔓荆子　栀子仁　车前子　犀角屑各七钱半　枳壳麸炒，去瓤　甘草炙。各半两　麦门冬去心　瓜蒌根　川升麻各一两

右为细末，炼蜜和捣一二百下，丸如梧桐子大。每服三十丸，食后浆水下。

大黄丸 治肝脏壅热，心膈烦闷，头目不利。

川大黄　枳壳麸炒。各一两　甘草炙，半两　麦门冬去心　川升麻　生干地黄　羚羊角屑　犀角屑各七钱半

右为细末,炼蜜和捣百余下,丸如梧桐子大。每服四十丸,食后煎竹叶汤下。忌酒、热面等物。

升麻丸 治肝脏壅热,心膈烦躁,恍惚,头目不利。

川升麻　茯神_{去木}　柴胡_{去芦}　栀子仁　麦门冬_{去心}　朱砂_{细研,水飞}　羚羊角屑_{各一两}　牛黄_{二钱半,细研}　龙脑_{一钱,研细}　黄连　甘草_{炙。各半两}

右为细末,入牛黄等研令匀,炼蜜和捣二三百下,丸如梧桐子大。每服十五丸,食后煎竹叶汤下。忌猪肉、羊血。

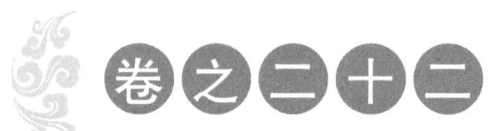

北京太医赵大中编修　覃怀儒医赵子中传习
大元国特赐皇极道院虚白处士赵素才卿补阙

风虚劳 方二十七道

论一首

论曰：夫风虚劳者，凡劳伤之人表里多虚，血气衰弱，肤腠疏泄，风邪易侵，或游奕皮肤，或沉滞脏腑，或身体疼痛，或肢节顽麻，随其所感而众病生焉。

八宝回春汤 治男子妇人一切诸虚不足，风疾血气交攻，凝滞脉络，拘急挛拳，气不升降，瘫中疼痛，痰涎壅盛，脾胃不和，饮食不进。此药一则去风，二则和气，三则活血，大有神效。大凡病风，不可专服风药，攻之愈急则愈甚。但专服此药，轻者一月，重者二三月，自然而痊，且无再作之患。盖此方不专治风，而且和气；不专和气，而且活血。血气和平，荣卫调顺，则其风证不攻而自去矣。

附子炮，去皮、脐　人参去芦　麻黄去节　黄芩　汉防己去皮　香附子去毛　杏仁去皮、尖　当归去芦　川芎　陈皮去白　防风去芦　官桂去粗皮　干姜炮　生地黄　熟地黄　甘草炙。各一两　茯神去木　制半夏各一两半　白术二两，去芦　黄耆蜜炙，三两　白芍药五两　川乌炮，去皮、脐　天台乌药剉　沉香各半两。剉

○已上二十四味，八味去风，八味和气，八味活血。

右为咬咀。每服五钱，水一盏半，姜五片，枣二枚，煎至一盏。去渣，空心通口服，渣再煎。常服有效。

黄耆散 治风劳，脏腑气虚，体瘦无力，不思饮食，四肢疼痛，并

宜服之。

黄耆去芦　续断　茯神去木　防风各一两。去芦　羌活去芦　芎䓖　桂心　牛膝酒浸　当归去芦　甘草炙。各半两　五味子　附子炮，去皮、脐　人参去芦　枳壳麸炒，去穰　沉香各三分

右为㕮咀。每服五钱，水一中盏，生姜五片，煎至六分，去渣，食前温服。

桃仁散　治风劳，脾肾虚冷，心腹胀疼，骨节烦痛，食少无力，四肢困倦，寒热盗汗，并宜服之。

桃仁汤浸，去皮、尖　鳖甲醋炙　白术去芦　附子炮，去皮、脐　诃梨勒各一两　芎䓖　丁香　桂心　荜澄茄　当归去芦　枳壳各三分。麸炒，去穰

右为㕮咀。每服四钱，水一中盏，生姜五片，煎至六分。去渣，食前稍热服。忌苋菜。

肉苁蓉散　治风虚劳，补益脏腑，利腰膝，止烦疼，强志力，充肌肤。

肉苁蓉　菟丝子　牛膝三味，酒浸　附子炮，去皮、脐　杜仲去粗皮，剉炒去丝　白茯苓各一两　防风去芦　桂心　巴戟去心　续断　枸杞子各七钱半　五味子　蛇床子　山茱萸各半两

右为细末。每服二钱，食前温酒调下。

独活汤　治风虚昏愦，不自觉知，手足瘛疭，坐卧不能，或发寒热。血虚不能发汗，及中风自汗，尤宜服之。

独活去芦　羌活去芦　人参去芦　防风去芦　当归去芦　细辛去苗　茯神去木　半夏汤洗七次，切片子　桂心　白薇　远志去心　菖蒲　川芎各半两　甘草炙。三分

右除半夏为㕮咀，入半夏拌匀。每服五大钱，水一盏半，生姜七片，煎至七分，去渣，无时热服。

独活汤　独活去芦　羌活去芦　人参去芦　防风去芦　前胡去芦　华阴细辛　五味子　沙参去芦　白茯苓去皮　半夏曲　酸枣仁　甘草各一

两。炙

右件㕮咀。每服五钱，水一盏半，生姜三片，乌梅半个，同煎至七分，去渣，不拘时候。

酸枣仁汤 治中风气虚血弱，四肢困倦，腰膝酸疼，夜梦交接，不思饮食，并宜服之。

酸枣仁二合　人参去芦　白芍药　桂心　泽泻各一两　半夏二两，姜制　黄耆去芦　甘草炙　白茯苓去皮　白龙骨　牡蛎各三两。煅

右为细末。每服五钱，水二盏，生姜五片，同煎至一盏半，和渣温服，不拘时候，日进二服。若少腹急痛，加桂二两。

又方 治风虚多睡，及不得睡者。《普济》亦名酸枣仁汤。

酸枣仁　人参去芦　茯苓各半两。去皮　麻黄三钱，去节

右为㕮咀。每服三五钱，水二盏，煎至七分，食后以意加减。如要睡，冷服，要不睡，热服。

沉香散 治风虚劳冷，四肢拘急，背膊常痛，肌体衰弱，不欲饮食。

沉香　石斛　黄耆去芦　桂心　白茯苓去皮　白术去芦　天门冬去心　白芍药　当归去芦　羌活去芦　附子炮，去皮、脐　防风去芦　陈橘皮去白。各一两　熟地黄二两　甘草半两，炙

右为㕮咀。每服五钱，水一盏半，生姜五片，煎至一盏。去渣温服，不拘时候，日进二服，大有神效。

天麻白花蛇散 治风虚疼痛，此方立效。

天麻酒浸　白花蛇酒浸　牛膝酒浸　当归酒浸　赤箭　防风去芦　藁本去芦　官桂　木香　威灵仙　杜仲去粗皮，剉，炒　海桐皮　萆薢　蔓荆子　菊花　羌活去芦　郁李仁　白芷各半两　白附子炮　厚朴姜制　虎骨各六两。醋炙　蝎梢　干山药　甘草炙。各四钱

右为细末。每服一二钱，空心温酒调下。

真珠丸 治肝经因虚内受风邪，卧则魄散而不守，状若惊悸。

真珠另研，七钱半　犀角屑　龙齿捣研　茯神去木　沉香各半两　人参

去芦　　酸枣仁　　柏子仁各一两　　熟干地黄　　当归各一两半。去芦

右为细末，炼蜜和丸如梧桐子大，朱砂为衣。每服四五十丸，金银薄荷汤下，日午、夜卧服。

石斛丸　治风虚劳气，四肢羸弱，心神虚烦，食饮无味，肢节多疼，腰脚无力，夜多盗汗，小便赤黄。

石斛　　牛膝酒浸　　桂心　　杜仲去粗皮，剉，炒去丝　　续断　　白茯苓去皮　　菟丝子酒浸　　枸杞子　　五味子　　山茱萸肉　　黄耆去芦　　防风去芦　　远志去心　　肉苁蓉酒浸　　人参去芦　　天门冬各一两，去心　　熟干地黄二两

右为细末，炼蜜和捣二三百下，丸如梧桐子大。每服三十丸，食前温酒送下。

乌荆丸　治诸风虚冷疼痛，久服多效。

川乌头一两，炮，去皮、脐　　荆芥穗二两　　地骨皮二两半

右为细末，酒糊为丸如小豆大。每服十五丸，温酒送下，不拘时候，日进二服。

虎骨丸　治一切风虚，遍身疼痛。

虎骨二两，醋炙　　川乌头炮，去皮、脐　　牛膝酒浸　　白术去芦　　熟地黄　　石南　　桂心各一两　　黄耆去芦　　枳壳麸炒，去瓤　　防风去芦　　羌活去芦　　酸枣仁　　当归去芦　　蔓荆子各七钱

右为细末，炼蜜为丸如梧桐子大。每服二十丸，空心温酒送下，日进二服。

小灵脂丸　治一切风虚冷湿，肢体疼痛，麻痹不仁，不能行履。

五灵脂炒　　川乌头各二两。炮，去皮、脐　　防风一两，去芦

右为细末，酒糊为丸如梧桐子大。每服七丸，空心温酒送下，日进二服。

左经丸　治风虚脐腹久冷，腰腿筋骨疼痛麻木，行步艰难。

川乌头炮，去皮、脐　　木鳖子去壳并油，另研　　白胶香另研　　五灵脂　　当归各七钱　　斑猫三个，醋煮，去头、足、翅

右为细末，酒糊为丸如弹子大。每服一丸，食前煎生姜汤化服。忌

食热物。小儿一丸分作四服。

趁痛丹 治风虚脐腹久冷，腰脐麻痹疼痛，举动少力。

天仙子酒浸，炒　牛膝酒浸　木鳖子去油　当归去芦　黑狗脊　萆薢炒　川乌炮，去皮、脐　地龙各半两。去土

右为细末，酒糊为丸如梧桐子大。每服十丸，加至十五丸，空心温酒送下，日进二服。忌食热物。

地龙丹 治风虚筋骨疼痛，四肢少力，脚气沉重。

地龙去土　虎骨酥炙　川乌各半两。炮，去皮、脐

右为细末，糯米粥和丸如梧桐子大。每服五七丸，空心温酒加减服之。忌食热物。日进二服，大有神效。

忘杖丸 治风虚身体疼痛，手足瘴麻。

川乌炮，去皮、脐　干木瓜　牛膝酒浸　肉苁蓉酒浸　茴香各三两　天仙子　天麻　地龙各二两。去土　苍术三两　干姜炮，七钱　乳香半两。另研

右为细末，酒糊为丸如小豆大。每服二十丸，食前温酒送下。妇人，当归酒下。日进二服。久服，补丹田，益气力，去湿痹。

小化风丹 治新旧风虚，身体疼痛，麻木不仁。常服，壮筋骨，补五脏。

防风二两，去芦　羌活去芦　麻黄去节　官桂　川乌头炮，去皮、脐　藁本茸去芦　川芎　赤茯苓去皮　白附子炮　皂角烧存性　白芷　甘草炙　全蝎各一两。炒

右为细末，水浸蒸饼和丸如弹子大。每服一丸，温酒化下，不拘时候，日进二服。

应痛丸 治一切虚风，四肢麻痹疼痛，行步艰难。

威灵仙　草乌头生　防风去芦　木鳖子去壳　地龙去土　五灵脂各半两。炒

右为细末，酒糊和丸如小豆大。每服十丸，食前温酒送下。忌食热物一日。

天南星丸 治风虚，手足瘴麻。

天南星_{姜制} 乌蛇肉 赤茯苓_{去芦} 天麻_{各一两} 白附子_炮 朱砂_{另研，水飞} 白僵蚕_{各半两。炒} 全蝎_{二钱半，炒} 羌活_{七钱半}

右为细末，入朱砂末，都研匀，炼蜜和捣二三百杵，丸如梧桐子大。每服二三十丸，空心温酒送下。忌食羊血、鸡、猪等肉。

乌蛇丸 治风虚，身体瘴麻。

乌蛇肉 白花蛇_{各二两，酒浸} 防风_{去芦} 细辛_{去苗} 独活_{去芦} 天麻 肉桂 枳壳_{麸炒，去穰} 苦参_{各一两}

右为细末，炼蜜为丸如梧桐子大。每服三四十丸，空心温酒送下，日进二服。

贴脖脐火粒膏 以代灸之。_{李氏珍藏方，亦名代灸膏。脖，蒲骨切。}

附子_{炮，去皮、脐} 木香 吴茱萸 官桂 马蔺花 蛇床子_{各等分}

右为细末。每用一两，白面一钱，水调厚纸上，贴气海、石门上下三寸，以衣包裹系之。至一昼夜，如灸百壮。

杏酥 主风虚，除百病。

杏仁一石，捣烂，以好酒二石，研，滤取汁，一石五斗。入白蜜一斗五升，搅匀，封于新瓮中，勿泄气。三十日，看酒上如酥出，即掠取瓷器中贮之。取其酒渣，团如梨大，置净屋中，作格子安[1]，悬干。每日空心嚼服一枚，温前酒送下，其酒任意饮之。

《千金方》治一切风虚 常患[2]头痛如破者。

杏仁五斤，汤去皮、尖。水九升，研烂粥，慢火煎令如烂腐，起掠取之。每于食前不以多少和羹粥、酒内服之。服至七日后，大汗出。忌动风冷，猪、鱼、鸡、蒜、大酢。服一剂后，诸风减差。春夏恐醋，少作服之，秋九月后造之。此法神妙，可深秘之。

巴戟天酒 治风虚羸弱，阳道不举，五劳七伤，百病不能食，下

---

[1] 格子安：原作"络子盛"，据《证类本草》卷23"杏核人"条引《图经》"杏酥法"改。

[2] 患：原作"恶"，据《外台秘要》卷14"一切风虚方"改。今本《千金要方》《千金翼方》均无此方。

气,进食添力。

巴戟天酒浸,去心　牛膝各三斤。酒浸　枸杞根白皮　麦门冬去心　地黄　防风各二斤,去芦

右六味并生用。如无生者,只用干之亦得。咬咀,以酒一石四斗浸七日,去渣温服。常令酒气相续,勿至醉吐。忌生冷、猪、鱼、油、蒜。春七日,秋冬二七日,夏勿服。如患冷者,加干姜、桂心各一两;好忘,加远志一两;大虚劳,加五味子、苁蓉各一两;阴下湿,加五加皮一两。有石斛,加一斤佳。虚劳,更加黄耆一斤。如常服,加甘草十两佳。每加一斤药,则加酒七升。此酒每年入九月中旬即合,入十月上旬即服,诸药以此酒下之大妙。渣晒干为末,以此酒调服二三钱,日进三服。

肾脏风虚耳鸣方六道

论一首

论曰:夫足少阴肾之经者,是阴脉之所聚也。其气上通于耳。耳者,肾之窍。若经脉虚损,气血不足,为风邪所乘,入于耳脉,则正气否塞,不能宣通,邪正相击,故令两耳虚鸣也。

石菖蒲散　治肾脏风虚,耳中时鸣,或如风雨声。

石菖蒲　附子炮,去皮、脐　桂心　熟干地黄　沉香各一两　杜仲剉,炒去丝　远志去心　防风去芦　人参去芦　山茱萸　天麻　石斛　黄耆各七钱半　磁石二两,捣碎,水淘去赤汁,以绵包之

右为咬咀。每服五钱,水一大盏,入磁石包子同煎至七分。去渣,食前温服。

肾沥汤　治肾脏风虚,两耳常鸣,并宜服之。

磁石二两,同前法　巴戟去心　附子炮,去皮、脐　肉桂　熟地黄各一两　沉香　石斛　人参去芦　白茯苓去皮　黄耆去芦　五味子　泽泻　防风去

芦　桑螵蛸各半两　山茱萸肉　牛膝各七钱半。酒浸

右为咬咀。每服五钱，水一大盏，用羊腰子一个，切去脂膜，入生姜二钱，每用磁石包子同煎至七分。去渣，空心及晚食前温服。

肾沥汤　治肾脏风虚，两耳常鸣。

磁石二两，同前法　附子一两，炮，去皮、脐　桂心　人参去芦　熟地黄　山茱萸各七钱　肉苁蓉二两，酒浸

右为咬咀。每服五钱，水一大盏，用羊腰子一个，切去脂膜，入生姜二钱，薤白三茎，每用磁石包子同煎至七分。去渣，空心及晚食前温服。

肾沥汤　治肾脏风虚耳鸣，四肢羸瘦，小便滑数，夜卧多寒，吃食减少。

磁石二两，制同前法　肉苁蓉　附子炮，去皮、脐　熟地黄　桑螵蛸各一两。炒　白龙骨　人参去芦　黄耆去芦　桂心　石南叶　五味子　白茯苓各七钱半。去皮

右为咬咀。每服五钱，水一大盏，用羊腰子一个，切去脂膜，生姜三钱，枣三枚，每用磁石包子，同煎至七分。去渣，空心及晚食前温服。

肉苁蓉丸　治肾脏风虚，耳内常鸣。

肉苁蓉酒浸　鹿角胶各二两　菟丝子别研为末，酒浸　黄耆去芦　巴戟酒浸，去心　五味子　熟地黄　附子炮，去皮、脐　石菖蒲　山茱萸　牛膝酒浸　泽泻　干姜半两，炮　防风七钱半，去芦

右为细末，炼蜜和捣三五百下，丸如梧桐子大。每服三五十丸，空心温酒送下，晚食前再服。

桑螵蛸丸　治肾脏风虚耳鸣，腰脊强直，小便滑数。

桑螵蛸　石菖蒲　山茱萸肉　续断　五味子各七钱半　肉苁蓉酒浸　附子炮，去皮、脐　草薢酒浸　沉香　茴香各一两。炒　磁石二两，制同前法

右为细末，炼蜜和捣二三百下，丸如梧桐子大。每服三十五丸，空心及晚食前以温酒送下，日进二服。

风虚劳偏枯方四道

论一首

论曰：夫风虚劳偏枯者，由劳损之人肌体虚弱，外伤风邪，风邪乘虚客于半身，留在肌肤，未即发作。或因饮水未消散，即于肾风水相搏，乘虚偏发，风邪留止，血气不行，故半身手足枯细，为偏枯也。

附子散 治风虚劳偏枯，肌体虚弱，气血不行，半身手足枯细，肢节无力，食少羸瘦。

附子炮，去皮、脐　芎䓖　石斛　独活去芦　牛膝酒浸　熟干地黄　当归各一两。去芦　枳壳麸炒，去穰　丹参去芦　防风去芦　白术去芦　黄耆去芦　木香　五加皮各七钱半

右为㕮咀。每服五钱，水一中盏，入生姜五片，煎至七分。去渣，空腹及食前温服。

石斛散 治风虚劳偏枯，手足不遂，筋脉拘急，骨节酸痛。

石斛　麻黄去节　丹参去芦　牛膝酒浸　侧子各一两　桂心　沉香　当归去芦　羌活去芦　枳壳麸炒，去穰　萆薢各七钱半　续断半两

右为㕮咀。每服六钱，水二盏，生姜五片，煎至一盏半。去渣，食前温服，日进二服。

萆薢丸 治风虚劳偏枯，手脚无力，肌肤消瘦，行履不得。

萆薢酒浸　石斛　五加皮　防风　桂心　柏子仁　天雄炮，去皮、脐　仙灵脾　酸枣仁　山茱萸　菟丝子酒浸，另为末　巴戟去心　钟乳粉各一两　鹿茸酥炙，另入药　牛膝各一两半。酒浸

右为细末，却入钟乳粉、鹿茸研令匀，炼蜜和捣三五百下，丸如梧桐子大。每服三十丸，空心及晚食前以温酒送下。

熟干地黄丸 治风虚劳偏枯，气血不足，肢节无力。

熟干地黄二两　桂心一两半　川椒半两　干漆炒烟尽　萆薢酒浸　防风

去芦　附子炮，去皮、脐　川乌炮，去皮、脐　牛膝各一两。酒浸

右为细末，炼蜜和捣三五百下，丸如梧桐子大。每服三十丸，空心及晚食前以温酒送下，日进二服。

风虚劳痿痹不遂方五道

论一首

论曰：夫风、寒、湿三气合为痹病。在于阴则其人筋骨痿枯，身体多痛，此为痿痹之病。皆愁思所致，忧虑之为。诊其脉尺中虚小者，是膝寒痿痹也。

石斛散　治风虚劳痿痹，四肢不收，不能俯仰，两肩中疼痛，身重筋急，肢体疼痛。此皆因饮酒当风，露卧湿地，寒从下入肾脏，皆虚寒，邪使入于阴，阴囊下湿，阳气消弱，令人不乐，恍惚忧悲，并宜服之。

石斛　牛膝各一两。酒浸　附子炮，去皮、脐　杜仲去粗皮，剉，炒去丝　松脂另研　草薢酒浸　巴戟酒浸，去心　菟丝子酒浸，另为末　云母粉　鹿茸各一两。酥炙　柏子仁　石龙芮　泽泻　赤芍药　防风去芦　山茱萸肉　细辛去苗　桂心各半两

右为细末。每服二钱，食前以温酒调下。忌生冷、油腻、牛肉。

桑寄生散　治风虚劳痿痹，肢节疼重，或偏枯，或腰痛挛急。

桑寄生　熟干地黄　杜仲去粗皮，炒去丝　牛膝酒浸　附子炮，去皮、脐　白茯苓去皮　桂心　甘草炙　白芍药　独活去芦　秦艽去芦　芎䓖　人参去芦　当归去芦　防风去芦　羚羊角屑各七钱半　细辛半两

右为㕮咀。每服五钱，酒水各一盏半，煎至六分。去渣，食前温服。

菴䕡子散　治风虚劳痿痹，少气筋挛，关节疼痛，难以屈伸，不能行履，精衰目瞑，阳气羸弱，腹中不调。此由肾虚所致，并宜服之。

菴䕡子　酸枣仁　薏苡仁　秦椒　大豆卷　阿胶　甘菊花　车前子　蔓荆子　冬瓜子_{各半两}

右为细末。每服二钱，食前温酒调下。

白茯苓丸　治风虚劳痿痹，手足厥冷，精气虚乏，骨节疼痛，头眩吐逆，腰脊强直。服之，令人体骨滋润，肌肤光泽。

白茯苓_{去皮}　天雄_{炮，去皮、脐}　黄耆_{去芦}　薯蓣　肉苁蓉_{酒浸}　巴戟_{去心}　桂心　菟丝子_{酒浸，另为末}　杜仲_{去粗皮，剉，炒去丝}　山茱萸肉　熟地黄　附子_{炮，去皮、脐}　人参_{去芦}　牡蛎_{各一两}　石长生　泽泻　羌活_{去芦}　当归_{各七钱半，去芦}　牡荆子　防风_{去芦}　甘草_{各半两，炙}　石斛　天门冬_{各一两半，去心}

右为细末，炼蜜和丸如梧桐子大。每服三十丸，食前温酒送下。

石斛丸　治风虚劳痿痹，四肢挛急，肌体枯瘦。

石斛　牛膝_{酒浸}　肉苁蓉_{酒浸}　附子_{各一两，炮，去皮、脐}　熟干地黄　秦艽_{去芦}　桂心　白茯苓_{各七钱半，去皮}　五味子　泽泻　防风_{去芦}　芎䓖　独活_{去芦}　人参_{去芦}　甘草_炙　细辛_{去苗}　黄耆_{去芦}　石龙芮　白芍药_{各半两}　麦门冬_{一两半，去心}

右为细末，炼蜜和捣三五百下，丸如梧桐子大。每服三十丸，食前温酒送下。忌生冷、猪、鸡、牛、马等肉。

风虚劳筋脉拘挛_{方四道}

论一首

论曰：夫肝藏血而主于筋。今虚劳损血，则不能荣养于筋，致使筋气极虚，又为寒邪所侵，故筋拘挛也。

防风散　治风虚劳筋脉拘挛，腰膝疼痛。

防风_{去芦}　五加皮　萆薢_{酒浸}　薏苡仁　海桐皮　桂心　枳壳_{麸炒，去瓤}　赤芍药　熟干地黄　黄耆_{去芦}　杜仲_{剉，炒去丝}　牛膝_{各一两。酒浸}

续断　鼠粘子　羚羊角屑各七钱半

右为细末。每服二钱，温酒调下，日三四服。忌生冷、油腻、毒滑、鱼肉。

麦门冬散　治风虚劳筋脉拘挛，四肢疼痛，心神烦热，不得睡卧。

麦门冬去心　茯神去芦　柴胡去芦　白术去芦　黄耆各一两，去芦　防风去芦　赤芍药　枳壳麸炒，去穰　芎䓖　酸枣仁　羚羊角屑各七钱半　甘草半两，炙

右为㕮咀。每服五钱，水一中盏，生姜五片，煎至七分。去渣温服，不拘时候。

防风丸　治风虚劳冒闷，筋脉拘挛，皮肤不仁。

防风去芦　酸枣仁　附子炮，去皮、脐　汉防己去皮　独活去芦　秦艽去芦　芎䓖　藁本去芦　熟干地黄　大麻仁各一两　牡丹皮　甘菊花　五加皮各一两半　薏苡仁二两　蔓荆子　槟榔　晚蚕沙各半两

右为细末，炼蜜和捣三五百下，丸如梧桐子大。每服三十丸，温酒送下，日三四服。忌生冷、黏滑。

黄耆丸　治风虚劳，四肢羸瘦，心神虚烦，筋脉拘挛疼痛，少得睡卧。

黄耆去芦　人参去芦　熟干地黄　白茯苓去皮　薏苡仁　山茱萸各一两　酸枣仁　羌活去芦　当归去芦　桂心　枸杞子　羚羊角屑各七钱半　防风去芦　远志各半两，去心

右为细末，炼蜜和捣三二百下，丸如梧桐子大。每服三十丸，温酒送下，不拘时候。

风虚劳腰脚疼痛方四道

论一首

论曰：夫风虚劳腰脚疼痛者，由肾气不足，受于风邪之所为也。劳

伤则肾虚，虚则受于风冷，邪气与真气交争，故腰脚疼痛也。

巴戟散 治风虚劳腰脚疼痛，行立不得。

巴戟酒浸，去心 桂心 当归去芦 羌活各七钱半。去芦 五加皮 萆薢 牛膝酒浸 石斛 防风去芦 白茯苓去皮 附子各一两。炮，去皮 甘草半两，炙

右为咬咀。每服五钱，水一大盏，煎至七分。去渣，食前温服。

鹿角胶丸 治风虚劳，腰脚疼痛，不能行步。

鹿角胶一两半 附子二两，炮，去皮、脐 桂心 杜仲去粗皮，剉，炒去丝 山茱萸 菟丝子酒浸，另为末 熟干地黄 肉苁蓉酒浸 五味子 巴戟酒浸，去心 牛膝各一两。酒浸 干姜半两，炮

右为细末，炼蜜和捣三五百下，丸如梧桐子大。每服三十丸，食前温酒送下。

天雄丸 治风虚劳羸损，腰脚疼痛，不能行履。

天雄炮，去皮、脐 山茱萸肉 牛膝酒浸 桂心 柏子仁 酸枣仁各一两

右为细末，炼蜜和捣三二百下，丸如梧桐子大。每服三十丸，食前温酒送下。

山茱萸散 治虚劳，下焦风冷，腰脚疼痛无力。

山茱萸肉 牛膝酒浸 桂心各一两

右为细末。每服二钱，食前温酒调下，日进二服。

风虚劳膝冷方四道

论一首

论曰：夫风虚劳膝冷者，此由肾气弱，骨髓虚，为风冷所搏故也。肾居下焦，主于腰脚，其气荣润骨髓。今肾元既虚，受于风寒，故令膝冷也。

川椒丸　治风虚劳膝冷，阴痿，四肢羸弱。

川椒炒　续断　附子炮，去皮、脐　蛇床子　肉苁蓉酒浸　山茱萸肉各一两　桂心　远志去心　防风各七钱半。去芦　牛膝一两半，酒浸　菟丝子酒浸，另为末　鹿茸各二两。酥炙

右为细末，研匀，炼蜜和捣三二百下，丸如梧桐子大。每服三十丸，食前温酒送下。

鹿茸丸　治风虚劳膝冷，补益气力。

鹿茸三两，酥炙　牛膝酒浸　杜仲各一两半，炒去丝　附子炮，去皮、脐　桂心　石斛　萆薢酒浸　蛇床子　补骨脂炒　熟干地黄　肉苁蓉酒浸　山茱萸各一两。去核　远志去心　防风各七钱半。去芦

右为细末，炼蜜和捣五七百下，丸如梧桐子大。每服三十丸，食前温酒送下。

附子苁蓉丸　治风虚劳膝冷。

附子二两，每日早以新汲水浸一日，一度换水，浸经七日，去黑皮，薄切，曝干，为末　肉苁蓉酒浸一宿　石斛　补骨脂各一两。微炒

右为细末，炼蜜和捣千余下，丸如梧桐子大。每服二十丸，食前温酒送下。

钟乳丸　治风虚劳衰弱，绝阳阴痿，膝冷。

钟乳粉二两，研　菟丝子三两，酒浸为末　石斛　肉苁蓉各一两。酒浸　蛇床子　桂心各七钱半

右为细末，炼蜜和捣三五百下，丸如梧桐子大。每服三十丸，食前温酒送下。

五痿方八道

《素问·痿论篇》引证

黄帝问曰：五脏使人痿，何也？痿，谓痿弱无力以运动。岐伯对曰：肺

主身之皮毛，心主身之血脉，肝主身之筋膜，新校正按：全元起云，膜者，人皮下肉上筋膜也。脾主身之肌肉，肾主身之骨髓。所主不同，痿生亦各归其所主。

○肺热叶焦，则皮毛虚弱，急薄著，则生痿躄。痿，于危切；躄，必亦切。躄，谓挛躄，足不得伸以行也。肺热则肾受热气故尔。肺者，脏之长，为心之盖也。位高而叶布于胸中，是故为脏之长，心之盖也。有所失亡，所求不得，则发肺鸣鸣，则肺热叶焦。志若不畅，气郁故也。肺藏气，气郁不利，故喘息有声，而肺热叶焦也。故曰：五脏因肺热叶焦，发为痿躄。肺者，所以行荣卫，治阴阳。故引曰：五脏因肺热而发为痿躄也。又曰：肺热者，色白而毛败。

○心气热，则下脉厥而上，上则下脉虚，虚则生脉痿，枢折挈，胫纵而不任地。心热盛则火独光，火独光则内炎上。肾之脉常下行，今火盛而上炎用事，故肾脉亦随火炎烁而逆上行也。阴气厥逆，火复内燔，阴上隔阳，下不守位，心气通脉，故生脉痿。肾气主足，故膝腕枢纽如折，去而不相提挈，胫筋纵缓，而不能任用于地。悲哀太甚则胞络绝，胞络绝则阳气内动，发则心下崩，数溲血也。悲则心系急，肺布叶举而上焦不通，荣卫不散，热气在中，故胞络绝而阳气内鼓动，发则心下崩，数溲血也。心下崩，谓心包内崩而下血也。溲，谓溺也。故《本病》曰：大经空虚，发为肌痹，传为脉痿。本病，古经论篇名也。大经，谓大经脉也。以心崩溲血，故大经空虚。脉空则热内薄，卫气盛，荣气微，故发为肌痹也。先见肌痹，后渐脉痿，故曰传为脉痿也。又曰：心热者，色赤而络脉溢。

○肝气热，则胆泄口苦，筋膜干，筋膜干则筋急而挛，发为筋痿。胆约肝叶而汁味至苦，故肝热则胆液渗泄，胆病则口苦。今胆汁渗泄，故口苦也。肝上筋膜，故热则筋干而挛急，发为筋痿也。《八十一难》曰：胆在肝短叶间下。思想无穷，所愿不得，意淫于外，入房太甚，宗筋弛纵，发为筋痿，及为白淫。思想所愿为祈欲也。施写劳损，故为筋痿及白淫也。白淫，谓白物淫衍如精之状，男子因溲而下，女子阴器中绵绵而下也。故《下经》曰：筋痿者，生于肝，使内也。《下经》，古经论篇名也。使内，谓劳役，阴力费竭精气也。又曰：肝热者，色苍而爪枯。

○脾气热，则胃干而渴，肌肉不仁，发为肉痿。脾与胃以膜相连，脾气热则胃液渗润，故干而渴也。脾主肌肉，今热薄于肉，故肌肉不仁而发为肉痿。**有渐于湿，以水为事。若有所留，居处相湿，肌肉濡渍，痹而不仁，发为肉痿。**业推迎湿，居处泽下，皆水为事也。平者，久而犹殆，感之者尤甚。肉属于脾，脾气恶湿，湿著于内，则卫气不荣，故肉为痿也。故《下经》曰：肉痿者，得之湿地也。《阴阳应象大论》曰：地之湿气，感则害于皮肉筋脉。此之谓也。又曰：**脾热者，色黄而肉蠕动。**

〇**肾气热，则腰脊不举，骨枯而髓减，发为骨痿。**腰为肾府。人肾脉上股，内贯脊属肾，故肾气热则腰脊不举也。肾主骨髓，故热则骨枯而髓减，发则为骨痿。**有所远行劳倦，逢大热而渴，渴则阳气内伐，内伐则热舍于肾。肾者，水藏也。今水不胜火，则骨枯而髓虚，故足不任身，发为骨痿。**阳气内伐，谓伐腹中之阴气也。水不胜火，以热舍于肾中也。故《下经》曰：骨痿者，生于大热也。肾性恶燥，热反居中，热薄骨干，故骨痿无力也。又曰：**肾热者，黑而齿槁。**

论一首

论曰：夫人身之有皮毛、血脉、筋膜、肌肉、骨髓以成形，内则有肝、心、脾、肺、肾以主之。若随情妄用，喜怒不节，荣卫兼伤，致内藏精血虚耗，荣卫失度，发为寒热，使皮血、筋骨、肌肉痿弱，无力以运动，故致痿躄，状与柔风、脚弱皆相类，以脉证并所因别之，不可混滥。柔风、脚气皆外所因，痿躄则属内脏气不足之所为也，审之。凡治痿法，当养阳明与冲脉。阳明主胃，乃五脏六腑之海，主润诸筋、束骨以利机关。冲脉者，诸经之海，主渗灌溪谷，与阳明合养于诸筋，会于气街，属于带脉，络于督脉。故阳明虚则诸筋纵，带脉不引，故足痿不用也。治之，各补其荣而通其腧，调其虚实，和其逆顺，至筋脉骨肉各得其旺时，病乃除矣。

藿香养胃汤 治胃虚不食，四肢痿弱，行立不能，皆由阳明虚，诸筋无所养，遂成痿躄。

藿香　白术去芦　白茯苓去皮　神曲炒　半夏曲　乌药　缩砂仁

薏苡仁　人参各半两。去芦　荜澄茄　甘草炙。各三两半

右为㕮咀。每服五钱，水一盏半，生姜五片，枣二枚，同煎至一盏，去渣，不拘时候服。

芎桂散　治四肢疼痛软弱，行履不便。

川乌头二两，切作片，水浸一宿，切作块子，更以米泔浸一宿，不洗，日干，麸炒，微赤为度　川芎一两半　桂心一两　甘草炙　干姜炮。各二钱半

右为细末。每服二钱，温盐酒调下，日三服。

加味四斤丸　治肾脏肝虚，热淫于内，致筋骨痿弱，不自胜持，起居须人[1]，足不能踏地，惊恐战掉，潮热时作，饮食无味，肢体无力，诸虚不足，并宜服之。

肉苁蓉酒浸　牛膝酒浸　天麻　干木瓜　鹿茸酥炙　熟地黄　菟丝子酒浸，取末　五味子各二钱半

右为细末，炼蜜丸如梧桐子大。每服五十丸，温酒米汤食前下。○一方不用五味子，有杜仲。

麋角丸　治五痿，皮缓毛瘁，血脉枯槁，肌肉薄著，筋骨羸弱，饮食不进，阳事不兴，四肢无力，爪枯发落，眼涩唇燥，不能支持，并宜服之。

麋角镑，一斤，酒浸一宿　熟地黄四两　大附子一两半，生用

右用大麦米二升，以一半甑底，一半铺上，以二布巾隔覆，炊一日取出。药与麦别焙干为末，以浸药酒添清酒，煮麦粉为糊，和捣二三千下，丸如梧桐子大。每服五十丸，食前温酒、米汤送下。

王启玄传玄珠先生耘苗丹三方序　曰：张长沙戒人妄服燥热之药，谓药势偏有所助，胜克流变则真病生焉，犹悯苗不长而揠之者也。若禀气受血不强，合服此而不服，反忽略之，是不耘苗者也。

上丹　养五脏，补不足，秘固真元，均调二气，和畅荣卫，保神守中。久服轻身，耐老健力，能食明目，降心火，益肾水，益精气。男子

---

[1]须人：原脱，据《世医得效方》卷8《五痿》"加味四斤丸"补。

绝阳事无嗣[1]，女子绝阴乃不能妊，以至腰膝重痛，筋骨衰败，面色黧黑，神志昏愦，寤寐恍惚，烦劳多倦，余沥梦遗，膀胱邪热，五劳七伤，肌肉羸瘦，上热下冷。服之半月，阴阳自和，肌肉光润，悦泽容色，开心意，安魂魄，消饮食，养胃气。

五味子_{四两} 百部_{酒浸一[2]宿，焙} 菟丝子_{酒浸} 肉苁蓉_{酒浸} 杜仲_{剉，炒去丝} 巴戟_{酒浸，去心} 远志_{去心} 枸杞子 防风_{去芦} 白茯苓_{去皮} 蛇床子 柏子仁 山药_{各二两}

右为细末，炼蜜和丸如梧桐子大。每服五十丸，食前温酒盐汤任下。○春煎干枣汤。○夏加五味子_{四两}。○四季月加苁蓉_{六两}。○秋加枸杞子_{六两}。○冬加远志_{六两}。食后兼服卫生汤。

卫生汤 补虚劳，强五脏，除虚烦，养真气，退邪热，顺血脉，安和神志，润泽容色。常服，通畅血脉，不生痈疡，养胃益津，自汗盗汗，并宜服之。

当归_{去芦} 白芍药_{各四两} 黄耆_{八两，剉} 甘草_{炙，一两}

右为㕮咀。每服五钱，水一盏半，煎至七分。去渣，不拘时候。年老，加酒半盏煎。

中丹 补百损，体劣少气，善惊昏愦，上焦客热，中脘冷痰，不能多食，心腹痞满，脾胃气衰，精血妄行。

黄耆_{去芦} 白芍药 当归_{各四两。去芦} 白茯苓_{去皮} 人参_{去芦} 桂心_{各二两} 川椒_{一两，炒} 大附子_{炮，去皮、脐} 黄芩_{各一两} 为末，姜汁和作饼

右为细末，粟米饮搜和捣千余下，丸如梧桐子大。每服五十丸，温酒送下，食前服。

小丹 补劳益血，去风冷，百病诸虚不足，老人精枯神耗，女子绝伤断产。久服，益寿延年，安神志，定魂魄，滋气血脉络，开益智慧，释散风湿，耳目聪明，筋力强壮，肌肤悦泽，添精补髓，活血注颜。

---

[1] 事无嗣：南宋《黎居士易简方》卷4"上丹"作"庶事不堪"。
[2] 一：原脱，南宋《黎居士易简方》卷4"上丹"作"一夕"，据补。

熟地黄　肉苁蓉各六两。酒浸　五味子　菟丝子各五两。酒浸　柏子仁　天门冬去心　蛇床子炒　覆盆子　巴戟酒浸，去心　石斛各三两　续断　泽泻　人参去芦　山药　远志炒，去心　山茱萸肉　菖蒲　桂心　白茯苓　杜仲炒去丝。各二两　天雄炮，去皮、脐，一两

右为细末，炼蜜和丸如梧桐子大。每服三十丸，食前温酒送下，加至五十丸。忌五辛、生葱、芜荑、饧、鲤。虚人加地黄。〇多忘，加远志、茯苓。〇少气神虚，加覆盆子。〇欲光泽，加柏子仁。〇风虚，加天雄。〇虚寒，加桂心。〇小便赤浊，加白茯苓，一倍泽泻。〇吐逆，加人参。

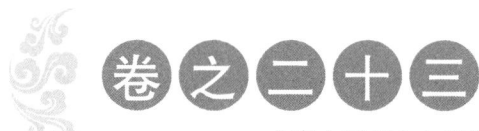

北京太医赵大中编修　覃怀儒医赵子中传习
大元国特赐皇极道院虚白处士赵素才卿补阙

风湿腰痛方一十四道

巢氏《病源论》

巢氏《病源》云：夫风湿腰痛者，由劳伤肾气，经络既虚，或因卧湿当风，而风湿乘虚搏于肾，肾经与血气相击而腰痛，故云风湿腰痛也。

论一首

论曰：《素问》云，腰者，肾之腑。转摇不安，肾将惫矣。审如是说，则知腰近于肾。多因嗜欲过度，劳伤肾经，肾脏既虚，喜怒忧思、风寒湿毒得以伤之，遂致腰痛。大抵腰痛之脉，脉皆沉弦。沉弦而浮者，风腰痛；沉弦而濡细者，湿腰痛也。

独活寄生汤　治风伤肾经，腰痛如折。盖由肾气虚弱，卧冷湿地，当风所得，久而不治，流入脚膝，为偏枯冷痹缓弱之患。或腰痛挛，脚重痹，急宜服此。

独活三两，去芦　桑寄生《古今录验》用续断　杜仲剉，炒去丝　细辛去苗　牛膝酒浸　秦艽去芦　茯苓白者，去皮　白芍药　桂心不见火　芎劳　防风去芦　甘草炙　人参去芦　熟干地黄　当归各二两。去芦

右为吹咀。每服五七钱，水二盏，煎至一盏半，去渣，空腹服。气虚下利，除地黄。并治新产腹痛，不得转动，及腰腿挛痛，痹弱不得屈伸。此汤最除风消血。○《肘后方》有附子一枚，无寄生、甘草、当

归。近人将治历节风，并脚气流注，甚效。

独活散 治肾脏风湿，腰痛连腿膝，顽痹，不能运动。

独活去芦　茯神去木　酸枣仁　附子各一两，炮，去皮、脐　黄耆去芦　芎䓖　当归去芦　白鲜皮　羚羊角屑各半两　防风去芦　桂心各七钱半

右为㕮咀。每服四钱，以水一中盏，煎至七分。去渣，食前稍热服。

萆薢散 治风湿腰疼，冷痹不仁，腿膝酸麻，足胫浮肿。

萆薢二两　防风去芦　羌活去芦　附子炮，去皮、脐　杜仲剉，炒去丝　赤芍药　薏苡仁　石斛　牛膝各一两。酒浸　酸枣仁　当归去芦　桂心各七钱半

右为㕮咀。每服二钱，水酒各二盏，煎至一盏，去渣，空心温服。忌食羊血、猪、鱼等肉。

《圣惠方》治风湿痹腰痛 少力。

牛膝酒浸　山茱萸各一两　桂心七钱半

右为细末。每服二钱，食前温酒调下。

椒红丸 治风湿积冷腰痛，行步无力，小便滑数。

川椒五两，炒　附子炮，去皮、脐　厚朴姜制。各二两　磁石一两，醋淬　硫黄另研　白蒺藜　巴戟酒浸，去心　茴香　盐花各二两

右件为细末，以羊腰子三对，尽去筋膜，细研，用好酒三升相和，于银锅内熬成膏。和前药末，捣三五百下，丸如梧桐子大。每服三十丸，空心温酒下，晚食前再进一服。

萆薢丸 治一切风腰疼，彻骨酸痛。此药除风去湿止痛，活血补肾。

萆薢酒浸　破故纸盐炒，不用盐　川续断　川乌炮，去皮、脐　防风去芦　赤芍药　熟地黄　独活去芦　白芷　没药另研　杜仲姜制。各一两，剉，炒去丝　茴香炒　白术各二两。去芦

右为细末，炼蜜为丸如梧桐子大。每服三十丸，空心盐酒送下，加至五十丸。

附牛丸　治风湿腰腿疼痛，行步艰难，卒痛不可忍者。

附子半两，半生半熟用　黑牵牛一两，半生半熟用

右为细末，酒糊和丸如梧桐子大。每服四五十丸，空心温酒送下。

枳壳散　治风气攻注腰痛。

枳壳不以多少　牛膝酒浸　白术去芦　独活各一两

右为细末。每服三钱，温浆水调下，日进二服，夜一服，不拘时候。

乌头散　治风湿腰脚冷痹，疼痛不已。

川乌头七钱半，去皮、脐，生用

右为细末。以酽醋调，涂于绢帛上，敷所患处，以热物不住熨之，须臾痛止。

五加皮酒　治肾脏风湿气腰痛，痛连腿中，及骨髓疼痛。

五加皮　枳壳各二两半，麸炒，去瓤　独活去芦　干姜炮　乌喙炮　石南叶各一两半　丹参去芦　防风去芦　白术去芦　地骨皮　芎䓖　猪椒根　枸杞子　秦艽各二两，去芦　熟干地黄　牛膝各七钱半，酒浸　虎胫骨五两，酥炙

右为㕮咀，用生绢袋盛，以清酒二斗浸之，密封七日。开，每服食前一中盏服之。

牛膝酒　治风邪伤肾攻刺，腰痛不可忍者。

牛膝酒浸　川芎　羌活去芦　地骨皮　五加皮　薏苡仁各一两　甘草炙　生地黄五两　海桐皮二两

右为㕮咀，用帛裹，入无灰酒二斗浸。冬二七日，夏月分数服，旋浸三五宿。每服一盏，日三四盏，长令温气不绝为佳。○一方，入杜仲一两。

石斛酒　治风湿腰痛，通利关节，坚筋骨，令强健悦泽。

石斛　丹参　生干地黄　杜仲各半斤。去粗皮，剉　牛膝一斤

右为㕮咀，用生绢袋盛，以好酒三斗，瓷瓶中盛，密封浸七日。每服一盏，食前，日服三五盏服之。

黑豆浸酒 治风湿腰痛牵引，流入腿膝，元气衰虚。

黑豆　熟干地黄　牛膝各三两　杜仲炙，剉　石斛　侧子剉　茵芋　白茯苓各二两。去皮　枸杞子　羌活去芦　当归去芦　桂心　五加皮　酸枣仁各一两。炒　仙灵脾　防风去芦　芎䓖　白术各七钱半　川椒一两半，炒

右件药并细剉，用生绢袋盛，以酒二斗浸，密封。经七日后开，每于食前温一中盏服之。

治风湿腰痛熨方[1]　治风湿腰痛、转动不得必效方。

蒴藋叶火燎过，厚铺床上，承热卧于上，冷易之。冬月取根舂碎，醋熬令热，以帛裹熨痛处，亦效。

五种腰痛 方一十二道

巢氏《病源论》

巢氏《病源》云：凡腰痛有五。一曰少阴。少阴，肾也。十月，万物阳气皆衰，是以腰痛。二曰风痹。风寒着腰，是以腰痛。三曰肾虚。役用伤肾，是以腰痛。四曰臀腰。坠堕伤腰，是以腰痛。五曰取寒眠地，为地气所伤，是以腰痛不止，引牵腰脊皆痛也。

论一首

论曰：夫肾主于腰。若肾虚损而为风冷乘之，故腰痛也。又邪客于足太阳之络，令人腰痛引小腹，不可俛仰。诊其尺脉沉者，主腰背痛。寸口脉弱，腰背痛。尺寸俱浮，此为督脉腰痛也。

针灸腰痛法　针承山，得气泻之立愈。或连胯疼，于风市、足三里兼泻之。

又委中，主腰侠脊沉沉然。凡腰痛，于此穴中刺出血泻之，立愈。

---

[1] 治风湿腰痛熨方：原脱，据目录补。

腰痛不能动，止令患人正立，用竹一截捶地，度至脐以度背脊，灸随年壮，良。灸讫藏竹，勿令人得知。

腰痛，灸脚踝横文中白肉际一炷，良。

桑寄生散 治五种腰痛，及脚弱不能行履。

桑寄生　桂心　杜仲去粗皮，剉，炒去丝　海桐皮各一两　独活二两，去芦　附子一两半，炮，去皮　当归去芦　狗脊去毛　赤芍药　芎䓖　石斛　牛膝各七钱半。酒浸　羌活去芦　甘草各半两。灸

右为咬咀。每服五钱，水一中盏，煎至七分。去渣，食前温服。

威灵仙丸[1] 治五种腰痛，不能转侧。

威灵仙二两　当归去芦　桂心各一两

右为细末。每服二钱，食前温酒调下。

贴五种腰痛 不止方。

吴茱萸　芸薹子各一两

右为细末。每用三钱，生姜一两，同研令匀，摊在极薄纸上，贴于痛处。

鹿角霜散 治五种腰痛，夜多小便，膀胱宿冷，宜服。

鹿角嫩实，五斤

右件先用水煮三五十沸，后刷洗令净，即以大麻仁研，取浓汁，煮角约一伏时，便软。后又须刷洗锅器，令净。更用真牛乳五升炼，专看如玉色即住。细研如面。每服二三钱，空腹温酒调下，晚食前再服。

杜仲丸 治五种腰痛，肾经虚损，致风冷乘之，故多痛也。

杜仲去粗皮，剉，炒去丝　萆薢各一两。酒浸　羌活去芦　天雄炮，去皮、脐　川椒炒　桂心　川乌头炮，去皮、脐　细辛去苗　五加皮　石斛　当归去芦　槟榔各七钱半　续断二两　干姜炮　芎䓖　防风去芦　秦艽各半两。去芦　五味子五钱

右为细末，炼蜜和捣五七百下，丸如梧桐子大。每服三五十丸，空

---

[1] 威灵仙丸：据方后制服药法，此方当为散剂，非"丸"。

心温酒送下，晚食前再服。

鹿角丸 治五种腰痛，肾脏虚冷，容颜痿黄，形体消瘦，腰痛不可忍，虚乏无力。

鹿角霜 菟丝子_{酒浸。各二两} 远志_{去心} 杜仲_{去粗皮，剉，炒去丝} 天雄_{炮，去皮、脐} 牛膝_{酒浸} 山药_{各一两} 肉苁蓉_{酒浸} 五味子_{各一两半} 熟地黄_{二两}

右为细末，入另研药拌匀，炼蜜和捣丸如梧桐子大。每服五十丸，空心温酒送下。

灵脂丸 治五般腰疼。

五灵脂_炒 狗脊_{各半两。去毛} 黑牵牛_炒 白牵牛_炒 萆薢_{各三钱。酒浸} 胡桃_{五枚，去皮，研膏} 巴豆_{五个，半出油，半微去油，去心} 没药_{五钱}

右为细末，将胡桃膏入醋糊为丸如梧桐子大。每服十五丸。○风腰疼，豆淋无灰酒下。○气腰疼，煨葱白酒下。○败精腰疼，茴香汤下。○失血腰疼，当归酒下；打扑腰疼，苏木酒下。

摩腰丸 治五种腰痛，肾脏久冷。

丁香末 硫黄_{细研} 麝香_{各半两。另研} 腽肭脐末_{二两} 龙脑_{二钱，细研} 芸薹子末_{一两}

右件药末，熬野驼脂和丸如鸡头实大。每用二丸，热炙手，于腰间摩，令热为度，壮益肾气。若摩两脚，渐觉轻健。

桂心丸 治五种腰痛，并冷痹。

桂心 干姜_{各二两。炮} 丹参 续断 牛膝_{酒浸} 杜仲_{各三两。去粗皮[1]，剉，炒去丝}

右为细末，炼蜜和捣三五百下，丸如梧桐子大。每服三四十丸，食前以温酒下。

金刚骨丸 治五种腰痛，轻身，利脚膝。

狗脊_{去毛} 萆薢_{酒浸} 菟丝子_{各二两。酒浸}

---

[1] 皮：原脱，据本书其他方剂杜仲炮制法补。

右为细末，炼蜜和丸如梧桐子大。每服五十丸，空心、食前浸萆薢酒送下。药服经年之后，行及奔马，久立不倦。

杜仲酒 治五种腰疼。

杜仲剉,炒去丝　五加皮　续断　石斛各一两半　川乌头　羌活去芦　萆薢酒浸　天雄炮,去皮、脐　桂心　芎䓖　秦艽去芦　川椒炒　地骨皮　桔梗　细辛各一两　干姜炮　瓜蒌皮根各七钱半　甘草半两　防风二两,去芦

右件㕮咀，用生绢袋盛，用好酒二斗浸，密封，经五宿后开。每日食前，暖一中盏服之。

萆薢浸酒 治五种腰痛连脚膝，筋脉拘急酸疼。

萆薢　牛膝各三两　附子生,去皮、脐　杜仲去粗皮,剉　狗脊　羌活去芦　桂心　桑寄生各二两

右为㕮咀，用生绢袋盛，用酒二斗浸，密封七日后开药。每服一中盏，食前温服，日进二三盏。

肾着腰痛方四道

论一首

论曰：夫肾主腰脚，今肾经虚则受于风寒，内有积水，风水相浸，入于肾气，肾气内着，不能宣通，故令腰痛。其状身冷，腰重如坐于水中，不渴，小便自利，食饮如故。冬不变水，肾湿故也。

桂心散 治肾着腰痛，连腿膝不利。

桂心　杜仲去皮,剉,炒去丝　白术去芦　赤茯苓各二两。去皮　甘草炙　泽泻　牛膝酒浸　干姜各一两。炮

右为细末。每服五钱，以水一中盏，煎至七分。去渣，食前温服。

木香散 治肾实腰疼，及膀胱气壅，不得宣通，致腿膝沉重，宜服之。

木香　甘遂面裹煨。各七钱半　青橘皮半两，去白　桂心二钱半

右为细末，每用猳猪腰子一只，切作四片，去脂膜，用药末一钱掺入腰子中。用三五重湿纸裹，于灰火中煨令熟。五更初食之，后吃温酒一中盏，相次吃稀粥无妨，得通利三两行为效。如末快利，隔日再服。通利后，宜服磁石散。

磁石散　磁石一两，醋淬　沉香　山茱萸肉　黄耆去芦　五味子　熟干地黄　桂心　肉苁蓉酒浸　附子炮，去皮、脐　萆薢酒浸　白茯苓去皮　牛膝酒浸　人参各半两。去芦

右为㕮咀。每服五钱，以水一中盏，入生姜五片，枣三枚，煎至七分。去渣，食前温服。

萆薢散　治肾着腰痛，及风冷相攻，并宜服之。

萆薢酒浸　泽泻　桂心　附子各七钱半。炮，去皮、脐　木香　牡丹皮各半两

右为细末。每服二钱，食前温酒调下。

臀[1]腰疼痛方八道

论一首

论曰：夫臀腰者，谓卒然伤损于腰而致痛也。此由虚损，血搏于腰脊而为苦。久不已，则令人气息乏少，面无颜色，此损肾故也。

槟榔散　治臀腰疼痛不止，是膀胱风壅气盛，血脉滞留于腰间，故攻击而痛者，宜服之。

槟榔七钱半　大黄一两　泽泻　牡丹皮　桂心　羌活去芦　赤芍药　防风去芦　枳壳麸炒，去瓤　赤茯苓去皮　木香　羚羊角屑各半两

右为㕮咀。每服五钱，以水一中盏，入生姜五片，煎至七分。去

---

[1] 臀：原作"臂"。本卷上文"五种腰痛"引《巢氏病源》曰："四曰肾腰。坠堕伤腰，是以腰痛。"今据改。下"臀"字同此，不另注。

渣，食前温服。

杜仲散 治肾腰，连膝疼痛。

杜仲剉，炒去丝　续断去芦　枳壳麸炒，去穰　马芹子微炒　草薢酒浸　陈皮去白　牛膝酒浸　牵牛子各一两

右为细末。每日食前，温酒调下。

附子桂心散 治肾腰疼痛不可忍。

桂心一两　附子半两，生用

右为细末。以生姜汁调如稀糊，涂纸上，贴腰中，立效。

槟榔丸 治肾腰疼痛，不能转动。

槟榔二枚　牵牛一两，炒　石茱萸半两　陈橘皮二钱半，去白

右为细末，稀面糊和丸如梧桐子大。每服五十丸，食前温水送下，以利为效。

治肾腰脊中冷痛方　硫黄一两半　针砂二两

右件药都研于铫子中，略熬过，以冷水拌得所，用纸裹缠腰中，如火即差。

治肾腰痛二单方[1]　治肾腰连小腹、膀胱疼痛。

巴豆半个，去皮，猪腰子一只，去心中筋膜。将巴豆入腰子中，以湿纸裹，入于慢火中煨令熟。去巴豆，放冷。空腹服尽，须臾吃热茶汤。投之，利下恶物，当日见效。

治肾腰疼，痛连腹中，冷气滞之。

羊腰子一对

右切作两片，去心中筋膜，入胡椒末一钱，湿纸裹煨令熟。空心食之，后饮温酒一中盏。

严用和论菴䕡丸治法　严用和评曰：夫腰痛者，属乎肾也。多因劳役伤肾，肾脏气虚，风寒冷湿入之，恚怒忧思得以伤之，皆致腰痛。诸风论治，悉已备载。但坠堕闪肭，血气凝滞而痛者，未有药也，菴䕡丸

---

[1]治肾腰痛二单方：原脱，此下两方均以主治为题，据目录补。

主之。今之人每患腰痛，不问虚实，多进牵牛之药，殊不知牵牛之性能伤肾气，服之未见作效，肾气先有损矣。倘的是气滞腰痛，进一二服则可。如服之不效，用橘核入盐炒，浸酒，放温，送下小七香丸[1]最佳，所谓自有奇功。万一肾虚腰痛，牵牛不宜服之。

菴茴丸方 菴茴子　杜仲剉，炒去丝　补骨脂炒　威灵仙　当归去芦　官桂各半两　乳香另研　没药另研。各二钱半

右为细末，酒糊为丸如梧桐子大。每服七十丸，空心、食前，盐酒、汤任下。

久腰痛方四道

论一首

论曰：夫久腰痛者，皆由伤于肾气所为也。肾气虚则受于风邪，风邪停积于肾经，与血气相击，久而不散，故为久腰痛也。

威灵仙散　治久患腰疼不差。

威灵仙　牵牛子各一两。炒　陈橘皮去白　羌活去芦　厚朴各半两。姜制　吴茱萸二钱半

右为细末。每服三钱，食前温酒调下。得微利即效。

治久腰痛方[2]　治久患腰痛，气攻心腹满闷方。

当归去芦　槟榔各一两　川椒半两，炒

右为细末。每服三钱，食前热酒调下。

鹿茸丸　治肾气衰虚，或风湿而伤于肾经，致腰痛，经久不差，并宜服之。

---

[1] 小七香丸：本书未收此方。方见《和剂局方》卷3"小七香丸"，由"甘松（炒）八十两，益智仁（炒）六十两，香附子（炒，去毛）、丁香皮、甘草（炒）各一百二十两，蓬莪术（煨，乘热碎）、缩砂仁各二十两"组成，丸如绿豆大，每服20丸。

[2] 治久腰痛方：原脱，据目录补。

鹿茸酥炙，另捣入　天雄炮，去皮、脐　杜仲各一两。剉，炒去丝　附子一两半，炮，去皮、脐　安息香一两，酒熬膏

右为细末，用安息香膏和，为丸如梧桐子大。每服三十丸，食前温酒送下，日进二服。

摩腰方[1]　治久冷腰痛。

巴戟　附子　阳起石　硫黄　雄雀粪　川椒　干姜　木香　韭子　菟丝子各一两。另捣为末

右为细末，以真野驼脂熬成油，滤去皮、膜，待冷，入诸药末，和丸如弹子大。洗浴了，取一丸分作四丸，于腰眼上，热炙手摩之。

卒腰痛方四道

论一首

论曰：夫卒腰痛者，为劳伤肾气，虚损故也。肾主腰脚，其经贯于肾，络于脊。若风邪乘虚卒入肾经，故卒然而腰痛也。

桂心散　治卒腰痛，行立不得。

桂心　牛膝酒浸　杜仲各一两。剉，炒去丝　五味子半两　五加皮　独活去芦　防风去芦　附子炮，去皮、脐　赤芍药各七钱半

右为㕮咀。每服五钱，水一中盏，入生姜五片，煎至七分。去渣，食前温服。

附子汤　治卒腰痛不可忍。

附子　狗脊　漏芦　桂心各一两

右为细末。每服二钱，食前温酒调下。

治卒腰痛熨法　芫花　羊踯躅花各半斤

右件药以醋拌令湿，炒令热，用帛裹，分作两包，更番熨痛处，冷

---

[1] 摩腰方：三字原在下句之末。据目录此为方名标题前移。

即复炒熨之。

治卒腰痛神效方 芸薹子一两

右为细末。醋调，涂于蜡纸上，贴痛处。觉极热，即去之，痛止。

风腰痛强直不能俛仰方二道

论一首

论曰：夫肾主腰，而三阴三阳、十二经、奇经八脉皆贯于肾，络于腰脊。或劳损于肾，则动伤经络，又为风冷所侵，血气转相击搏，故腰痛也。阳病者不能俛，阴病者不能仰。阴阳俱受邪气者，故令腰痛不能俛仰也。

萆薢散 治腰痛急强如板硬，俛仰不得。

萆薢酒浸　狗脊　川大黄各一两。剉，炒　桂心二钱半　槟榔半两　桑白皮七钱半　吴茱萸二钱半，汤浸，炒干

右为㕮咀。每服五钱，以水一中盏，煎至七分。去渣，食前温服。

牛膝丸 治肾间冷气留滞腰中，攻刺疼痛，不能俛仰。

牛膝酒浸　桂心各七钱半　附子一两，炮　牵牛子二两，炒　木香　干姜炮　吴茱萸各半两

右为细末，炼蜜和捣三二百下，丸如梧桐子大。每服三十丸，食前温酒下，生姜橘皮汤下亦得。

风腰脚冷痹方五道

论一首

论曰：夫腰脚冷痹者，由风、寒、湿三毒之气共伤于人，合而成痹

也。此皆肾弱体虚，为风冷所搏，故肾居下焦而主腰脚，其气荣润骨髓。今肾虚受于风寒湿气，留滞于经络，故令腰脚冷痹也。

萆薢散 治风腰脚冷痹，不能行履。

萆薢_{二两，酒浸} 防风_{去芦} 羌活_{去芦} 附子_{炮，去皮、脐} 薏苡仁 石斛 牛膝_{酒浸} 赤芍药 杜仲_{各二两。剉，炒去丝} 桂心 当归_{各七钱半，去芦} 酸枣仁_{二钱半}

右为㕮咀。每服五钱，以水、酒各半中盏，煎至七分。去渣，食前温服。忌生冷、油腻、鱼滑之物。

羌活散 治下焦风虚，腰脚冷痹，不能行履。

羌活_{去芦} 牛膝_{酒浸} 附子_{炮，去皮、脐} 酸枣仁 虎胫骨_{酥炙} 萆薢_{酒浸} 当归_{去芦} 松节_{各一两} 防风_{去芦} 五加皮 桂心 木香 威灵仙 丹参_{各七钱半}

右为细末。每服二钱，食前以豆淋酒调下。

虎骨散 治风腰冷痹，行履不得。

虎胫骨_{酥炙} 败龟_{醋炙} 乌蛇_{酒浸} 附子_{各一两半。炮，去皮、脐} 牛膝_{一两，酒浸} 天麻 白附子_炮 防风_{去芦} 羌活_{去芦} 芎藭 干姜_炮 萆薢_{各半两。酒浸} 海桐皮 桂心 干熟地黄 骨碎补_{去毛} 当归_{各七钱半。去芦} 麝香_{二钱半，另研}

右为细末，入研药令匀。每服二钱，食前温酒调下。忌生冷、鸡、猪等肉。

乌头散 治风腰脚冷痹。

川乌头_{一两二钱半，生用}

右为细末。以酽醋调，涂于故帛上，贴之，须臾痛止。

桂心丸 治虚损，腰脚冷痹不仁。

桂心 附子_{各七钱半。炮} 干姜_{半两，炮} 丹参 杜仲_{剉，炒去丝} 牛膝_{酒浸} 续断_{各一两}

右为细末，炼蜜和捣三二百下，丸如梧桐子大。每服三十丸，食前温酒送下。

风腰脚疼痛方一十三道

论一首

论曰：夫腰脚疼痛者，由肾气不足，受风邪之所为也。劳伤肾虚，肾虚则受于风冷，风冷则真气交争，故令腰脚疼痛也。

独活散 治风毒，腰脚骨节疼痛。

独活去芦　丹参　牛膝酒浸　萆薢酒浸　黄耆去芦　桂心　赤芍药各七钱半　麻黄去节　细辛去苗　当归去芦　芎藭各半两　防风去芦　赤茯苓去皮　羚羊角屑　犀角屑各一两

右为哎咀。每服五钱，水一中盏，煎至五分后，入酒二合，更煎三两沸。去渣，食前温服。

地龙散 治风腰脚疼痛。

地龙半两，去土　附子二两，炮，去皮、脐　蒺藜炒　赤小豆炒。各二两半

右为细末。每服二钱，煎生姜酒调下，不拘时候，日进二服。

威灵仙散 治腰脚疼痛，经年不差。

威灵仙一两半　牵牛　槟榔　木香各一两　陈橘皮半两，去白　吴茱萸二钱半

右为细末，每服三钱，食前温酒调下。泻下恶物为效。

南京九仙丹 治下湿寒气，腰脚疼痛不可忍者，并宜服之。

乳香另研　没药另研　当归去芦　白芍药　川乌头炮，去皮、脐　骨碎补炒　自然铜醋碎。各三两，研　生地黄　川芎各七钱半

右为细末，用生姜自然汁同炼蜜为丸，每两作五丸。每服一丸，用苏木酒浸化。病在下，空心服；病有上，食后。日进二服。

乳香没药丸 治湿气攻注，脚膝肿痛，不能屈伸者。

乳香另研　没药另研　骨碎补　威灵仙　缩砂仁　白附子炒　甜瓜

子炒　牛膝酒浸　当归去芦　干木瓜　木鳖子去油　白牵牛炒　地龙各三两。去土

右为细末，酒糊为丸如梧桐子大。每服三四十丸，木瓜汤送下，酒亦得，不拘时候，日进二服。

蚱蜢丸　治腰脚蜷挛，鹤膝筋缩。

蚱蜢头尾全者　桃仁生用，去皮、尖　白附子炮　阿魏　桂心　香白芷　当归去芦　安息香各一两。用胡桃棱研　漏芦　赤芍药　牛膝酒浸　地骨皮　威灵仙　羌活各半两

右为细末，酒煮面糊和丸如弹子大。每服一丸，空心温酒化下，日进二服。

牛膝丸　治肝肾风毒攻注，腰脚骨髓疼痛，不能屈伸，及历节等风。

牛膝酒浸　附子炮，去皮、脐　当归去芦　威灵仙　桂心　松节　虎胫骨酥炙　羚羊角屑各二两

右为细末。以酒一斗先煮黑豆二升令熟，去豆取酒，熬成膏，和前药末捣三二百下，丸如梧桐子大。每服三十丸，食前温酒送下。

大黄丸　治腰脚疼痛，大肠壅滞。

川大黄二两　杏仁　芎䓖　桂心各半两

右为细末，炼蜜和捣百余下，丸如梧桐子大。每服三十丸，食前温酒送下，以利为度。

五生膏　治腰脚痛甚，起坐不得。

附子炮，去皮、脐　吴茱萸　蛇床子　当归去皮　桂心各一两

右为细末。每用一匙，以生姜汁调，摊在蜡纸上，于痛处贴之。

摩痛方[1]　取糟底酒，用摩腰脚痛处及筋挛处，甚验。

又方　治腰脚疼痛，久不差。

威灵仙五两

---

[1] 摩痛方：原作"又方"，据目录改。

右为细末。每服一钱,食前温酒调下,微利为度。

治腰脚疼痛[1]**蒸药方** 荆叶不已多少,蒸令极热,置于瓮中,其下着火温之。以病人就于瓮中,剩热叶盖之,须臾汗出。未出,如病人饥,即就瓮中吃饭,汗出即止,便以绵衣盖,避风,仍吃葱豉酒,及豆淋酒亦得。

牛膝酒 治腰脚疼痛,不能行履。

牛膝 萆薢 虎胫骨各三两 羌活二两半,去芦 附子去皮、脐 当归去芦 桂心各二两 防风一两,去芦

右为㕮咀。用生绢袋盛,以酒二斗于瓷瓮中浸,密封七日开。每服温一小盏,续续饮之,食前。

肾风流注腰脚疼痛方四道

论一首

论曰:夫肾主于腰脚,荣于骨髓。若脏腑不足,阴阳虚微,风冷所侵,伤于足少阴之经。经络既虚,为邪所搏,久而不除,流注腰脚,故令冷痛也。

萆薢散 治肾风流注,腰脚疼痛,筋脉拘急。

萆薢酒浸 杜仲剉,炒去丝 牛膝酒浸 五加皮 槟榔 当归去芦 酸枣仁 独活去芦 海桐皮 附子炮,去皮、脐 防风去芦 桂心 木香 枳壳麸炒,去瓤 羚羊角屑各一两

右为㕮咀。每服五钱,水一中盏,入生姜五片,煎至七分。去渣,食前温服。

牛膝丸 治肾风流注,腰脚筋骨疼痛,行立艰难。

牛膝二两,酒浸 羌活去芦 杜仲剉,炒去丝 附子炮,去皮、脐 肉苁

---

[1]疼痛:此下原有"宜用"二字,因与目录不合,据目录删。

蓉酒浸　熟干地黄　槟榔　鹿茸酥炙　虎胫骨各一两　干蝎炒　海桐皮　当归去芦　巴戟酒浸，去心　芎䓖　薏苡仁　防风去芦　桂心　石斛　酸枣仁　仙灵脾　补骨脂去毛　天麻　木香各七钱半

右为细末，炼蜜和捣二三百下，丸如梧桐子大。每服三十丸，食前温酒送下。

杜仲丸　治肾风流注，腰脚疼痛。

杜仲二两，剉，炒去丝　附子炮，去皮、脐　续断　虎胫骨各一两。醋炙，黑色　干蝎炒　海桐皮　赤芍药　牛膝酒浸　萆薢酒浸　丹参　芎䓖　桂心各半两

右为细末，炼蜜和捣二三百下，丸如梧桐子大。每服三四十丸，空心食前温酒送下，日进二服。

薏苡仁浸酒　治肾风流注，腰膝拘急疼痛。

薏苡仁　牛膝　酸枣仁各三两　防风去芦　独活去芦　生干地黄　当归去芦　附子生，去皮、脐　丹参去芦　芎䓖　桂心各二两　黑豆五合

右为呋咀，用生绢袋盛，用清酒二斗浸。五七宿后，每日食前温一盏，续续服之。

腰脚疼痛挛急不能屈伸方七道

论一首

论曰：夫足少阴，肾之经也，主于腰脚而荣于骨；足厥阴，肝之经也，内藏于血而主于筋。若二脏俱虚，为风邪所乘，搏于经络，流于筋骨，故令腰脚疼痛，筋脉挛急，不能屈伸也。

羚羊角散　治腰脚疼痛，筋脉挛急，不能屈伸，心神烦闷，不得睡卧，并宜服之。

羚羊角屑　羌活去芦　牛膝酒浸　酸枣仁　生干地黄　赤茯苓各一两。去皮　海桐皮　防风去芦　赤芍药各七钱半　虎胫骨二两，醋炙，黑色

右为㕮咀。每服五钱，水一中盏，煎至七分。去渣，食前温服，日进二服。

桑根白皮散 治腰脚疼痛，筋脉挛急，不能屈伸，坐卧艰难，并宜服之。

桑根白皮剉 酸枣仁 薏苡仁各一两

右为㕮咀。每服五钱，水一中盏，煎至七分。去渣，食前温服，日进二服。

萆薢丸 治腰脚疼痛，挛急不能屈伸。常服，祛风利气，止疼定痛。

萆薢酒浸 牛膝各一两。酒浸 杜仲剉，炒去丝 酸枣仁去内皮，汤浸 防风去芦 石斛 郁李仁去内皮 槟榔各一两 当归去芦 丹参去芦 赤芍药 桂心各七钱半

右除郁李仁、酸枣仁外[1]，为细末，炼蜜和捣二三百下，丸如梧桐子大。每服三十丸，食前温酒送下，日进二服。

虎胫骨酒 治腰脚疼痛挛急，不能屈伸，及腿膝冷麻。

虎脊骨一具 虎胫骨两茎

右件虎骨用酥炙涂，以慢火炙匀令紫黄色，都槌碎，投于三斗无灰酒中，密封浸七日。每日空腹、晚食前，温酒随性多少饮之，日饮三四服。

豆芽方[2] 治腰脚疼痛，筋急，行履不得。

黑豆不以多少

右件用新手巾净水浸生，生蘖法，令人看之，芽生长半寸便中，不得令豆皮落。便曝干，炒令熟，捣罗为末。每服二钱，食前温酒调下。

蛇床子浸浴方[3] 治腰脚疼痛，筋脉挛急。

蛇床子 细辛 牛膝 桂心 吴茱萸 川椒 芎䓖 厚朴 白蒺藜

---

[1] 除郁李仁酸枣仁外：《太平圣惠方》卷44"萆薢丸"无此八字。
[2] 豆芽方：原脱，据目录补。
[3] 蛇床子浸浴方：六字原在下句之末，据目录此为方名标题前移。

麻黄　香附子各二两　白附子　天麻　白僵蚕各一两

右为咬咀。每用药八两，醋浆水四斗，煎十余沸。去渣后，看冷热于大盆中坐，浸浴疼痛处。

浸腰脚拘挛方　皂角半斤，去皮、弦，无蛀者，捶碎，生用　川椒四两，去子，生用

右件药用水五斗，煎取四斗。去渣，看冷热于盆中坐，添至脐以来，冷即添换。如汤少，更依此方修治。每日浸之，经三日止。每浸后以衣覆出汗，切避风寒。

腰髁疼痛方四道

论一首

论曰：夫腰髁疼痛者，由气血肤腠虚疏而受风冷，故肾主腰脚，肾脏虚弱，为风邪所乘，风寒客于腰髁之间，故令疼痛也。

虎骨散　治腰髁连脚膝昼夜疼痛，不可忍者。

虎胫骨醋炙黑色　败龟醋炙黑色　桂心　当归去芦　芎䓖　萆薢酒浸　牛膝酒浸　羌活各一两。去芦

右为细末。每服二钱。食前温酒调下，日进二服。

熟地黄散　治腰髁及胁肋疼痛不可忍。

熟干地黄一两　牛膝七钱半，酒浸　干漆炒，烟尽　白术去芦　桂心　木香各半两

右为细末。每服二钱，食前温酒调下，日进二服。

萆薢丸　治腰髁疼痛，筋脉拘急，行动艰难，两胁胀闷。

萆薢酒浸　郁李仁汤浸，去内皮，研为泥　槟榔各一两　牛膝酒浸　杜仲剉，炒去丝　酸枣仁汤浸，去内皮，研为泥　当归去芦　防风去芦　丹参　赤芍药　石斛各七钱半　桂心半两

右为细末，入酸枣、郁李二仁泥研匀，炼蜜和捣二三百下，丸如梧

桐子大。每服三十丸，空心食前温酒下，日进二服。

治腰髁疼痛熨方 芫花 羊踯躅各二升 川椒三两

右件药以醋拌令匀，湿炒极热，分为两包，各用布袋中盛之，蒸疼痛处。如热极不可，当隔衣熨之。冷即再炒热，更蒸熨之，以痛止为度。

伤寒后脚气方六道

《活人书》问答

问：伤寒头疼身热，肢节痛，大便秘，或呕逆，而脚屈弱者。答曰：此名脚气也。伤寒只传足经，不传手经。地之寒暑风湿皆作蒸气，足常履之，遂成脚气。所以病证与伤寒相近。其脉浮而弦者，起于风；濡而弱者，起于湿；洪而数者，起于热；迟而涩者，起于寒。风者，汗而愈；湿者，温而愈；热者，下而愈；寒者，熨而愈。脚气之病，始得不觉，因他病乃知。毒气入心，则小腹顽痹不仁，令人呕吐，死在朝夕矣。然终是与伤寒不同者。孙真人云：卒起脚屈弱[1]，不能转动，有此为异耳。要之，有脚气之人，先从脚起，或先缓弱疼痹，寒气胜者为痛痹，有寒故也。或起行忽倒，或两胫肿满，亦有不肿者。或脚膝枯细，或心中忪悸，或小腹不仁，病人入深，荣卫之行涩，皮虚不荣，故为不仁。不仁者，皮肤不知有无也。或举体转筋，或见食呕逆，恶闻食气，或胸满气急，或遍体酸痛，皆脚气候也。黄帝所为缓风，湿痹是也。顽弱名缓风，疼痛为湿痹。痹者，闭也。闭而不仁，故曰痹。寒中三阳，所患必冷；越婢汤、小续命汤主之。小续命汤煎成，旋入生姜自然汁最妙。暑中三阴，所患必热。小续命汤去附子，减桂一半。大烦躁者，紫雪最良。大便秘者，脾约丸、神功丸、五柔丸、大三脘散、木瓜散主之。脚气之疾，皆由气实而死，终无一人以服药致虚而殂者。头痛身热，肢节痛而脚

---

[1]屈弱：原作"弱屈"，据《千金要方》卷7《风毒脚气》乙转。

屈弱者，是其人素有脚气，此时发动也。脚肿者，槟榔散主之。《脚气方论》《千金》《外台》最详，此不复叙。大抵越婢汤、小续命汤、薏苡仁酒法、脾约丸、神功丸皆选用之。仍针灸为佳，服补药与用汤淋洗者，皆医之大禁也。

论一首

论曰：夫伤寒后脚气者，此是风毒湿气滞于肾经。缘肾主腰膝，今肾既湿，故脚弱而满，即成脚气也。又春夏之时，温湿之气搏于肾经，沉滞不散，两脚浮肿疼闷而热。遇其体性夙有风毒，则风湿之气上冲心肺，即气闷而胸满，致于夭横。诊其左手尺脉当洪而数，是其候也。若服药后其脉沉而缓者，疾当愈也。

半夏散 治伤寒后脚气，心烦满闷，不下饮食，呕逆痰唾，并宜服之。

半夏汤洗七次　枳壳麸炒，去瓤　前胡去芦　人参去芦　赤茯苓去皮　木通各七钱半

右为㕮咀。每服五钱，水一中盏，入生姜五片，煎至七分。去渣温服，不拘时候。

犀角散 治伤寒后风毒脚气，心膈壅闷，头旋目眩。

犀角屑　桂心　大腹子各七钱半　防风去芦　羌活去芦　秦艽去芦　陈皮各一两。去白　牛膝一两半，酒浸

右为㕮咀。每服五钱，水一中盏，入生姜五片，煎至七分。去渣温服，不拘时候。

鳖甲散 治伤寒后脚气，攻心闷乱，腹满如鼓，大小便涩滞。

鳖甲酥炙　羚羊角屑　木通去皮，剉　槟榔各七钱半　郁李仁浸去内皮　赤茯苓各一两，去皮

右为㕮咀。每服五钱，水一中盏，煎至七分，去渣温服。

桑白皮散 治伤寒后脚气冲心，神识闷乱。

桑白皮剉　木通去皮，剉　陈橘皮去皮　紫苏茎叶各七钱半　大腹皮

一两

　　右为㕮咀。每服半两,以水一大盏,入生姜五片,煎至七分。去渣温服,不拘时候。

前胡散　治伤寒后脚气上攻,痰逆,头目旋闷。

　　前胡一两,去芦　赤茯苓去皮　桑白皮各一两半　桂心　甘草炙　陈橘皮去白　半夏汤洗七次　大腹子各七钱半

　　右为㕮咀。每服七钱,以水一大盏半,入生姜七片,煎至一盏。去渣温服,不拘时候。

木瓜丸　治伤寒后脚气久不差,心腹胀满,腿膝浮肿,胸膈痞闷,不思饮食,并宜服之。

　　木瓜一两半　沉香剉　柴胡去芦　赤芍药　槟榔各一两　桂心半两　厚朴姜制　吴茱萸　高良姜各七钱半

　　右为细末,炼蜜和捣二三百下,丸如梧桐子大。每服五十丸,食前生姜汤下,日进二服。

伤寒后腰脚疼痛方七道

论一首

　　论曰:夫肾者,精神之所舍,元气之所系,通于经络,主于腰脚。若伤寒后肾气虚损,风邪所侵,流入少阴之经,与血气相击,久而不散,即令腰脚疼痛也。

羌活散　治伤寒后风虚,腰脚顽痹,骨髓疼痛,不能久立。

　　羌活去芦　防风去芦　黄耆去芦　五加皮　牛膝各二两。酒浸　酸枣仁　丹参　桂心　赤芍药　麻黄去节　槟榔　当归去芦　木通去皮,剉　苦参各一两。去芦　枳实半两,麸炒,去穰

　　右为㕮咀。每服五钱,水一大盏,入生姜五片,煎至七分。去渣,食前温服。服药后,即以衣覆盖之。

麻黄散　治伤寒后风毒攻腰脚，骨节疼痛。

麻黄去节　细辛去苗　独活去芦　桂心　防风去芦　当归去芦　羚羊角屑各一两　磁石二两，醋淬　丹参　牛膝酒浸　草薢酒浸　黄耆各七钱半。去芦

右为㕮咀。每服七钱，以水一中盏半，入生姜五片，煎至一盏。去渣，食前温服，日进二服。

牛膝散　治伤毒寒后脏腑虚弱，腰膝疼痛，瘦瘁。

牛膝酒浸　石斛　山茱萸肉　赤芍药　杜仲去粗皮，剉，炒去丝　草薢各七钱半。酒浸　当归去芦　熟干地黄各一两　桑寄生半两

右为㕮咀。每服八钱，水一中盏半，酒三合，生姜五片，煎至一大盏。去渣，食前温服。服药后，徐徐行步气通。

沉香散　治伤寒后腰间气滞，流注脚膝疼痛。

沉香剉　五加皮　桂心　槟榔　川大黄各一两　枳实麸炒，去穰　附子炮，去皮、脐　当归去芦　南木香各半两

右为细末。每服二三钱，食前煎葱白汤调下。

威灵仙散　治伤寒后腰脚疼痛。

威灵仙一两半　牵牛一两　吴茱萸半两　陈橘皮去白　厚朴各七钱半。姜制

右件药为细末。每服三钱，空心温酒调下。当利下恶物。

槟榔丸　治伤寒后虚冷，腰间有寒邪滞气，流注腰脚，疼痛不可忍。

槟榔剉　陈橘皮去白　桂心　赤芍药各半两　牵牛五两，微炒。另杵罗取末，二两半　干姜二钱半，炮

右为细末，研令匀，炼蜜和丸如梧桐子大。每服三四十丸，食前温生姜汤下，相次以生姜粥饮投之。良久当利，未利再服。

芫花散　治伤寒后毒气攻注，腰脚疼痛，宜用此熨方。

芫花一两　吴茱萸二两　醋糟八两

右件相和令匀，于铫内炒令热，以青布包，于痛处熨之。如稍干，以醋拌令润，再炒熨之，痛止为度。

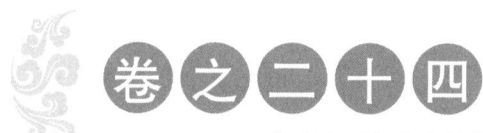

北京太医赵大中编修　覃怀儒医赵子中传习
大元国特赐皇极道院虚白处士赵素才卿补阙

缓风脚气方一十三道

《素问·通评虚实论篇》引证

黄帝曰：中风之病，故瘦留着也。蹠之石切跛布火切，寒风湿之病也。外风中人，伏藏不去，则阳气内受，为热外燔，肌肉消烁，故留薄肉分消瘦而皮肤著于筋骨也。湿胜于足则筋不利，寒胜于足则挛急。风寒湿胜则卫气结聚，卫气结聚则肉痛，故足跛而不可履也。

《中藏经》引证

云：人之病脚气，与脚气之为异，何也？谓得之喜怒忧思，寒热邪毒之气自内而注入于脚，则名气脚也。风寒暑湿邪毒之气从外而入于脚膝，渐传于内，则名脚气。然内外皆以邪夺正，故使人病，形颇相类例。其于治疗，亦有上下先后也。故分别其目，若一揆而不察其由，则无理致其瘳也。夫喜怒忧思，寒热邪毒之气流入肢节，或注于脚膝，其状类诸风历节、偏枯、痛肿之证。但入于脚膝，则谓之气脚也。右从外而入于足，从足而入脏者，乃谓之脚气也。气脚者，先治内而次治外；脚气者，先治外而次治内。实者利之，虚者益之。

又人之病脚气多者，何也？谓人之心肺二经起于手，脾肾肝之三经起于手足，则寒邪中之足，则浊邪中之人，身之苦者，手足耳，而足则最重。故风寒暑湿之气多中于足，以此脚气之病多也。然而得之病者，从渐而生疾，但始萌而不悟，悟亦不晓。医家不为脚气，将为别疾，治疗不明，因循至大。身居危地，本从微起，浸成巨候，流入脏腑，伤于四肢、头项、腹背也。而疾未甚，终不能知觉也。特因他而作，或如伤寒，或如中暑，或腹背疼痛，或肢节不仁，或语言错乱，或精神昏愦，或时喘乏，或暴盲聋，或饮食不入，或脏腑不通，或挛急不遂，或舒缓不收，或口眼牵搐，或手足颤掉，种种多状，莫有达者。故使愚俗束手受病，死无告陈，仁者见之，岂不伤哉？今述始末略示后学，请深消息。至如醉入房中，饱卧地下，当风取凉，对月贪欢，沐浴未干而熟睡，房室才罢而冲轩，久立于低湿，久伫于水涯，冒雨而行，渎寒而寝，劳伤汗出，食饮悲生，犯诸禁忌，因成疾矣。其于不正之气中于上，则害于头目；其中则蛊于心腹；形于下，则疾于腰脚；及于傍，则妨于肢节。千病万证，皆属于气。但起于脚膝，乃谓脚气也。形候脉理，亦在详明。其脉浮而弦者，起于风；濡而弱者，起于湿；洪而数者，起于热；迟而涩者，起于寒；滑而微者，起于虚；牢而坚者，起于实。在于上则由于上，在于下则发于下，在于中则生于中。结则因气，散则因忧，紧则因怒，细则因悲。风者，汗之而愈；湿者，温之而愈；寒者，熨之而愈。虚则补之，实则泻之，气则流之，忧则宽之，怒则悦之，悲则和之。能通此者，乃谓之良医。

又脚气之病，传之心肾，则十死不治。入心则恍惚忘谬，呕吐食不入，眠不安宁，口眼不定，左手寸口脉乍大乍小，乍有乍无者是也。入肾则腰脚俱肿，小便不通，呻吟不绝，目额皆见黑色，气时上冲胸腹而喘，其左手尺中脉绝者是也。切宜明审矣。

陈无择"六经脚气论"[1]

云：夫中风寒暑湿与脚气渐、顿、浅、深之不同。中风寒暑湿，得之顿而浅。脚气得之渐而深。以其随脏气虚实、寒热发动，故得气名。其如循经络入腑脏，证候虽不一，然三阳多热燥，三阴多热烦，亦可类

---

[1] 六经脚气论：陈言《三因方》卷三此段文字题为"序脚气论"。

推。但脚气不专主一气，亦不专在一经，故与中风寒暑湿为异耳。兼有续生诸病，混杂多端，未易分别。治之须寻其经络病证所在去处，然后以脉察其虚实浅深为治。假如三阳经，其诊多在足外踝及手背；三阴经，其诊多在足内踝及臂内。以此粗分阴阳，可知大概矣。其如风寒暑湿，性用各各不同，所谓风为行，寒为痛，暑为顽，湿为着，乃不刊之说。《千金方》论与董氏专门类皆蹈袭旧说，似难凭据，唯留心斯道者，必有至当之论焉。

论一首

论曰：夫脚气者，晋宋已前名为缓风，《小品》谓之脚弱，古来无脚气之说。而《病源》有脚气之候者，皆因良医所立，以其病从脚起，故曰脚气。如此则缓风、脚弱，得其总称矣。古方多用风引、续命等汤疗气毒，而风多者得差。若以脚气法用疗风病药，而十愈八九矣。如应病用药终无不差，脚气非死病，若不肯疗，自取其毙，非病能杀人也。

孙真人灸法八穴[1]　孙真人云：凡脚气，初得脚弱，便速灸之，并服竹沥汤，灸讫，可服八风散，无不瘥者。惟急速治之。若人但灸而不能服散，服散而不灸，如此者，半瘥半死。虽得瘥者，或至一二年复更发动。觉得[2]，便依此法速灸之，及服散药通经和血，治十十愈。此病轻者，登时瘥，不可恶治之。根源不除，久久期于杀人，不可不精以为意。

○凡灸八穴：风市、伏兔、犊鼻、膝两眼、三里、上廉、下廉、绝骨。

○第一，灸风市穴。可令病人起正，身平立，垂两臂直下，舒十指，掩着两髀便点，当手中央指头髀大筋上是。灸之百壮，多亦任人。轻者不可灸百壮，重者乃至一处五六百壮，一处可灸三遍，灸之佳。

---

[1]孙真人灸法八穴：原惟"灸法"二字，据目录补。
[2]觉得：指感觉自己得了脚气病。

○第二，灸伏兔穴。令病人累跌[1]端坐，以病人手跌掩横膝上，跌下傍与曲膝头齐上傍，侧跌际当中央是。灸百壮，亦可灸五十壮上。

○第三，灸犊鼻穴。在膝头盖骨上际外骨边平处，以手按之，得节解即是。○一云：在膝头下近外三骨箕踵中，动脚，以手按之得穴。灸之五十壮。

○第四，灸膝两眼穴。在膝头骨下两傍陷者宛宛中是。

○第五，灸三里穴。在膝头骨节下一跌，附胫骨外是。○一云：在膝头骨节下三寸，筋骨间是，当以病人手夫度取。灸之百壮。

○第六，灸上廉穴。在三里下一夫，亦附胫骨外是。灸之百壮。

○第七，灸下廉穴。在上廉下一夫。○一云：附胫骨外是。灸之百壮。

○第八，灸绝骨穴。在脚外踝上一夫，亦云四寸是。

凡诸穴灸，不得一齐灸之尽壮数，可日日次续灸之，三日之中，灸尽壮数为佳。凡病一脚，则灸一脚；病两脚，则灸两脚。凡脚弱病，皆灸两脚。○又一方云：如觉脚气，便灸三里及绝骨各一处。两脚气者，合四处灸之。多少随病轻重，大要病轻不可灸百壮，不瘥，速依次灸之益佳。一说灸绝骨最妙。人有患此，脚弱不能行履，即时灸之。及入腹，腹肿大上气[2]，乃随大法，灸诸穴腧及诸关节，腹背尽灸之，并服八风散，累曾多效。诸穴腧、关节解法见《千金方》第二十九卷中[3]。

觉病入腹，若病人不忍痛者，不得尽灸，但灸胸腹诸穴及两脚诸穴，亦多有得效者。凡量一夫之法，覆手并舒四指，对度四指上中节上横文过为一夫。夫有二种，有三指为一夫者。此脚弱灸，以四指为一夫也。亦依支[4]法存旧法，梁丘、犊鼻、三里、上廉、下廉、解谿、太冲、阳陵泉、绝骨、昆仑、阴陵泉、三阴交、足太阴、伏溜、然谷、涌泉、承山、束骨等凡一十八穴。旧法多灸百会、风府、五脏六腑腧穴，须要灸者，悉觉引气向上，所以不取其法。气不止者，可用之。其病已

---

[1] 跌：本全句此字凡4个，《千金要方》卷7《风毒脚气方》均作"夫"。
[2] 腹腹肿大上气：原作"脚复灸肿"，文义不通。据《千金要方》卷7《风毒脚气方》改补。
[3] 诸穴腧……卷中：凡17字，原为大字。此非《千金方》原文，乃作者注文，故改作小字。原《千金要方》作"诸管输节解法并在第二十九卷中"。
[4] 支：原作"肢"，据《千金要方》卷7《风毒脚气方》改。

成，恐不救者，即须灸之。其足十趾去趾奇一分，两足凡八穴，曹氏名曰八冲，极下气有效。其足十趾端名曰气端，日灸三壮，并大神效。要其八冲，可日灸七壮，气下即止。如病轻，悉慎勿灸之，慎之。凡灸八冲，须小作艾炷。

陈无择[1]**脚气脉证** 陈无择云：脚气证状固多，但以脉诊分其阴阳，使无差互。所谓脉浮为风，紧为寒，缓细为湿，洪数为热。见于诸阳病，在外宜发散之愈。沉而弦者，亦为风。沉而紧者为寒，沉细为湿，沉数为热。见于诸阴病，在里宜温利之愈。外证自汗走注为风胜，无汗疼痛挛急为寒胜，肿满重着为湿胜，烦渴热顽为暑胜。四气兼有，但推其多者为胜。治之当以诸证互辨而分表里，寒则温之，热则寒之，在表则散，在里则下。若太虚气弱，间或补之，随病冷热而用之，不可以知。

太阳经脚气论一首[2]

论曰：太阳经脚气病者，头痛，目眩，项强。腰脊身体经络外踝之后，循京骨至小指外侧皆痛者，乃足太阳膀胱经受风寒暑湿流注。自汗为风胜，无汗疼痛为寒胜，热烦为暑胜，重着肿满为湿胜。诸经皆当如此推之。凡太阳经，宜随四时之气发散而愈。

麻黄左经汤 治风寒暑湿流注足太阳经，手足挛痹，行步艰难，憎寒发热，无汗恶寒，或自汗恶风，头疼眩晕，腰重，关节痛。

麻黄去节　干葛　细辛去苗　白术去芦　茯苓去皮　防己去皮　桂心　羌活去芦　防风去芦　甘草各等分。炙

右为咬咀。每服七钱，水二盏，姜五片，枣一枚，煎至一大盏，去渣，空腹服。○自汗，去麻黄，加桂心、芍药。○重着，加术、橘皮。○无汗，减桂，加杏仁、泽泻，所加并等分。

---

[1] 陈无择：三字原脱，据目录补。
[2] 论一首：三字原无，据目录补。下同不注。

阳明经脚气论一首

论曰：阳明经脚气病者，其证翕翕寒热，呻欠，口鼻干，腹胀，髀膝膑中循胻外廉下足跗，入中趾内间皆痛者，乃足阳明胃经受风寒暑湿流注之所为。四气偏胜，并如上说，治之宜随四时气微利之。

大黄左经汤 治风寒暑湿流注足阳明经，使腰脚痹痛，行步艰难，涎潮昏塞，大小便秘涩，腹痛呕吐，或复下利，恶闻食气，喘满肩息，或自汗谵妄，并宜服之。

大黄煨　细辛去苗　茯苓去皮　防己去皮　羌活去芦　黄芩　前胡去芦　枳壳麸炒，去穰　厚朴姜制　甘草炙　杏仁各等分。麸炒，去皮、尖

右为㕮咀。每服七大钱，水一盏半，姜五片，枣一枚，煎至一盏，去渣，空心热服。○腹痛，加芍药。○秘结，加阿胶。○喘，加桑白皮、紫苏。○小便秘，加泽泻。○四肢疮痒浸淫，加升麻。所加等分。

荷叶藁本汤 治脚胫生疮浸淫，腿膝脓水淋漓，热痹痒痛者，宜服之。

干荷叶四个　藁本二钱半

右为㕮咀。水二斗，煎至五升，去渣，温热得所淋渫。仍服大黄左经汤佳。

少阳经脚气论一首

论曰：少阳经脚气病者，其证口苦上喘，胁痛面垢，体无光泽，头目皆痛，缺盆并腋下如马刀肿，自汗，振寒发热，胸中、胁肋、髀膝，外至胻、绝骨、外踝及诸节指皆痛，乃足少阳胆经受风寒暑湿流注之所为。四气偏胜，如前证治之，宜随四气和解之。

半夏左经汤 治足少阳经受风寒暑湿流注，发热腰脚俱痛，头疼眩晕，呕吐酸水，耳聋惊悸，热闷心烦，气上喘满，肩背腿痹，腰腿不随。

半夏汤洗七次，切片子　干葛　细辛去苗　白术去芦　茯苓去皮　桂心

防风去芦　干姜炮　黄芩　甘草炙　柴胡去芦　麦门冬各七钱半。去心

右为㕮咀。每服七大钱，水一盏半，姜五片，枣二枚，煎至一盏，去渣，空腹服。○热闷，加竹沥，每服半合。○喘满，加杏仁、桑白皮。

陈无择[1]三阳并合脚气论[2]

云：三阳经有并有合，如太阳并少阳，少阳并阳明，阳明并太阳。三阳合病，皆于经络中推之[3]其诊，随证治之。所谓并者，二经相并；合者，三经会合。并此强分，使名义易晓，不必论其一二。

论一首

论曰：三阳并合脚气病者，其证憎寒壮热，自汗恶风，或无汗恶寒，晕眩重着，关节掣痛，手足拘挛，疼痛冷痹，腰腿缓纵不随，心躁气上，呕吐下利。此皆三阳经中风寒暑湿，其脉必浮弦紧数也。

大料神秘左经汤　治风寒暑湿流注足三阳经，手足拘挛疼痛，行步艰难，憎寒发热，自汗恶风，或无汗恶寒，头眩腰重，关节掣痛，或卒中昏塞，大小便秘涩，或腹痛，呕吐下利，恶闻食臭，髀腿顽痹，缓纵不随，热闷惊悸，心烦气上，脐下冷痹，喘满气粗，并宜服之。

麻黄去节　干葛　细辛去苗　厚朴姜制　茯苓去皮　防己去皮　枳壳麸炒，去穰　桂心　羌活去芦　防风去芦　柴胡去芦　黄芩　半夏汤洗七次　干姜炮　麦门冬去心　甘草各等分。炙

右为㕮咀。每服五七钱，水一盏半，生姜五片，枣一枚，煎至一盏，去渣，空心服。○自汗，加牡蛎、白术，去麻黄。○肿满，加泽泻、木通。○热甚无汗，减桂，加橘皮、前胡、升麻。○腹痛吐利，去黄芩，加芍药、附子炮。○大便秘，加大黄、竹沥。○喘满，加杏仁、

---

[1]陈无择：三字原在下句之首，据目录前移。下论"三阴并合"者同，不另注。
[2]论：原脱，据目录补。下论"三阴并合"者同，不另注。
[3]之：陈无择《三因方》卷3作"考"，义长。

桑白皮、紫苏。所加并等分。凡有此病,备细详证,遂一加减,无不愈者。常服,下气消痰,散风湿,退肿,进饮食,令人不虚。

加味败毒散 治三阳经脚气流注,脚踝焮热赤肿,寒热如疟,自汗恶风,或无汗恶寒。

人参去芦　赤茯苓去皮　甘草炙　芎䓖　前胡去芦　柴胡去芦　羌活去芦　独活去芦　枳壳麸炒,去穰　桔梗去芦,各等分

右于败毒散中加大黄、煨苍术泔浸,各等分,炒,每服五七钱,水一盏半,姜五片,薄荷五叶,煎至一盏。去渣热服,不过两服。○皮肤瘙痒赤疹,加蝉退。

太阴经脚气论一首

论曰:太阴经脚气病者,其证腹满,夹咽连舌系急,胸膈痞满。循胻骨,下股膝内前廉、内踝,过核骨,后连足大趾之端内侧皆痛者,乃足太阴脾经为四气流注之所为也。四气偏胜,并如前证治之。

六物附子汤 治四气流注于足太阴经,骨节烦疼,四肢拘急,自汗短气,小便不利,恶风怯寒,头面手足肿痛。

附子炮,去皮、脐　桂心　防己去皮。各四两　白术去芦　茯苓去皮。各三两　甘草二两,炙

右为㕮咀。每服五钱,水二盏,生姜七片,煎至一盏。去渣,空心温服。

少阴经脚气论一首

论曰:少阴经脚气病者,其状腰脊痛,小趾之下连足心,循内踝入跟中,上腨内,出腘中内廉,股肉皆痛。上冲胸咽,饥不能食,面黑,小便淋闭,咳唾不已,善恐,心惕惕如将捕之,小腹不仁者,难治。足少阴肾经为四气流注之所为也。四气偏胜,并如前说治之,各随其气所中轻重而温之。

八味丸 治少阴肾经脚气入腹,小腹不仁,上气喘息,呕吐自汗。此证最急,以肾乘心,水克火,死不旋踵。

牡丹皮　　泽泻　　茯苓去芦。各三两　　附子炮，去皮、脐　　桂心各二两　　山茱萸　　山药各四两　　熟地黄八两

右为细末，炼蜜和丸如梧桐子大。每服五十丸，食前温酒米汤送下。

厥阴经脚气论一首

论曰：厥阴经脚气病者，其状腰胁偏疼，从足大趾连足跗上廉、上腘至内廉，循股环阴，抵小腹夹脐，诸处胀痛，两脚挛急，嗌干呕逆。洞泄者，是厥阴肝经为四气所中，轻重而调之。

神应养真丹　治厥阴肝经受邪，四气所伤肝脏，或左瘫右痪，涎潮昏塞，半身不遂，手足顽麻，语言謇涩，头旋目眩，牙关紧急，气喘自汗，心神恍惚，肢体缓弱，上攻头目，下注脚膝，荣气凝滞，遍身疼痛。兼治妇人产后中风，角弓反张，堕车落马，打扑伤损，瘀血在内，并宜服之。

当归酒浸，去芦　　天麻　　川芎　　羌活去芦　　白芍药　　熟地黄各等分

右为细末，炼蜜和丸如弹子大。每服一丸，木瓜、菟丝子浸酒下。○脚痹，薏苡仁浸酒下。○中风，温酒米汤下。○一方，无羌活，入木瓜、熟阿胶等分。

陈无择三阴并合脚气论

云：伤寒三阳有并合，三阴无并合，脏腑不同故也，亦自不妨传变。脚气则不然，以久滞脏气，随其虚实寒热而流注，故病多并合，不可不知。

追毒汤　治肝、脾、肾三经为风湿寒热毒气上攻，阴阳不和，四肢拘挛，上气喘满，小便秘涩，心热烦闷，遍身浮肿，脚弱缓纵，不能行步，并宜服之。

半夏汤洗七次　　黄耆去芦　　甘草炙　　当归去芦　　人参去芦　　厚朴姜制　　独活去芦　　橘皮去白。各一两　　熟地黄　　芍药　　枳实麸炒，去瓤　　麻黄去节。各二两　　桂心三两

右为㕮咀。每服八钱，水一大盏半，姜七片，枣三枚，煎至一大

盏。去渣，空心温服，日三夜一服之。

抱龙丸 治肝肾脏虚，风湿寒邪流注腿膝，行步艰难，渐成风湿脚气，足心如火，上气喘急，小腹不仁，全不进食。

赤小豆四两　白胶香另研　破故纸炒　狗脊　木鳖子去壳，另研　海桐皮　威灵仙　草乌去芦，剉，盐炒熟，去盐不用　五灵脂炒　地龙去土。各一两。炒

右为细末，酒糊和丸如梧桐子大，辰砂为衣。每服五十丸，空心盐酒任下，临晚食前再进一服。

十全丹 治脚气上攻，心肾相系，足心隐痛，小腹不仁，烦渴，小便或秘或利，关节挛痹疼痛。神效，不可具述。

肉苁蓉酒浸　石斛　狗脊　草薢酒浸　茯苓去皮　牛膝酒浸　枸杞子　远志去心。各一两　熟地黄　杜仲去粗皮，剉，炒去丝。各三两

右为细末，炼蜜和丸如梧桐子大。每服五十丸，温酒、盐汤任下。

四蒸木瓜丸 治肝、肾、脾三经气虚，受风寒暑湿搏着，流注经络，远年近日，治疗不瘥。凡遇六气更变，七情心神不宁，必然动发，或肿满，或顽痹，憎寒壮热，呕吐自汗。

威灵仙苦葶苈同入　黄耆续断同入　苍术橘皮同入　乌药去木，与黄松节同入　大木瓜四枚

右各半两。以木瓜切去顶盖，去穰，填药在内，却用顶盖簪定，酒洒蒸熟。三蒸三晒，取药出，焙干为末。研木瓜为膏，和捣千余下，丸如梧桐子大。每服五十丸，空心温酒盐汤下。○世传木瓜丸最多，惟此方有效，常敬之。

脚气缓弱方一十三道

论一首

论曰：夫脚气缓弱者，皆感于风毒所致。初得此病，多不即觉，或

先无他病而忽得之，或因众病后得之。始即甚轻微，进饮食，气力如故。当细察之，其状自膝至脚，已有不仁，或即痹，或淫淫如虫所缘，或脚趾及胫洒洒酸痛，或屈弱不能行，或微肿及冷，或疼痛，或纵缓，或不遂，或挛急，或至困，能饮食者，或有不能食者，或见饮食而呕吐者，恶闻食气，或有物气上冲心者，或举体转筋，或壮热头痛，或胸心忪悸，寝处不欲见明，或腹内疼痛而兼下者，或语言错乱有妄误者，或眼浊精神昏愦。此皆病之证也。若治之缓慢，便转入腹，入腹则不肿，胸胁气满，便即杀人。急者不三五日，缓者或二三月。初得此病，宜速治之，不同常病，入脏则难疗也。

独活散　治脚膝缓弱，行履不得。

独活去芦　麻黄去节。各一两　桑白皮剉，炒，一两　丹参　附子炮，去皮、脐　细辛去苗　五加皮　牛膝酒浸　芎䓖　白僵蚕炒。各半两　杏仁麸炒，去皮，七钱半

右为㕮咀。每服五钱，水一盏，煎至七分，去渣温服，不拘时候。

汉防己散　治脚气缓弱，顽痹，心神烦闷，言语蹇涩，不欲饮食。

汉防己去皮　麻黄去节　赤茯苓去皮　丹参　牛膝酒浸　独活去芦　黄耆去芦　防风去芦　石膏　桂心　槟榔　杏仁麸炒，去穰　附子炮，去皮、脐　桑白皮　犀角屑　羚羊角屑各一两　人参去芦　半夏汤洗七次，切片子　木香　大黄煨　枳壳麸炒，去穰。各半两

右为㕮咀。每服五钱，水一中盏半，入生姜七片，煎至一盏。去渣温服，不拘时候。

越婢汤　治风痹脚弱。

麻黄去根、节，三两　石膏四两　白术去芦，二两　附子炮，去皮、脐　甘草炙。各一两

右为㕮咀。每服五钱，水二盏，生姜五片，枣二枚，煎至一盏半，去渣温服，不拘时候，日进二服。

去杖汤　治脚弱无力，行步艰辛。

赤芍药六两　甘草炙，一两

右为㕮咀。每服八钱，水一盏半，煎至一盏，空心食前，日进二服。

石斛丸 治脚气缓弱无力，心腹满闷。

石斛　牛膝酒浸　赤茯苓去皮　萆薢酒浸　薏苡仁　附子炮，去皮、脐　枳壳麸炒，去穰　麻黄去节　白蒺藜各一两　槟榔二两　桂心　丹参　独活去芦　楮实各七钱半

右为细末，炼蜜和捣一二百下，丸如梧桐子大。每服三十丸，食前温酒送下，日进二服。

郁李仁丸 治脚弱，通身肿满，小便不利，诸药不效者。

郁李仁汤浸，去皮，另研　陈皮去白。各三钱　甘遂面裹煨，剉，不用面　赤茯苓去皮。各一两　苦葶苈炒，二两半

右为细末，炼蜜和丸如梧桐子大。每服五十丸，空心米汤送下，日进二服。

龙虎丹 治脚弱，湿痹疼痛。

金头蜈蚣七条，去头、足　全蝎七枚　地龙去土　降真香　牛膝酒浸　红曲各半两　草乌头去芦，剉，盐炒　白附子各七枚，炮　乳香另研　没药另研。各一钱

右为细末，酒糊为丸如梧桐子大，另研朱砂一钱为衣。每服五丸，加至七丸，空心熬木瓜汤送下，日二服。

续骨丹 治两脚软弱，虚羸无力，及治小儿脚弱，不能行立者。

天麻　白附子炮　牛膝酒浸　木鳖子各半两　川乌头炮，去皮、脐　地龙去土。各二钱半　川羌活去芦，半两　滴乳另研　没药另研。各二钱　朱砂二钱，水飞

右以生天南星末一两，无灰酒煮糊，和前药末为丸如鸡头子大，朱砂为衣。薄荷汤化一粒，食前服。

飞步丸 治脚弱。

草乌头去芦，生用　赤芍药各一两　南木香　赤小豆各半两　晚蚕沙炒，四两

右为细末，用井花水或倒流水搜和为丸如梧桐子大。每服三十丸，空心嚼，盐木瓜酒送下，日进二服。

萆薢丸 治风痹脚弱。

萆薢酒浸，八两　牛膝酒浸，四两　菟丝子酒浸，二两

右为细末，炼蜜为丸如梧桐子大。每服五十丸，空心温酒送下，日进二服。

治脚软　章柳根即商陆，不以多少

右细切如小豆大，煮令熟，更入绿豆同烂煮为饭。每日如此修合服饵，以差为度。

治脚气缓弱　无力，不能行步，宜服此方。

黑豆三升　附子生用　天雄生用。各二两

〇已上三味，用水一斗同煮，候豆烂熟即出。薄切，焙干，不用豆，用汁。

天麻　五加皮　威灵仙　牛膝酒浸。各二两

右为细末，入豆汁中熬。每服半匙，空心、食前以温酒调熬成膏下，日进二服。

巴戟酒　治风痹脚弱。

巴戟去心　牛膝　石斛　干姜四味，并生用　羌活去芦　蜀椒　当归去芦。各三两

右为㕮咀，以生绢袋盛之，用酒二斗浸至二三日。量病人虚实，温酒饮之，不拘时候。若每日饮酒数杯，不用再合。若酒味薄，再浸服之。得瘥住服。

脚气痹挛方八道

论一首

论曰：夫脚气痹挛者，皆由风寒湿三气合并，客于分肉之间，真气

不周，故为痹也。其风气最多则肿，为行痹，走无常处；其寒多者，则为痛痹；其湿多者，则为着痹，冷而无汗，濡也。痹但随血脉上下，不能左右行者为周痹。痹在肌中，或发上下，左以应右，右以应左者，偏痹也。夫痹甚，阳气少而阴气多，令人身寒；阳气多而阴气少者，则痹身热。诸痹风胜者易愈，在皮肤亦易愈，在筋骨挛痛者则难愈也。久痹入深，令荣卫涩，经络滞，则不知痛痒。风痹不已，足履冷，时如入水，腹中股胫烦疼；或呕，心悬，时时汗出，目眩，悲恐[1]，短气不乐者，是其候也。又风湿着人四肢，并使不收不随；入脏传瘖痖，四肢缓纵，口舌不收摄也。其病偏从脚上起者，盖地土卑湿，冬月少霜，雪山水蒸气，令人腠理开，受湿气，春月常如细雨，或便冷，或小寒，使风湿相搏，不能得泄，故多脚气也。亦有常然振寒便发黄者，此是风湿气内搏，或是先遇热后遇寒，搏于热，热入脏，寒在外。然如此者，喜使人干呕吐逆。冬大暖，少霜雪，名为时行湿气。夫风毒藏人肌肉中，至春夏得暴冷，湿折之，使四肢缓弱。体盛多热者，其人则或壮热而不随，其脉当浮大紧者是也；虚而有冷者，脉当缓弱迟微。受证夫因虚而遇毒者，宜先攻其毒，毒去乃当疗其虚。若扶毒而补其虚，则毒盛矣。要当防其虚，不得与实盛人疗也。

大风引汤 治脚气痹挛肿痛，或不仁，屈伸不得。

麻黄去节 独活去芦 杏仁汤浸，去皮 白术去芦 赤茯苓去皮。各一两 吴茱萸 秦艽去芦 细辛去苗 桂心 人参去芦 干姜炮 防风去芦 甘草炙 汉防己去皮 芎䓖各半两

右为㕮咀。每服七钱，水一中盏半，煎至一盏。去渣温服，不拘时候。

小风引汤 治脚气痹挛，风毒攻，腰脚疼痛。

独活去芦 防风去芦 人参去芦 石斛 附子炮，去皮、脐 赤茯苓去皮。各一两 干姜炮 当归去芦。各七钱半 大豆炒去皮，二合

---

[1] 恐：原脱，据《千金要方》卷7"风毒脚气方"补。

右为㕮咀。每服五钱,以水酒各一中盏半,煎至一大盏,去渣温服,不拘时候。

大竹沥汤 治脚气痹挛,风毒所攻,口噤不能语,四肢顽痹,缓弱挛急,疼痛入五脏,恍惚恚怒。

竹沥一合 独活去芦 赤芍药 防风去芦 麻黄去节 白术去芦 葛根 川乌头炮,去皮、脐 人参去芦 甘草炙 细辛去苗 汉防己去皮 黄芩 芎䓖各一两 桂心半两 茯神去木 石膏各二两

右为㕮咀。每服五钱,水一中盏半,入生姜五片,煎至一盏,去渣,入竹沥更煎一两沸。温服,不拘时候。

小竹沥汤 治脚气,两足痹挛,或转筋,皮肉肿起,按之不陷,心下痞,不欲饮食。

竹沥一合 秦艽去芦 葛根 附子炮,去皮、脐 汉防己去皮 黄芩 防风去芦 赤茯苓去皮 甘草炙 干姜炮 细辛去苗 桂心 升麻各一两 杏仁麸炒,去皮 麻黄去节。各两半

右为㕮咀。每服五钱,水一中盏半,煎至一大盏,去渣,入竹沥更煎一两沸。温服,不拘时候。

汉防己散 治脚气风毒痹挛,肿痛烦闷。

汉防己去皮 酸枣仁 薏苡仁 羌活去芦 赤芍药 麻黄去节 羚羊角屑各七钱半 防风去芦 桂心各半两 赤茯苓去皮 桑白皮剉。各一两

右为㕮咀。每服八钱,水二中盏,入生姜十片,煎至一大盏。去渣温服,不拘时候。

防己麻黄汤 治脚气痹挛,肿闷。

汉防己去皮 赤茯苓去皮 赤芍药 麻黄去节 甘草炙。各一两 桑白皮剉,三两 桂心一两半

右为㕮咀。每服八钱,水二中盏,入生姜七片,枣二枚,煎至一大盏。去渣温服,不拘时候。

木瓜虎骨丸 治风寒湿合而成痹,脚重不仁,疼痛少力,不能履地。

木瓜　麒麟竭另研　没药另研　乳香另研。各半两　虎胫骨酥炙　败龟壳酥炙　自然铜醋煅七遍　枫香脂另研　木香　桂心　甜瓜子炒　当归去芦　安息香或汤或酒，熬成膏子　骨碎补各一两　地龙去土，炒，二两

右为细末，安息膏子为丸如梧桐子大。每服三四十丸，空心煎木瓜汤送下，日进二服。

松节浸酒　治风毒，脚气痹挛疼痛，并宜服之。

肥松节一斤　大麻仁一升　生干地黄　牛膝　生牛蒡根刮去皮、土。各三两　丹参　萆薢各二两　桂心一两

右为㕮咀，以生绢袋盛，好酒二斗于瓷器中密封浸。五日后，每日空心、食前温一中盏服之，日进三五盏。

脚气方一十一道

许学士论

曰：今人谓之脚气者，黄帝所谓缓风湿痹也。《千金》云：顽弱为缓风，疼痛为湿痹，大抵此疾不可以三五便效，须久服得力。唐张文仲云：风有一百二十四种，气有八十种。惟脚气、头风、上气，当须服药不绝，则随其病发，临时消息。但有风气之人，春末夏初及秋暮得通泄则不困剧。所谓通泄者，如麻黄、牵牛、郁李仁之类是已，不必用重利药也。

俞山人[1]**降气汤**　专治脚气上攻，中满喘急，下元虚冷，服补药不差者。及治虚阳上攻，气滞不快，上盛下虚，膈壅痰实，咽干不利，咳嗽中满，喘急气粗，脐腹膨胀，满闷虚烦，微渴引饮，头目昏眩，腰痛脚弱，四肢倦怠。

---

[1] 俞山人：俞山人降气汤出北宋《太平圣惠方》，故俞山人当为宋代或宋以前医家或传方人，据本方方后注所云，其乃京师卖药人。生平不详。

真紫苏子五两　半夏五两，汤洗七次　肉桂　陈皮去白。各三两　前胡去芦　甘草炙　厚朴姜制　当归去芦。各二两

右为㕮咀。每服五七钱，水一大盏半，生姜七片，枣子一枚，同煎至一大盏，食后日进二服。○虚冷人，加肉桂一两，黄耆二两。○凡人中气肿满及脚气等疾，多是虚气上攻，胸膈不快，不进饮食。此药大能降气。○昔京师俞山人专卖此药，名传四方，然人多不得真方，故服之无效。惟此八味最真。其它加人参、附子、五加皮、大腹皮、萝卜子者，伪方也。此方本出《千金翼》，名紫苏子汤。即《和剂局方》苏子降气汤。

流气饮子　大治脚气肿痛，喘急腹满，大便不通，及气攻肩背胁肋，走注刺痛。兼治男子妇人五脏不调，三焦气壅，心胸痞满，噎塞不通，腹胁膨胀，呕吐不食。又治上气喘急，咳嗽痰盛，面目虚浮，四肢肿满，大便秘滞，小便不通，及治忧思太过，致阴阳之气郁结不散，壅滞成疾。又治伤寒才觉得疾，便服此药，升降阴阳，汗出立愈。

陈皮去白，三两　青皮去白　紫苏连茎、叶用　香附子炒　厚朴姜制　甘草炙。各一两半　木通去皮，剉，一两　大腹皮　丁香皮　蓬莪术煨　草果仁　木香　桂心　藿香　槟榔各六钱　麦门冬去心　人参去芦　白术去芦。各四钱　半夏汤洗七遍，切片子，半两

右为㕮咀。每服秤半两，水二大盏，生姜七片，枣一枚擘破，同煎至一大盏。去渣热服，不拘时候。○心脾疼，入菖蒲五片同煎。○伤寒头痛，发热咳嗽，入连根葱白三寸同煎。○五膈气疾，入陈橘皮少许同煎。○心中忪怔，入麦门冬数粒同煎。○脏腑利，入粳米一撮同煎。并不拘时候。○妇人血气病，入艾醋同煎。

加减槟榔汤　治一切脚气弱，名曰壅疾，贵乎疏通。春夏多宜服之。

槟榔　陈皮去白　紫苏茎、叶。各一两　甘草炙，半两

右为㕮咀。每服五钱，水一盏半，生姜五片，煎至八分。去渣温服，不拘时候。○如脚痛不已者，加木瓜、五加皮煎。○妇人脚痛，加

当归煎。○室女脚痛，多是肝血盈实，宜加赤芍药煎。师尼寡妇亦宜服之。○中满不食者，加枳实煎。○痰厥或呕者，加半夏煎。○脚痛，大便不通者，用此汤下青木香丸。如更不通，加大黄煎。○小便不利，加木通煎。○转筋者，加吴茱萸煎。○脚肿而痛者，加大腹皮、木瓜煎。○足痛而热者，加地骨皮煎。

槟榔汤　治脚气。

槟榔末五钱　紫苏七钱　橘皮去白，四钱　干姜三钱，炮

右以水二大盏煎至一盏，去渣，稍温服。○少府监韩正彦暴得疾，手足不举。诸医以为风，针灸臂腿，不知痛。孙兆作脚气，合与此药服之，乃愈。

牛膝汤　治脚气有验。

川牛膝酒浸　白茯苓去皮　人参去芦。各一两　川当归去芦，半两

右为细末。每服三钱，空心温酒调服。

大三脘散　治脚气，又治三焦气逆，胸膈虚痞，两胁刺痛，手足浮肿，大便秘涩，并宜服之。

独活去芦　大腹皮　紫苏　干木瓜　沉香各一两　白术去芦　甘草炙　陈皮去白　木香　川芎　槟榔各七钱半

右为㕮咀。每服五钱，水二盏，煎至一盏半。去渣温服，日进二服。

木瓜散　治脚气。

大腹子一枚　紫苏五钱　干木瓜　甘草炙　木香　羌活去芦。各二钱半

右为㕮咀。水五盏，煎至三盏，去渣，分三服。空心食前服之。

徐神公地仙丹　治脚气。

天仙子炒，半两　自然铜醋碎七遍　白胶香各一两。研　木鳖子二两，去壳并油　五灵脂一两，去土，淘净　黑牵牛二两　草乌头一两半，炒熟　威灵仙一两半　苍术三两，米泔浸，去粗皮

右为细末，酒糊为丸如梧桐子大。每服二十丸，加至四十丸，煎当归汤送下，或茴香没药汤亦得。此药通行荣卫，开利关节，及治伤风、

血风之疾。

四制木瓜丸 治脚气。

制苍术二两，干木瓜一两，用好酒一升煮干。

制苍术二两，干木瓜一两，用好醋一升煮干。

制苍术二两，干木瓜一两，水一升，入白盐二两煮干。

制苍术二两，干木瓜一两，水一升，入川椒一两煮干。

右用瓦器煮。焙干为细末，酒糊和丸如梧桐子大。每服五七十丸，空心温酒下。妇人醋汤下。

去湿丹 治脚气腰痛，湿痹不可忍者。

黑牵牛_{生用，四两}　川乌头_{一两，炮，去皮、脐}　甘遂_{半两，半生半熟}

右为细末，面糊为丸如小豆大。每服五六十丸，温水送下，不拘时候，以利为度。

敷贴脚气药　大戟　吴茱萸　大黄　官桂

右等分为细末。酽醋调，敷痛处，甚妙。

○久近脚气_{方二道}

苍芎千里饮 治久近脚气。

苍术_{去皮}　川芎　干木瓜　白芍药　人参_{去芦}　枳壳_{麸炒，去瓤}　白茯苓　甘草_炙　大黄_煨　陈皮_{去白}　半夏_{汤洗七遍，切片子}　桔梗_{去芦}　前胡　干葛　紫苏　木香_{各等分}

右为㕮咀。每服八钱，水一大盏半，生姜七片，煎至一盏，去渣温服。食前如服此药，先用大蒜三块剥去皮，洗净捣烂，捻作饼子，贴所患脚心上，用绢帛系之，觉[1]。

---

[1] 觉：下残。据目录，脱驱风丹。

卷之二十五

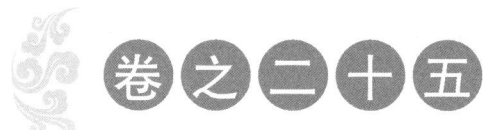

北京太医赵大中编修　覃怀儒医赵子中传习
大元国特赐皇极道院虚白处士赵素才卿补阙

干脚气方五道

论一首

论曰：夫干脚气者，由体虚感于风毒故也。然脚气有干有湿，有阴有阳。干者不肿，湿者肿满；在脏为阴，在腑为阳。病虽一源，所受各异，其于虚实不等，取舍殊途。为疗之方，当察形证也。夫干脚气者，此由肾虚不足，饮食不节，或当风取凉，卧不覆足，或行立湿地，或夏月以冷水洗脚，腠理开疏，寒邪搏于脚膝，入于经络，血脉痞涩，皮肤顽痹，胫弱枯细，日夜酸疼，饮食减少，肌体羸瘦，心腹气滞，大便不通，风毒上冲，心神烦闷，四肢无力，其候脚膝不肿，故名干脚气也。

紫苏散　治干脚气小便涩滞，腹内壅闷，痰逆不思饮食，并宜服之。

紫苏叶　木通去皮　桑白皮剉　茴香　枳壳麸炒，去穰　赤茯苓去皮　槟榔　独活去芦。各一两　荆芥　半夏汤洗七遍，切作片子　干木瓜各半两

右为㕮咀。每服八钱，水二中盏，入生姜七片，葱白五寸，煎至一大盏。去渣温服，不拘时候。

羌活汤　治干脚气，心腹痞闷，脚膝疼痛。

萝卜子微炒　羌活各一两

右为㕮咀。每服八钱，水二中盏，煎至一大盏。去渣，空心、食前

温服，日进二服。

赤茯苓汤 治干脚气，大小便气滞，心腹妨闷，脚膝疼痛，不欲饮食，并宜服之。

赤茯苓_{去皮} 紫苏叶_{各一两} 槟榔_{二两} 茴香 瞿麦 猪苓_{去皮} 木通_{去皮。各七钱半} 木香_{半两}

右为㕮咀。每服八钱，水二中盏，入生姜五片，葱白二茎，煎至一大盏，去渣温服，不拘时候。

生干地黄丸 治干脚气，风毒搏于脚膝，皮肉干枯，脚胫渐细，骨中疼痛，时时心闷，可思饮食，并宜服之。

生干地黄_{三两} 麦门冬_{去心，一两半} 独活_{去芦} 赤茯苓_{去皮} 诃黎勒皮 槟榔 羚羊角屑_{各一两} 甘草_{炙，半两} 木香 桂心_{各七钱半}

右为细末，炼蜜和捣二三百下，丸如梧桐子大。每服五七十丸，空心食前以温酒下，日进二服。

诃黎勒丸 治干脚气上攻，心胸痞闷。

诃黎勒皮_{炒令黄色} 槟榔_{各二两}

右为细末，炼蜜和丸如梧桐子大。每服五七十丸，空心食前温酒送下，日进二服。

湿脚气_{方七道}

论一首

论曰：夫湿脚气者，由体虚当风，坐卧湿地，醉后当风取凉，湿毒之气搏于骨膝所致也。此皆肾虚，膀胱经络闭涩，不得宣通，即先肿满，渐攻心腹，毒气不散，传入四肢。两脚热疼，心胸躁闷，上气喘急，咳唾稠黏，面目虚浮，腹胁胀满，见食即呕，壮热头痛，小便不通，风毒凝滞皮肤，脚膝浮肿，故名湿脚气。

陈橘皮散 治湿脚气，腿腰微肿，或至江淮，或至岭外，或久居高原，不经湿气，不伏水土，食饮之间多有不同，致脚气发时，心腹痞闷，面目脚膝浮肿，气短虚乏，唇口青黑，胸膈不利，见食即吐，心腹时痛，冷气结聚，并宜服之。

陈橘皮去白　郁李仁　赤茯苓去皮　大腹皮　槟榔各一两　吴茱萸　半夏汤浸七次，切片。各半两　前胡去芦　木香各七钱半

右为㕮咀。每服五钱，水二中盏，入生姜七片，煎至一大盏。去渣温服，不拘时候。

桑白皮散　治湿脚气，肿满喘急，大小便不利。

桑白皮　槟榔　赤茯苓去皮　紫苏叶各一两　枳壳麸炒，去穰　汉防己去皮　木香　泽泻　赤芍药　桂心各半两　川大黄煨，一两半　木通去皮，七钱半

右为㕮咀。每服五钱，以水一中盏半，入生姜五片，煎至一大盏。去渣温服，不拘时候。

木香散　治湿脚气，攻心痛闷，宜服之。

木香　乌药　茴香　槟榔　紫苏子　青橘皮去白　沉香各七钱半

右为细末。每服先用生姜半两、黑豆半合同炒，令豆熟为度。入童子小便一中盏半，煎至一大盏，去渣，调药末二钱。

卷柏散　治寒湿脚气肿痛，不能履地。

卷柏盐汤煮一时，焙　黑牵牛生用　甘遂生用。各二钱半　槟榔五钱

右为细末。每服二钱，煎葱白汤调下。五更初服，至辰巳间，取下如鱼肠相似。当日只服淡粥，忌甘草一日。

芎䓖散　治寒湿脚气，肿满疼痛，行步艰难，或发或差，或连年岁月，此方神良。

川芎一两

右为细末。每服三钱，取生萝卜自然汁一盏，用重汤暖令温，空心调服。

双萸散　治寒湿脚气，淋渫立效。

山茱萸生用肉　吴茱萸生用　金毛狗脊去毛　木鳖子去壳。各一两

右为呚咀。分作二次，用水五碗煎数沸，乘热蒸熏后，去渣淋渫。

木瓜牛膝丸 治寒湿脚气，冷湿下注，脚弱无力，或肿急疼痛。兼治妇人血风，大固肾气，活血，壮筋骨。

木瓜大者，二枚，切顶盖，去瓤。先用糯米三合，浆一盏，拌过盐少许，焙干为末，入木瓜内令满。仍用盖签定，蒸三次，研烂为膏　川芎大者，一个，去皮、尖，用无灰酒一升浸，薄切，酒煮干，研为膏，三两　牛膝酒浸　萆薢酒浸　茴香炒　羌活去芦　青皮去白　狗脊　巴戟去心　海桐皮八味为细末　青盐另研。各一两

右件药末入青盐和匀，将前二味膏子搜为丸。如硬，再入酒捣数千下，丸如梧桐子大。每服五十丸，食前温酒送下，或盐汤送下，亦可日进二服。

干湿脚气方八道

独胜散 治干湿脚气，不问新旧，悉能疗之。

平胃散一贴加紫苏梗，细剉同煎，通口服。如是湿脚气，只一服可愈。紫苏叶新陈皆可用。

健步丸 治干湿脚气，腿膝麻痹冷疼，足下隐痛，行步艰难，下注生疮。

干木瓜四两　石斛　牛膝酒浸。各二两　槟榔一两半　石楠叶　天南星姜制　防风去芦　羌活去芦　当归去芦　黄耆去芦　天麻去芦　薏苡仁　续断去芦　萆薢酒浸　威灵仙　自然铜醋淬七次。各一两

右为细末，酒煮面糊为丸如梧桐子大。每服十丸，温酒或木瓜汤下，空心、食前日进二服。

增爱丸 治男子妇人干湿脚气。

玄胡索　威灵仙各半两　破故纸炒熟　黑牵牛二味各一两。半生半熟　大蒜一枚，钻一孔，入去壳巴豆一粒，湿纸裹数重，慢火煨，香熟为度，去巴豆不用　木瓜一枚，切下盖，去瓤，入艾叶填满，却盖了，以麻线搏定，饭上蒸烂

右为细末，先将木瓜、大蒜研烂后，入药末为丸如梧桐子大。每服二十一丸，空心用糍子茶送下。忌动气毒物。

神效丸 治干湿脚气，骨里疼痛，或肿或不肿，并皆治之。

川乌一枚，略去皮　草乌略去皮　地龙去土。各半两　蜈蚣一条　全蝎四十二枚，去毒　黑豆四十二粒，去皮

右件焙干为细末，入糯米糊和丸如梧桐子大，麝香为衣。每服七丸，加至十丸，用冷酒下。用荆芥穗少许先嚼烂，用茶清灌漱，其效如神。

神乌丸 治远年日近干湿脚气。

川乌头炮裂，去皮、脐，切作片子，再炒令变色　牛膝酒浸　萆薢酒浸。各一两　肉苁蓉一两半，米泔浸，切作片子，焙干　海桐皮　虎胫骨各一两　狗脊半两

右为细末，用木瓜膏子为丸如梧桐子大。每服三四十丸，空心、食前温酒下，日进二服。

黑附丸 治干湿脚气。

附子八钱，生，去皮、脐　黑豆半斤，入瓷瓶内慢火煮，以附子烂为度

右取熟豆一合同附子研为饼，焙干为末，炼蜜为丸如皂角子大。每服二丸，空心麝香酒嚼下。

草圣丸 治干湿脚气及下部一切疮痒。

干木瓜　白僵蚕炒　荆芥穗　草乌头去芦，剉。各等分

右为细末，面糊为丸如梧桐子大。每服十丸，加至十五丸，空心温酒、盐汤送下，日进二服。

防风浴汤 治干湿脚气，气血凝滞，皮肤粗涩，不自润泽。

防风　白芷　杉木　蓖麻叶　萌藋叶　白蒺藜　白僵蚕炒。各二两　荆芥穗　苦参　地骨皮　白牵牛　赤小豆各四两　木鳖子一两半，炒黄色　当归　独活　吴茱萸汤洗。各一两

右为细末。每用五两，水四碗，连根葱白五茎，擘开同煎。至五七沸，倾出，入朴硝末二钱，搅匀。先熏，通手淋渫。

脚气冲心烦闷方一十道

论一首

论曰：夫脚气冲心烦闷者，由风毒乘虚上攻于心故也。凡风湿之气，初从脚起，或肿或不肿，缓弱无力，行卒屈倒，渐至不仁者，当须宣利风气，以取其差。若治疗之迟，毒气入腹，攻冲于心，则令胸膈逆满，上气喘急，烦闷欲绝。急者死，不可不速疗之也。

犀角散 治脚气冲心，烦喘闷乱，头痛口干，坐卧不得。

犀角屑　枳壳麸炒，去瓤　沉香各七钱半　槟榔　紫苏茎叶　麦门冬去心　赤茯苓去皮。各一两　木香　防风去芦。各半两　石膏研细，二两

右为咬咀。每服八钱，以水一中盏半，煎至一大盏。去渣，入淡竹沥一合，更煎一二沸。温服，不拘时候。

茱萸木瓜汤 治脚气冲心，闷乱不识人，手足脉欲绝，并宜服之。

吴茱萸半两　干木瓜一两　槟榔二两

右为咬咀。每服八钱，水一中盏半，生姜五片，煎至一盏。去渣温服，不拘时候。

槟榔散 治脚气冲心，烦闷不识人。

槟榔　木香　茴香各半两

右为咬咀。每服五钱，以童子小便一中盏，煎至七分。去渣温服，不拘时候。

木香散 治脚气冲心烦闷，脐下气滞，并宜服之。

木香半两　槟榔　木通各一两

右为咬咀。每服八钱，以水一中盏半，入生姜五片，葱白七寸，煎至一盏。温服，不拘时候。

桂心散 治脚气冲心，烦闷气急，坐卧不安。

半夏汤洗七次　桂心各一两　槟榔三两

右为咬咀。每服七钱,以水一中盏,入生姜半两,煎至六分。去渣温服,不拘时候。

地黄汤 治穿心脚气。

熟地黄四两　当归二两　芍药　川芎　牛膝酒浸　三奈子各一两　杜仲半两,姜制

右为咬咀。每服五钱,水一盏半,煎至一盏,去渣温服。

沉香散 治脚气冲心,烦闷喘促,脚膝疼酸,神思昏愦。

沉香　赤芍药　木通　紫苏茎叶　诃黎勒皮　槟榔各一两　吴茱萸半两

右为咬咀。每服八钱,水一中盏半,入生姜五片,煎至一大盏。去渣温服,不拘时候。

治脚气冲心三单方[1]　白槟榔

右为细末,用童子小便、生姜汁、温酒各半盏调,只作一服,不拘时候。

治脚气冲心。

吴茱萸二钱半

右为细末,和生姜汁饮之。

治脚气冲心。

白矾二两

右以水一斗五升,煎三五沸,浸洗脚,良。

脚气上气方四道

论一首

论曰:夫脚气上气者,由肾虚为风湿毒气所攻也。凡风毒之气,皆起于地。地之寒湿气皆传于人。足常难履之,所以风毒中人足也,必先

---

[1] 三单方:原脱,据目录补。

于脚起，后转入腹而乘于气，故令上气也。

紫苏散 治脚气上气，心胸壅闷，不得眠卧。

紫苏叶　桑白皮　赤茯苓去皮　木通去皮　槟榔各一两　甘草炙　紫苑　前胡去芦　百合　杏仁各七钱半

右为咬咀。每服八钱，水一中盏半，入生姜五片，煎至一盏。去渣温服，不拘时候。

桑白皮散 治脚气上气，坐卧不得，咽喉不利，四肢烦疼。

桑白皮　赤茯苓去皮　紫胡去芦。各一两　生干地黄一两半　甘草炙，半两　射干　枳壳麸炒，去穰　贝母　前胡去芦　赤芍药　天门冬去心　百合　槟榔各七钱半

右为咬咀。每服八钱，水一中盏，生姜五片，煎至六分。去渣温服，不拘时候。

治脚气上气喘息 紫苏叶三两　桑白皮二两，剉炒　前胡一两，去芦

右为咬咀。每服八钱，水一中盏半，生姜五片，煎至一盏。去渣温服，不拘时候。

治脚气上气 心腹妨闷。

槟榔二枚　杏仁二十枚，汤洗，去皮

右为咬咀。以水一大盏，煎至七分，去渣，分为二服，如人行七八里，再服。

脚气呕逆方四道

论一首

论曰：夫脚气呕逆者，由风湿毒气攻于脾胃。故脾为受盛之府，胃为水谷之海，令脾胃虚弱，为风邪所乘，心胸烦满，痰饮留滞，故令呕逆也。

半夏散 治脚气烦闷呕逆，心胸壅闷，不能饮食。

半夏汤洗七次，切片子　桂心各七钱半　赤茯苓去皮　人参去芦　陈橘皮去白　前胡去芦　槟榔各一两　紫苏叶一两半

右为㕮咀。每服五钱，以水一中盏半，生姜七片，淡竹茹二钱，煎至七分。去渣温服，不拘时候。

草豆蔻散　治脚气发时呕逆，胸中满闷，不下饮食。

草豆蔻仁　紫苏叶　赤茯苓去皮　前胡去芦　木通去皮，剉　槟榔各一两　吴茱萸二钱半　半夏汤洗，去皮，切片子　枳实麸炒，去穰。各七钱半

右为㕮咀。每服八钱，水一中盏半，生姜七片，煎至一盏。去渣温服，不拘时候。

人参散　治脚气呕逆，心烦，不能饮食。

人参去芦　赤茯苓去皮　槟榔　陈橘皮去白　麦门冬去心。各一两　桂心七钱半

右为㕮咀。每服八钱，以水一中盏半，生姜七片，煎至一盏。去渣温服，不拘时候。

橘皮汤　治脚气痰壅呕逆，心胸满闷，不思饮食。

陈橘皮去白　人参去芦　紫苏叶各一两

右为㕮咀。每服八钱，水一中盏半，生姜五片，煎至一盏。去渣温服，不拘时候。

脚气心腹胀满方五道

论一首

论曰：夫脚气心腹胀满者，此由风湿毒气从脚上入于腹内，与脏气相搏，结聚不散，故心腹胀满也。

沉香散　治脚气心腹胀满，四肢壅闷，不思饮食。

沉香　枳壳麸炒，去穰　桂心各七钱半　大腹皮　赤茯苓去皮　槟榔　赤芍药　川大黄煨　诃黎勒皮　桑白皮各一两。剉　吴茱萸汤洗　木香各半两

右为㕮咀。每服八钱，水一中盏半，生姜五片，煎至一盏。去渣温服，不拘时候。

鳖甲散 治脚气心腹胀满，小便不利。

鳖甲_{醋炙焦黄，去裙襕} 赤茯苓_{去皮} 槟榔_{各一两} 郁李仁_{汤浸，去皮} 木通_{去皮。各七钱半}

右为㕮咀。每服八钱，水一中盏半，煎至一大盏。去渣温服，不拘时候。

木香散 治脚气心腹胀满，坚硬不消，并宜服之。

木香 诃黎勒皮 槟榔_{各一两} 桂心_{七钱半} 川大黄_煨 鳖甲_{醋炙。各一两}

右为㕮咀。每服八钱，水一中盏半，生姜五片，煎至一大盏。去渣温服，不拘时候。

高良姜丸 治脚气心腹胀满，两膝疼痛。

高良姜 当归_{去芦} 威灵仙 槟榔 羌活_{去芦。各七钱半} 牵牛_炒 萝卜子_{炒。各二两} 桂心 陈橘皮_{去白。各半两}

右为细末，炼蜜和捣二三百下，丸如梧桐子大。每服三四十丸，温酒下，不拘时候，以利为度。

茱萸丸 治脚气入腹，腹胀不仁，喘闷欲死。

吴茱萸 木瓜_{各等分}

右为细末，酒糊和丸如梧桐子大。每服五十至百丸，温酒送下。或以木瓜蒸烂研膏为丸，尤佳。

脚气肿满_{方五道}

论一首

论曰：夫脚气肿满者，由风湿毒气相搏于肾经。肾主为水，今为寒邪所伤，经络壅滞，不能宣通，水道不传于小肠，致水气壅溢腑脏，浸润皮肤，故令肿满也。

大腹皮散 治脚气风毒，头面脚膝浮肿，心腹痞闷。

大腹皮　桑白皮　赤茯苓_{去皮}　郁李仁　槟榔　枳壳_{麸炒，去穰}　紫苏茎叶_{各一两}　防风_{去芦}　羌活_{去芦}　木香_{各半两}　木通_{去皮}　羚羊角屑_{各七钱半}

右为㕮咀。每服八钱，水一中盏半，生姜五片，煎至一大盏，去渣，食前温服。

大腹皮散 治诸证脚气肿满，小便不利。

大腹皮_{三两}　木瓜　紫苏子　槟榔　荆芥穗　乌药　陈橘皮_{去白}　紫苏叶_{各一两}　萝卜子_{半两}　沉香　桑白皮　枳壳_{麸炒，去穰。各一两半}

右为㕮咀。每服八钱，水一盏半，姜五片，煎至一大盏，去渣温服。〇御医楚侍药方，加木通、白茯苓、茴香_炒、甘草_炙四味。

木通散 治脚气遍身肿满，喘促烦闷。

木通_{去皮}　紫苏叶　猪苓_{去皮。各一两}　桑白皮　槟榔　赤茯苓_{去皮。各二两}

右为㕮咀。每服四钱，以水一中盏半，生姜五片，葱白二五寸，煎至一盏。去渣温服，不拘时候。

除湿丸 治脚气肿满疼痛，行履艰难，大便不通，小便赤涩，并宜服之。

甘遂_{面裹，煨}　大戟_{浆水煮，去皮，剉}　威灵仙　赤芍药　干胭脂[1]_{各一两}　防风_{去芦}　白面_{各半两}

右件除白面、胭脂另研外，并为细末，都研匀，滴水为丸如梧桐子大，晒干。沸汤内煮浮，漉出，再晒干。每服二十丸至三十丸，温熟水送下，或生姜汁浸汤放温，食前送下。忌茶。

莽草膏 治脚气风毒，肿满疼痛。

莽草　藜芦　附子_{各七钱半}　川大黄　川椒_{各半两}　牡丹皮　芫花　皂角_{各一两}

---

[1] 胭脂：原作"烟脂"。除湿丸来自宋代《杨氏家藏方》卷4《脚气方》，作"燕脂"，即胭脂。据改。下一"胭脂"同改，不另注。

右为㕮咀。用绵裹，以醋半斤浸一宿，以不着水猪脂一斤于慢火上煎，令药色黄成膏。绞去渣，收盛瓷合中。以摩肿处，日摩七八度。

脚气大小便秘涩方二道

论一首

论曰：夫脚气大小便秘涩者，由风毒气盛，不得宣通，致五脏不和，三焦壅滞，风热之气在于肠胃，搏于糟粕，溲便不得通流，故令秘涩也。

泽泻散 治脚气大小便秘涩，膀胱气壅攻，心腹痞闷。

泽泻　赤茯苓去皮　枳壳麸炒，去瓤。各七钱半　木通去皮，剉　猪苓去芦　槟榔各一两　牵牛二两，炒

右为细末。每服二钱，生姜葱白汤调下，日二三服，以利为度。

槟榔丸 治脚气，发时大小便秘涩，腹中满闷，膀胱里急，四肢烦疼，并宜服之。

槟榔　赤茯苓去皮　紫苏叶　大麻仁　郁李仁各一两　川大黄煨，二两　木香　桂心各半两　枳壳麸炒，去瓤　木通去皮　泽泻　羚羊角屑各七钱半

右为细末，炼蜜和捣二三百下，丸如梧桐子大。每服三四十丸，食前温水送下，以利为度。

脚气脚上生风毒疮方五道

论一首

论曰：夫肾主于脚，若肾虚为风湿所搏，攻于脚膝，则名脚气。因其气血壅滞，湿毒气盛，在于肤腠不得宣通，故令脚上生疮也。若风毒不散，其疮渐增，黄水肿痛，身体壮热，经久难差也。

犀角散 治脚气风毒生疮肿痛，心神烦热。

犀角屑　天麻　羌活去芦　枳壳麸炒,去穰　防风去芦　黄耆去芦　白蒺藜　黄芩　白鲜皮各七钱半　槟榔一两　甘草半两,炙　乌蛇二两,酒浸

右为㕮咀。每服八钱，以水一中盏半，生姜五片，煎至一大盏，去渣温服，不拘时候。

漏芦丸　治脚气肿盛生疮，久不差，脓血长流，疼痛。

漏芦去芦　葳蕤　槟榔　枳壳麸炒,去芦　秦艽去芦　川大黄各一两　防风去芦　独活去芦　黄芩　五加皮　赤芍药　黄耆去芦。各七钱半　乌蛇酒浸,二两

右为细末，炼蜜和捣二三百下，丸如梧桐子大。每服三四十丸，温酒送下，不拘时候。

鹿茸丸　治脚气腿腕生疮。

鹿茸酥炙,另捣成泥　五味子　当归去芦　熟地黄

右等分，为细末，酒糊和丸如梧桐子大。每服三四十丸，温酒或盐汤下。次服后方。

又方　川芎　当归去芦

右二味等分，为细末。每服二三钱，煎荆芥汤调下。食后、空心日进二服。

淋洗方[1]　治脚气，脚上生风毒，疮肿疼痛。

漏芦　白敛　槐白皮　五加皮　甘草各七钱半　蒺藜子二两

右为㕮咀。每用五两，水一斗，煮取六升，去渣，看冷热于无风处淋洗之。

脚气疼痛皮肤不仁方三道

论一首

论曰：夫脚气疼痛不仁者，由风湿毒气与血气相搏，正气与邪气交

---

[1] 淋洗方：原脱，据目录补。

击，而正气不能宣通，故令疼痛。邪在腠理，血气则涩，而皮肤厚，搔之如隔衣，不觉知者，是名皮肤不仁也。

独活散 治脚气风毒疼痛，皮肤不仁，脚膝沉重，行履不随，并宜服之。

独活去芦　麻黄去节　赤茯苓去皮　芎䓖　附子炮，去皮、脐　防风去芦　当归去芦　酸枣仁各一两　槟榔一两半　半夏汤洗七次　枳壳麸炒，去穰　人参去芦　赤芍药　桂心各七钱半　甘草炙。二钱半

右为咬咀。每服五钱，水一中盏半，生姜七片，煎至一大盏。去渣，食后温服。

大腹皮散 治脚气肿满疼痛，皮肤不仁，大小便滞涩，心胸壅闷喘促，不能下食。

大腹皮　前胡去芦　木通去皮　赤茯苓去皮　川大黄煨　紫苏叶　槟榔各一两　羌活去芦　枳壳麸炒，去穰　桑白皮　汉防己去皮　酸枣仁　赤芍药各七钱半　郁李仁一两半　桂心半两

右为咬咀。每服八钱，水一中盏半，生姜五片，煎至一大盏，去渣温服，不拘时候。

木瓜煎丸 治脚气肿满，麻痹不仁，时作疼痛。

甜瓜子炒　天麻　薏苡仁各一两　乳香另研，三钱　地龙去土，半两

右为细末，熬木瓜膏子为丸如梧桐子大。每服三五十丸，温酒送下，不拘时候，日进二服。

脚气疼痛方七道

鸡鸣散 治脚气疼痛，不问男女皆可服。如人感风湿，流注脚足，痛不可忍，筋脉浮肿，宜服之。

槟榔七枚　陈皮去白　木瓜各一两　吴茱萸三钱　紫苏叶三钱　桔梗去芦　生姜和皮。各半两

右为咬咀，只作一遍煎。用水三大碗，慢火煎至一碗半。去渣，再

入水二碗煎渣，取一小碗。两次药汁相和，安置床头。次日五更，分作三五服。只是冷服，冬月略温服。亦得服了，用干物压下。如服不尽，留次日渐渐服之亦可。服药至天明，大便当下黑粪水，即是元肾家感寒，湿毒之气下也。至早饭后痛住肿消，只宜迟吃饭，候药力作效。此药不是宣药，并无所忌。

加味平胃散[1]　治脚气隐痛，行步艰辛。

右用平胃散加赤曲同煎服，最妙。

虎骨丸　治脚气，两腿肿痛，行步艰辛。

虎骨薄片，姜汁浸一时，炙赤黑色　金毛狗脊各二两　苍术去皮　防风去芦　萆薢酒浸　干木瓜　杜仲去粗，剉，炒去丝。各三两

右为细末，酒煮面糊为丸如梧桐子大。每服四五十丸，温酒送下，空心、食前，日进二服。

乌药丸　治脚气彻骨痛，不能行履者，不过三服见效。

白芍药　木鳖子去壳　草乌不去皮，生　威灵仙　细辛　没药另研。各等分

右为细末，面糊和丸如梧桐子大。每服七丸至十丸，食后临卧木瓜汤下，酒下亦可，以身上觉麻痹即是效。或未效，可添十五丸。量虚实，不可妄增丸数，及不可于食前服之。有草乌在其间，最忌食热物。乌头有毒，吃热物则昏不知人矣。

乌灵丸　治脚气疼痛，不能行步。

川乌炮，去皮、脐　草乌剉，盐炒熟，不用盐　茴香二味，略炒　五灵脂炒。各一两　黑豆四两，焙干，同为细末　矾红细研　百草霜细研。各一两

右将前五味药末[2]入矾红，米醋糊为丸如梧桐子大。又前药一半，以百草霜末三分之一同和令匀，以米醋糊为丸如梧桐子大。〇如脚气，服红丸子十五粒，黑丸子五粒，并各作一服。用松节、木瓜、赤芍药煎汤，食前送下，少入甘草同煎尤佳。〇如风气者，以黑丸子十五粒，红

---

[1]加味平胃散：原脱，据目录补。
[2]前五味药末：据下文，此处"入矾红"者当用药末之一半。

丸子五粒，同作一服，茶清送下。

木瓜丸 治下注脚肿腿痛。

红曲　当归_{去芦}　地龙_{去土}　干木瓜_{各等分}

右为细末，面糊为丸如梧桐子大。每服三十丸，食前煎木瓜汤下，日进二服。

赤虎丸 治风湿攻注，脚踝肿痛，或筋脉牵急疼痛。

天南星　赤小豆_{各等分，并生用}

右为细末，面糊为丸如梧桐子大。每服三十丸，食前生姜汤送下，日进二服。

风毒脚气言语謇涩_{方二道}

论一首

论曰：夫风毒脚气从下而上，入于脏腑，攻于心脾，则令语涩也。肝脉络胃夹咽，连舌本，散舌下。心别脉系舌本。今心脾二脏受风邪，故舌强语涩。若客于喉厌，则失音也。

麻黄散 治风毒脚气，顽痹无力，言语謇涩。

麻黄_{去节}　槟榔_{各一两}　当归_{去芦}　赤茯苓_{去皮}　桂心_{各半两}　防风_{去芦}　川升麻　犀角屑_{各七钱半}

右为㕮咀。每服八钱，水一中盏半，入生姜五片，煎至一盏。去渣温服，不拘时候。

独活散 治风毒脚气，发则四肢皮肤及小腹顽痹不仁，言语謇涩，或失音不语，心神昏愦。

独活_{去芦}　川升麻　麻黄_{去节}　防风_{去芦}　羚羊角屑_{各一两}　桂心_{半两}　防子_{炮，去皮、脐。各七钱半}

右为㕮咀。每服五钱，水一中盏半，煎至一盏。去渣，入竹沥一合，更煎一二沸。温服，不拘时候。

脚气痰壅头痛 方二道

论一首

论曰：夫风毒气盛，阴阳否隔，则气脉闭塞，津液不通，水饮停在胸中而结成痰也。其候胸胁胀满，身体疼重，多睡，呕逆，心烦。风痰相引，上冲于头，则令头痛也。

半夏散 治脚气上攻，心胸痰壅，头痛目眩，背膊烦痛，不欲饮食。

半夏汤洗七次，切作片子　紫苏叶　赤茯苓去皮　槟榔各一两　石膏二两　芎䓖　防风去芦　甘草炙　旋覆花各半两　黄芩　前胡去芦　枳壳麸炒，去穰　桑白皮　独活去芦　羚羊角屑各七钱半

右为㕮咀。每服八钱，以水一中盏半，生姜七片，煎至一大盏。去渣温服，不拘时候。

细辛散 治脚气，发则心膈痰壅，头痛呕逆，恶闻食气。

细辛去苗　旋覆花　枳壳麸炒，去穰　半夏汤洗七次，切作片子　黄芩　防风去芦　蔓荆子　芎䓖　甘草炙　羚羊角屑各半两　紫苏叶　槟榔各一两　石膏二两　赤茯苓去皮，七钱半

右为㕮咀。每服八钱，以水一中盏半，入生姜七片，煎至一大盏。去渣温服，不拘时候。

瘴毒脚气 方四道

论一首

论曰：夫江东、岭南，土薄卑湿，春秋之间，风毒湿盛，又山水湿蒸，致多瘴毒。风湿之气从地而起，易伤于人，所经此病多从下，脚先

屈弱，然后痹疼，头痛心烦，痰滞吐逆，两胫微肿，小腹不仁，壮热憎寒，四肢缓弱，精神昏愦，大小便不通，毒气攻心，头痛发昏，此是瘴毒脚气之候也。

茯苓石膏汤 治瘴毒脚气，胸膈气不通，乍寒乍热，头痛心闷，不下饮食，并宜服之。

赤茯苓去皮　升麻　知母　紫苏叶　槟榔　麦门冬去心。各一两　旋覆花半两　甘草炙　木香　前胡去芦　犀角屑各七钱半　石膏一两半

右为㕮咀。每服一两，以水二中盏，入生姜七片，煎至一大盏。去渣温服，不拘时候。

大鳖甲汤 治江东、岭南瘴毒脚气，或受湿毒，脚膝肿满，心神闷乱，寒热痰逆，头痛口干，肩背拘急，肢节烦疼，不欲饮食，并宜服之。

鳖甲二两，醋炙　贝齿四枚，煅　羚羊角屑　犀角屑　麝香研　麻黄去节　白术去芦　知母　川升麻　赤茯苓去皮　芎䓖　人参去芦　木香　当归炒　葳蕤　吴茱萸炒　半夏汤洗七次　甘草炙　赤芍药　陈橘皮去白　杏仁各半两。去皮　川大黄一两半，煨　防风去芦　麦门冬去心　石膏各一两　乌梅七枚，去核，炒

右为㕮咀。每服五钱，以水一盏半，入生姜七片，薤白二茎，赤小豆三十粒，枣三枚，煎至一大盏。去渣温服，不拘时候。《千金》有雄黄半两，乌头十枚，无乌梅，分两不同。

麻仁散 治岭南瘴毒脚气，头面及脚肿，乍寒乍热，有似疟状，或气上冲胸，烦闷喘嗽。

大麻仁炒　川大黄煨　射干　菖蒲　升麻　麻黄去节。各一两　甘草炙，半两

右为㕮咀。每服五钱，以水一中盏半，生姜五片，豆豉五十粒，同煎至一大盏。去渣温服，不拘时候。《千金》有芒硝与大黄等九味，各等分。

升麻汤 治瘴毒脚气，烦热心闷，气促，并宜服之。

香豉一合　栀子仁二钱半　川升麻半两

右为㕮咀。作一剂，水二大盏半，煎取一盏半。去渣，温分三服，不拘时候。

脚膝软弱 方三道

论一首

论曰：夫肾主于脚，若体虚之人腠理开疏，风邪之气搏于肌肉，入于足少阴之经，流注于脚，则令软弱也。此皆气血不足，风湿所攻，肾衰髓虚，行立无力，久而不差，故成脚膝软弱也。

仙灵脾散 治风脚膝软弱，筋骨缓纵，不能行立。

仙灵脾　天雄炮，去皮、脐　石斛　天麻　牛膝酒浸　麻黄去节　虎胫骨醋炙黑色　槟榔各一两　芎䓖　五加皮　萆薢酒浸　丹参　桂心　当归去芦　防风去芦　羌活去芦。各七钱半

右为细末。每服以温酒调下一钱。忌食生冷、油腻、猪、鸡肉。

蒴藋煎丸 治风脚软弱，履步艰难，骨筋疼痛。

蒴藋叶取汁，二升　海桐皮　牛膝酒浸　郁李仁　羌活去芦　当归去芦　侧子　桂心　仙灵脾　石斛各一两

右为细末，先以好酒二升和蒴藋汁于银锅中熬令稠。和诸药末，捣二三百下，丸如梧桐子大。每服四五十丸，空心、食前温酒送下，日进二服。

海桐皮浸酒 治风毒脚膝软弱，行立艰难。

海桐皮　五加皮　独活去芦　天雄炮，去皮、脐　石斛　桂心　防风去芦　当归去芦　杜仲去粗皮，剉，炒去丝　仙灵脾　萆薢酒浸　牛膝酒浸　薏苡仁各二两　生干地黄　虎胫骨醋炙黑赤色。各三两

右件药细剉。以生绢袋盛，用清酒四斗，春夏浸七日，秋冬浸二七日。每日时时温饮一小盏，常令醺醺，不得大醉。重者，不过两料。若酒尽，旋旋添之，以药味尽即止。

肝脏风毒流注脚膝筋脉疼痛方一十道

论一首

论曰：夫肝主于筋而藏于血。脏腑和平，荣卫调适，表里充实，则邪不能侵也。若肝气久虚，肾脏衰冷，则风邪乘虚乃搏于筋脉，流注脚膝，故令疼痛也。

海桐皮散 治肝脏风毒流注，脚膝筋脉拘急疼痛不可忍者。

海桐皮　槟榔各一两　附子炮，去皮、脐　赤箭　桂心　牛膝酒浸　防风去芦　石斛　独活去芦　仙灵脾　酸枣仁炒　芎䓖　枳壳麸炒，去瓤　羚羊角屑各半两　当归七钱半　甘草二钱半，炙

右为㕮咀。每服八钱，水、酒各一中盏，煎至一大盏，去渣，食前温服。忌猪肉、毒鱼、蒜等物。

槟榔散 治肝脏风毒流注脚膝，筋脉拘急疼痛，大便秘涩，心胸壅闷，宜服此药，疏风调气，利四肢。

槟榔　川大黄炒　大麻仁　郁李仁炒　赤茯苓去皮。各一两　桂心半两　枳壳麸炒，去瓤　防风去芦　羌活去芦　当归去芦　赤芍药　芎䓖　木香　木通去皮　羚羊角屑各七钱半

右为㕮咀。每服五钱，水一中盏，入生姜五片，同煎至一大盏。去渣，食前温服。

酸枣仁散 治肝脏风流注，腰脚疼痛，筋脉不利，行立无力。

酸枣仁炒，一两半　牛膝酒浸　桂心　仙灵脾　赤箭　侧子炮　虎胫骨炙。各一两　麝香另研　羚羊角屑　独活去芦　萆薢酒浸　山茱萸　芎䓖　甘菊花　海桐皮　骨碎补　桑寄生　木香各半两

右为细末，研入麝香令匀。每服二钱，以温酒调下，食前服，日进二服。

野葛膏 治肝脏风毒流注脚膝，筋脉挛急疼痛宜用，摩之效。

野葛　蛇衔　川乌头　茵芋　桔梗　防风　川椒　干姜炮　川升麻　细辛　当归　附子　羌活　川大黄　雄黄研　犀角屑各二两　巴豆三十枚

右件细剉。以酒五升浸药一宿，以不见水猪脂五斤，以前药同于铛中炭火上煎之，令药色黄，勿令焦黑。膏成，绞去渣，下雄黄，候冷，入瓷器中盛之。旋取搽摩病处，令极热，密室避风，日三四度搽摩之。

七圣散　治老人脚膝疼痛，不能履地。

杜仲姜炒去丝　续断　萆薢酒浸　防风去芦　独活去芦　川牛膝酒浸　甘草炙。各等分

右为细末。每服二钱，食前温酒调下，日进二服。

治风湿脚膝疼痛　凉膈散加四物汤煎服。

小续命汤加五苓散煎服。

治脚气手指肿痛[1]　治脚气流注，四肢手指肿痛，不能屈伸。

右用四物汤去地黄，加附子，入姜，煎服如常法。○乃申屠府判方，他每遇疾发作时，服之必愈。

治脚气膝肿　痛不可忍。

右用皂角一锭不蛀者，煨为细末，入平胃散半贴，米醋调，敷肿疼处，立效。如或甚者，先以铁秤锤煅红，淬米醋中，以热气薰痛处。少愈，用蓖麻数粒研细，贴脚心，然后敷药，用之神验。

循络丸　治风湿流注足膝，筋骨肉疼痛。

五灵脂炒　川乌各二两。半生半熟　防风去芦　川萆薢酒浸　狗脊　苍术炒　虎骨酒煮，炙黑色　没药另研。各一两　乳香另研，半两

右为细末，酒煮面糊为丸如梧桐子大。每服三十丸，加至五十丸，温酒送下，食前。不饮酒，以木瓜汤下此药。可以常服。○如大痛，小续命汤加槟榔、羌活、青皮煎服。痛止勿服。

神灵丹　治风湿气痹传于手足，麻肿疼痛，久则偏枯，及脚气不能行履，大治瘫风湿痹瘫中者，手足复旧。

---

[1] 治脚气手指肿痛：原脱，据目录补。

川乌生，去皮、脐　草乌头去皮，剉碎，盐炒香熟，去盐不用。各半两　生地黄酒浸一宿，焙干　麻黄去根、节，微炒出汗用　自然铜火煅通赤，醋碎如粉，另研　五灵脂拣去砂石，微炒，不得炒过　虎胫骨真者，用醋浸一宿，火煅微赤，存性。已上各一两　广木香　乳香二钱半，另研　败龟醋浸二宿，炙黄，七钱半　干木瓜好者，二两

右件一十一味同为细末，炼蜜丸如龙眼大，每两分作一十二丸。每丸分作四服，渐分作二服，生姜自然汁少许，同热酒化开服，更以半盏热酒送下，空心、食前，早晚各一服。初服口唇吻间少有微麻，勿疑。仍忌食油腻之物。

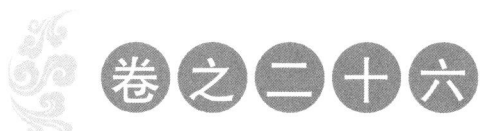

北京太医赵大中编修　覃怀儒医赵子中传习
大元国特赐皇极道院虚白处士赵素才卿补阙

破伤风方五十道

刘守真论分表里证治法

刘守真云：夫风者，百病之始也。清净则腠理闭拒，虽有大风苛毒，而弗能为害也。故破伤风者，通于表里，分别阴阳，同伤寒证治。世俗往往有不知发表者，有不知攻里者、和解者[1]。此汗下和三法也，亦同伤寒证。治之有在表者，有在里者，有半在表半在里者。在里者宜下之，在表者宜发汗之，在半表半里之间宜和解之。然汗下亦不可过。其法也，又不可妄意处治。各通其脏，免[2]汗下泄之非宜也。故破伤风者，从外至内，甚于内者，则病也。因此卒暴伤损，风变之间传入经络，至使寒热更作，身反强直，口噤不开。甚者，邪气入脏，则分汗下之治。或诸疮不差，荣卫皆虚，肌肉不生疮，口不合，风邪亦能外入于疮口，为破伤之候。故诸疮不瘥，世俗皆言疮口上灸之为效，是谓熟疮，而不知火热客毒逐诸经变，不可胜数。微则发热，甚则生风而搐，或角弓反张，口噤目斜，皆因疮郁结于荣卫，不得宣通而生。亦有破伤不灸而病此者。疮着白痂，疮口闭塞，气难通泄，故阳热易为郁结，而热甚则生风也。故表脉浮而无力，太阳也；脉长而有力者，阳明也；脉浮而弦小者，少阳也。太阳宜汗，阳明宜下，少阳宜和解。若明此三法

---

[1] 和解者：此前原有"有"字。刘完素《素问气宜保命集·破伤风论》此句作"间阎往往有不知者。只知有发表者，不知有攻里者、和解者。"今据删"有"字。
[2] 免：原脱，据刘完素《素问气宜保命集·破伤风论》补。

而治不中病者，未之有也。

陈良甫论

陈良甫云：若先因金刃所伤，或打扑伤损，或风或湿从疮口中入，或身体强硬如角弓反张，口噤咬龈，摇头马鸣，如发痫之状者，当作破伤风。破伤风治之，宜服胡氏夺命散。若伤重不省人事，心头微温，急下此药，调一二钱，灌下咽即活，并进二服，起死如神。

又云：若因打扑坠堕，伤损出血者，或破伤风发肿者，可与五香散，用生姜自然汁调药贴患处。内损者，与大岳活血丹。血不止者，与花蕊石散、血竭散、玉真散、乳香丸、没药丸、应痛丸、趁痛散。○又治打扑伤损，一切破皮肉及刀刃所伤，急取未经水葱白细切，炒令极热，包裹熨烙破伤处，血止痛住，神妙。○又以晚蚕蛾为细末，和石灰贴伤处，住痛止血，疮口即合，大有神效，然后敷药。

论一首

论曰：夫刀箭所伤，针疮灸烙，跌伤筋骨，痈肿疮痍，或新有损伤，或久患疮口未合，不能将护，触冒风寒毒气，风邪从外所中，始则伤于血脉，次则传于脏腑，致身体强直，口噤不开，筋脉拘挛，四肢搐搦，面目㖞斜，如此之证，便致难救。此皆伤损之处伤于风邪，故名破伤风也。

破伤风有四不治 一者头面青黑色；二者额上有汗珠不流；三者眼小目瞪；四者身上汗出如油。

羌活防风汤 治破伤风，脉浮弦，初传在表。

羌活去芦 防风去芦 川芎去芦 藁本去芦 当归去芦 芍药 甘草炙。各一两 地榆 细辛去苗。各二两

右为㕮咀。每服五钱，水一盏半，同煎至一盏。去渣温服，不拘时候。热盛，加黄连、黄芩各二两；大便秘，加大黄一两；自汗，加防风、白术各半两。

白术防风汤 若服前药之过，有自汗者，宜服之。

白术一两　防风二两　黄耆一两

右为㕮咀。每服五七钱，水一盏半，煎至一盏。去渣温服，不拘时候。破伤风脏腑秘，小便赤，自汗不止者，因用热药，汗出不止，故知无寒也，宜速下之。先用芎黄汤三二服，后用大芎黄汤下之。

芎黄汤　川芎一两　黄芩六钱　甘草炙，二钱

右为㕮咀。每服五七钱，水一盏半，同煎至一盏。去渣温服，不拘时候。

大芎黄汤　川芎五钱　大黄生　黄芩　羌活去芦。各一两

右为㕮咀。依前煎服，以利为度。

雄黄散　雄黄水飞，研　草乌去芦，二钱　防风去芦，二两

右为细末。每服一钱，温酒调下。里和可服，里不和不可服。

大蜈蚣散　蜈蚣一对　鳔半两，炙焦，刮为末　左盘龙半两，野鸽粪是也

右为细末。每服一钱，清酒调下。治法依前用，里和可服，但有里证，不可服。次当下之。用蜈蚣散四钱、巴豆霜半钱，烧饭为丸如绿豆大。每服二三丸，渐加六七丸，清酒调蜈蚣散少许送下，宣利为度。内外风去，可常服羌活汤，缓缓治之，不拘时候。

大羌活汤　治半在表，半在里。

羌活去芦　麻黄去节　防风去芦　黄芩　甘草炙　白茯苓去皮　蔓荆子　石膏　菊花　川芎　前胡去芦　细辛去苗　枳壳麸炒。各一两　薄荷　白芷各半两

右为㕮咀。每服五钱，水一盏半，入生姜五片，同煎至一盏。去渣，稍热服，不拘时候，日进二服。

防风汤　治破伤风，伤寒表证未传入里，宜急服之。

防风去芦　羌活去芦　川芎各等分

右为㕮咀。每服五钱，水一盏半，煎至一盏，去渣温服。三二服后，宜调蜈蚣散，大效。

蜈蚣散　蜈蚣一对　鳔三钱，炙焦，刮为末

右为细末，用防风汤调下。如前药解表不已，觉传入里，当服左龙丸，渐渐看大便硬软，加巴豆霜服之。

左龙丸 左盘龙 白僵蚕 鳔并剉，炒，各半两 雄黄一钱，水飞，研

右为细末，烧饭为丸如梧桐子大。每服十五丸，温酒送下。如里证不已，当于左盘龙药末一半内加巴豆霜半钱，烧饭为丸如梧桐子大。每服一丸，同左龙丸一处合服，名左龙丹。每服药中加一丸，如此渐加，服至十丸，以利为度。若利后，更服后药。若搐瘈不已，亦宜服后药羌活汤。

羌活汤 治破伤风，搐闭不通。

羌活去芦 独活去芦 防风去芦 地榆各一两

右为㕮咀。每服一两，水二盏半，煎至一盏，去渣温服。○如有热，加黄芩；有涎，加半夏。若病日久，气血渐虚，邪气入胃，全养血为度。

养血当归地黄散 治破伤风日久渐虚，邪气入内。

当归去芦 地黄 芍药 川芎 藁本去芦 防风去芦 白芷各一两 细辛去苗，五钱

右为㕮咀，依前煎服。

雄黄散 治破伤风有表证，搐搦有痰，并宜服之。

雄黄二钱半，水飞 南星三钱，姜制 半夏姜制 天麻各半两

右为细末。每服二钱，温酒调下。如有涎，于此药中加大黄为下药。

地榆防风散 治破伤风，半在表，半在里，头微汗，身无汗。不可发汗，宜表里治之。

地榆 防风去芦 母丁香 马齿苋各等分

右为细末。每服三钱，温米饮调下，不拘时候。

白术汤 治破伤风大汗不止，筋挛搐搦。

白术去芦 葛根各一两 升麻 黄芩各半两 芍药二两 甘草二钱半，炙

右为㕮咀。每服一两，水一盏半，煎至一盏，去渣温服，不拘时候。

江鳔丸　治破伤风，惊而发搐，脏腑秘涩，其病在里可服。

江鳔剉炒　野鸽粪炒　白僵蚕各半两。炒　蜈蚣一对　雄黄一钱，水飞　天麻一两

右为细末。又将药末作三分，用二分烧饭和丸如梧桐子大，朱砂为衣。后将一分，入巴豆霜一分同和，亦以烧饭为丸如梧桐子大，不用朱砂衣。每服朱砂为衣二十丸，入巴豆霜一丸。第二服二丸，加至利为度。再服朱砂为衣药一服，立愈。

没药散　治刀箭所伤，止血住痛。

没药另研，一字　乳香另研，半钱　定粉　风化石灰各一两　枯白矾另研，三钱

右件药末研令匀，以贴伤处。

〇已上方一十七道出《病机保命集》。

草乌头散　治破伤风，发热头痛，恶心烦闷。

草乌头生用　蜀椒生用，去目，并闭口者。各等分[1]　白矾生用

右件药研为细末，用唾调涂疮口上。若清水出后，却服追风散。

六味追风散　治破伤风病证危急者。

附子炮，去皮、脐　白附子炮　川乌头炮，去皮、脐　天南星姜制　半夏各半两。姜制　全蝎炒，二钱半

右为细末，入腻粉二钱半，合和令匀。每服一字，以豆淋酒调下，或生姜自然汁调亦可。若疮口湿，干敷上，密封固济更佳。忌食一切动风毒物。

追风散　治破伤风。

川乌头一枚，生用　雄黄二钱半，研　麝香一字，研

右为细末。每服一字，温酒调下。不拘时候，日进二服。

小追风散　治破伤风、洗头风，口眼项强，潮搐。

蝎梢炒，去毒　蝎壳各二钱　乌蛇二钱，酒浸　防风三钱，去芦

---

[1] 各等分：疑当位于"白矾生用"之后。

右为细末。每服一字，热酒调下，食前，日进三服。

金花一字散 治破伤风。

明雄黄　草乌头生　防风去芦。各半两　白芷二钱

右为细末。每服一字，温酒调下。

万金丹 治破伤风。

雄黄另研，半钱　朱砂另研　半夏汤洗　川乌头各一钱。生用　凤凰台三钱，去土　麝香一字，另研

右为细末，煮枣肉和丸如皂角子大。每服一丸，细嚼，热汤送下，以吐为效。若不吐者，再加半丸。吐不止者，煎葱白汤放温，缓缓服之。忌食热物。

一字散 治破伤风。

黑附子炮，去皮、脐　白附子炮　川乌头炮，去皮、脐　草乌头炮　藿香叶　白矾各等分。枯　麝香少许

右为细末。温酒调灌一字或半钱，疮口内干掺其药，立效。○一方，去麝香、黑附子，加藜芦一字。○一方，加香白芷、天南星一字。

麝香散 治破伤风。

麝香另研　全蝎各等分

右为细末。每用少许贴疮口，追出恶物即愈。

追风散 治破伤风。

蝉蜕去土，不以多少

右为细末。掺在疮口上，毒气自散。

急风散 治破伤风。

草乌头不以多少，用酽醋煮数沸，滤出曝干

右为细末。每服一字，温酒调下。病重者，服半钱。不拘时候，日进二服。

神效方[1]　治伤风及洗头风，神效。

---

[1] 神效方：原脱，此为目录所出方名，今据补。

乌蛇酒浸，炙　白附子炮　干姜炮　草乌生　黑附子炮，去皮、脐　川芎　天麻各半两　麻黄去节，一两　蝎梢二钱半

右为细末。每服一钱，热酒调服，一日三服。重者三五日必效，轻者三两日见效。

追风丸　治破伤风，筋脉拘急，腰背强直，牙关紧急。

雀瓮内虫　桑螵蛸各七枚，醋炙　干蝎梢二钱半　乌蛇肉酒浸　半夏汤洗七次　川乌头生用，去皮、脐　天南星生用　芦会各二钱半　大蜘蛛二枚，干者

右为细末，以熟枣和丸如大豆大。每服五丸，食后用豆淋酒送下。仍用一丸安于疮口中，上用薄纸盖之。药追风出，如吹动纸，此为验也。

螵蛸一字散　治破伤风。

桑螵蛸一钱，酥炙　明鳔炮存性　雄黄水飞　防风去芦　草乌头生用　麻黄去节　白附子各二钱。炮

右为细末。每服一字，温酒调下，食后日二三服。

通应散　治破伤风。

南星姜制　僵蚕炒　干蝎炒　明鳔各等分。炙焦黄

右为细末。每服半钱，酒调灌之，立愈。

夺命万金散　治破伤风，牙关紧急，手足搐搦，不省人事。

明鳔一两，炙，烧存性，刮取灰　蜈蚣二条，金头足全肥大者妙

右为细末。每服一钱，热酒调下。斡开牙关灌下，便不搐。○一方，有蝎梢七个。此方救人无数，百不失一。疮口内仍贴追风散，其效如神。

海神散　治破伤风，兼治打扑伤损。

鳔胶不以多少

右件于瓦上用炭火烧存性，研为细末。每服三钱，食前温酒调下，日进三服。

天麻蜈蚣散　治破伤风，及诸风搐搦强直，牙关紧急，欲死者，并

皆治之。

蜈蚣 二条　干蝎 十四个　雄黄 水飞　黄丹 火飞　天麻 各三钱　细辛 去苗，四钱　草乌头 生　藿香叶　白芷 各半两

右为细末。每服一二钱，温酒调下。或酒糊和丸如梧桐子大，每服十丸，食前温酒送下。忌热物。老幼加减。

蝎梢蜈蚣散　蜈蚣 一条　蝎梢　乌头尖　附子底 各等分

右为细末。每服一字或半字，热酒调下。如噤了牙关，用筐子斡开灌之。

定年散　治破伤风，颈项紧急，身体强直。

蜈蚣 一条，全者　乌蛇　白花蛇 各取项后肉，酒浸去骨，各三寸

右为细末。每服三钱，温酒调服，不拘时候。此药可与毛婆婆夺命金丹相参而服。

天南星散　治破伤风传入四肢，口不能语，及四肢强硬。

天南星 姜制　草乌头 生　防风 去芦。各二两半　蜈蚣 一条全者，炙黄

右为细末。每服一钱，热酒调下，不拘时候。

白散子　治破伤风，止疼痛，生肌肉，无瘢痕。

牡蛎 煨研，三两　白僵蚕 炒　龙骨　天南星 炮。各二钱半　寒水石 煨，研，一两半

右件细研。贴疮口，辟风生肌，勿令着水。

牡蛎散　治破伤风，口噤强直。

牡蛎 煅研

右为细末。每服二钱，煎甘草汤调下。仍牡蛎粉贴疮口内，妙。

南星丸　治破伤风，角弓反张，筋脉拘急，口噤，并宜服之。

蜈蚣 七条，微炒　腻粉　天南星 炮　白附子 炮。各一两

右为细末，炼蜜和丸如绿豆大。每服七丸，温酒研下，不拘时候。以汗出为度，未汗再服。

蜈蚣丸　治破伤风，身体拘急，口噤，眼亦不开，并宜服之。

蜈蚣 一条，酒浸一日，曝干，捣为末　腻粉半分

右件药研令匀，以煮槐胶和丸如绿豆大。每服七丸，温酒送下，不拘时候。逡巡汗出，差。未汗再服。

朱砂散 治一切破伤急风口噤，四肢抽掣。

朱砂研，水飞　雄黄研，水飞　天南星炮　白附子炮　母丁香　藿香　桂心　防风去芦　芎䓖　蔓荆子　天麻　川乌头炮，去皮、脐　麻黄去节　白僵蚕　蝉壳各一两　白花蛇二两，酒浸　麝香半两，另研

右为细末，入研药令匀。每服一钱，温酒调下，不拘时候，日进二服。

羌活散 治破伤风，身体拘急，手足搐掣，牙关紧急。

羌活去芦　天麻　防风去芦　麻黄去节　附子炮，去皮、脐　白附子炮　天南星炮　当归微炒，去芦　藁本去芦　白芷　芎䓖　细辛去苗　桂心　白僵蚕微炒　干蝎微炒。各一两　桑螵蛸微炒　晚蚕蛾各半两　乌蛇酒浸，二两

右为细末。每服二钱，温酒调下，不拘时候，日进三服。

追风散 如有破伤风处，用此封闭疮口，其风自出。

天雄　桂心　半夏　川乌头　天南星　密陀僧各半两

右件药并生用，为细末。每用药，觑疮口大小贴满。其中如风雨声，便差。

神应丸 治紧急破伤风。亦名毛婆婆夺命丹[1]。

草乌头三两，生，去皮、脐　半夏一两半，汤洗七次，生姜制　巴豆一两，去皮、膜、微去油

右为细末，好枣四两，换水煮烂，去皮、核，和药成剂，丸如莲子大。紧风者，每服一丸，用无灰酒磨下。慢风，每服半丸，吐涎或泻勿疑。轻者不须服。更觑老幼岁数虚实，加减服之。

贴破伤风[2]　治打仆伤损，肿痛，破伤风。

天南星生　半夏生　地龙各等分

---

[1] 毛婆婆夺命丹：上文"定年散"方后注中称"毛婆婆夺命金丹"。
[2] 贴破伤风：原脱，据目录补。

右为细末，用生姜汁、薄荷汁调贴痛处。

胡氏夺命散 治破伤风及金刃伤，打扑损伤，风自疮口入，令人项强，牙关紧急，角弓反张，口噤强直。又名银花散。

防风去芦　天南星各等分。生

右为细末。每服二钱，温酒调下。仍以此药贴疮口，立效。○《三因方》以童子小便煎服，或因斗殴内有伤损，以温酒调二钱。打伤至死，但心头微温，以童子小便调二钱灌下，并进三服，神效。○《拯济方》名追风散，南星倍防风，先以童子小便洗疮口，后用药贴上，追出赤水，立效。

紫汤 治破伤风入四体，角弓反张，口噤不能言，或产妇堕胎，或得此病大重者，不过五服立愈。

乌鸡粪白二两　黑豆一升，净洗，和粪白同炒，令变色

右将炒二味乘热投于好酒中，用酒五七升，更煎三五沸。去渣，时时随多少饮之，令尽得汗为佳。未汗即更服，以汗为效。

开关散 治破伤风，牙关不开。

芥子不以多少

右为细末。用酽醋调成膏子，于脐上贴之，牙关自开。

治破伤风肿 杏仁不以多少，研烂如膏

右先将清油纸捻点火，于破伤风肿处灸一两度，然后用杏仁膏敷贴，甚妙。

金疮中风痉方七道

论一首

论曰：夫金疮中风痉者，此由血脉虚竭，饮食未复，荣卫伤损，风邪乘虚入于五脏，五脏受寒则令痉也。其状口急背直，摇头马鸣，腰如反折，须臾大发，气息欲绝，汗出如雨。不及时救者，皆难疗也。凡金

疮卒然无脓水者，风入里也。疮边自出黄水者，中水入也。并欲作痉，急治之。伤经络亦死。

赤箭丸 治金疮中风痉，口噤不语。

赤箭 朱砂各一两。细研，水飞 干蝎生用 吴茱萸汤洗，焙炒 白附子炮。各半两 桂心 防风去芦 巴豆去心、油 天南星炮 附子炮，去皮、脐。各七钱半 干姜炮，二钱半

右为细末，用酽醋三升熬成膏，可丸即丸如梧桐子大。每服三五丸，煎葱白酒送下，不拘时候。服后汗出为效。

虎骨散 治金疮中风痉，肢节筋脉拘急。

虎胫骨 败龟二味，涂酥，炙焦色 干蝎炒 当归炒，去芦 芎䓖 桃仁各一两。汤浸去皮，炒 桂心七钱半 松脂二两，另研 黑豆五合

右件先将松脂并黑豆炒令熟后，和诸药捣为细末。每服二钱，温酒调下，不拘时候，日进二服。

续断散 治金疮中风痉，筋骨疼痛。

续断 蛇衔草各二两 地榆 当归去芦，炒 细辛去苗 干姜炮 桂心 熟地黄 附子炮，去皮、脐 人参去芦 芎䓖 甘草炙。各一两 赤芍药 肉苁蓉各一两半。酒浸 川椒七钱半

右为细末。每服二钱，温酒调下。不拘时候，日进二服。

蛇衔草散 治金疮中风痉，内伤疼痛。

蛇衔草 甘草炙 芎䓖 当归去芦，炒 川乌头炮，去皮、脐 白芷各七钱半 独活去芦 泽兰 桂心 续断各一两

右为细末。每服二三钱，温酒调下，不拘时候，日进二服。

治金疮中风痉三单方[1] 治金疮中风痉，角弓反张。

右取杏仁捣碎，蒸令熟，搅研成[2]膏。每服一小盏，兼以搽疮上，即差。

---

[1]治金疮中风痉三单方：原脱，据目录补。
[2]成：原作"或"。当属形误，据文义改。

又方　右取蒜半升，破去心皮，以无灰酒二升，研令极烂。每服二三合。须臾得汗，即差。

治金疮中风痓，迷闷。

右取雀儿粪一合研之，以酒一大盏调，分三服。腹内转动，当时愈。纵不能开口，即斡开口灌下，神妙。

治风通用方二十七道

愈风汤　主中风证内邪已除，外邪已尽，当服此药以行导诸经。久服，大风悉去，纵有微邪，只服此药加减治之。然治病之法，不可失其通塞。或一气之微汗，或一旬之通利，如此为常治之法也。久则清浊自分，荣卫自和。如初觉风动，但服此药，无不痊愈。

羌活去芦　甘草炙　防风去芦　蔓荆子　川芎　细辛去苗　枳壳麸炒，去穰　人参去芦　麻黄去节　甘菊　薄荷　枸杞子　当归去芦　知母　地骨皮　黄耆去芦　独活去芦　杜仲去粗皮，炒去丝　吴白芷　秦艽去芦　柴胡去芦　半夏汤洗七次　前胡去芦　厚朴姜制　熟地黄　防己去皮。各二两　茯苓去皮　黄芩　芍药各三两　石膏　苍术去皮　生地黄各四两　桂一两

右为咬咀。每服一两，水二盏，煎至一盏，去渣温服。如遇天阴，加生姜煎，空心一服，临卧再煎药渣服。俱要食远服。空心一服，咽下二丹丸为之重剂。临卧一服，咽下四白丹，为之轻剂。动以安神，静以清肺。假令一气之微汗，用愈风汤三两，麻黄一两，均作四服。每服加生姜五片，空心服，以粥投之，得微汗则佳。如一旬之通利，用愈风汤三两，大黄一两，亦均作四服。如前煎，临卧服，得利则妙。若常服之药，不可失四时之转。如望春大寒之后，加半夏二两通四两、柴胡二两通四两、人参二两通四两，谓迎而夺少阳之气也。望夏之月半，加石膏二[1]

---

[1] 二：原作"一"，有误，"一两"加原方之"四两"，没有"六两"。据《素问病机气宜保命集》卷中"愈风汤"改。

两通六两、黄芩二两通五两、知母二两通四两,谓迎而夺阳明之气也。季夏之月,加防己二两通四两、白术二两、茯苓二两通五两,谓胜脾土之湿也。初秋大暑之后,加厚朴二两通四两、藿香二两、桂一两通二两,谓迎而夺太阴之气也。霜降之后望冬,加附子一两、桂一两通二两、当归二两通四两,谓胜少阴之气也。得春减冬,四时类此。虽立法于四时之加减,更宜临病之际,审病之虚实寒热,土地之宜,邪气之多少。此药具七情六欲四气,无使五脏偏胜,及不动于荣卫。如风秘服之,则永不燥结。如久泻服之,则能自调。初觉风气便能服此药,及新中风,天麻丸各一料,相为表里,治未病之胜药也。及已病者,更宜常服。无问男子、妇人及小儿惊痫搐,急慢惊风等病,服之神效。如解利四时伤风,随四时加减法,又疗脾肾虚,筋弱,语言难,精神昏愦,及治内弱风湿。内弱者乃风热火光,体重者乃风湿土余。内弱之为病,或一臂肢体偏枯,或肥而半身不随,或恐而健忘,喜以多思,故思忘之道,皆情不足也。是以心乱则百病生,心静则万病悉。常服此药,能安心养神,调阴阳。无偏胜,不伤荣卫。

四白丹 能养肺气,安魂魄。中气痰厥,多昏冒,气不清利。

白术去芦　白茯苓去皮。各半两　白芷一两　白檀剉　藿香各一钱半　人参去芦　缩砂仁　防风去芦　川芎　香附子炒　甘草炙。各五钱　羌活去芦　独活去芦。各二钱半　知母二钱　薄荷三钱半　细辛去苗,二钱　甜竹叶二两　龙脑半钱[1],另研　牛黄半钱,另研　麝香另研,一字

右除龙脑、牛黄、麝香外,一十七味为细末。同研令匀,炼蜜和捣三五百下为丸,每两作十丸。临卧细嚼一丸,分作三五服嚼之,上清肺气。

二丹丸 治神昏健忘,内养心神,安魂定志,除昏冒,养精神,令人不忘。

丹参去芦,一两半　朱砂研,为衣　远志去心　人参去芦　菖蒲各半两

---

[1]半钱:原脱,据《素问病机气宜保命集》卷中"四白丹"补。

熟地黄　天门冬去心。各一两半　茯神去木　麦门冬去心　甘草各一两。炙

右为细末，炼蜜为丸如梧桐子大。每服五十丸至一百丸，空心、食前。常服，安神定志。一药清肺，一药安神。故清中清者，归肺以助天真；清中浊者，坚强骨髓。血[1]中之清，荣养于神；血中之浊，滋荣腠理。如素有痰，久病中风，涎液涌溢，在于胸中，气所不利，用独圣散吐之，后用利气泻火之剂服之，效速。

白花蛇散　治一切风疾，麻木疼痛少力，四肢牵搐，遍身疮疥瘙痒，状如虫行，眼运口㖞，鼻壅耳鸣，脐腹久冷，并宜服之。

白花蛇二两，酒浸　虎骨醋炙焦黑色　干蝎炒　天麻　何首乌　蔓荆子　防风去芦　肉桂　海桐皮　杜仲炒去丝　甘草炙　干山药　当归去芦　菊花　白芷　羌活去芦　牛膝酒浸　威灵仙茸　白附子炮　苍耳心各一两

右为细末。每服二钱，温酒调下。病重者，三钱，荆芥汤下。空心、食前。忌热物。日进二服，十日见效。常服，永无风疾。忌发风动气之物。

无忧散　治风湿疮肿疥癣，或脏腑积热壅滞，气结风劳，膀胱宿冷，脏腑虚寒，面色痿黄，内有癥癖气块，常有痔虫，心腹俱痛。忽患伤寒，头痛不忍。若山岚瘴气、温疫时气，并宜服此药，宣通三五行即差。或中风口㖞，语言蹇涩，口吐涎流，不问男子女人，但五日一服，不过三服即差。久患腰膝疼痛，脚气肿满，运动艰难，饮食无味，并小儿痔痢脱肛者，量大小加减与服。若利三五行，自差。若久患泻痢，状若休息不止，只一服，取下冷脓一二升，当日见效。此药不问四时冷热，凡老幼衰弱，病患悉皆除之。若服他药无效，即当服此药搜出脏腑中积滞虫脓之物，自然取效。若妇人久患血虚气弱，痿黄无力，亦可服之，宣通气血。此药治百病，其功不可具载。若有孕妇人，及遇阴晦时节，即不可服。天道晴明，乃可服之，更宜详之。如或有疾而未愈者，可再服之为妙。

---

[1] 血：原脱，据《素问病机气宜保命集》卷中"二丹丸"补。

黄耆去芦　　木通去皮　　桑白皮剉　　陈皮去白。各一两　　胡椒　　白术去芦　　木香各半两　　白牵牛头末，四两

右为细末。每服四钱，空心煎生姜汤调服。宜与饮食相远，以利三五行为度。后以白粥温补之为妙。

虎头粉煎丸　治诸风疾。南阳黎高士。

虎骨粉四两，好醋五升熬成膏　　续断　　当归去芦　　赤芍药　　乳香另研　　骨碎补　　川芎各一两　　甜瓜子二两，酥炒香

右为细末，研匀，用虎骨膏子和丸如梧桐子大。每服十丸，温酒送下，不拘时候，日进二服。

治风瘫痪，加白花蛇；治冷痹，加黑附子；治妇人血风，加当归、白芍药；治产后伤风，加荆芥穗；治风痫，加天麻；治破伤风，加苏木煮酒；治风眩晕，加川芎；治风昏愦，加远志、白茯苓；治胃风注泻，加白术、白茯苓；治风骨节疼痛，加没药、乳香；治风痹无力，加独活；治精神恍惚，加白茯苓、远志；治心惊风，加犀角屑；治筋骨冷麻，加桂心、白芍药；治因风呕吐腹胀，加人参；治风燥，大便秘涩，加竹沥、荆芥；治酒风厥，加葛沥；治妇人血热因瘦，加生地黄汁；治脚气，加干木瓜；治风腰疼，加麝香、川乌；治肠风下血，加黑白牵牛。

右法加减极多，但百风百痹依方服之，添精补髓，并无相反相忌。久服甚验，不可具述。

大通丸　治诸风证。

寒水石二斤，用瓷合盛，以炭火十斤煅　　川乌头炮，去皮、脐　　甘草炙。各八两　　肉桂　　荆芥穗　　藿香叶　　薄荷叶　　天南星炮　　甘松去土　　乌药　　藁本去芦　　白芷　　没药另研　　天麻　　麻黄去节　　牛膝　　川芎各三两　　乳香二两，另研

右件为细末，合和糯米糊为剂，每两作十五丸。男子妇人一切风疾，每一丸磨化，茶酒任下，无时。○卒中不语，口眼㖞斜，左瘫右痪，煨葱酒下。○伤风头疼，夹脑风，生葱茶下。○四肢头面虚肿，炒

豆淋酒下。〇风热肿痛，生姜薄荷汁同调酒下。〇胸膈痰实，旋晕昏闷，腊茶清下。〇浑身瘾疹，蜜汤下。〇肾脏风攻，耳内蝉鸣，煨猪腰子细嚼，温酒下。〇腰疼脚痛，乳香酒下。〇风毒攻眼，冷泪昏暗，菊花茶下。〇干湿脚气，木瓜酒下。〇妇人血气攻刺，当归酒下。〇血风疼痛，醋汤下。

大通丸 治一切中风。亦名犀角丸。

独活去芦 麻黄去节 防风去芦 藁本去芦 官桂 白芷各一两 川乌炮，去皮、脐 川芎 白芍药 藿香 白花蛇酒浸三日，去皮、骨，焙干，秤，如无，用好乌蛇肉代 雄黄另研。各五钱 僵蚕炒 干蝎 天麻 白附子炮 南星大者，浆水煮透，切，生姜制，焙干。各四钱 朱砂四钱，另研为衣，一方无朱砂

右为细末，都研匀，炼蜜和丸如弹子大。每服一丸，烂嚼，以独活汤下。如常服，温酒下亦得，不拘时候。

洛阳玄壶先生大丹 上治头风，下治脚气，中治百风百痹，并宜服之。

天麻 草乌头酒浸 川乌头酒浸 苍术酒浸。各四钱 两头尖九钱，酒浸，晒 人参去芦 细辛去苗 甘菊花 防风去芦 薄荷 白术去芦 枸杞子 荆芥穗各二钱 黄连 川芎 当归去芦。各三钱 黄芩三钱半 甘松去土，二钱半 麝香一字半，研

右为细末，水浸宿蒸饼和丸，每两作十丸，朱砂为衣。每服一丸，食后细嚼，温酒送下，茶清亦得。

轻骨丹 治中风手足缓弱，肢节不利，筋脉挛急，瘫痪偏风，半身不遂，口眼㖞斜，语言蹇涩，肌肉不仁，一切诸风，并皆治之。常服此药，壮筋骨，补虚，注颜色，强骨生力，益真气，除骨髓间风邪。

牛膝酒浸 菟丝子酒浸 肉苁蓉三味各酒浸 萆薢蜜炙 川巴戟去心 破故纸炒 葫芦巴炒 白芥子炒 五味子炒 金毛狗脊去毛 骨碎补去毛 当归去芦 羌活去芦 独活去芦 附子炮，去皮、脐 川乌炮，去皮、脐 防风去芦 川芎 天麻 木香 续断 全蝎炒 熟地黄 木鳖子去壳。各一

两　甜瓜子炒　地龙去土　乳香另研　没药另研。各半两

右为细末，酒煮面糊为丸如梧桐子大。每服三十丸至四十丸，空心、食前，温酒下，日进二服。

神效麝香丸　治一切风及肢节走注，疼痛不可忍。

麝香细研　牛黄细研　独活去芦　干姜炮。各半两　天麻　羌活去芦　芎䓖　防风去芦　甘菊花　蔓荆子　朱砂细研，水飞　地龙微炒　干蝎微炒　白僵蚕微炒。各一两　败龟酥炙　虎胫骨酥炙焦赤色　白花蛇酒浸，炙　天南星炮，去皮、脐　桂心　附子炮，去皮、脐　木香　人参去芦　海桐皮　当归微炒，去芦。各七钱半

右为细末，同研令匀，炼蜜和捣五七百下，丸如小弹子大。每服一丸，以温酒化下，或薄荷姜汤亦可。忌生冷、猪、鸡肉。

血竭丸　治诸风，一切肢节走注疼痛服之。

血竭研　五灵脂炒　白僵蚕炒　天南星炮　赤小豆炒　白附子炮　破故纸炒　川草薢酒浸　葫芦巴炒　防风去芦　白胶香研　没药另研。各一两　乳香另研，半两　自然铜火煅，醋碎　草乌头炮，去芦。各二两　骨碎补四两　附子一对，炮，去皮、脐　天雄一对，炮，去皮　糯米三合，炒

右为细末，用好无灰酒糊为丸如梧桐子大。每服三二十丸，空心胡桃酒送下。更量虚实加减服之。

祛风丸　治诸风百疾，四时加减服之。程参政方。

大黄五钱，春夏加二钱　黑牵牛十两，秋冬减三两　木香　青皮去白　陈皮去白。各一两半　白茯苓去皮　干生姜　车前子炒　皂角各一两。酥炙

右为细末，以粟米粥为丸如梧桐子大。每服五十丸，渐加至百丸。食后、临卧温水送下，日进二服。

黑神丸　治一切风疾。

川乌头炮，去皮、脐　白芷　何首乌　白僵蚕炒　天麻　川芎　天南星炮　干姜炮　甘草炙　麝香少许，另研　皂角酥炙。各等分

右为细末，糯米糊为丸，每两分作十丸。每服一丸，食后细嚼，茶清送下，温酒亦得，日进二服。

护命丹 治诸风虚冷痛，补填骨髓，黑髭发，注颜容。

覆盆子　白术_{去芦}　茯苓_{去皮}　何首乌　续断　甘菊　地骨皮　熟地黄　官桂　黑附子_{炮，去皮、脐}　远志_{去心}　巴戟_{去心}　细辛_{去苗}　牛膝_{酒浸}　肉苁蓉_{酒浸}　菟丝子_{酒浸}

右已上各一两，为细末，炼蜜和丸如梧桐子大。每服三十丸，温酒送下，食前，加至五十丸，日进二服。服之五七日见效。

保命丹 治诸风疾及诸痰饮，热上攻，头目沉痛，精神不爽，并宜服之。

防风_{去芦}　川芎　滑石　当归_{去芦}　赤芍药　薄荷　麻黄_{去节}　芒硝　大黄_{各半两}　石膏_煅　甘草_炙　天麻　细辛_{去苗}　甘菊花　熟地黄　桔梗_{去芦}　黄芩_{各一两}　白术_{去芦}　山栀子_{各二钱半}　荆芥穗_{三钱}

右为细末，炼蜜和丸如弹子大，每丸重一钱，以朱砂为衣。每服一丸，细嚼，茶清送下，温酒亦得，不拘时候。

宿州经圣饼子 草乌头_{去芦}　麻黄_{去节。各二两}　甘草_炙　白芷　白僵蚕_炒　桔梗_{去芦}　荆芥穗　川芎　石膏_煅　薄荷叶　何首乌　防风_{去芦。各半两}

右为细末，酒煮面糊为丸如皂角子大，捏作饼子。每服一饼，食后细嚼，茶清送下，日进二服。服药之后忌食热物。

徐神公地仙丹 治诸风脚气痹痛，可以常服。

天仙子_{半两，炒}　川椒_{一两，炒}　五灵脂_{一两}　白胶香_{二两}　木鳖子_{去油，一两半}　黑牵牛_{二两}　草乌头_{一两半，去芦，炒熟}　黑豆_{三两，炒去皮}　矾红_{二两，研}

右为细末，酒糊为丸如梧桐子大。每服十丸，温酒送下，不拘时候。病重不过二十丸，病轻只服十丸。

上清白附子丸 治一切风痰，旋晕僵仆，头眩呕逆，并宜服之。

白附子_炮　天南星_{汤浸，切作片子，生姜制}　半夏_{汤洗，姜制}　川芎　天麻　甘菊花　旋覆花　陈皮_{去白}　白僵蚕_炒　全蝎_{各一两。炒}　蝎梢_{半两}

右为细末，生姜自然汁打面糊为丸如小豆大。每服三十丸至五十丸，食后，煎荆芥汤下。

不换金丹 治诸风上攻头目，手足麻木，言语謇涩，昏如沉醉。

荆芥穗　白僵蚕炒　天麻　甘草炙　薄荷叶　防风去芦。各一两　羌活去芦　川芎　白附子生用　川乌头炮，去皮、脐　细辛去苗　全蝎炒　藿香叶各半两

右为细末，炼蜜和丸如弹子大，另研朱砂为衣。每服一丸，食后细嚼，茶清送下，日进二服。

四圣散 治肾脏一切风虚之疾。

白附子炮　白蒺藜炒　黄耆去芦　羌活去芦。各等分

右为细末。每服二钱，盐汤调下，不拘时候，日进三服。忌一切发风硬冷之物。

百嚼丸 治诸风。

川芎　皂角各二两。生黑豆一合，水一碗同煮以豆熟，不用黑豆，焙干　槐角炒，四两　甘菊花　荆芥穗各二两

右为细末，炼蜜为丸如弹子大。每服一丸，细嚼，茶、酒任下，食后。

拯济圣饼子 治一切风痫风痰，昏愦不省，及偏正头痛，浑脑风，膈上痰涎，潮搐。

猪牙皂角三锭，微炮，去皮、弦　玄胡索三个　青黛半钱

右为细末，滴水为丸如梧桐子大，捏作饼子。每用一饼，新汲水少许化开，男左女右，仰面灌鼻中咽下。牙咬钱十五文，垂脚合面坐，其涎自出，或去及一碗去，咬定钱便止。若病频发涎多之人，三五日一次，并不损人。四时皆可，饮食并无相碍。

大圣一粒金丹一名保命丹　治男子妇人一切风疾，气血俱虚，阴阳偏废。○卒暴中风，僵仆昏塞，涎潮搐搦，不省人事，失音舌强，手足瘫曳，口眼㖞斜。○瘫痪偏枯，半身不随，语言謇涩，举止错乱，四肢麻痹。○癫痫倒地，目瞑不开，涎盛作声，或角弓反张，目睛直视，口噤闷绝，牙关紧急；风传阳经，目眩头痛，耳作蝉鸣，皮肤瞤搐，频欠

喜睡，项强拘急，不能回顾。○肾脏风虚，脚膝疼痛，步履艰难。○偏风流注，一边屈伸。但服此药，无问新久，并能治之。有风疾，常服尤佳。补益五脏，秘固真元，通流关节，祛逐风邪，壮续筋骨，大有神效。

大川乌炮，去皮、脐　大黑附子炮，去皮、脐　附子炮，去皮。各二两　白蒺藜炒　五灵脂炒　白僵蚕炒。各一两，同为末　麝香另研　白矾枯，另研　朱砂研，水飞　没药研。各半两

右为细末，合和，用松烟墨半两，井花水磨汁搜丸，每两作六丸，用金箔二百片为衣，窨干。每一丸用生姜半两，取自然汁磨化后，用无灰酒半盏调，温服。量病人酒性，能饮多，更吃温酒一二升投之，以助药力。次用衣被盖覆卧，则汗出为效。

○一方　于本方中前六味等分，后四味减半。制料服饵之法并同，亦名大圣一粒金丹。如病重危急，不问引子，即以白汤化下。先擦牙龈，牙关开便可灌药，药下即苏。

○叶氏万灵丹　于本方中去麝香，加天麻、防风、乳香，减没药、朱砂、白矾。又一方，余如本法，治一切风及头面诸风，皮肤不仁，多生瘾疹、手足顽麻等疾。

○大圣镇风丹　于本方中加防风一两，全蝎一分，治中风瘫缓，涎潮不语，手足麻痹，痛痒不知。

活命金丹　治中风不语，半身不随，肢节顽痹，痰涎上潮，咽嗌不利，饮食不下，牙关紧噤，及解一切药毒、酒毒，发热腹胀，大小便不利，胸膈痞满，上实下虚，气闭面赤，汗后余热不退，劳复，诸药不治，无问老、幼、男子、妇人，并宜服之。

甘草炙　板蓝根　全蝎《珍藏方》作干葛　甜硝各一两。另研　牛黄另研　生犀角镑屑　珠子末另研　薄荷各半两　朱砂另研，半两，一半为衣　川大黄一两半　龙脑另研　麝香另研　青黛　桂木各三钱

右为细末，入研药令匀，炼蜜同水浸蒸饼为剂，每两作十丸，另以朱砂为衣，就湿以真金箔四十片为衣。腊月修合，瓷器收贮，多年不

坏。○如疗风毒，茶清化下。○解药毒，新冷水化下。○汗后余热劳复，及小儿惊热，薄荷汤化下，不拘时候。觑病大小虚实加减服之，大有神效。

万灵丹 治风、寒、湿三气合而成痹，腿脚沉重，手足麻木，久则偏枯，脚气不能行履，脚胯不能动移，大治瘫风湿痹，瘫中者，手足复旧，大有神效。《拯济方》名灵龟丹。

败龟壳七钱半，醋炙　五灵脂微炒　虎胫骨醋浸，火烧存性　自然铜煅，醋淬　生地黄酒浸，焙干　麻黄去节。各一两　川乌生用　草乌剉如豆，盐炒。各半两，不用盐　乳香另研　木香各三钱半　干木瓜二两

右为细末，炼蜜和丸如小弹子大，每两作十丸。每丸分作二服，用生姜自然汁同温酒化开服。更饮好酒一二盏投之，空心、临卧各一服。初服觉口唇吻微麻，勿怪。忌食油腻热物。

圣验黑神丸 成都府潜庵道人真本。

防风去芦　川乌炮，去皮、脐　好墨剉，焙　川附子炮，去皮、脐　檀香各半两　麦门冬去心　白茅　藿香叶　何首乌剉，用生姜汁、甘草二钱同浸二宿，焙　干姜各七钱。炮　天南星炮裂熟，片切，姜汁小半盏，甘草三钱，剉，浸二宿，焙干　白附子炮姜汁同甘草三钱，浸二宿，焙　白僵蚕炒去丝　全蝎姜汁浸一宿，炒　阿胶各七钱半。炒　香附子炒，去毛，生姜汁同甘草二钱，浸一二日　细辛去叶　白芷　川芎各八钱　皂角灰烧存性　半夏汤洗十次，用生姜汁　半盏，甘草三钱，浸二三宿，焙　甘松各半两。去土　草豆蔻去皮，生姜汁浸一二日，焙，六钱　白术去芦，一两二钱　缩砂仁焙，一两　麝香另细研　龙脑同麝研。各一钱　甘草一两七钱，炙

右为细末，大钵中研，拌极令匀。用糯米粉二两，水调煮糊搜和药，杵二千余下，丸如鸡头子大。焙，令十分干，瓷器收盛，置暖处。但依此方修合。○风为百病之长也，盖五脏所受不同而引诸疾证有异。善卫生者，此药不可阙。感证不同，改汤引服之。○一切风疾，炒黑豆淬酒下。○卒中僵倒，或醉酒不醒，生姜汤研三五粒灌下。○小儿惊风，天吊，五种痫疾，入腻粉少许，煎金银薄荷茶下。○沉寒痼冷，生

姜汤下。○一切气疾，茴香汤下。○头风暗风，荆芥汤下。○咳嗽痰涎，半夏汤下。○肺气攻冲，杏仁汤下。○疟疾，乌梅汤下。○水泻，干姜汤下。○痢疾，甘草汤下。○脚疾湿气，木瓜汤下。○酒伤食积，胃气不和，陈皮姜汤下。○肠风，胡桃酒下。○伤寒，葱豉汤下。○时行疫疾，山岚瘴气，不伏水土，藁本汤下。○中毒，甘草水研灌下。○牙痛，夜卧含化。○牙宣，填窍中。○妇人血风血气，当归酒下。○血脏虚冷，赤白带下，或血淋血晕，烧棕榈灰研细，温酒调下。○腰背疼痛，浑身劳倦，温酒下。○常服，食后茶下此药。本方传之神圣，功效不可尽述。孕妇不宜服之。

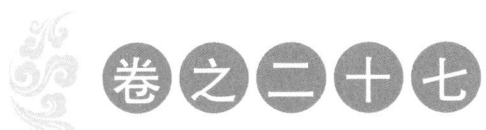

北京太医赵大中编修　覃怀儒医赵子中传习
大元国特赐皇极道院虚白处士赵素才卿补阙

妇人诸风证候方五道

药隐[1]论中风治法

药隐云：妇人中风，角弓反张，风痹，手足不随，偏枯口噤，口眼㖞斜，风眩头痛，血风，心神惊悸，癫狂，骨节风，血风走注，瘙痒瘾疹，风痰诸证，虽各有方论，亦要先明其大体，察脉之虚实，辨证之冷热，相人强弱，入脏入腑，在络在经，首以方调治，未要猛速用药。今之治法，先宜顺气，然后治风，万不失一。

盖有中风、中寒、中暍、中痰、中气，皆能令人涎潮昏塞，所谓朱紫相凌、玉石不分，医者不可不详而究之。如中风若作中气治之，十愈八九。气中若作中风治之，十无一生。所以疑惑之间，不问中风、中气者，以苏合香丸、五积散加麝煎。如中痰，则有参苏饮。如中寒，则有理中汤。如中暍，则有白虎汤。如的然是中风，有三生饮、木香煮散、排风、续命、风引、大小竹沥、大八风汤，辨其冷热虚实而投之，未有不安者也。然此疾积袭之久，非一日所能致。今人服药三五服，便责无效，其责医者亦速矣。正宜大剂久服，方有其效。孟子曰：七年之病，求三年之艾也。

---

[1] 药隐：当为南宋医家，生平不详。"药隐"之名可见于南宋《妇人大全良方》。其书卷4《妇人项筋强痛方论第六》有云："咸淳元年上元日，药隐老人书于存心堂。"据此，"药隐老人"当与陈自明为同一时代人。

论一首

论曰：夫中风者，虚风中于人也。风是四时八方之气，常以冬至之日，自坎而起，候其八方之风。从其乡来者，主长养万物；若不从其乡来者，名为虚贼。风害万物，人体虚者则中之。当时虽不即发，停在肌肤后，或重伤于风，前后重沓，因体虚则发，入脏腑俞，俞皆在背，中风多从俞入，随所中之俞而乃发病。妇人血气虚损，故令中风也。当察口眼开阖，以别重轻；涎沫有无，以明证治。如眼开口闭，手足不开，涎不作声者，可治；如眼闭口开，声如鼾睡，遗尿不觉者，死。

防风散 治妇人中风，言语謇涩，四肢拘急，身体壮热，头痛目眩，心胸不利。

防风 去芦，一两　石膏 二两半　麻黄 去节　汉防己 去皮。各七钱半　细辛 去苗　黄芩　川升麻　当归 去芦　桂心　芎䓖　赤茯苓 去皮　甘草 炙　羌活 去芦。各半两

右为粗散，每服八钱。水一中盏半，煎至一大盏。去渣，入淡竹沥一合，更煎一两沸。温服，不拘时候。

芎䓖散 治妇人卒中风，四肢不仁，善笑不息。

芎䓖 一两半　石膏 二两半　当归 炒，去芦　黄芩　麻黄 去节　秦艽 去芦　干姜 炮　桂心 各一两　杏仁 二十枚，麸炒

右为粗末。每服八钱，水一中盏半，煎至一盏。去渣温服，不拘时候，日进二三服。

附子散 治妇人中风，筋脉拘急，四肢疼痛，言语謇涩，心胸不利，并宜服之。

附子 炮，去皮、脐　细辛 各七钱半　当归 炒，去芦　芎䓖　前胡 去芦　枳壳 麸炒，去瓤　黄芩　白鲜皮　茯神 去木　羌活 去芦　杏仁 麸炒　汉防己 去皮　甘草 炙　麻黄 去节　桂心 各一两

右为粗末。每服五钱，水一中盏半，生姜五片，煎至一大盏。去渣

温服，不拘时候。

羌活散 治妇人中风，筋脉拘急，肢节酸疼，言语蹇涩，头目不利。

羌活去芦 天麻各一两 芎䓖 酸枣仁各七钱半。微炒 蔓荆子 白附子炮 桂心 薏苡仁 柏子仁 牛膝酒浸 当归去芦，炒 羚羊角屑 乌蛇肉酒拌炒令黄 蝉壳炒。各半两 麝香研，一钱半

右为细末，入研麝香令匀。每服一钱，以豆淋酒调下，不拘时候。

南星散 治妇人中风，牙关紧急，四肢强直，心胸痰涎，咽膈不利。

天南星生姜制 麻黄 半夏汤洗七次，姜制 赤箭各半两 川乌头炮，去皮、脐 桂心 蝎梢各二钱半。生用 麝香半钱，研

右为细末，入研麝香令匀。每服一钱，豆淋酒调下，日进二服，不拘时候。

妇人中风角弓反张方六道

论一首

论曰：夫妇角弓反张者，是体虚受风，风入诸阳之经。人之阴阳经络周环于身，风乘虚入于诸阳之经，则腰背反折挛急如角弓之状。宜服小续命汤。

赤茯苓散 治妇人中风，身如角弓反张，心胸壅闷，言语蹇涩，并宜服之。

赤茯苓去皮 芎䓖 当归炒，去芦 细辛去苗 栀子仁 独活去芦 麻黄去节 甘草炙 羚羊角屑各一两 石膏 桂心各二两 干姜炮，七钱半

右为粗末。每服八钱，水一中盏半，煎至一大盏。去渣温服，不拘时候。

独活散 治妇人中风，筋脉拘急，腰背反张，状如角弓，言语蹇

涩，并宜服之。

独活去芦　附子炮,去皮、脐　麻黄去节。各一两　桂心　当归炒,去芦　黄芩　防风去芦　细辛去苗　羚羊角屑各七钱半

右为粗末。每服八钱，水一中盏半，煎至一大盏。去渣温服，不拘时候，日进二服。

白僵蚕散　治妇人中风，角弓反张，口噤不能言，皮肤顽麻，筋脉抽掣。

白僵蚕一两,炒　麝香一分,研　乌蛇肉炒令黄　蝉壳炒　桑螵蛸炒　犀角屑　天麻　独活去芦　天南星炮　川乌头炮,去皮、脐　白附子炮　防风去芦　朱砂各半两。研,水飞

右为细末，入研药令匀。每服二钱，温酒调下，不拘时候，日进二服。

羚羊角散　治妇人中风，角弓反张，筋脉拘急，言语蹇涩，心神烦闷。

羚羊角屑　鹿角胶捣碎,炒令黄燥　赤箭　酸枣仁炒　薏苡仁各一两　白附子炮　芎䓖　当归炒,去芦　人参去芦。各七钱半　羌活去芦　白鲜皮　地骨皮　柏子仁　蔓荆子　犀角屑各半两　牛黄研　麝香细研。各二钱半

右为细末，入研药令匀。每服一钱，煎薄荷汤调下，不拘时候，日进二服。

紫汤　治妇人中风，腰脊反张如弓之状。

鸡粪白一合,炒微黄　大豆二合,炒熟　防风一两,去芦

右为粗末。每服五钱，酒水各一中盏，煎至六分。去渣温服，不拘时候。

乌蛇丸　治妇人中风，角弓反张，或身体强直，牙关紧急，并宜服之。

乌蛇肉酒浸　犀角屑　白附子炮　天麻各一两　半夏汤洗七遍,生姜制　天南星炮　麻黄去节　桂心　独活去芦　白僵蚕炒　晚蚕砂炒　干蝎各半

两。微炒　麝香二钱半，细研

右为细末，入研麝香令匀，炼蜜和捣二三百下，丸如梧桐子大。每服三十丸，豆淋酒送下，不拘时候，日进二服。

妇人中风口噤方五道

论一首

论曰：夫妇人中风口噤者，是体虚受风，风入颔颊，夹口之筋也。手三阳之筋结入于颔颊，足阳明之筋上夹于口，而风挟冷乘虚入其筋，则筋挛，故引牙关急而口噤也。

桂心散　治妇人中风，咽中气塞壅闷，口噤不语，肝厥不识人，或加针灸不知痛处。

桂心二两　防风去芦　汉防己去皮　麻黄去节　白术去芦　人参去芦　黄芩　细辛去苗　茵芋　秦艽去芦　附子炮，去皮、脐　甘草炙。各一两

右为粗末。每服五钱，水一中盏半，生姜五片，煎至一大盏。去渣，入淡竹沥一合，更煎一两沸，不拘时候服。

走马散　治妇人中风口噤，四肢强直。

附子炮，去皮、脐　天麻各半两　桂心　石膏研如面　麻黄去节　川乌头炮，去皮、脐　天南星　蝎梢各二钱半　麝香半钱，细研

右为细末，入麝香研令匀。每服二钱，豆淋酒调下，不拘时候，斡开口灌之。

乌蛇散　治妇人中风口噤。

乌蛇肉酒浸　干蝎炒　白僵蚕炒　天南星炮　天麻各半两　腻粉半钱，研

右为细末，入腻粉研令匀。每服二钱，生姜酒调下，斡开口灌之。

白术酒　治妇人中风口噤，言语不得。

白术剉碎　黑豆各三两，炒令熟

右件药二味，酒四升，煎至二升。去渣，分作四服，斡开口灌之。

治妇人中风口噤单方[1]　治妇人中风口噤，舌本缩，语言难。

芥子一升

右件细研，以醋三升煎至一升，涂颔颊下，立效。

妇人中风不语方三道

巢氏论一首

曰：脾脉络胃，夹咽连舌本，散舌下；心之别脉系舌本。今心脾二脏受风邪，故舌强不得语也。喉咙者，气之所以上下也。会厌者，音声之户；舌者，声之机；唇者，声之扇。风寒客于会厌之间，故卒然无音。皆由风邪所伤，故谓之中风失音不语。《经》云：醉卧当风，使人发痦，不能言也。

神仙解语丹　见前"失音门"。

防风汤　治妇人中风，内虚脚弱，语謇，并宜服之。

防风去芦　川芎　麦门冬去心　桂心　川独活各一两。去芦　石斛一两半，酒浸　干地黄　杜仲剉，姜汁炒去丝　丹参各一两二钱半

右为㕮咀。每服八钱，水二盏半，枣二枚，煎至一大盏，去渣温服。

竹沥汤　治中风入肝脾二经，病四肢不随，舌强语謇。

威灵仙　附子炮，去皮、脐　桔梗去芦　蔓荆子　防风去芦　枳壳麸炒，去穰　川芎　当归去芦。各等分

右为㕮咀。每服五钱，水一盏半，竹沥半盏，生姜三片，煎至一大盏。去渣温服，日进四服。忌茶。

---

[1] 治妇人中风口噤单方：原脱，据目录补。

妇人风痹手足不随方三道

论一首

论曰：夫妇人风痹者，由风、寒、湿三气合而为痹。风多者为风痹，其状肌肤尽痛。诸阳之经皆起于手足，而循行于身体。风寒之气客于肌肤，始为痹，复伤阳经，随其虚处而停滞，与血气相搏，血气行则迟缓，故风痹而复手足不随也。

三痹汤 治血气凝滞，手足拘挛，风痹、气痹等疾。

川续断　杜仲剉，姜汁炒去丝　防风去芦　桂心　华阴细辛　人参去芦　白茯苓去皮　当归去芦　白芍药　甘草各一两。炙　秦艽去芦　生地黄　川芎　川独活各半两。去芦　黄耆去芦　川牛膝各一两。酒浸

右为㕮咀，为末。每服八钱，水二盏，生姜五片，枣一枚，煎至一盏，去渣热服，无时候，但腹稍空服。有人病左臂不随，后已痊平，而手指不便无力，试诸药不效，服此药一料，即愈。

独活汤 治妇人风痹，手足不随，身体疼痛，言语蹇涩，筋脉挛急，并宜服之。

独活去芦　桑寄生　牛膝酒浸　秦艽去芦　赤茯苓去皮　桂心　防风去芦　附子炮，去皮、脐　当归炒，去芦　生干地黄各一两　杜仲剉，炒去丝　细辛去苗　芎䓖　赤芍药各七钱半　甘草半两，炙

右为㕮咀。每服八钱，水一中盏半，煎至一大盏。去渣温服，不拘时候。

乌蛇散 治妇人风痹，手足顽麻，筋脉搐搦，口眼不正，言语蹇涩，并宜服之。

乌蛇肉酒拌炒　土蜂儿炒　天南星炮　天雄炮，去皮、脐　赤箭　麻黄去节　薏苡仁　芎䓖各一两　羚羊角屑　干蝎微炒　桑螵蛸微炒　朱砂各半两。研，水飞　当归炒，去芦　酸枣仁　柏子仁各七钱半

右为细末，入朱砂药研令匀。每服一钱，食前以温酒调下。

妇人中风自汗 方二道

药隐老人治法

药隐老人云：寻古治中风方，续命、排风、越婢等悉能除去，而《千金》多用麻黄，令人不得虑虚。凡以风邪不得汗，则不能泄也。然此治中风无汗者为宜。若治自汗者，更用麻黄，则津液转使脱泄，反为大害。中风自汗，仲景虽处以桂枝汤，至于不住发搐，口眼䀹动，遍身汗出者，岂胜对治？当此之时，独活汤、续命煮散复荣卫，却风邪，不可阙也。

独活汤 治风虚昏愦不自知觉，手足瘛疭，坐卧不能，或发寒热，血虚不能服发汗药，及中风自汗，尤宜服之。

川独活去芦　羌活去芦　人参去芦　防风去芦　当归去芦　细辛去苗　茯神去木　半夏汤洗七次，切片子　桂心　白薇　远志去心　菖蒲　川芎各半两　甘草七钱半，炙

右㕮咀。每服八钱，水一盏半，姜五片，煎七分。去渣温服，不拘时候。

续命煮散　见前第四卷。

妇人贼风偏枯 方六道

药隐老人治法

药隐老人云：偏枯者，其状半身不随，肌肉枯瘦，骨间疼痛，神智如常，名曰偏枯。原其疾之由，皆因阴阳偏亏，脏腑怯弱，经络空虚，血气不足，当风冲坐，风邪乘虚而入。《内经》云：汗出偏沮，使人偏

枯。详其义理，如树木或有一边津液不荫注，而先枯槁，然后被风所害。人之身体或有一边血气不能荣养，而先枯槁，然后被风所苦，其理显然。王子亨云：舟行于水，人处于风。水能泛舟，而亦能覆舟。风能养体，而亦能害体。盖谓船漏水入，体漏风伤。古人有云"医风先医血，血行风自灭"是也。治之先宜养血，然后驱风，无不愈者。宜用大八风汤、增损茵芋酒、续断汤。

论一首

论曰：贼风偏枯者，是体偏虚受风，风客于半身也。人有劳伤血气，半身偏虚者，风乘虚入，客于半体，名为偏风也。其风邪入深，真气去，邪气留，发为偏枯。此由血气衰损，为风所客，令血气不相周荣于肌，故令偏枯也。

大八风汤 治中风偏枯，失瘖，半身不随，时复恍惚。

当归去芦　杏仁麸炒　甘草炙　桂心　干姜炮。各二两　五味子　升麻各半两　川乌炮，去皮、脐　黄芩　芍药　独活去芦　防风去芦　川芎　麻黄去节　秦艽去芦　石斛去根，切，酒浸，炒　人参去芦　茯神去木　石膏　黄耆去芦　紫菀各一两　大豆三两，去皮，炒

右为㕮咀。每服五钱，水二盏，酒一合，煎至一盏，去渣温服。恍惚者不用酒煎。○一方，无茯神，有远志、赤茯苓。

增损茵芋酒 见前第五卷。

续断汤 治偏枯少血。

当归三两，去芦　陈皮去白　芍药　细辛各一两。去苗　生干地黄二两

右为㕮咀。每服五钱，水二盏，煎至八分，去渣温服。脏寒多利者，入熟附子一两，和前药服之。

侧子散 治妇人中风偏枯，一边手足不随，口面㖞斜，精神不守，言语不正，并宜服之。

侧子炮，去皮、脐　附子炮，去皮、脐　桂心　汉防己去皮　芎䓖　人参去芦　麻黄去节　当归去芦　赤芍药　甘菊花各一两　秦艽去芦　防风去

芦。各七钱半　　茯神二两，去木　　甘草炙　　白术去芦　　细辛去苗。各半两

右为咬咀。每服五钱，水一中盏半，生姜七片，煎至一大盏。去渣，入竹沥半合，更煎一两沸。温服，不拘时候。

天麻散　治妇人中风偏枯，一边手足不随，皮肤麻木，不觉痛痒，言语謇涩，筋脉拘急，并宜服之。

天麻　　羌活去芦　　天南星炮　　桂心　　当归去芦　　麻黄去节　　防风去芦　　牛膝酒浸　　侧子炮，去皮　　柏子仁　　朱砂研，水飞　　乌犀角屑　　乌蛇肉酒浸　　白僵蚕各一两。微炒　　干蝎半两，微炒　　牛黄研　　麝香细研。各二钱半

右为细末，入研药令匀。每服一钱，食前豆淋酒调下。

凌霄花散　治妇人中风偏枯，气血不调，骨节疼痛。

萹蓄根炒　　凌霄花各一两

右为细末。每服一钱，食前温酒调下。

妇人偏风口㖞方五道

论一首

论曰：夫妇人偏风口㖞者，是体虚受风，风入于夹口之筋也。足阳明经之筋上夹于口，其筋偏虚，风因虚而乘之，使其筋偏急不调，故令口㖞僻也。

防风汤　治卒然口㖞斜，言语牵急。

防风一两，去芦　　羌活半两，去芦　　甘草二钱半，炙

右为咬咀。每服五钱，水二盏，煎至一盏，去渣，入麝香研一字，温服。

《深师》续命汤　方见前第四卷。

防风散　治妇人中风，言语謇涩，肢节疼痛，皮肤不仁。

防风去芦　　羌活去芦　　当归炒，去芦　　天南星炮　　天麻　　桂心　　芎䓖　　乌蛇肉酒浸　　白僵蚕炒　　桑螵蛸各半两，炒　　麝香研　　朱砂各二钱半，细研，

水飞　麻黄七钱半，去根、节

右为细末，入研药令匀。每服一钱，温酒调下，不拘时候。

《千金》治口㖞二单[1]方　炒大豆三升，令焦。以酒三升淋，取汁顿服。

治口眼㖞斜。

用蓖麻子七粒，去皮、壳，细研，作饼子，安在手心，右㖞安左手，左㖞安右手。却用铜盂乘汤坐于药上，才正即洗去。一方用巴豆，不用蓖麻，出《本草》。

妇人虚风头目眩晕方六道

论一首

论曰：夫妇人风眩是体虚受风，风入于脑也。诸脏腑之精皆上注于目，其血气与脉并上，属于脑也，循脉引于目系，目系急故令眩也。其眩不止，风邪甚者，变成癫疾也。

钓藤散　治肝厥头晕，清头目。出《本事方》。

钓藤　陈皮去白　半夏洗七次，切片子　麦门冬去心　茯苓去皮　茯神去木　人参去芦　甘菊花　防风去芦。各半两　甘草二钱半，炙　石膏一两

右为㕮咀。每服四钱，水一盏半，生姜七片，煎至一盏。去渣热服，日进二服。

独活散　治妇人风眩，头疼呕逆，身体时痛，情思昏闷。

独活一两　白术去芦　防风去芦　细辛去苗　人参去芦　芎䓖　荆芥各七钱半　半夏汤洗七次，切片子　甘草炙　赤芍药各半两　石膏二两

右为㕮咀。每服八钱，水一中盏半，生姜七片，薄荷七叶，煎至一大盏。去渣温服，不拘时候。

---

[1] 治口㖞二单：原脱，据目录补。

细辛散[1]　治妇人风眩头疼，两目风牵，偏视不明。

细辛七钱半，去苗　秦艽去芦　独活去芦　桂心　山茱萸肉　天雄炮，去皮、脐

右为细末。每服一钱，温酒调下，不拘时候。

川芎散　治风眩头晕。

川芎　山药　白茯神去木　甘菊花野菊不用　人参各半两。去芦　山茱萸肉一两

右为细末。每二钱，温酒调下，不拘时候，日进三服。

金乌散　治妇人风眩，头旋卒倒，痰涎壅滞，四肢拘急。

乌鸦一枚，去嘴、爪　狐肝一具。已上同入罐子内，用细泥固济，候干，烧令赤，去火，以土窨定罐子，候冷取出，捣罗为末，入后药　麝香二钱半，研　白僵蚕炒　桑螵蛸炒　天南星炮　白附子炮　甘菊花　天麻各半两

右为细末，入前烧了药末及麝香，更研令匀。每服一钱，豆淋薄荷酒调下，不拘时候。

四神散　治妇人血风，眩晕头痛。

菊花　当归去芦　旋覆花　荆芥穗各等分

右为细末。每服二钱，水一盏，葱白三寸，茶末一钱，煎至七分，通口服。良久，去枕仰卧少时。

妇人血风头痛 肾厥头痛，厥逆头痛附，方四道

许叔微治血风

许叔微云：妇人患头风者，十居其半，每发必掉眩，如在车船上。

---

[1] 细辛散：底本此方除细辛七钱半外，其他五药均未给出剂量。据《太平圣惠方》卷69《治妇人风眩头疼诸方》"细辛散"，主治症及各药剂量如下："治妇人风眩头疼，目被风牵引，偏视不明，细辛散方。细辛三分，秦艽一两（去苗），独活一两，桂心一两，山茱萸一两，天雄一两（炮裂，去皮、脐），薯蓣一两。"多薯蓣一味，主治与余药均同。供参考。

盖因血虚，肝有风邪袭之尔。予尝处旋覆花汤，此方修合服之，比服他药甚效。

旋覆花汤[1] 川芎 当归去芦 羌活去芦 旋覆花 细辛去苗 蔓荆子 防风去芦 石膏 藁本去芦 荆芥穗 半夏曲 干地黄 甘草各半两。炙

右为㕮咀。每服五钱，水一盏半，生姜五片，煎至七分。去渣温服，日进二服。

七生丸 治男子妇人八般头风及一切头痛，痰厥，气厥，饮厥，伤寒伤风，头痛不可忍者，并皆治之。

川乌 草乌 天南星三味，并生，去皮 半夏冷水洗，去滑 川芎 白芷 石膏并生用。等分

右为细末，研韭菜自然汁丸如梧桐子大。每服七丸，加至十丸，嚼生葱，茶送下，食后，日进二服。

药隐老人论治头痛并灸法[2]

药隐老人云：若头痛连齿，时发时止，连年不已，此由风寒中于骨髓，留而不去。脑为髓海，故头痛齿亦痛，谓之厥逆头痛。宜白附子散，灸曲须穴。此穴在耳上，将耳掩，前正尖上，可灸七壮，左痛灸左，右痛灸右。

白附子散 白附子炮，一两 乌头炮，去皮、脐 天南星炮 麻黄不去根、节。各半两 干姜炮 辰砂研。各二钱半 全蝎炒，五枚 麝香研，一字

右为细末。每服一钱，温酒调下，不拘时候。

治头风痛㗜鼻方[3] 治头风痛不可忍。

硝石 人中白 脑子等分

右研令极细。每用一字，㗜入鼻中。

---

[1] 旋覆花汤：原脱，方名原在许叔微论中，目录单立一目，今据补。
[2] 药隐……灸法：11字原脱，据目录补。
[3] 治头风痛㗜鼻方：原脱，据目录补。

妇人风痰方三道

论一首

论曰：夫妇人风痰者，由脏腑风冷，水饮停积在于胸膈所成也。人皆有痰，少者不能为妨，多者成患。但胸膈有痰饮，停于胸中，则令眼昏，亦令头眩头痛者。

药隐老人治法

药隐老人评曰：夫痰之为害，多因外感五邪，五邪者，寒、暑、燥、湿、风。内伤七气，七气者，喜、怒、忧、思、惊、恐、悲。因五邪而得者，得风为风痰，得寒为寒痰，得暑为暑痰。因七气所伤，多因妇人情性执着，不能容忍，而有此证。岂特只因风冷而成哉？所以外感五邪，内伤七气，则一身之中血液、泪汗、涕唾，身中湿者败浊变而成痰，乘间而为害也。《经》云：清则运为精华，浊则凝为痰饮。此之谓也。然有痰涎饮沫，四种相类，宜仔细详辨调治。因风而生痰者，宜服三生饮、星香饮、青州白丸子、化痰丸；方见《局方》。因寒冷而得者，宜服降气汤、黑锡丹、养正丹；并见《局方》。因热而得者，宜服金沸草散、紫胡半夏汤；因暑而得者，消暑丸；并见《局方》。因气滞不调，郁结而成者，宜服参苏饮、四七汤、二陈汤。痰在上者，以瓜蒂散吐之；在下者，以控涎丹利之。虽曰可吐、可下，亦要观人之盛衰，察脉之虚实，方可投之。切记不宜猛吐暴下。所以初虞世有金虎、碧霞之戒者，此也。

旋覆花汤 治妇人风痰呕逆，不下饮食，头目昏闷。

旋覆花　枇杷叶去毛，炙　川芎　细辛去苗　藿香　桂心　枳壳麸炒，去穰　前胡去芦　人参去芦　羌活去芦　半夏各半两，姜制　甘草炙　羚羊角屑　赤茯苓各七钱半。去皮

右为㕮咀。每服五钱，水一盏半，生姜五片，煎至一大盏。去渣温

服，食远，日进二服。

天南星丸 治妇人风痰，心膈壅滞。

天南星姜制　白附子炮　皂角炒黄　半夏曲各一两　白矾枯，半两

右为细末，酒煮面糊丸如梧桐子大。每服二十丸，煎生姜薄荷汤送下，食后、临卧日进二服。

瓜蒂散 疗病痰胸膈痞塞，头不痛，项不强，寸脉微浮，胸中痞硬，气冲喉咽，不得息者。此为胸中有痰也。当吐之，宜此法。方见前。

妇人风瘙身体瘾疹方九道

论一首

论曰：夫妇人体虚，为风邪气客于皮肤，复伤风寒，所以则发风瘙瘾疹。若赤疹者，犹寒湿客于肌中，极热，热结则成赤疹也。得大热则发，取冷则瘥也。白疹者，由风气客于肌中热，热与风相搏则成白疹也。得天阴雨寒则发出，风伤亦发。得晴暖则减，着衣暖亦瘥。脉浮而洪，浮即为风，洪则为气，风气相搏，则生瘾疹，身体瘙痒。凡人汗出不可当风露卧及浴后出早，使人身振寒热，以生风疹也。

蒺藜散 治妇人风瘙，皮肤中如虫行，及生瘾疹，搔之作疮，面肿心烦，并宜服之。

白蒺藜炒　莽草炒　羚羊角屑各七钱半　黄芩　人参去芦　苦参去芦　蛇床子　秦艽去芦　防风去芦　麻黄去节　当归炒，去芦　甘草炙　枳壳麸炒，去瓤　细辛去苗。各半两

右为㕮咀。每服五钱，水一中盏半，煎至一大盏。去渣温服，不拘时候，日进二服。

治妇人风痒瘾疹 不瘥，宜服之。

苍耳花、叶子各等分

右为细末。每服二钱，豆淋酒调下，不拘时候，日二服。

治瘾疹 右用白蜜不以多少，好酒调下，已试有验。

治皮肤有风热 遍身生瘾疹。

牛蒡子水煮一两，净，晒干，炒令香　浮萍蒸过，焙干，等分

右为细末。每服二钱，薄荷汤调下，日二服。

又治风气客于皮肤 搔之不已。

蝉蜕洗　大叶薄荷

右等分为细末。每服二三钱，无时，温酒调下。

又方　露蜂房洗过，蜜炙令焦　蛇蜕洗，炙令焦，等分

右为细末。每服一二钱，温酒调下，不拘时候。

治妇人瘾疹淋渍方 治妇人风瘙瘾疹，身痒不止，宜用淋渍方。

马蔺　茺蔚子　白矾　白蒺藜　茵芋　羊桃根　凌霄花各二两　蒴藋根　蓖麻叶各一两

右件咬咀。以水二斗，煮取一斗，去渣，于避风处洗之。

又方　凌霄花三两　蒴藋根半斤

右件药以水七升煮取三升，滤去滓，入白矾末二两搅匀，以绵渍，频拭于疹上。后煮槐柳汤浴之。

涂瘾疹方 以醋浆水磨白矾，涂之。

妇人血风疹瘙痒

药隐老人治法

药隐老人云：治妇人遍身时发瘙痒，或赤肿瘾疹，五心烦热，血风攻注，与人参荆芥散、消风散、四物汤加荆芥煎，或人参当归散，或逍遥散，兼服导赤丸。如不通者，食后服皂角丸。气虚老人不可久服。如服皂角丸不退者，此凝滞。热甚者，宜先服青木香丸三两服，以开气道。服前蒺藜散，立效。

妇人血风身体骨节疼痛方七道

论一首

论曰：夫妇人血风，身体骨节疼痛者，由体虚气血不调，为风所侵故也。其状风邪在于皮肤肌肉，历于骨节，邪气与正气交击，故令疼痛也。

芎䓖散 治妇人血风，身体骨节疼痛，心膈壅滞，少思饮食，并宜服之。

川芎一两　赤茯苓去皮　赤芍药　酸枣仁炒　桂心　当归去芦　木香　牛膝酒浸。各七钱半　羌活去芦　枳壳麸炒，去瓤　甘草各半两。炙

右为咬咀。每服五钱，水一大盏半，姜五片，煎至一大盏。去渣热服，不拘时候。

海桐皮散 治妇人血风，身体骨节疼痛，并宜服之。

海桐皮　桂心　白芷　当归炒，去芦　漏芦　川芎　羚羊角屑各一两　赤芍药　没药另研　川大黄炒　木香　槟榔各半两

右为细末。每服二钱，温酒调下，不拘时候。

虎骨散 治妇人血风攻注，身体疼痛。

虎胫骨一两半，酥炙　麝香二钱半，研　桂心　川芎　海桐皮　当归炒，去芦　牛膝酒浸　天麻　附子炮，去皮、脐　骨碎补　没药另研　琥珀各一两。另研　羌活去芦　木香各半两

右为细末，入研药令匀。每服二钱，温酒调下。不拘时候，日进二服。

何首乌散 治妇人血风，身体骨节疼痛，或手足麻痹，腰髁沉重，牵拽不随，并宜治之。

何首乌　羌活去芦　当归炒，去芦　赤箭　附子炮，去皮、脐　桂心　赤芍药　芎䓖　羚羊角屑各七钱半　威灵仙　牛膝酒浸。各一两　防风去芦，半两

右为细末。每服二钱，豆淋酒调下，不拘时候。

通灵丸 治男子、妇人手足疼痛，风走注，痛不可忍。

白附子炮　僵蚕炒。各一两　全蝎半两，炒　麝香另研，一字

右为细末，炼蜜和丸如梧桐子大。每服二三十丸，温酒送下，日进三服，不拘时候。

当归没药丸 治妇人血风血气，腹胁刺痛，筋挛骨痹，手足麻木，皮肤瘙痒，并宜服之。

当归去芦　五灵脂各一两。炒　没药半两，另研

右为细末，醋糊和丸如梧桐子大。每服三十丸，空心温酒送下，生姜汤送下亦可，日进二服。

四生丸 治血风骨节疼痛，举臂不起，行履艰难，遍身麻痹，并皆治之。

白僵蚕炒　地龙去土　白附子生　五灵脂炒　草乌去皮、尖，生。各等分

右为细末，以米糊和丸如梧桐子大。每服二十丸，温酒送下。或作末，酒调半钱亦可。日进二服，不拘时候。

妇人血风走疰方十道

论一首

论曰：夫妇人体虚，受风邪之气，随血而行，或淫易皮肤，卒然掣痛，游走无有常处，故名为走疰也。加减小续命汤主之。

没药散 治妇人血风走疰，肢节疼痛，发时来往不定。

没药另研　乳香另研　芎䓖　当归炒，去芦　桂心　漏芦去芦　木香各半两　白芷　琥珀另研　地龙各七钱半。微炒，去土　安息香另研　麝香各二钱半。细研

右为细末，入研药拌令匀。每服一钱，温酒调下，不拘时候。

琥珀散 治妇人血风走疰疼痛，来往疼痛，并宜服之。

琥珀另研　当归去芦　牛膝酒浸　羌活去芦　川大黄各七钱半。到，微炒

桂心一两　没药另研　血蝎另研　干漆炒去烟　玄胡索　防风去芦　羚羊角屑各半两

右为细末。每服二钱，温酒调下，不拘时候，日进二服。

虎骨散　治妇人血风走疰，疼痛不可忍，并宜服之。

虎胫骨二两，酥炙　干蝎炒　琥珀各半两。另研　当归炒　威灵仙　牛膝酒浸　羌活去芦　桂心各一两　漏芦去芦　芎䓖　没药各七钱半。另研

右为细末。每服二钱，温酒调下，不拘时候，日进二服。

雄黄散　治妇人血风，走疰疼痛。

雄黄研，水飞　血蝎另研　赤箭　侧子炮，去皮、脐　桂心　没药另研　木香　白芥子　地龙炒，去土　蚵蜋各半两。生用　麝香二钱半，研　乌蛇二两，酒浸，去皮、骨，炒微黄

右为细末，入研药更研令匀。每服二钱，热酒调不，不拘时候，日进二服。

治妇人血风走疰熨贴痛方三[1]　腰膝骨节疼痛不可忍，宜服之。

附子生　薰陆香　杏仁研　桂心　当归炒　芸薹子　芫花　巴豆各一两，去皮　松脂一两半

右为细末。镕黄蜡五两，搅和诸药，捏作片子，包裹痛处，立效。

又方　芫花　桂心各一两　汉椒二两　桑根白皮三两　芸薹子　柳蚛屑各五两

右为细末，用醋一升拌和，蒸令热，用青布裹熨痛处。冷即更入醋蒸用之。

治妇人血风走疰，腰胯脚膝疼痛。

天仙子　川乌头生　附子各一两。生

右为细末，以酒煎成膏，摊于帛上，敷贴痛处。多年者，不过三上，效。

附子八物汤　治风历节，四肢疼痛如锤碎不可忍。方见"历节风门"。

---

[1] 熨贴痛方三：原脱，据目录补。此下二方均包括在此目之内。

独活寄生汤 最治历节风，近人用之甚效。方见"历节风门"。

麝香丸 治白虎历节，诸风疼痛，游走不定，状如虫咬，昼静夜发，及一切手足不测疼痛。方见前。

妇人血风心神惊悸方二道

论一首

论曰：夫妇人血风惊悸者，是风乘于心故也。心藏神，为诸脏之主。若血气调和，则心神安定。若虚损，则心神虚弱，致风邪乘虚入之，故惊而悸动不定也。其惊悸不止，则变恍惚而忧惧者也。

茯神散 治妇人血风，五脏大虚，惊悸，安神定志。

茯神去木　人参去芦　龙齿另研　独活去芦　酸枣仁各一两。微炒　防风去芦　远志去心　桂心　细辛去苗　白术去芦。各七钱半　甘草炙　干姜炮。各半两

右为㕮咀。每服五钱，水一中盏半，煎至一大盏。去渣温服，不拘时候。

龙齿丸 治妇人血风上攻，心神恍惚，惊悸，眠卧不安。

龙齿另研　茯神去木。各一两　朱砂研，水飞　人参去芦　当归炒，去芦　天麻各七钱半　槟榔　防风去芦　生干地黄　犀角屑各半两　远志去心　赤箭各二钱半　麝香二钱半，另研

右为细末，炼蜜和捣三五百下，丸如梧桐子大。每服三十丸，薄荷汤送下，不拘时候。

妇人血风烦闷方三道

论一首

论曰：夫妇人血风烦闷者，由脏腑劳伤，血气虚而风邪入之，搏于

血脉，使气不通而否涩，则生于热，或肢节烦疼，口干少卧，皆因虚弱而气血壅滞，故烦闷也。

酸枣仁散 治妇人血风烦闷，四肢疼痛，心神多躁，饮食减少，并皆治之。

酸枣仁　赤芍药　赤茯苓去皮　当归炒，去芦　红花子　生干地黄　羚羊角屑各七钱半　防风去芦　羌活去芦　牛膝酒浸　芎䓖　桂心　地骨皮　麦门冬去心　甘草各半两。炙

右为㕮咀。每服八钱，水一中盏半，生姜七片，薄荷七叶，煎至一大盏。去渣温服，不拘时候。

紫石英散 治妇人血风烦闷，心神恍惚，睡卧不安。

紫石英一两　茯神去木　麦门冬去心　人参去芦　远志去心　酸枣仁　当归去芦　黄芩各七钱半　羚羊角屑　防风去芦　黄耆各半两　甘草炙，二钱半

右为㕮咀。每服五钱，水一中盏半，生姜五片，枣二枚，煎至一大盏。去渣温服，不拘时候。

当归散 治妇人血风潮热。

当归去芦，二两　芍药　玄胡索　熟地黄各一两　大黄蒸，七钱半　桂心半两　甘草炙，二钱半

右为细末。每服二钱，水一盏，入干胭脂一钱，同煎至六分。去渣，食后温服。

妇人血风攻脾胃不能食方三道

论一首

论曰：夫脾属于土，脾为中州，意智之脏也。其肝、心、肺、肾，皆受脾之精气以荣养焉。脾与胃为表里，脾主化谷纳食，胃为水谷之海，故《经》言"四时皆以胃气为本也"。妇人气血不调，脏腑劳损，

风邪冷气蕴蓄在内，攻于脾胃。脾胃即虚，为邪所乘，则不能消任五谷，故不能食也。

草豆蔻散 治妇人血风，冷气攻脾胃，呕逆，不纳饮食。

草豆蔻去皮　白茯苓去皮　枇杷叶炙　半夏洗七次，切片子。各七钱半　高良姜　白术去芦　缩砂仁　桂心　木香　青橘皮去白　甘草炙。各半两　人参去芦，一两

右为㕮咀。每服五钱，水一中盏半，生姜七片，煎至一大盏。去渣温服，不拘时候。

诃黎勒散 治妇人血风，气攻脾胃，腹胁妨闷，四肢烦疼，或时痰逆，不下饮食。

诃黎勒皮　陈橘皮各一两。去白　半夏洗七次，切片子　人参去芦　桂心　白术去芦　细辛去苗　当归炒，去芦　甘草炙。各半两　藿香　赤茯苓去皮　芎䓖各七钱半

右为㕮咀。每服五钱，水一中盏半，生姜七片，煎至一大盏。去渣温服，不拘时候。

神曲丸 治妇人血风，气攻脾胃，腹胁胀满，不思饮食。

神曲　白术去芦　附子炮，去皮、脐　枳实麸炒，去瓤　诃黎勒皮　桂心　食茱萸　木香　陈橘皮去白　人参各一两。去芦　桔梗去芦　干姜炮。各半两

右为细末，酒煮面糊和丸如梧桐子大。每服三十丸，空心食前生姜汤下，日进二服。

妇人风虚劳冷方四道

论一首

论曰：夫妇人风虚劳冷者，是人体虚劳而受于冷也。夫人将摄顺理，则血气调和，风寒暑湿不能为害。若劳伤气血，便致虚损，

则风冷乘虚而入之，或客于经络，或入于腹内，则经络得于冷，则气血涩滞，不能自温于肌肤也。腹内得于风冷，则脾胃气弱，不能消于饮食，随其所伤，变成他病。若大肠虚者，则变下利。若风冷入子脏则令脏冷，致使无子。若搏于血，则涩壅，亦令经水不利，断绝不通也。

羌活散 治妇人风虚劳冷，四肢羸弱，不能饮食，面色痿黄，腹内时痛。

羌活 桃仁炒 牛膝酒浸 熟干地黄 鳖甲各一两，醋炙 木香 白术 白茯苓 附子炮 续断 芎䓖各七钱半 人参 白芍药 当归炒 防风去芦 桂心各半两

右为㕮咀。每服四钱，水一中盏，生姜五片，煎至六分。去渣温服，不拘时候。

泽兰散 治妇人风虚，劳冷气攻，心腹疼痛，肢节拘急，体瘦无力，经候不调，食饮减少。

泽兰 当归炒 延胡索 桂心 附子炮 牛膝酒浸 干漆炒 芎䓖 桃仁炒 木香 没药另研 琥珀各七钱半，另研 赤芍药 续断 柏子仁 牡丹皮各半两 麝香二钱半，研

右为细末，入麝香拌令匀。每服二钱，食前温酒调下。

柏子仁丸 治妇人风虚劳冷，脾胃乏弱，四肢羸困，不欲食，宜服此药补虚助脾，思饮食，强气力。

柏子仁 熟干地黄 禹余粮烧 紫石英研，水飞 赤石脂各一两。研 厚朴姜炙 当归炒 续断 白茯苓去皮 附子炮 白薇 牛膝酒浸 干姜各七钱半 泽兰 芎䓖 桂心 黄耆 人参 五味子 白术 木香 干漆炒 防风去芦 牡丹皮 细辛各半两

右为细末，炼蜜和捣五七百下，丸如梧桐子大。每服三十丸，食前温酒送，日进二服。

紫石英丸 治妇人风虚劳冷，经候不调，四肢羸弱，不能饮食。

紫石英研，水飞 白石英研，水飞 熟干地黄各二两 黄耆去芦 附子

炮　椒红各一两　牛膝酒浸　芎䓖　五味子　人参去芦　续断各七钱半　木香　桂心　当归炒，去芦　白术　白芍药　干姜炮　白薇各半两

　　右为细末，炼蜜和捣五七百下，丸如梧桐子大。每服三十丸，食前温酒送下，日进二服。

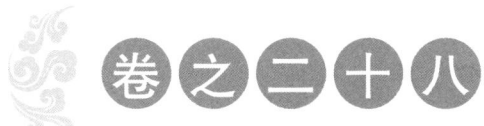

北京太医赵大中编修　覃怀儒医赵子中传习
大元国特赐皇极道院虚白处士赵素才卿补阙

妇人项筋强痛 方三道

陈良甫论

陈良甫云：妇人项筋拘挛强痛，每得此疾，疗之似易，而实难。然方册中所载亦少，纵有言之，议论亦略。以予考之，然既有此疾，必有是方。何古人言此疾证尚且略，又无的然之论？详之，必是挟诸疾而生，所以绝无专门。予因暇日撷古名方以备检阅，然自明学识浅鄙，未必全备，博学之士，见其遗缺，傥能补而完之，不亦宜乎。

论一首

论曰：夫颈项之处乃属足太阳膀胱之经。又许太学[1]云：是足少阴肾之经，盖肾与膀胱为表里故也。以感外邪论之，则有太阳经先因感风，又感寒湿，致令外证发热恶寒，与伤寒相似，颈项强急，腰身反张，如中风状，瘛疭口噤，其身体几几。古人以强直为痓，其脉沉迟弦细。新产血虚，多汗出，喜中风，亦有此证，详见"产后中风"中，兹不赘录。○又有挫枕转项不得者，与三五七散《局方》、追风散，仍与急风散搽项上。○若因被风吹，头目昏眩，太阳并脑俱痛，项背筋脉拘急，可与蝎附散、都梁丸。○许太学治项筋强痛，不可转侧，与木瓜煎。

---

[1] 许太学：即许学士，亦即许叔微。参前"许学士"注条。

急风散 草乌头三两。一半烧存性，于醋内蘸，令冷，余一半生用　麝香二钱半，另研　生黑豆二钱半，与草乌头一处为末　朱砂一两，研，水飞

右为细末，研令匀，酒调贴痛处。

蝎附散 治一切风邪头痛，夹脑风，痰涎壅盛，呕逆恶心，口吐清水，暗风旋晕，眼见黑花，牙关紧急，口眼㖞斜，面目瞤动，头项拘急，肩背引疼，耳痒目昏，四肢麻木，及沐浴出，暴感风邪，头目昏痛，两太阳疼，远年头风，服诸药无效，并皆治之。

全蝎炮　雄黄水飞　朱砂各一钱半。水飞　附子炮，去皮、脐　川乌炮，去皮、脐　麻黄去节　天南星姜制　防风去芦　白僵蚕炒。各三钱　藁本去芦、土　白芷各半两

右为细末。每服一钱，葱茶调下。食后。孕妇不可服。

○京城之医用此药，兼嚼如圣饼子，治眼羞明多泪，见物不明，有效。○一方，用白附子、蝎梢。

木瓜煎 宣州木瓜二枚，取盖，去穰　没药二两，另研　乳香二钱半，另研

右二味，入木瓜中，用盖子合了，竹签定之，饭上蒸三四次，烂研成膏子。每服三匙，生地黄汁半盏，无灰好酒二盏，调和服之。

妇人风腰痛方一道

药隐老人论

曰：夫肾主于腰，女人肾脏系于胞络，若肾气虚弱，外感六淫，内伤七情，皆致腰痛。古方亦有五种之说。如风腰痛，宜小续命汤加桃仁、杜仲煎服。脾胃气痞，及寒湿腰痛，宜五积散加桃仁。如虚损及五种腰痛，服青娥丸、神应丸，诸方并见《和剂》。皆可用也。如气滞腰痛，服如神汤，必效。

如神汤 治男子妇人气虚腰痛，并宜服之。

玄胡索　当归去芦　桂心等分，一方无当归，有杜仲

右为细末。每服三钱，温酒调下。甚者，不过数服。

妇人风腰脚疼痛 方六道

论一首

论曰：夫肾主于腰脚。女人肾脏系于胞络，若劳伤，肾气虚弱，而风冷客于胞络，邪气与真气交争，故令腰脚疼痛也。

虎骨丸　治妇人血风攻注腰脚，骨节疼痛不可忍，并宜服之。

虎胫骨酥炙　败龟酥炙　槟榔　牛膝酒浸。各一两　当归去芦，炒　川大黄炒　木香　桃仁浸，炒　海桐皮各七钱半　防风去芦　附子炮，去皮、脐　赤芍药　桂心　血竭　没药另研　地龙去土，炒。各半两

右为细末，炼蜜和捣三五百下，丸如梧桐子大。每服三十丸，温酒送下，空心、食前日进二服。

仙灵脾散　治妇人血风攻注，腰脚疼痛，并宜服之。

仙灵脾　桃仁麸炒　槟榔各一两　羌活去芦　海桐皮　牛膝酒浸　当归去芦，炒　芎䓖　骨碎补　玄胡索　桂心　木香　菴䕡子　枳壳各七钱半。麸炒，去瓤　蟅䗪半两，炒　麝香二钱半，另研

右为细末。每服二钱，食前用豆淋酒调下，日进二服。

藁本散　治妇人血风流注腰脚，疼痛不可忍，并宜服之。

藁本去芦、土，一两半　狗脊　天麻　骨碎补　桂心　没药另研　血蝎研　蝉壳各一两。微炒　虎胫骨醋炙　败龟醋炙　川山甲各二两。醋炙　麝香半两，另研

右为细末，入麝香拌令匀。每服二钱，生姜豆淋酒调下，空心、食前，日进二服。

败龟散　治妇人风毒流注，腰脚疼痛，行步艰难，并宜服之。

败龟酥炙　虎胫骨各二两。酥炙　白僵蚕炒　薏苡仁　当归去芦　杜仲

各一两。剉,炒去丝　桂心　地龙炒,去土。各二钱半　乳香二钱半,另研　没药半两,另研

右为细末。每服二钱,食前温薄荷酒调下。

骨碎补散　治妇人血风气攻,腰脚疼痛,腹胁拘急,并宜服之。

骨碎补炒　萆薢酒浸　牛膝酒浸　桃仁麸炒　海桐皮　当归去芦　桂心　槟榔各一两　赤芍药　附子炮,去皮、脐　川芎各七钱半　枳壳半两,麸炒,去穰

右为吹咀。每服五钱,水一大盏半,生姜三片,枣一枚,煎至一大盏。去渣,食前温服。

附子散　治妇人腰脚积年疼痛不瘥,并宜服之。

附子炮,去皮、脐　桂心　没药另研　威灵仙　干漆炒去烟　牛膝酒浸。各一两

右为细末。每服二钱,温酒调下,食前,日进二服。

妇人风毒脚气方四道

陈临川论

陈临川云:凡头痛身热,肢节痛,大便秘,或呕逆,而脚屈弱者,脚气也。轻者可与香苏散加木瓜、槟榔、生姜煎服,然后随证治之。要知有脚气之人,先从脚起,或先缓弱疼痹,或行起忽倒,或两胫肿满,或脚膝枯细,或心中忪悸,或小腹不仁皮顽不知疼痛,或举体转筋,或见食呕逆,恶闻食气,或胸满气急,或遍体酸痛,皆脚气候[1],黄帝所谓"缓风湿痹"是也。顽弱为缓风,疼痛为湿痹。寒中三阳,所患必冷,小续命汤主之。煎成入生姜自然汁最妙。暑中三阴,所患必热,小续命汤去附子,减桂一半主之。大烦躁者,紫雪最长。若无紫雪,以自合薄

---

[1]候:原作"之",据《妇人良方》卷4"妇人脚气方论第九"改。

荷煎，冷水调服，极妙。大便秘者，脾约丸、麻仁丸、三和散主之，方并见和剂《局方》中。仍针灸为佳。服补药与汤淋洗，皆医家之大禁也。

论一首

论曰：夫妇人脚气与丈夫不同，男子则肾脏虚弱，为风湿所乘，女子以胞络气虚，为风毒所搏，是以胞络属于肾也。肾主于腰脚，又肝、脾、肾三脏经络起于足十趾。若脏腑虚损，则风邪先客于脚，从下而上，动于气，故名脚气也。此皆由体虚，或当风取凉，或久坐卑湿，或产后劳损，或恚怒悲伤肝，则心气不足，致月候不通。因其虚伤，风毒传入筋骨，则令皮肤不仁，筋骨疼痛，肢体不随，筋脉拘挛。或时冷疼，或发肿满，或两脚痹弱，或举体转筋，目眩心烦，见食呕吐，精神昏愦，肢节烦疼，小便赤黄，大便秘涩，如此证候。其妇人脚气，疗之与丈夫不同，以其气血不调，胎、妊、产损伤之，是以疗寡妇、师[1]尼，与妻妾殊别，即其议也。

大腹皮散　治妇人风毒脚气，肢节烦疼，心神昏闷，并宜服之。

大腹皮　桑白皮　木通去皮　羌活去芦　赤芍药　荆芥　独活去芦　青橘皮去白　干木瓜各一两　枳壳麸炒，去穰　紫苏叶各二两

右为咬咀。每服八钱，水一中盏半，生姜五片，葱白七寸，煎至一大盏。去渣，食前温服。

紫苏散　治妇人风毒脚气，心腹痞塞，痰饮停积，不思饮食，脚重虚肿，并宜服之。

紫苏叶　木通去皮　茴香　桑根白皮各一两　独活去芦　荆芥　羌活去芦　干木瓜　青橘皮去白　甘草炙。各半两　大腹皮半两　枳壳二两，麸炒，去穰

右为咬咀。每服八钱，水一大盏半，生姜五片，连须葱白一茎，煎至一大盏。去渣温服，不拘时候，日进二服。

---

[1] 师：原作"及"，据《妇人良方》卷4"妇人脚气方论第九"改。

四白散 治男子、妇人血虚发热，夜多盗汗，不进饮食，四肢羸瘦，筋脉拘挛，脚痛不能行立，并宜服之。

黄耆去芦　厚朴姜制　益智仁　陈皮去白　藿香　白扁豆　白术去芦。各一两　白茯苓去皮　白豆蔻仁　人参去芦　甘草炙　天台乌药各半两　芍药一两半　檀香　沉香各二钱半

右为细末。每服三钱，水一盏，生姜三片，枣子一枚，煎至七分。和渣温服，日进二服。诸证减退，只有脚挛痛不能行，服苍术丸治之。

苍术丸 大治干湿脚气，筋脉拘挛疼痛，不能行履，兼补下部，并宜服之。

乳香另研　没药各二钱。另研　川牛膝酒浸　青盐各半两。研　熟艾四钱，米糨过，为末　全蝎一钱，炒，研　川乌三钱，炮，去皮、脐

右件为细末，入研药令匀。用大木瓜一枚，切一头，留作盏，去瓤，入上件药于木瓜内，将盖签定，安木瓜于黑豆中蒸，令极烂。取出去皮，连药研成膏，却入生苍术末，不以多少，拌令得所，丸如梧桐子大。每服五十丸，空心用木瓜汤送下，或温盐酒亦得，日进三服。忌血与蒜。

妊娠中风方七道

论一首

论曰：夫四时八方之气为风也。常以冬至之日候之。若从其乡来者，长养万物。若不从其乡来者，名为虚邪风，则害万物，人体虚则中之。若风邪客于皮肤，入于经络，则顽痹不仁。若入于筋脉，挟寒则挛急㖞僻，挟温则弛纵。若入脏腑，则恍惚惊悸。凡五脏俞皆在背，脏腑风邪皆从俞而入，随所伤脏腑经络而为诸病也。妊娠中风，若不早治，则令堕胎也。

防风散 治妊娠中风卒倒，心神闷乱，口噤不能言，四肢急强，并

宜服之。

防风去芦　葛根　桑寄生各一两　羚羊角屑　细辛去苗　当归炒，去芦　甘菊花　汉防己去皮　秦艽去芦　桂心　茯神去木　甘草炙。各半两

右为㕮咀。每服八钱，水一中盏半，生姜五片，煎至一大盏。去渣，入竹沥半合搅匀，温服，不拘时候。

生犀角散　治妊娠卒中风不语，四肢强直，心神昏愦，并宜服之。

生犀角屑　麻黄去节。各一两　防风去芦　赤箭　羌活去芦　当归炒，去芦　人参去芦　葛根　赤芍药各七钱半　秦艽去芦　甘草炙。各半两　石膏一两半

右为㕮咀。每服八钱，水一中盏半，煎至一大盏。去渣，入竹沥半合，搅匀，温服，不拘时候。

防己散　治妊娠中风，口眼㖞斜，手足顽痹，并宜服之。

防己去皮　羌活去芦　防风去芦　麻黄去节　黄松木节　羚羊角屑各一两　桂心　荆芥穗　薏苡仁　桑寄生　甘草炙。各半两

右为㕮咀。每服五钱，水一中盏半，生姜五片，煎至一大盏。去渣温服，不拘时候。

独活散　治妊娠因洗头中风，身体强硬，牙关紧急，失音不语，并皆治之。

独活去芦　赤箭　麻黄去节　阿胶各一两。炒　乌犀角屑　羌活去芦　防风去芦　天蓼木　白附子各七钱半。炮　汉防己去皮　桂心　芎䓖　白僵蚕各半两。微炒　龙脑二钱半，细研

右为细末，入研药令匀。每服二钱，薄荷汤调下，不拘时候。

白僵蚕散　治妊娠中风口噤，心膈痰涎壅滞，言语不得，四肢强直，并宜服之。

白僵蚕炒　天麻　独活去芦。各一两　麻黄去节，一两半　乌犀角屑七钱半　白附子炮　半夏汤洗七次，姜制　天南星炮　藿香各半两　龙脑二钱半，研

右为细末，入研药令匀。每服一钱，生姜薄荷汤调下，不拘时候，

日进二服。

赤箭丸 治妊娠中风，手足不随，筋脉缓急，言语謇涩，皮肤不仁，并皆治之。

赤箭　草薢酒浸　麻黄去节　独活去芦　鼠粘子　熟干地黄　羚羊角屑各一两　阿胶炒　防风去芦　芎䓖　当归炒，去芦　薏苡仁　五加皮　秦艽去芦　汉防己去皮　柏子仁　酸枣仁炒　丹参去芦。各七钱半

右为细末，炼蜜和捣三五百下，丸如梧桐子大。每服三十丸，豆淋酒送下，食前。

治妊娠熨脐方[1]　治妊娠因感外风，如中风状，不省人事。

熟艾三两

右用米醋炒令极热，乘热以绢帛裹熨脐下，良久即苏。

妊娠中风痓方六道

论一首

论曰：夫妊娠体虚受风而伤太阳之经，复遇风寒相搏发，则口噤背强，名之曰痓。又云痉。其候昏闷不识人，须臾自醒，良久复作，谓之风痓。亦名子痫，亦名子冒，甚则反张。

《小品方》治法　《小品》疗妊娠忽闷，眼不识人，须臾醒，醒复发，亦有不醒者，名为痓病，亦名子痫，亦名子冒，葛根汤主之。

葛根汤　疗妊娠临月，因发风痓，忽闷愦不识人，吐逆眩倒，小醒复发，名为子痫，并皆治之。

葛根　升麻　牡丹皮　防己去皮　防风去芦　当归去芦　川芎　白茯苓去皮　桂心　泽泻　甘草炙。各二两　独活去芦　石膏碎　人参去芦。各三两

---

[1]治妊娠熨脐方：原脱，据目录补。

右为㕮咀。每服一两，水二大盏，煎至一盏半。去渣温服，不拘时候，日进二服。忌海藻。

防风散 治妊娠中风，腰背强直，名为风痓，并宜服之。

防风去芦 葛根 芎䓖各二两 麻黄去节 独活去芦 杏仁麸炒，去皮、尖。各一两半 桂心 汉防己去皮 甘草炙 生干地黄各一两

右为㕮咀。每服八钱，水一中盏半，煎至一大盏。去渣温服，不拘时候。

天麻散 治妊娠中风痓，身体强直，或时反张，口噤失音，并宜服之。

天麻 麻黄去节 阿胶碎，炒 犀角屑各七钱半 天南星炮 防风去芦 芎䓖 羚羊角屑 酸枣仁 独活去芦 白附子炮。各半两 龙脑一钱，另研

右为细末，入研药令匀。每服二钱，用竹沥汤调下，不拘时候。

麻黄散 治妊娠中风，角弓反张，口噤语涩，并宜服之。

麻黄去节 独活去芦 防风去芦 酸枣仁各一两。炒 芎䓖 当归炒，去芦 秦艽去芦 杏仁麸炒，去皮。各七钱半 羚羊角屑 桂心 升麻 甘草炙。各半两

右为㕮咀。每服八钱，水一中盏半，生姜五片，煎至一大盏。去渣，入竹沥半合，搅匀温服，不拘时候。

乌犀丸 治妊娠中风，口面㖞斜，言语蹇涩，身体强直，或角弓反张，并宜服之。

乌犀角屑 赤箭 麻黄去节 酸枣仁炒 阿胶各一两。碎，炒 羚羊角屑 白僵蚕炒 秦艽去芦 独活去芦 防风去芦 白附子炮 芎䓖 当归炒，去芦 桑寄生各七钱半 天南星炮 汉防己去皮。各半两 龙脑二钱半，另研

右为细末，入研药令匀，炼蜜和捣三五百下，丸如梧桐子大。每服二十丸，薄荷酒送下，不拘时候。

羌活酒 治妊娠中风痓，口噤，四肢强直，角弓反张，并宜服之。

羌活去芦，一两半 防风去芦，一两 黑豆一合，炒去皮

右件二味为㕮咀，好酒五升浸一宿。每服用黑豆一合，炒令熟，投入药酒一大盏，候沸即住。去渣，分两服灌之。

产后中风方一十二道

郭稽中[1]论

曰：产后中风者何？答曰：产后五七日内强力下床，或一月之内伤于房室，或怀忧怒，扰荡冲和，或因食生硬伤动脏腑。得病之初，眼涩口噤，肌肉瞤搐，渐至腰脊筋急强直者，不可治。此乃人作，非偶尔中风所得也。

论一首

论曰：夫产后中风者，由产时伤动血气，劳损脏腑，未曾平复，起早劳动，致使气虚而风邪乘虚入之，故中风。风邪冷气客于皮肤经络，但疼痹羸乏，不任少气。若筋脉挟寒，则挛急喎僻；挟温，则纵缓虚弱。若入诸脏，恍惚惊悸。随其所伤腑脏经络而生病焉。

独活散 治产后中风，背项强急，四肢拘挛，不能转动，并宜服之。

独活 去芦，一两半　麻黄 去节，二两　甘草 炙，半两　芎䓖　桂心　天麻　当归 炒，去芦　生干地黄　防风 去芦　侧子 炮，去皮、脐　五加皮 各一两

右为㕮咀。每服五钱，水一中盏，煎至七分。去渣温服，不拘时候。

防风汤 治产后中风，背项强急，胸满短气，并宜服之。

防风 去芦　独活 去芦　葛根 各五两　当归 去芦　白芍药　人参 去芦　甘草 炙。各二两

右为㕮咀。每服八钱，水一盏半，枣子二枚，擘破，同煎至一盏。

---

[1] 郭稽中：当为宋或宋以前医家，生平不详。此名出于宋代《三因方》。其书卷17《产科论序》云："惟李师圣序郭稽中《产科经验保庆集》二十一篇，凡十八方，用之颇效。"据此，郭稽中著《产科经验保庆集》，今佚。

去渣温服，不拘时候。

川芎散 治产后中风，身背拘急有如绳束，并皆治之。

川芎　羌活去芦　酸枣仁　羚羊角屑　芍药各四两　桑白皮一两半　防风去芦。一两二钱

右为㕮咀。每服一两，水二大盏，煎至一盏半。去渣温服，不拘时候，日进三服。

羌活散 治产后中风，身体疼痛，四肢麻痹，并皆治之。

羌活去芦，二两　莽草炙　防风去芦　川乌头炮，去皮、脐　桂心　赤芍药　生干地黄　麻黄去节　萆薢酒浸　牛膝酒浸　枳壳麸炒，去穰　当归去芦，剉，炒。各一两

右为㕮咀。每服八钱，温水各一中盏，生姜五片，煎至一大盏。去渣温服，不拘时候。

当归散 治产后中风，手脚顽痹，缓弱无力，并皆治之。

当归炒，去芦　羌活去芦　附子炮，去皮、脐　防风去芦　薏苡仁　麻黄去节。各二两　茵芋　菖蒲　木香　牛膝酒浸　柏子仁　阿胶碎，炒　干蝎各一两。炒　乌蛇肉酒浸，炙　芎䓖　桂心各一两半　麝香二钱半，另研

右为细末，入麝香相和令匀。每服二钱，豆淋酒调下，不拘时候。

《经效》茯苓汤 治产后风虚头痛，语言謇涩，并宜服之。

茯苓去皮　防风去芦　干葛各八钱　麦门冬去心，一两　芍药　黄芩各六钱　犀角屑四钱　甘草二两，炙

右为㕮咀。每服一两，水一大盏半，煎至一盏。去渣温服，不拘时候。

鹿肉汤 治产后中风，头痛壮热，言语謇涩，并宜服之。

鹿肉三斤　阿胶炒胀　黄芩　茯神去木　黄耆蜜炙　甘草炙　白芍药　人参去芦　独活去芦。各三两　桂心　干地黄　川芎各二两　半夏一两，汤洗

右为㕮咀。每服五钱，水四盏，鹿肉五钱，生姜五片，同煎至二盏。却去了鹿肉，再煎至一盏半，入阿胶消化。去渣温服，不拘时候，日进二服。

石斛浸酒方　治产后中风，四肢缓弱，肢体不仁，并宜服之。

石斛二两　附子炮，去皮、脐　牛膝　茵芋　桂心　芎䓖　当归去芦　熟干地黄　羌活去芦。各一两

右为㕮咀，用生绢袋盛，以清酒一斗浸三日。每服温一小盏，日进五七盏，不拘时候。

防风酒　治产后中风，并宜服之。

防风去芦　独活去芦。各一十两　女萎　桂心　茵芋各二两　石斛五两

右为㕮咀，用生绢袋盛，酒四斗浸之三宿。每日初服酒一盏，加至三四盏。日夜三五服，不拘时候。

独活浸酒方　治产后中风，语言謇涩，腰背强直，并皆治之。

独活一斤　桂心三两　秦艽五两

右为㕮咀，用生绢袋盛，以酒二斗浸七日。每服一盏，加至三五盏，不拘时候。

羌活散　治产后中风语涩，四肢拘急，并宜服之。

羌活三两

右为㕮咀。每服五钱，酒水各一中盏，煎至一大盏。去渣温服，不拘时候。

乌鸦散　治产后中风，及暗风头旋，并皆治之。

乌鸦一只，去嘴、爪，后从脊破开，不出肠胃，用真虎粪实筑腹中令满，缝合

右件瓷瓶盛，用黄泥封裹，候干，猛火煅令通赤。取出，去火毒。良久，入麝香二钱半，细研为末。每服二钱，温酒调下，不拘时候。

产后下血过多虚极生风方一道

论一首

论曰：产后下血过多，虚极生风者何？答曰：妇人以荣血为主。因产血下太多，气无所主，唇青肉冷，汗出目眩，神昏，命在须臾。此但

虚极生风也。如此则急服济危上丹。若以风药治之，则误矣。

济危上丹 乳香 五灵脂 硫黄 玄精石同研，极细 阿胶炒胀 卷柏生用 桑寄生 陈皮去白。各等分

右将上四味同研，停于银石器内，微火炒，勿焦了。再研极细，复入余药为末，用生地黄汁和丸如梧桐子大。每服二十丸，温酒或当归酒送下，食前。

产后冒闷不识人方一道

陈临川治法

陈临川云：凡产后忽冒闷，汗出不识人者，暴虚故也。破生鸡子三枚，吞之便醒。若未醒，可与童子小便一升，甚验。丈夫小便亦得。

○又若久不识人，或时复发者，此为有风。因产血气暴虚，风行脉中故也。若产后去血多者，又增此疾，与鸡子不醒者，可急作竹沥汁，一服五合，须臾再与五合，频三五服，瘥。

产后汗多而变痉方八道

论一首

论曰：产后汗出多而变痉者何？答曰：产后血虚，腠理不密，故多汗。因遇风邪搏之则变痉。痉者，口噤不开，背强而直，如发痫状，摇头马鸣，身反折。须臾拾发，气息如绝，宜速斡口灌小续命汤，稍缓即汗止。如两手摸控[1]者，不可治也。

小续命汤治法 治产后中风，及刚柔二痉。

---

[1] 摸控：《妇人大全良方》卷19《产后汗出多而变方论第八》作"拭不及"，义长。

陈临川治法

陈临川云：虽然陈无择评曰"产后汗出多变痉，亦令服续命汤"，此又难信。既汗多，如何更服麻黄、官桂、防己、黄芩辈？不若大豆紫汤为佳。《太医局方》大圣散亦良药也。愚观朱奉议云：凡刚柔二痉，小续命汤并可加减与之。若柔痉自汗者，去麻黄加葛根之说，朱奉议必有所据。虽大豆紫汤、大圣散良，亦不可偏见曲说，有妨古人之意。

大豆紫汤 治中风，头眩恶风，自汗，吐冷水，及产后百病，或中风痱痉，背强口噤，直视烦热。脉紧大者不治。○《小品方》主产后中风困笃，背强口噤，或烦躁，或头身皆重，或身重痹，发呕吐，直视，并宜服之。《指迷方》名独活汤。

川独活去芦，一两半　　大豆半升　　酒三升

右先用酒浸独活，煎一二沸，别炒大豆极焦烟出，急投酒中密封，候冷，去豆。每服一二合许，得少汗则愈，日进十服。此药能去风，消血结。如妊娠折伤，胎死腹中，服此得瘥。

陈临川论

陈临川云：凡产后口噤，腰背强直，角弓反张，皆名曰痉，又名曰痓。古人察有汗无汗以分刚柔阴阳而治。今《产宝》诸书有"中风口噤"一门，又有"角弓反张"一门，其实一也。如憎寒发热，有类伤寒，皆不论及。岂可只以一二药治之。愚今取《百问》中方论已详备前篇，《大全方》三卷第二论。庶几览者如观指掌。

大豆汤 治产后中风，发则仆地，不省人事，及妊娠挟风，兼治蓐草之间诸般病证。

大豆五升，炒黄　　独活去芦　　葛根各八两　　防己去皮，六两

右为咬咀。每服五钱，酒二盏，煎至一盏半。去渣温服，不拘时候，日进三服。

防己独活汤 疗产后中风，腰背强直，时时反张，名曰风痉，并皆

治之。

防己去皮　川独活去芦　桂心　麻黄去节　甘草炙。各六钱　防风去芦　葛根　川芎　地黄各八钱　杏仁五钱，麸炒，去皮、尖

右为㕮咀。每服八钱，水一大盏半，同煎至一大盏，去渣温服。有汗者不可服。

防风散　治产后中风，口噤心闷，身反强直，腰背紧急，并宜服之。

防风去芦　秦艽去芦　赤茯苓去皮　独活去芦　芎䓖　人参去芦　当归炒，去芦　汉防己去皮　白鲜皮　白薇各一两　麻黄去节　石膏各二两　甘草炙，半两

右件㕮咀。每服八钱，水一中盏半，姜五片，煎至一大盏。去渣，入竹沥半合搅令匀，服之不拘时候。

麻黄散　治产后中风，痉，通身拘急，口噤，不知人事，并宜服之。

麻黄去节　白术去芦　独活去芦。各一两

右为㕮咀。每服八钱，酒水各一盏半，煎至一大盏。去渣温服，不拘时候。

羚羊角饮子　治产后气实，腹中坚硬，两胁胀满，心中烦热，渴欲饮水，欲成刚痓、中风之疾，并宜服之。

羚羊角半两　防风去芦　羌活去芦　桔梗去芦　败酱各八钱　桂心　紫胡去芦　大黄浸过，煨。各一两二钱

右为㕮咀。每服五钱，水一大盏半，同煎至一盏，去渣温服，不拘时候。

更服地黄酒。用地黄切一升，炒令黑，瓷瓶中下热酒三升，密封口，煮令减半，任意服之。

治产后中风痓口噤　面青，手足紧急，并宜服之。

右用竹沥一升，分为五服，温温频服，大效。

白术酒　疗产后中风，风痓身冷，口噤不识人。张文仲累治有效。

白术去芦，四两

右件细切。用酒三升，煮取一升，顿服即效。

产后中风口噤方一十四道

论一首

论曰：夫产后中风口噤者，是血气虚而风入于颔颊夹口之筋也。手三阳之筋结入于颔，产则劳损腑脏，伤于筋脉，风若乘之，其三阳之筋脉则偏持之。筋得风冷则急，故令口噤也。

羌活散 治产后中风，口噤昏闷，身体强直，并宜服之。

羌活去芦　麻黄去节。各三两　防风去芦　秦艽去芦　桂心　甘草炙　葛根　附子炮，去皮、脐　当归炒，去芦　杏仁麸炒，去皮、尖　芎䓖各一两

右为㕮咀。每服八钱，水一大盏半，生姜五片，煎至一大盏。去渣，入竹沥半合搅匀，斡开口灌之，不拘时候。

五石汤 治产后中风，口噤仆地，呕吐痰涎，不省人事，及湿痹缓弱，身体疼痛，悉皆治之。

白石英　钟乳粉　赤石脂　石膏　牡蛎　人参去芦　黄芩　白术去芦　甘草炙　瓜蒌　防己去皮　川芎　当归去芦　干姜炮　桂心各一两　紫石英　独活去芦。各三两　葛根四两

右为㕮咀。每服五钱，水二盏，煎至一盏半。去渣温服，不拘时候。○一方，有滑石、寒水石、枣子二十枚。

葛根汤 治产后中风，口噤仆地，头目眩晕，痰盛气急，及治产后诸疾。

葛根　生姜各六两　独活去芦，四两　当归去芦，三两　甘草炙　桂心　白茯苓去皮　石膏　人参去芦　白术去芦　防风去芦　川芎各二两

右为㕮咀。每服五钱，水二盏，煎至一盏半。去渣温服，不拘时候，日进二服。

羚羊角散 治产后中风，眼张口噤，筋骨强直，腰背反折，心中惊悸，并宜服之。

羚羊角屑　防风去芦　芎䓖　天麻　当归去芦　秦艽去芦　麻黄去芦　赤芍药　生干地黄各一两　桂心半两　黑豆二合，炒熟，去皮

右为㕮咀。每服八钱，水一大盏半，生姜五片，煎至一大盏。去渣，入竹沥合搅匀，斡开口灌之，不拘时候。

独活汤 治产后中风口噤，不能言语，并皆治之。

独活去芦，一两半　防己去皮　防风去芦　秦艽去芦　当归去芦　附子炮，去皮、脐　桂心　白术去芦　甘草炙。各一两

右为㕮咀。每服八钱，水二盏，煎至一盏半。去渣温服，不拘时候，日进二服。

独活散 治产后中风口噤，肩项强直，四肢拘急，并皆治之。

独活去芦　防风去芦。各二两　桂心　甘草炙　当归炒，去芦　麻黄去节。各一两　附子炮，去皮、脐　细辛去芦。各半两

右为㕮咀。每服五钱，酒水各半中盏，煎至六分，去渣温服，不拘时候。

羌活汤 治产后中风口噤，昏闷不能言，身体强直，并宜服之。

羌活去芦　防风去芦　秦艽去芦　桂心　甘草炙　葛根各七钱半　生姜二两　附子一枚，炮，去皮、脐　杏仁八十粒，麸炒，去皮、尖　麻黄二两，去节，微煮去沫

右为㕮咀。每服一两，水二大盏，煎至一大盏，去渣温服。有汗者不可服。

干葛汤 深师疗产后中风，口噤不能言，并宜服之。

独活去芦，二两　干葛一两半　甘草半两，炙　生姜一两二钱半

右为㕮咀。每服一两，水二大盏，煎至一大盏。去渣温服，不拘时候。

乌蛇散 治产后中风口噤，四肢搐搦，并皆治之。

乌蛇肉酒浸　天麻各一两　桂心　莽草　槟榔　麻黄去节　天雄炮，

去皮、脐　独活去芦　天南星炮　蝉壳炒　犀角屑各半两　麝香二钱半。另研

右为细末，入麝香拌令匀。每服二钱，豆淋酒调下，不拘时候。

天麻散　治产后中风口噤，并宜服之。

天麻七钱半　白附子炮　天南星炮　半夏汤浸七遍，去滑，姜制　干蝎各半两。炒

右为细末。每服一钱，生姜薄荷酒调下，斡开口灌之，不拘时候。

当归汤　专治妇人产后中风，牙关紧急，不省人事，口吐涎沫，手足瘛疭，并宜服之。

当归去芦　荆芥穗各等分

右为细末。每服二钱，水一盏，酒半盏，煎至一盏，灌之。如牙关紧急，斡开，微微灌之，但下咽即生。屡用救人，大有神效。

伏龙肝散　治产后中风口噤，不能语言，腰背疼痛，并宜服之。

伏龙肝一两半　干姜半两，炮

右为细末。每服二钱，温酒调下，不拘时候，日进二服。

鸡屎醴　方见前。

交加散　治产前后百病，治妇人荣卫不通，经脉不调，腹中撮痛，气多血少，结聚为瘕，产后中风，并宜服之。

生地黄一斤，研取自然汁　生姜十二两，研取自然汁

右先将地黄汁炒生姜渣，生姜汁炒地黄渣，各稍干，焙为细末。每服三钱，温酒调下。寻常腹痛亦宜服，产后尤不可离。

产后中风角弓反张方六道

论一首

论曰：夫产后角弓反张者，是体虚受风，风入诸阳之经也。人阴阳经络周环于身，风邪乘虚入于诸阳之经，则腰背反折挛急，如角弓之状也。

独活散 治产后中风，角弓反张，手足硬强，顽痹不仁，并宜服之。

独活去芦　防风去芦。各一两　白术去芦　葛根各七钱半　秦艽去芦　桂心　当归炒，去芦　附子炮，去皮、脐　汉防己去皮　甘草炙。各半两

右为㕮咀。每服五钱，水一中盏半，生姜五片，煎至一大盏。去渣温服，不拘时候。

羚羊角散 治产后中风，身体反张，并宜服之。

羚羊角屑　当归各七钱半。去芦　独活去芦　防风去芦　麻黄去节。各一两　人参去芦　赤芍药　细辛去苗　桂心各半两

右为㕮咀。每服八钱，水一大盏半，生姜五片，煎至一大盏。去渣温服，不拘时候。

侧子散 治产后中风，角弓反张，手足强硬，转侧不得，并宜服之。

侧子炮，去皮、脐　麻黄去节　赤箭　阿胶各一两。炒胀　乌蛇酒浸二两，去皮、骨　桂心　藁本去芦　防风去芦　细辛去苗　赤茯苓去皮　白鲜皮　干姜炮　甘菊花　当归炒，去芦　独活去芦。各半两　龙脑一钱，另研　麝香二钱半，另研

右为细末，入研药令匀。每服二钱，温酒调下。续吃葱豉粥，投之汗出，效。

竹沥麻黄汤 治产后中风，四肢拘急，筋骨疼痛，不能转侧，如角弓反张，并宜服之。

麻黄八钱，去节　生姜　桂心　白术各四钱。去芦　防风去芦　芍药各六钱　川芎五钱　竹沥二合

右细剉。以水三升先煮麻黄，掠去沫，下诸药，煎取七合。下竹沥，再煎三沸。分三服，取微汗为度。

愈风散 疗产后中风口噤，牙关紧急，手足瘛疭，如角弓状，亦治产后血晕，四肢强直，不省人事，角弓反张，吐泻欲死，并宜服之。出华佗方，《产宝》、陈氏、《本事》同。

荆芥略焙为末

右每服三钱,豆淋酒调下,用童子小便亦可,其效如神。口噤者,灌。齿断,噤者,吹鼻中,皆效。○一方用古老钱煎汤调服,名一捻金散。○此方举卿、古拜[1]二味,盖切隐语以秘方也。此药委有奇效,神圣之功。大抵产室,但无风为佳,不可衣被帐褥太暖,暖即汗出,则腠理开,易于中风,便昏冒。○《指迷方》但为粗末,煎服。○许学士云:记有一妇人产后护密阁内,更生火,睡久。及醒则昏昏如醉,不省人事。其家惊惶,医用此药佐以交加散,祝云服之即睡,睡中必以左手搔头,觉必醒矣。果如其言。

治产后角弓反张单方[2] 治产后中风,角弓反张,口噤不语,并宜服之。

川乌五两,剉如豆大

右取黑豆半升同炒半黑,以酒三升倾于铛内,急搅,以绢滤,取酒,微温服一小盏,取汗。若口不开者,斡开口灌之。未效,加乌鸡粪一合,炒熟,入酒中服之,以瘥为度。

产后脏虚受风心神惊悸方八道

论一首

论曰:夫产后脏虚,心神惊悸者,由体虚心气不足,心之经为风邪所乘也。或恐惧忧迫,令心气受于邪,风邪搏于心,则惊不自安。若惊不已,则悸动不定。其状目睛不转而不能动[3]。诊其脉动[4]而弱者,惊悸也。动则为惊,弱则为悸矣。

白茯苓散 治产后心神惊悸,不能言语,失常,心神昏愦,并宜

---

[1]举卿古拜:指此愈风散又名举卿散,或古拜散。
[2]治产后角弓反张单方:原脱,据目录补。
[3]动:《妇人良方》卷19"产后脏虚心神惊悸方论"作"呼"。
[4]动:原脱,据《妇人良方》卷19"产后脏虚心神惊悸方论"补。

服之。

白茯苓去皮　熟干地黄　人参去芦。各一两半　远志去心　白芍药　黄耆去芦　桂心　当归炒，去芦　甘草炙　麦门冬各一两。去心　石菖蒲　桑寄生各七钱半

右为㕮咀。每服八钱，水一大盏半，生姜五片，枣三枚，竹叶三七片，煎至一大盏。去渣温服，不拘时候。

熟干地黄散　治产后心虚，受风惊悸，神思不安，并宜服之。

熟干地黄二两　白薇　龙齿各一两。捣，另研　人参去芦　茯神去木　羌活去芦　远志去心。各七钱半　桂心　防风去芦　甘草炙。各半两

右为㕮咀。每服五钱，水一大盏半，生姜五片，枣三枚，煎至一大盏。去渣温服，不拘时候。一方，无黄耆，有荆芥。

产乳七宝散　疗初产后，服之调和血气，补虚，安心神，镇惊悸。

朱砂水飞　桂心　当归去芦　川芎　人参去芦　白茯苓去皮　羚羊角烧存性，各二钱　干姜一钱

右为细末。每服一钱，用羌活豆淋酒调下。将护产妇用之。如不饮酒，用清米饮调下。○如觉心烦热闷，以麦门冬去心，煎汤调下；若心下烦闷而痛，用童子小便调下；若觉心胸烦热，即减姜、桂；觉寒，却加之腹痛，加当归；心闷，加羚羊角；心虚气怯，加桂心；不思饮食，或恶心，加人参；虚烦，加茯苓。以意斟酌，日二夜一服之。

人参散　治产后脏腑虚，心怔惊悸，言语错乱，并宜服之。

人参去芦　麦门冬去心。各八钱　牛黄研　白薇各二钱　茯神去木　独活去芦　远志去心　生地黄　朱砂水飞　防风去芦　天竺黄另研　甘草炙　龙齿研。各四钱　龙脑另研　麝香各一钱。细研

右为细末。每服二钱，薄荷酒调下，不拘时候。

远志丸　治产后脏虚不足，心神惊悸，志意不安，腹中急痛，或时怕怖，夜卧不安，并宜服之。

远志去心　黄耆去芦　白茯苓去皮　桂心　麦门冬去心　人参去芦

当归炒，去芦　白术去芦　独活去芦　柏子仁　石菖蒲　熟干地黄　山茱萸　钟乳粉　阿胶各一两。碎，炒

右为细末，炼蜜和捣五七百下，丸如梧桐子大。每服三十丸，温酒送下，不拘时候，日进二服。

白茯苓丸　治产后心虚惊悸，神志不安，并宜服之。

白茯苓去皮　熟干地黄各一两　人参去芦　桂心　远志去心　石菖蒲　柏子仁　琥珀各半两。另研细

右为细末，炼蜜和捣三二百下，丸如梧桐子大。每服三十丸，粥饮送下，不拘时候。

治产后龙虎丹[1]　治产后惊风，谵语狂言，如见鬼状，精神不定者，研好朱砂，酒调下《局方》龙虎丹，三丸作一服。兼琥珀地黄丸服之。

琥珀地黄丸　南番琥珀另研　延胡索糯米同炒赤，去米不用　当归去芦。各一两　蒲黄四两，炒　生地黄研，取汁，留渣　生姜各二斤。洗，取汁留渣，生姜汁于银石器内炒地黄渣，以地黄汁炒生姜渣，各至干为末则止

右为细末，炼蜜和丸如弹子大。每服一丸，食前当归汤化下。

产后中风恍惚方五道

论一首

论曰：夫产后中风恍惚者，由心主血，血气通于荣卫脏腑，遍循经络。产则血气俱伤，五脏皆虚，荣卫不足，即为风邪所乘，则令心神恍惚不定也。

琥珀散　治产后中风，恍惚语涩，心神烦闷，四肢不随，并宜服之。

---

[1]治产后龙虎丹：原脱，据目录补。

琥珀另研　茯神去木。各一两　远志去心　石菖蒲　黄耆去芦　防风去芦　麦门冬去心　芎䓖　独活去芦　人参去芦　桑寄生　赤芍药　羚羊角屑各半两　甘草二钱半，炙

右为咬咀。每服五钱，水一中盏半，煎至一大盏。去渣温服，不拘时候。

远志散　治产后中风，心神恍惚，言语错乱，烦闷，睡卧不安，并宜服之。

远志去心　防风去芦。各一两　麦门冬去心　酸枣仁炒　桑寄生　独活去芦　桂心　当归炒，去芦　茯神去木　羚羊角各七钱半　甘草炙，半两

右为咬咀。每服五钱，水一中盏半，煎至一盏。去渣温服，不拘时候。

麦门冬汤　疗产后暴虚，心悸不定，言语错乱，恍惚，皆因心虚所致，并宜服之。

茯苓去皮，一两　芍药七钱　甘草炙　桂心　当归去芦。各半两　生姜一两　麦门冬去心，半升　大枣一十枚

右为咬咀。水三升，煎取一升，去渣，食后分作两服。

天麻丸　疗产后中风，恍惚语涩，四肢不随，并宜服之。

天麻　朱砂水飞　防风去芦　羌活去芦。各一两　僵蚕炒，七钱半　干蝎炒　白附子炮　五灵脂炒。各半两　雄雀粪炒　牛黄另研。各二钱半

右为细末，糯米饭为丸如梧桐子大。每服二三十丸，薄荷酒送下，日进二服。

牛黄丸　治产后中风，心神恍惚，或时口噤，并宜服之。

牛黄研　犀角屑　龙齿捣，另研　麝香研　干蝎炒　人参去芦　茯神去木　芎䓖　独活去芦　羌活去芦　麻黄去芦　防风去芦　赤箭　甘菊花　当归炒，去芦　桂心各半两　朱砂研，水飞　生干地黄各一两　羚羊角屑七钱半

右为细末，入研令匀，炼蜜和捣五七百下，丸如小弹子大。每服一丸，薄荷竹沥酒化下，不拘时候。

产后中风筋脉四肢挛急方五道

论一首

论曰：夫产后中风，筋脉四肢挛急者，是气血不足，脏腑俱虚。月内未满，起早劳役，动伤脏腑，虚损未复，为风所乘。风邪冷气初客于皮肤经络，则令人顽痹不仁，羸乏少气。风气入于筋脉挟寒，则挛急也。

细辛散 治产后中风手脚不随，筋脉挛急，不能语言，并宜服之。

细辛去苗　肉桂去粗皮　独活去芦　秦艽去芦、土　麻黄去节　菖蒲　红蓝花　薏苡仁　附子炮，去皮、脐　当归炒，去芦　萆薢酒浸。各一两　枳壳半两，麸炒，去穰

右为㕮咀。每服五钱，酒水各半中盏，生姜五片，煎至一盏。去渣温服，不拘时候。

芎䓖散 治产后中风，四肢筋脉挛急疼痛，背项强急，并宜服之。

芎䓖　羌活去芦　当归炒，去芦　酸枣仁炒　羚羊角屑各七钱半　防风去芦　牛蒡子各一两。炒　桂心　赤芍药各半两

右为㕮咀。每服八钱，水一大盏半，煎至一大盏。去渣温服，不拘时候。

羌活散 治产后中风，四肢筋脉挛急疼痛，并宜服之。

羌活去芦　天麻　防风去芦　酸枣仁炒　牛膝酒浸　薏苡仁　鹿角胶各一两。捣碎，炒黄焦　羚羊角屑　附子炮，去皮、脐　芎䓖各七钱半　蔓荆子　桂心　柏子仁各半两　麝香二钱半，另研

右为细末，入研麝香令匀。每二钱，豆淋酒调下，不拘时候，日进二服。

白花蛇散[1]　治产后中风，四肢筋脉挛急，皮肤麻痹，并宜服之。

---

[1] 白花蛇散：底本此方除麝香外，各药均未出剂量。据《普济方》卷350"白花蛇散"：白花蛇肉、天南星各一两，土蜂儿、干蝎、柏子仁、当归、桂心、桑螵蛸、麻黄、赤箭、薏苡仁、酸枣仁、羚羊角屑、牛膝各半两。供参考。

白花蛇肉酒炒　　天南星姜制　　干蝎炒　　桑螵蛸炒　　土蜂儿炒　　麻黄去节　　赤箭　　羚羊角屑　　薏苡仁炒　　酸枣仁炒　　柏子仁　　当归炒，去芦　　牛膝酒浸　　桂心　　麝香二钱半。另研

右为细末，入研药拌令匀。每服二钱，豆淋酒调下，不拘时候，日进二服。

防己膏　治产后中风，四肢筋脉挛急，身体痹麻，并宜用之。

汉防己去皮，半斤　　茵芋五两

右为咬咀。用酒五升浸药一宿，用猪肪脂一斤，用文武火熬，三上三下成膏。摊在纸花上，贴病人患处，以热手不住摩膏上。

产后风虚浮肿方二道

论一首

论曰：夫产后伤血劳气，腠理则虚，为风邪所乘，邪搏于气，不得宣越，故令虚肿轻浮。是邪搏于气，气肿也。若皮薄如熟李之状，则变为水肿。气肿者，发汗即愈；水肿者，利小便而瘥也。

葶苈散　治产后风虚气壅，通身浮肿，腹胁妨闷，上气急促，不欲饮食，并宜服之。

甜葶苈炒　　枳壳麸炒，去穰　　大腹皮　　紫苏叶　　陈橘皮去白　　郁李仁各一两　　当归炒，去芦，七钱半　　木香半两　　桑白皮一两半

右为咬咀。每服五钱，水一中盏，生姜五片，煎至七分。去渣温服，不拘时候。

调经散　治产后四肢虚肿，亦治产后浮肿血滞所致。但服此药，血行肿消，自然愈矣。若庸医不识，便作水气治之，投以甘遂、大戟等药以导其水，虚上其虚，因此夭枉者多矣，可不慎欤！

没药另研　　琥珀另研。各一钱　　桂不见火　　赤芍药　　当归去芦，酒浸。各二钱半　　麝香另研　　细辛去苗。各半钱　　甘草炙，二钱

右为细末。每服一钱，生姜自然汁，温酒少许调匀。温服，空心、食前，日进二服。忌一切生硬冷物。

先大夫曲水翁笃嗜古书，所藏甚富。是书虽刻于胜国时，以缮镂精致，又为医家者言，特珍惜之。嘉靖中，遭岛夷兵燹，避乱金坛，百物皆弃，独携此书。会先慈抱疴，延京口老医钱霁山者灼艾，无以娱之，因出此书相示，遂不告携去。耿耿往来于怀。后从叔德舆，出先叔祖石云翁所藏遗书，亦有是编，亟购得之。时外弟王宇泰方留心医学，复被豪夺。意此书已矣，终不可见矣。后游阳羡市中，复购得是编于周孝候庙。辛丑上公车，又为不肖子卖去，访而购还，迄今又十五年矣。后之子孙其永保之。无住居士识。

狄 跋[1]

　　医之理奥意博，源深流析。自轩岐《内经》，和陈六气。越人《难经》后，英杰间出，论议祖述，腾辉发蕴，条分类别，昭如列宿。至若探圣经之旨趣，撮秘方之枢要，式彰一家之科目，用为当代之龟镜。视苏民瘼，目牛无全，惟良医乎。虚白赵公，儒而医，医而良者也。裒集风科名方，简而出之，号专门学，惜乎人亡道息。提举刘公君卿，识高才博，研精《难》《素》，家传心法，获是方，知其妙契玄通，默潜真诀，乃方艺之渊源，诚医经之机栝。重为演微索隐，收遗补漏，芟晻昧，除混淆，增修雠校，理明义备，亦犹荆岩珍璞，遇和氏价倍者乎？仆偕君卿游相府下有年矣。见其挟是方临诸风证，变化迅速，命寄须臾，傍观失措。公神闲意定，明标本，审虚实，判于胸中，决于指下。即以寒热妙剂，或补之，或泻之，效捷影响。解同侪之犹豫，释患家之惊惶。其所明决，虽庆忌之辨，贲育之力，不能惑而挽也。拯废回生者，非一众所见闻，奚待饶舌枚举。盖是方非公得于心，则处士之功几乎泯矣。然公非是方，无以表仁人济物之心，是方亦有功于公也。公耻独秘之，遂锓梓广其。俾天下业于医者，志处士之所志，学处士之所学，通乎变而不胶于用，开寿域于覆载间。是公之功，尤有大于处士之功焉。公刚方正直士也，绰有激浊扬清之志。霜台屡荐其能，将膺殊擢。珥貂蝉，冠獬豸，扫民膏肓，良相事

---

[1] 狄跋：二字原无，为与另一跋区分，校释时补加。下一"臧跋"同补，不另注。

业可期，而方又公余事耳。瀛洲文章钜，公辈序诗佳。什珠玉璀璨，咏德纪实详之矣。仆荒芜浅识，故不能措一辞缀卷末，特姑序其梗概云。

　　　　　　　　　　　大德甲辰季冬中旬　广平　狄思圣

臧　跋

　　河中处士赵公名素，字才卿，心庵其号也，虚白其赐号也。家世业儒而通于岐黄之学，洞究病证之本源，裒集古今治法。以风为百病之长，编为《风科经验名方》。凡中风者，百试百效。又有《为政九要》，述经世之法，惜其不及见用。悉以授之颐斋刘君卿，及锓诸梓，以广其师。经济之志可尚也已。使弯羿弓、去辕门者见之，宁不愧死？今承旨子静阁先生亦既为之序矣，而复不鄙求文于予。予谓天下之病非一端，天下之药非一品，天下之方非一法。上圣教人医药，何独以风科为生？盖鼓舞万物者，莫疾乎风。顺则为生长，邪则为伤害。所谓邪者，即天地间不正之气，是谓邪风。人之饮食起居，谨于护摄。荣卫调，腠理密，元气实，则外邪客气，何自而入？一看不和，则外邪露气始乘虚而入矣。轻则为风寒、风温、风湿之温所伤，重则为风所中，皆邪风之害也。故有风中于肝者，有中于心者，有中于脾、于肺、于肾、于胃者，名状不一，治疗亦难。诚能诊脉别证，依方用药，则回生起废，功可十全矣。抑又论之药方，当以风科为重。治风以小续命汤为第一药，其说然矣。然不先通其气，而独用此药，则亦未见其效。况中气证候即与中风相似，血随气行，血虚生风。凡瘫痪疼痛，纵掣挛痹等证，皆因血虚气滞而得，故治风者必先通气。气一流行，则疾气不蒸，风气自散。此医书集方必以人参顺气、乌药顺气等药，继于小续命汤之次，其深知此道矣。然则心庵是编，使偏州下邑，殊方异域，家传而人诵之，一启秩间，对病施治，虽无医可招之处，亦可获愈，此正心庵、颐斋医国活人之志也，故喜书而乐道焉。

大德丙午中秋日　奉政大夫浙东海右道肃政廉访副使
臧梦解谨书

方剂索引

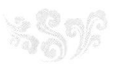

A

艾饼子 373
菴䕡丸方 498
菴䕡子散 479

B

八宝回春汤 470
八金散 387
八神丹 207
八味散 324
八味丸 519
八味竹沥汤 171
八物白术散 241
八仙丹 386
八叶汤 393
八正顺气散 278
巴豆膏 167,439
巴戟酒 524
巴戟散 254,482
巴戟天酒 475
白矾散 301,440

白矾丸 178
白茯苓散 313,618
白茯苓丸 480,620
白附子散 250,587
白附子丸 243
白虎汤 261
白虎续命汤 107
白花蛇散 386,396,400,408,412,
　　433,566,622
白花蛇丸 418,434
白蒺藜散 421
白蒺藜丸 191,423
白僵蚕散 578,605
白敛散 223
白梅散 188
白牛散 459
白散子 560
白术防风汤 555
白术防己汤 267
白术茯苓干姜汤 248
白术酒 272,579,613
白术散 241,256

白术汤　556
百花煎　390
百花汤　282
百嚼丸　571
百灵藤粥　401
柏叶散　395
柏子仁散　423
柏子仁丸　597
败龟散　601
半硫丸　295
半天丸　309
半夏散　306，509，538，547
半夏丸　262，307，334
半夏左经汤　517
保命丹　570
抱胆丸　356
抱龙丸　521
备急膏　187
《本事方》铁弹丸　155
荜拨散　463
萆薢浸酒　495
萆薢散　125，195，490，496，500，501，504
萆薢丸　138，220，231，478，490，506，507，524
辟风丹　139
辟风散　165
鳖甲散　509，540
别离散　347
槟榔散　297，496，536，550
槟榔汤　529

槟榔丸　497，511，542
亳州太清宫龙麝紫芝煎　230
补心汤　312
不换金丹　571
不忘散　324

C

仓公当归酒　242
仓公当归散　235
仓公加减汤　235
仓吾道士陈元膏　222
苍耳散　229
苍耳丸　416
苍耳子汤　194
苍芎千里饮　530
苍术汤　246
苍术丸　604
草豆蔻散　539，596
草圣丸　535
草乌头散　557
侧柏叶丸　400
侧子散　135，193，219，224，583，617
侧子丸　162
茶调散　461，465
柴胡散　241，250
蝉壳散　457
产乳七宝散　619
菖蒲煎　184
菖蒲散　180
菖蒲丸　311
菖蒲益智丸　325

辰砂一醉散 347
沉香散 254，472，511，537，539
陈橘皮散 532
趁风膏 136
趁痛丹 474
趁痛丸 199
鸱头散 467
鸱头丸 335，356，457
赤茯苓散 116，577
赤茯苓汤 228，532
赤虎丸 546
赤箭散 165
赤箭丸 134，161，193，563，606
除湿汤 270，271
除湿丸 541
搐鼻细辛散 189
川椒丸 362，483
川芎散 278，586，609
川芎石膏汤 287
川芎丸 292
炊帚散 416
垂柳汤 438
磁石散 496
雌雄丸 333
苁蓉散 325
葱白煎 296
葱白散 294
葱白熨方 204
崔氏《外台》小续命汤 105
崔宣武通圣散 287

D

大八风汤 315，583
大鳖甲汤 548
大补心丹 322
大承气汤 240
大川芎丸 451
大地仙丹 221
大定心散 318
大定心汤 316
大豆蘖散 227
大豆散 236
大豆汤 612
大豆饮子 281
大豆紫汤 612
大独活煮散 171
大防风汤 281
大风引汤 525
大腹皮散 541，544，603
大黑神膏 407
大华紫金丹 308
大换骨丹 150
大黄龙丸 263
大黄丸 468，503
大黄左经汤 517
大金箔丸 355
大橘皮丸 252
大料神秘左经汤 518
大麻仁散 190
大羌活汤 555
大驱风散 130

大三脘散　529

大三五七散　454

大麝香丸　377

大圣一粒金丹　571

大通丸　567，568

大乌头汤　366

大蜈蚣散　555

大醒风汤　299

大芎黄汤　555

大岩蜜汤　368

大益智散　324

大远志汤　320

大枣汤　197

大镇心丹　357

大竹沥汤　526

大紫菀丸　142

玳瑁丸　133

丹参散　431

丹参汤　419，438

丹砂膏　439

当归没药丸　592

当归散　159，161，202，231，243，256，379，413，595，609

当归汤　280，616

当归饮子　436

抵圣散　203

地骨皮汤　429

地黄煎　356

地黄汤　537

地黄饮子　179

地龙丹　474

地龙粪散　204

地龙散　388，461，502

地榆防风散　556

钓藤散　585

定年散　560

定神丸　357

定痛丸　207

定头疼方　459

定志丸　317

豆芽方　506

独活桂心汤　186

独活寄生汤　489，594

独活浸酒方　610

独活酒　146，173，180

独活散　121，123，125，130，135，137，159，164，172，193，267，456，490，502，522，544，546，577，585，605，608，615，617

独活汤　172，174，186，471，581，582，615

独活续命汤　109

独活饮子　186

独胜散　534

独圣散　302，337

独香散　275

杜若散　452

杜仲酒　495

杜仲散　497

杜仲丸　493，505

《端效方》乌龙丸　155

《端效方》杏术续命汤　110

夺命还真丹　386

夺命散　130

夺命万金散　559

E

二丹丸　565

二防汤　185

二圣散　388，463

二芎饼子　462

F

发声散　183

矾丹丸　335

矾蝴蝶散　301

矾石散　268，297

返魂丹　178

返魄丹　362

防风酒　610

防风散　121，123，164，175，193，239，315，436，447，480，576，584，604，607，613

防风汤　135，196，211，218，223，227，245，410，434，555，580，584，608

防风天麻丸　394

防风通圣散　286

防风丸　389，481

防风浴汤　435，535

防己独活汤　612

防己膏　623

防己黄耆汤　246，265

防己麻黄汤　526

防己散　605

防己汤　179，185，196

防葵煮散　344

飞步丸　523

飞矾丹　307

分涎散　300

分心气饮　276

粉汗散　448

风科茵陈续命汤　114

风懿汤　174

枫香散　433

枫香丸　427

枫香洗汤　429

佛手膏　392

伏龙肝散　172，616

茯苓白术汤　246

茯苓半夏汤　306

茯苓川芎汤　228

茯苓石膏汤　548

茯神散　118，310，312，314，318，321，328，349，594

茯神汤　315，321

茯神丸　313

福神丹　393

抚芎汤　271

附牛丸　491

附术散　242

附子八物汤　196，593

附子苁蓉丸　483

附子独活汤　217

附子桂心散　497

附子酒　219，268

附子理中汤　252

附子麻黄汤　269

附子摩头散　450

附子散　133，164，165，240，478，576，602

附子汤　226，445，451，499

附子丸　220，226，254

附子续命汤　107

G

干葛汤　615

干姜附子汤　252

甘草附子汤　266

甘草散　370，392

甘草汤　145

甘菊花散　453

高良姜丸　540

藁本散　601

葛根麻黄汤　240

葛根汤　159，160，249，606，614

葛根续命汤　107

狗脊丸　126

《古今录验》八风续命汤　112

古圣散　198

谷神汤　324

骨碎补散　602

骨碎补丸　207

骨蒸汤　282

瓜蒂散　302，369，589

瓜蒂神妙散　463

瓜蒌根汤　273

瓜蒌汤　249

《管见良方》续命煮散　114

贯众汤　387

归脾汤　323

鬼箭羽散　427

桂附汤　266

桂附续命汤　107

桂心散　142，174，183，205，239，255，326，364，495，499，536，579

桂心汤　183，249

桂心丸　494，501

桂枝二越婢一汤　267

桂枝附子汤　266

桂枝酒　389

桂枝汤　241

桂枝续命汤　107

H

海神散　559

海桐皮酒　221

海桐皮散　550，591

寒水石散　322

汉防己散　187，522，526

汉防己汤　273

诃黎勒散　596

诃黎勒丸　532

诃子汤　183

何首乌散　397，404，413，591

何首乌丸　400

荷叶藁本汤　517
鹤骨丸　372
鹤脑骨丸　370
黑豆浸酒　492
黑附丸　535
黑虎散　459
黑龙丸　138，437
黑散子　451
黑神散　397
黑神丸　158，569
红雪　288
厚朴散　256
胡粉散　421
胡麻散　399
胡氏夺命散　562
虎骨散　142，202，205，501，507，563，591，593
虎骨丸　206，473，545，601
虎睛散　328
虎睛汤　348
虎睛丸　333，355
虎胫骨酒　200，506
虎头粉煎丸　567
虎杖散　202
琥珀地黄丸　620
琥珀散　592，620
琥珀丸　297
护命丹　570
华佗单方　168
桦皮散　426
淮南五柔丸　293

槐实散　459
坏涎丸　305
换骨丹　391
换颊散　186
黄丹丸　335
黄连散　420，442
黄连香薷散　261
黄龙丸　263
黄耆酒　221
黄耆六一汤　267
黄耆羌活汤　449
黄耆散　470
黄耆汤　224
黄耆丸　126，481
黄耆五物汤　224
黄芩汤　178
黄石散　345
灰藋膏　413
回阳汤　277
活络通经丸　139
活命金丹　572
活血丹　143
活血散　396
藿香散　250
藿香养胃汤　485

J

鸡冠膏　166
鸡鸣散　544
鸡屎白酒　237
鸡屎醴　616

积热汤　281

急风散　165，558，600

蒺藜散　589

蒺藜丸　437

《济生方》加减小续命汤　106

济危上丹　611

鲫鱼膏　421

加减槟榔汤　528

加减地黄丸　225

加减三五七散　158

加味败毒散　519

加味平胃散　545

加味羌活饮　426

加味升麻汤　464

加味四斤丸　486

加味乌荆丸　428

嘉禾散　276

贾同知通圣散　287

《简易方》独活汤　174

健步丸　534

健志丸　325

江鳔丸　557

僵蚕丸　156

交加散　616

胶酒饮子　237

椒红丸　490

椒目散　448

鲛鱼皮散　376

解毒丸　392

解风痹汤　225

解语汤　178

金箔散　311

金箔丸　327，329

金凤丹　176

金刚骨丸　494

金国大长公主石碑方　388

金花一字散　558

金砂丹　303

金乌散　586

金牙散　371

《经效》茯苓汤　609

荆芥散　436，459

荆沥汤　132，317，321

荆沥饮子　182，281

惊气丸　322

《究原方》乌龙丸　155

九虫散　386

九物牛黄丸　348

救生散　301

菊花散　467

菊花酝酒　458

橘皮汤　539

橘杏丸　292

卷柏散　431，533

决明子丸　117

K

开关散　188，562

开心散　324

控涎丹　303

控涎丸　333

苦参大丸　394

苦参酒　409

苦参酿酒方　406

苦参散　396，410，435，440

苦参汤　440，443

苦参丸　397，421，430，439

宽肠散　291

宽肠丸　292

宽气汤　290

L

腊鸦散　133

莨菪丸　357

狼毒散　397

狼毒丸　208

老君神明散　273

雷丸散　398，403

藜芦膏　443

藜芦丸　374

李氏《珍藏方》蛇蝎续命汤　109

利气散　296

疠风散　385

连翘续命汤　107

灵乌丹　219

灵犀丹　177

灵脂丸　494

凌霄花散　421，584

羚羊角散　175，239，243，283，286，317，426，432，436，456，468，505，578，615，617

羚羊角汤　344

羚羊角丸　122

羚羊角饮子　395，613

零陵香油方　289

鲮鲤甲丸　408

刘庭瑞通圣散　287

流气饮子　528

硫黄膏　412

硫黄散　407，419，420

柳枝煎　388

柳枝汤　437

六生菖蒲散　227

六味追风散　557

六物附子汤　519

六香散　387

龙齿丹　316，332

龙齿散　313，318

龙齿丸　594

龙骨散　325

龙骨汤　316

龙虎丹　523，620

龙脑安神丸　332

龙蛇丸　187

龙麝紫芝煎　166

漏芦散　442

漏芦丸　427，543

芦荟散　420

鹿角胶丸　482

鹿角散　317

鹿角霜散　493

鹿角丸　494

鹿茸丸　483，498，543

鹿肉汤　609

茵茹散　387

洛阳玄壶先生大丹　568

M

麻黄白术汤　269

麻黄根散　448

麻黄煎丸　153

麻黄散　118，124，137，172，174，
　178，184，197，198，224，234，
　238，243，448，511，546，607，613

麻黄汤　249，447

麻黄杏仁薏苡甘草汤　265

麻黄续命汤　107，113

麻黄饮子　131

麻黄左经汤　516

麻仁散　548

麻仁丸　295

麻子仁丸　292

马尾散　175

麦门冬散　239，284，312，481

麦门冬汤　621

蔓荆子散　396，456

莽草膏　428，437，541

莽草散　399，423

没药散　200，202，206，557，592

没药丸　206

孟诜疗风热方　282

梦仙备成丹　155

麋角丸　486

麋衔汤　444

秘方半夏丸　345

秘府续命汤　109

妙功丸　331

摩顶膏　288，289

摩顶油方　289

摩风膏　208，410

摩挲丸　157

摩腰方　499

摩腰丸　494

牡蛎白术散　444

牡蛎散　445，448，560

木瓜虎骨丸　526

木瓜煎　600

木瓜煎丸　544

木瓜牛膝丸　534

木瓜散　529

木瓜丸　510，546

木通散　541

木香保命丹　151，152

木香散　253，369，376，495，533，
　536，540

木香万安丸　288

木香匀气散　276

木香煮散　149

N

南京九仙丹　502

南木香丸　293

南星散　577

南星丸　303，560

《南阳活人书》小续命汤　106

腻粉散　291

牛蒡酒　160
牛蒡子散　197，286
牛黄散　117，119，133，240，283，
　　284，316，328，378，432
牛黄铁粉丹　303
牛黄丸　158，182，283，305，332，
　　363，374，621
牛膝煎　200
牛膝酒　491，504
牛膝散　437，511
牛膝汤　529
牛膝丸　500，503，504
女菱膏　416

P

排风汤　115，186
庞安常小续命汤　109
蓬附散　182
砒霜散　422
脾约丸　294
螵蛸一字散　559
《普济方》蝉壳散　465
《普济》换骨丹　151

Q

七宝镇心丸　350
七生丸　587
七圣散　122，551
岐伯神圣散　399
蛴螬丸　134
起废丹　153

《千金》大续命散　113
《千金》第二小续命汤　104
《千金》第六续命汤　112
《千金》第七西州续命汤　112
《千金》第三小续命汤　105
《千金方》大续命汤　110
《千金方》解肌汤　190
《千金》续命煮散　113
《千金翼》大续命汤　110
前胡散　286，305，510
前胡丸　468
羌附汤　268
羌活防风汤　554
羌活酒　607
羌活散　164，191，217，240，501，
　　510，561，577，597，609，610，
　　614，622
羌活汤　202，531，556，615
羌活饮子　182
蜣螂散　291
秦艽散　148，235，324，447
秦艽汤　354，436
秦艽丸　441
青谷散　336
青龙散　280
青龙丸　304
青羊脂膏　428
青州白丸子　307
轻粉散　297
轻骨丹　198，568
清莲摩顶膏　455

清神散　454
曲鱼膏　222
祛风丸　334，457，569
祛风一醉散　344
祛风皂角煎丸　308
祛痰丸　457
去毒丹　392
去湿丹　530
去杖汤　522
《全生》白芷散　467
全蝎瓜蒂散　302

R

人参防葵散　354
人参附子汤　267
人参琥珀丸　345
人参南星丸　322
人参散　310，326，327，447，539，619
人参顺气散　275
人参汤　346，453
人参丸　166，314
人参饮子　235
肉苁蓉散　471
肉苁蓉丸　477
肉桂膏　167
肉桂散　196
如神汤　600
如圣丹　181
如意通圣散　205
乳香没药丸　502
乳香散　404

乳香丸　157，212，389
乳香消风散　461
乳香应痛丸　207
入顶散　453
润肠散　290

S

三倍汤　149
三痹汤　581
三黄膏　413
三济丸　393
三接丹　156
三灵丹　146
三仁丸　293
三生饮子　131
三圣膏　411
三圣散　301
三味威灵仙丸　294
三味竹沥汤　170
三五七散　220
三香散　459
《三因方》桂心附子汤　266
《三因方》加减小续命汤　106
《三因方》神功丸　292
《三因方》铁弹丸　156
桑白皮散　509，533，538
桑根白皮散　506
桑寄生散　479，493
桑螵蛸丸　477
桑枝煎　412
桑枝饮子　179

沙参散　318

山茱萸散　466，482

善应膏　230

商陆酒　405

上丹　486

上清白附子丸　570

上清散　459

芍药散　171

蛇黄丹　334

蛇黄丸　335

蛇衔草散　563

射干汤　116

麝香散　203，558

麝香丸　203，594

参苏饮　277

深师《录验方》小续命汤　105

《深师》续命汤　584

神柏散　152

神保丸　356

神功丸　293

神灵丹　551

神龙汤　315

《神巧万全方》大铁弹丸　155

《神巧万全方》加减大续命汤　111

《神巧万全方》神效膏　208

神清汤　316

神曲丸　596

神砂丸　455

神圣散　454

神圣丸　335

神乌丸　535

神仙化痰丸　292

神仙解语丹　177

神仙通顶散　462

神仙退风丹　394

神效方　558

神效膏　208

神效接骨散　149

神效散　448

神效麝香丸　569

神效丸　535

神芎散　284

神芎丸　465

神异膏　440

神应丹　335

神应丸　561

神应养真丹　520

肾沥汤　476，477

渗湿汤　271

升麻膏　431

升麻和气饮　438

升麻散　282

升麻汤　229，548

升麻丸　469

生附白术汤　268

生干地黄丸　532

生眉膏　400

生铁饮子　348

生犀角散　605

胜金丸　333

圣饼子　285，298

《圣惠方》八味续命汤　111

《圣惠方》大续命汤　111
《圣惠方》地黄丸　225
《圣惠方》小续命汤　106
圣验黑神丸　573
失志汤　323
十八味流气饮　247
十二味正气散　277
十黄散　347
十六味竹沥汤　170
十七味竹沥汤　171
十全丹　521
十生丹　207
十一味铁弹丸　156
十疰丸　374
石菖蒲散　328，354，476
石膏散　239，447，458，468
石膏汤　288，344
石斛浸酒方　610
石斛酒　120，141，491
石斛散　478，479
石斛丸　473，480，523
石灰酒　401
石南汤　375，426
舒筋保安散　150
疏风散　392
熟地黄散　507
熟干地黄散　619
熟干地黄丸　314，478
蜀水花膏　417
率痰龙胆丸　306
双英散　533

水膏药　393
水银雷丸散　405
顺元散　277
蒴藋膏　428
蒴藋根汤　429
蒴藋煎　428
蒴藋煎丸　549
四白丹　565
四白散　423，604
四磨饮子　278
四神散　414，586
四生丸　139，285，309，592
四圣散　336，453，571
四圣紫金丹　167
四时加减续命汤　109
四物鸢头散　347
四蒸木瓜丸　521
四制木瓜丸　530
松柏实饮子　164
松膏酒　200
松花浸酒　458
松节浸酒　527
松节酒　199
松叶浸酒　401
松叶酒　200
松脂酒　199，390
松脂散　196，391
松脂丸　390，395
搜风丸　285
宿州经圣饼子　570
酸石榴丸　412

酸石榴饮子 179
酸枣仁散 202，550，595
酸枣仁汤 472

T

獭肝丸 378
太一备急散 366
太一散 163
太一神精丹 367
太一神明陷冰丸 377
瘫风散 148
桃奴汤 365
桃仁散 471
桃枝汤 404
天花粉散 448
天蓼木酒 146
天蓼散 389
天麻白花蛇散 472
天麻煎 409
天麻散 135，137，172，179，231，243，255，395，434，584，607，616
天麻丸 122，125，187，191，236，244，621
天麻蜈蚣散 559
天门冬煎 358
天门冬酒 357
天门冬散 358
天南星膏 167
天南星散 560
天南星丸 232，306，475，589
天雄散 125

天雄丸 482
调经散 623
调气散 296
铁粉散 311，355
铁粉丸 317
铁精丸 311
铁刷汤 306
葶苈散 623
通顶散 189
通顶丸 304
通关散 188
通灵丸 592
通秘散 294
通神散 406
通天再造散 393
通应散 559
铜屑酒 236
透顶散 462
透骨丹 208
透肌丹 394
透空丹 165
吐涎散 301
鼍甲汤 346

W

万安丸 336
万病散 371
万金丹 558
万灵丹 573
万灵丸 127
王瓜散 302，461

忘杖丸　474

威灵仙酒　136，199

威灵仙散　498，502，511

威灵仙丸　212，293，493

卫生汤　487

萎蕤汤　273

猬皮丸　407

乌姜丸　166

乌金煎　460

乌金丸　435

乌荆丸　473

乌灵丸　545

乌龙丹　154

乌蛇膏　427

乌蛇散　145，232，409，415，434，436，466，579，581，615

乌蛇丸　218，233，389，475，578

乌头煎　370

乌头散　250，441，491，501

乌头汤　197，366

乌头丸　145，232

乌犀丸　607

乌鸦散　610

乌药丸　545

乌术丸　221

无忧散　566

吴茱萸丸　126

蜈蚣散　555

蜈蚣丸　560

五痹汤　223

五补人参丸　450

五参散　433

五胆丸　345

五虎汤　161

五积散　247

五加皮酒　491

五加皮散　140，142

五苓散　262

五生膏　503

五生丸　309，334

五石汤　614

五味子散　184

五味子汤　123

五仙汤　406

五痫丸　333

五邪汤　346

X

西州换骨丹　150

稀涎散　300，301

犀虎汤　201

犀角煎　143

犀角散　117，234，283，286，343，376，427，509，536，542

犀角搜风丸　308

犀角汤　197

犀角丸　119，363，433

蜥蜴丸　369

歙墨丸　394

洗风汤　282

细辛膏　457

细辛散　121，188，217，368，375，

450，547，585，622
细辛汤　229
仙灵脾煎　200
仙灵脾酒　136，140
仙灵脾散　140，205，549，601
仙灵脾丸　162
仙术芎散　284
香壳散　291
香芎散　462
向骨膏　226
消风散　454
消暑丸　262
小八风散　161
小丹　487
小定心汤　321
小风引汤　525
小化风丹　474
小黄耆酒　143
小灵脂丸　473
小秦艽散　447
小麝香丸　377
小乌犀丸　206
小续命汤　104
小续命汤治法　611
小岩蜜汤　368
小远志汤　320
小竹沥汤　526
小追风散　557
蝎附散　600
蝎梢蜈蚣散　560
泻青丸　388

泻心汤　249
星附汤　300
醒风汤　300
省风汤　300
杏仁酒　194
杏仁散　131
杏仁汤　267
杏仁丸　388
芎䓖散　124，452，453，456，533，
　　576，591，622
芎䓖汤　211，355
芎䓖饮子　192
芎附散　222
芎桂散　486
芎黄汤　461，555
芎天丸　455
芎辛汤　453，462
芎枳丸　446
雄附省风汤　299
雄黄膏　418
雄黄散　133，306，555，556，593
雄黄丸　198，255，311，364，371，
　　374，378，379，424
雄朱蝎附散　458
虚胫骨酒　143
徐神公地仙丹　529，570
徐嗣伯续命汤　110
续断散　563
续断汤　583
续骨丹　523
续命丹　132

续命风引汤　354
续命散　236
续命煮散　582
玄参汤　228
玄明粉方　296
旋覆花散　305
旋覆花汤　284，587，588
血竭丸　569
血余丸　376
循络丸　218，551

Y

燕窠土丸　204
杨上寄生散　327
养血当归地黄散　556
野葛膏　550
一粒金丹　207
一字散　166，558
蚵蚾散　220
蚵蚾丸　218，503
异功五积散　271
益智散　325
薏苡仁浸酒　505
薏苡仁散　116，191
薏苡仁汤　223
薏苡仁丸　194
茵芋酒　389
茵芋淋浸汤　144
茵芋散　220，224，368
茵芋丸　199
银箔丸　332

引神归舍丹　345
应痛丸　198，474
俞山人降气汤　527
禹余粮散　328
玉粉膏　411
玉壶丸　364
郁李仁丸　523
郁李仁饮子　291
遇仙丹　392
御风膏　167
愈风饼子　465
愈风散　617
愈风汤　564
礜石丸　361
芫花散　511
远志散　621
远志汤　119
远志丸　619
越婢汤　522
芸薹子散　230

Z

皂角膏　233，441
皂角膏丸　307
皂角煎丸　467
皂角摩膏　168
皂角散　188，204
皂角丸　145，295，307，391
泽兰散　597
泽泻散　542
增爱丸　534

增损续断丸　221
增损茵芋酒　144
张仲景三物备急丸　366
赵父散　203
枕头方　460
真珠散　344，350
真珠丸　329
镇心丹　322
镇心散　148
镇心丸　319，350
《拯济方》石碑金箔丸　158
拯济圣饼子　571
正舌散　180
知母干葛汤　273
知母汤　466
踯躅丸　154
枳壳散　291，439，491
枳壳丸　291，439
枳实散　187，433
枳实丸　423
至灵散　463
治乌癞雄黄涂药　407
中丹　487
钟乳丸　483
朱粉丸　335
朱附丸　236
朱砂散　349，405，561
朱砂丸　119，361，363，372，374，404
茱萸木瓜汤　536
茱萸散　466

茱萸丸　540
猪苓散　249
竹豆汤　183
术附汤　266
竹沥麻黄汤　617
竹沥汤　165，344，580
竹沥饮子　182
竹叶石膏汤　262
逐湿汤　220
转舌膏　177
追毒汤　520
追风散　188，235，460，557，558，561
追风丸　559
追魂散　148
追命散　397
滋肠五仁丸　294
紫葛散　160
紫桂散　411
紫茄子根散　390
紫石英散　313，336，595
紫石英汤　321，354
紫石英丸　597
紫苏散　531，538，603
紫汤　562，578
走马散　579
醉仙丹　145
昨叶荷草散　422
左经丸　473
左龙丸　556